Stephan P. Leher

Ethik im Krankenhaus

Sozialpsychologischer Befund
Philosophische Ethik
Theologische Interpretation

SpringerWienNewYork

DDr. Stephan P. Leher
Universitätslektor, Innsbruck, Österreich

Satz: Exakta Schreib-, Satz- und Belichtungsservice G. Ondrej Ges.m.b.H., A-1180 Wien
Druck: Eugen Ketterl Ges. m.b.H., A-1180 Wien

Graphisches Konzept: Ecke Bonk

Gedruckt auf säurefreiem, chlorfrei gebleichtem Papier – TCF

Die Deutsche Bibliothek – CIP-Einheitsaufnahme

Leher, Stephan:
Ethik im Krankenhaus : sozialpsychologischer Befund, philosophische Ethik, theologische Interpretation / Stephan P. Leher. – Wien ; New York : Springer, 1997
ISBN-13: 978-3-211-82889-2

ISBN-13: 978-3-211-82889-2 e-ISBN-13: 978-3-7091-6836-3

DOI: 10.1007/978-3-7091-6836-3

ISBN-13: 978-3-211-82889-2 Springer-Verlag Wien New York

Vorwort

Die ärztliche Praxis im Landeskrankenhaus/Universitätskliniken Innsbruck gab mir als Moraltheologe zu denken und ließ mich fühlen, wie oft Gefühl und Denken im Arbeitsalltag nicht zusammenkommen.

Die Art des menschlichen Zusammenlebens und -arbeitens in diesem medizin-technischen System wurde zum Ausgangspunkt meiner ethischen Fragestellungen. Obwohl Krankenhäuser zu den komplexesten modernen Organisationen zählen, sind darin viele Kommunikationsstrukturen nur sehr schwach entwickelt.

Dies gilt für die Entscheidungsprozesse zwischen ÄrztInnen und Pflegekräften, die gemeinschaftliche Entwicklung von Regeln und Standards zur Bewältigung schwieriger Arbeitssituationen, die Selbstbeobachtung und die Auswertung der Arbeit. Dem Handeln und Verhalten im Krankenversorgungssystem „Klinik" liegen wiederum die entsprechenden Vorstellungen des Krankheitstheoriesystems zugrunde.

Der Herausforderung der interdisziplinär geführten Diskussion um die Ethik in der Medizin begegnete ich mit der Integration humanwissenschaftlicher Modellvorstellungen, der Überprüfung von Theorievorstellungen, Handlungs- und Verhaltensweisen mit Hilfe der sozial-empirischen Methode der Soziologie und der Aufnahme des Instrumentariums der Sprachphilosophie zur Reflexion der anstehenden Probleme.

Für die Zusammenarbeit und Hilfe in der Durchführung der soziologischen Untersuchung danke ich herzlich Herrn Univ.-Doz. Dr. Hermann Denz. Für die moraltheologische Begleitung dieser Arbeit bin ich Herrn Univ.-Prof. Dr. Günter Virt zu großem Dank verpflichtet.

Herrn Univ.-Prof. P. Dr. Klemens Stock SJ, Rektor des Bibelinstitutes der päpstlichen Universität Gregoriana in Rom, danke ich für die Ermutigung, auch als Moraltheologe die Erkenntnisse der

Exegeten offen und kritisch aufzunehmen und die theologische Arbeit auch im Bibelstudium grundzulegen.

Frau Mag. Andrea Nagiller danke ich für die sorgfältige Durchsicht des Manuskriptes. Herrn Raimund Petri-Wieder aus der Planungsabteilung des Springer-Verlages Wien New York, danke ich für die aufmerksame Begleitung bei der Planung und Verwirklichung dieses Buchprojektes.

Inhaltsverzeichnis

I. Einleitung

Handeln und Verhalten im Leben, Lebenspraxis und die Frage, wie das Evangelium heute von den Menschen gelebt wird, sowie die christliche Praxis, die Leben und Lebensbereiche bio-ökologisch, psychosozial, ökonomisch, politisch und kulturell verändert, ist das erste Kriterium für das Leben und die Arbeit der Christ- und auch TheologInnen. Wenn die TheologInnen an die Quelle der Worte Jesu Christi zurückkehren und ihr Selbstverständnis in dem soziokulturellen Kontext suchen, in dem sie leben, so verlieren sie das Leben der Menschen nicht aus den Augen. Die Verbindung der Worte Jesu mit dem jeweiligen geschichtlichen Augenblick ist auch ein Bewertungskriterium der Arbeit der TheologInnen. Die Vernunftgründe und theologischen Argumente des eigenen Standpunktes, die kritische Funktion der TheologInnen gegenüber der christlichen Praxis und ihr Umgang mit den Menschen sind entscheidende Fragen an ihre Glaubwürdigkeit – auch die ganz normale Verständlichkeit der TheologInnen steht auf dem Spiel. An die Theologie wird der Anspruch gestellt, Glaubensgut zu bewahren und dem Augenblick der Geschichte treu zu sein und in Kenntnis der Wirklichkeit und in Solidarität mit den Schwestern und Brüdern tatsächlich Verantwortung zu tragen. Diese Gedanken schreibt der peruanische Vater der lateinamerikanischen Befreiungstheologie, Gustavo Gutiérrez, im Jahre 1986. Der Primat der Lebenspraxis vor der Theorie und die Erfüllung sozialer Funktionen durch die kritische Reflexion der Lebenspraxis anhand des Lichtes der Botschaft Jesu sind der Ausgangs- und Zielpunkt seiner theologischen Arbeit.[1]

Gustavo Gutiérrez steht in der sozialethischen Tradition der französischen Theologie. Johannes XXIII. hat die drei Methoden-

[1] Gutiérrez, G., La verdad os hara libres, in: Gutiérrez, G., La verdad os hara libres. Salamanca 1990, 102–220, 112ff.

schritte Sehen – Urteilen – Handeln auch in die Sozialverkündigung der Kirche aufgenommen[2], nachdem sie in den Reformansätzen der französischen Kirche Schule gemacht haben.[3]

Die Art des Vorangehens der BefreiungstheologInnen – zunächst in Lateinamerika, dann aber auch in anderen Teilen der Dritten Welt – war in Europa heftig umstritten. Die Orthodoxie der Befreiungstheologie selbst, d.h. die Übereinstimmung ihrer theologischen Überzeugungen mit der Glaubenslehre der Katholischen Kirche, wurde bezweifelt. Karl Rahner, der wichtigste europäische katholische Theologe des 20. Jahrhunderts, verteidigte die Rechtgläubigkeit der Theologie von Gustavo Gutiérrez vorbehaltlos schon vor dem 6. August 1984, als die Kongregation für die Glaubenslehre in ihrer „Instruktion über einige Aspekte der, Theologie der Befreiung'"[4] ernste Anfragen an die lateinamerikanische Praxis und Theorie der Befreiung stellte.

Dabei handelt es sich laut Kardinalpräfekt J. Ratzinger um ideologisch-marxistische Vorstellungen, „wie sie gewisse Formen der Theologie der Befreiung enthalten" – vor allem die Praxis des Klassenkampfes, die durch Zuhilfenahme von Gewalt versucht, Unterdrückung und Not eines Volkes zu beenden. Diese Forderung zahlreicher politischer und sozialer Befreiungsbewegungen diente der „vorrangigen Option für die Armen" nicht, sondern verrate sie und führe den notwendigen Kampf für Gerechtigkeit und menschliche Freiheit zwar ökonomisch und politisch, aber ohne das Evangelium Jesu Christi.[5]

Mißverständnisse aufzuklären, ist Sache des Dialoges. Und ein wichtiger Schritt zu dieser Klärung war die Einladung französischer TheologInnen an Gustavo Gutiérrez, über strittige Punkte in seiner Theologie zu diskutieren.[6] Der Dialog fand am 29. Mai 1985 vor der Theologischen Fakultät des Instituts Catholique in Lyon statt. Abgeschlossen wurde er mit der Verleihung des Doktorgrades der Theologie an Gustavo Gutiérrez. Zunächst fürchtete er, die TheologInnen in Europa würden die menschlich-kulturelle Welt Latein-

---

[2] Johannes XXIII., Enzyklika „Mater et magistra". Rom 1961, 236.

[3] Heimbach-Steins, M., Unterscheidung der Geister – Strukturmoment christlicher Sozialethik. Münster 1994, 6.

[4] Ratzinger, J., Instruktion über einige Aspekte der „Theologie der Befreiung". Stein am Rhein 1984.

[5] Ebd. 3–14.

[6] Gutiérrez, G., Lyon: Debate de la tesis de Gustavo Gutiérrez, in: Gutiérrez, G., La verdad os hara libres. Salamanca 1990, 11–68, 13.

amerikas nicht begreifen, weil sie in ihrer Kultur die bedrückende Macht und unmenschliche Zerstörungskraft der Armut nicht spüren könnten und die Anstrengungen der Menschen, sich dagegen zu wehren, daher für sie unnachvollziehbar blieben.[7]

In der Diskussion mit Bernard Sesbüé, Mitglied der Internationalen Theologenkommission des Vatikans und Professor am Centre Sèvres in Paris, waren die Mißverständnisse, die den Gebrauch marxistischer Begrifflichkeit betreffen, schnell aufgeklärt. Gustavo Gutiérrez faßte in seinen Schriften „Klassenkampf" als Begriff für soziale Konflikte auf, niemals bezog er sich auf ihn als konstitutives Gesetz oder „Motor der Geschichte", schon gar nicht als kategorischen Handlungsimperativ der ChristInnen.[8] Um von der „unmenschlichen Armut" – wie die Dokumente von Medellin und Puebla sagen – sprechen zu können, müssen die Armut beschrieben und ihre Gründe analysiert werden.[9] Dazu sind die Sozialwissenschaften das entsprechende Instrument. Gutiérrez hatte hiezu schon Stellung genommen und festgestellt, es sei ebenso Aufgabe der Theologie, nicht nur den Wandel ökonomischer, sozialer und politischer Strukturen zu verfolgen, sondern den umfassenden geschichtlichen Prozeß, in dem die Menschen Freiheit und Gerechtigkeit, Menschenrecht und Menschenwürde suchen, mitzugestalten.[10]

Dieses neue Verständnis und ein dialogisches Gesprächsklima gegenüber der Befreiungstheologie sah Gustavo Gutiérrez dann in der zweiten „Instruktion über die christliche Freiheit und die Befreiung", die von der Glaubenskongregation am 22. März 1986 veröffentlicht wurde, bestätigt.[11] Darin geht es nicht mehr um die Gefahr, die praktische Ausrichtung einer theologischen Reflexion mit der reinen Lebenspraxis zu verwechseln oder die Glaubenslehre durch die Idee des Klassenkampfes als Wahrheitskriterium zu ersetzen.[12] Der Begriff „Praxis" wird positiv aufgenommen und als Handeln verstanden, das fordert, die Lehre Jesu Christi umzuset-

---

[7] Ebd. 68.

[8] Ebd. 53.

[9] Ebd. 52f.

[10] Gutiérrez, G., Teologia y siencias sociales, in: Gutiérrez, G., La verdad os hara libres. Salamanca 1990, 69–101, 84.

[11] Gutiérrez, G., La verdad os hara libres, in: Gutiérrez, G., La verdad os hara libres. Salamanca 1990, 103–220, 106.

[12] Ratzinger, J., Instruktion über einige Aspekte der „Theologie der Befreiung". Stein am Rhein 1984, 21f.

zen; allem voran – wird ausgeführt – geht es dabei in einer christlichen Lebensführung um die Verwirklichung des Hauptgebotes der Liebe.[13]

Gustavo Gutiérrez führte seine Reflexionen über die Befreiung weiter, klärte und vertiefte sie, auch in der Überzeugung Johannes XXIII.[14] und des Zweiten Vatikanischen Konzils[15], wonach das Streben nach Befreiung eines der großen Zeichen unserer Zeit und Epoche darstelle.[16] Die Freiheit des Menschen ist gekennzeichnet durch ihre geschichtlichen Bedingungen und Wechselfälle; das theologische Verständlich- und Einsichtigmachen von Glaubensüberzeugungen kann von deren Analyse nicht absehen.[17]

In welchem Zusammenhang steht lateinamerikanische Befreiungstheologie mit theologischen Reflexionen über Ethik in der Medizin an einer Universitätsklinik in Mitteleuropa? Für Europa ist es sehr ungewöhnlich, daß sich ein Theologe und Arzt in die normale Arbeitswelt eines Großkrankenhauses integriert, darin eine sozialempirische Untersuchung über Handeln und Verhalten durchführt und Einsichten wie Erfahrungen dieser Praxis in seiner theologischen Theorie überdenkt.

Lateinamerika hat viel unter den Interpretationen gelitten, die seiner Wirklichkeit von außen aufgedrückt wurden; auch die Umkehrung dieser Geschichte, wonach die europäische Situation ausschließlich anhand lateinamerikanischer Denkmuster interpretiert würde, führt zu Entfremdung.[18] Aber Gustavo Gutiérrez ermutigt die ÄrztInnen und TheologInnen in Europa, von der Arbeitspraxis auszugehen, sozialwissenschaftliche Analysen und humanmedizinische Theorien aufzunehmen und durch die kritische Reflexion

---

[13] Ratzinger, J., Instruktion über die christliche Freiheit und die Befreiung, Vatikanstadt 1986, 45.

[14] Papst Johannes XXIII., Enzyklika „Pacem in Terris". Rundschreiben über den Frieden unter allen Völkern in Wahrheit, Gerechtigkeit, Liebe und Freiheit. Luzern 1963.

[15] Siehe die am 7.12.1965 in der 9. öffentlichen Sitzung feierlich verkündete „Pastorale Konstitution über die Kirche in der Welt von heute ‚Gaudium et spes'".

[16] Gutiérrez, G., La verdad os hara libres, in: Gutiérrez, G., La verdad os hara libres. Salamanca 1990, 103–220, 108.

[17] Ebd. 109.

[18] Gutiérrez, G., Lyon: Debate de la tesis de Gustavo Gutiérrez, in: Gutiérrez, G., La verdad os hara libres. Salamanca 1990, 11-68, 68.

der Praxis die soziale Funktion gesellschaftlicher Mitgestaltung zu erfüllen suchen.

Gustavo Gutiérrez ist nicht nur deshalb für Europa aktuell, weil er die Lebens- und Arbeitspraxis der TheologInnen anfragt; im Vorrang der Praxis vor der Theorie ist auch das Schweigen enthalten – der Rede von Gott gehen Meditation und Arbeit voraus.[19] Der Gott Jesu Christi ist ein Geheimnis, und die TheologInnen sollten sich dessen bewußt sein. Sie werden immer von ihrer Hoffnung bezüglich dieses Geheimnisses Gottes sprechen und wenig von ihrem Wissen darüber.[20] Am Beginn des christlichen Lebens steht der persönliche und soziale Bruch mit dem eingefahrenen Bisherigen und ein neuer Weg in der Lebenspraxis. Theologisch gesprochen, steht am Beginn die Bekehrung – und zwar die eigene – und hier trifft die Theologie auf den Weg des anderen, des Nächsten, des Kranken, der KollegInnen und MitarbeiterInnen, dort trifft sie den Kleinen und Schwachen, die menschliche Not, die sein Handeln herausfordert.[21]

Die theologische Praxis von Gustavo Gutiérrez – unterstreicht Bernard Sesbüé – ist eng mit der meditativen Gotteserfahrung und einer Theologie der Erfahrung Gottes verbunden, die in den Exerziten des Ignatius von Loyola ihren Ursprung hat.[22] Dabei geht es nicht um die Bekehrung oder Überzeugung des anderen, sondern – im Gegenteil – um die persönliche Gotteserfahrung jedes einzelnen Menschen, um Individualgestalten an Erkenntnis im christlichen Daseinsvollzug, die zur Wesensverwirklichung des Christentums gehören, und es wäre eine Aufgabe, eine Theologie eines solchen Christentums zu schreiben.[23]

Die Religionssoziologie beschreibt mit Blick auf die westeuropäischen KatholikInnen deren hausgemachte Schwierigkeit mit dem Christentum als Lebensform anhand der phantasielos, undifferenziert und anachronistisch anmutenden Kirchensprache, die unglaubwürdig klingt, weil sie nur mühsam in die Alltagssprache übersetzt werden kann. Sie geht mit einer Zweisprachigkeit und ständiger doppelter Verhaltensweise innerhalb und außerhalb des

19 Gutiérrez, G., Teologia y siencias sociales, in: Gutiérrez, G., La verdad os hara libres. Salamanca 1990, 69–101, 74.

20 Ebd. 73.

21 Ebd. 74.

22 Gutiérrez, G., Lyon: Debate de la tesis de Gustavo Gutiérrez, in: Gutiérrez, G., La verdad os hara libres. Salamanca 1990, 11–68, 49.

23 Rahner, K., Das Dynamische in der Kirche, Freiburg 1958, 77f.

eigenen esoterischen Kreises einher und hemmt durch angeborenen oder sozialisierten Widerstand gegen Änderungen und neue Lösungen grundlegende Erneuerungen.[24] In der kulturellen Umbruchssituation pluralistischer Angebote und Lebensauffassungen nehmen daher auch die Verständigungsschwierigkeiten der ChristInnen untereinander zu. Auch für die Ethik in der Medizin gilt zu berücksichtigen, daß ChristInnen bei gleicher Gewissenhaftigkeit in der gleichen Frage zu verschiedenen Urteilen kommen können.[25]

Damit in dem gesellschaftlichen Pluralismus von heute eine Kultur wächst, die die christliche Existenz erhellt, die in den Überzeugungen der anderen Bezugspunkte zur Gestaltung des eigenen Standpunktes findet und mehr produziert als konsumiert, ist ein Umgangs- und Begegnungsstil der Toleranz und die Bejahung neuer historischer Perspektiven nötig, wobei die eigene geistig-geistliche Identität in der klaren Wahl des „aus seinem eigenen Brunnen Trinkens“[26] geschöpft wird. Dieser sich beidseits bedingende Zusammenhang zwischen dem „aggiornamento“ der Orientierungen und dem Wissen um den Wert der Quelle der eigenen Grunderfahrungen wird vom italienischen Religionswissenschaftler Alberto Melloni anhand der Schriften Johannes des XXIII. und Gustavo Gutiérrez’ hergestellt.[27] Zu diesem wechselseitigen Zusammenspiel findet Johannes XXIII. in den „Zeichen der Zeit“, Gustavo Gutiérrez in der „Option für die Armen“. Die Erfahrungsebene war und ist für Gustavo Gutiérrez immer Ausgangspunkt der nachfolgenden Reflexionen und Quelle der persönlichen Freiheit.[28]

Von besonderem Wert für meine Arbeit als Arzt und Ethiker am Allgemeinen öffentlichen Landeskrankenhaus/Universitätskliniken Innsbruck war und ist das Gespräch mit Univ.-Prof. Dr. W. Wesiack.

---

[24] Morel, J., Vortrag über religionssoziologische Aspekte des Nachwuchsproblems der Gesellschaft Jesu in Westeuropa. Gehalten vor Mitgliedern des Jesuitenordens, am 27. Mai 1995 in Reith bei Seefeld.

[25] „Gaudium et spes“. Pastorale Konstitution des Zweiten Vatikanischen Konzils über die Kirche in der Welt von heute. Rom 1965, Artikel 43.

[26] Titel eines wichtigen Buches von Gustavo Gutiérrez. Beber en su proprio pozo. Lima 1983.

[27] Melloni, A., Ursprung und Entwicklung der geistigen und geistlichen Bildung Roncallis, in: Alberigo, G., Wittstadt, K., (Hrg.). Ein Blick zurück – nach vorn: Johannes XXIII. Würzburg 1992, 13–52, 52.

[28] Gutiérrez, G., Beber en su propio pozo en el itinerario espiritual de un pueblo. Lima 1983, 83.

Dazu kommt die Auseinandersetzung mit der Theorie der Humanmedizin von Thure von Uexküll und Wolfgang Wesiack.[29] Ausgangspunkt ist der Befund, daß die moderne Medizin den kranken Menschen als ein von der Umgebung getrenntes System, als eine komplizierte anatomisch-biochemische Maschine, betrachtet, deren Funktionieren gestört ist. Eine patientInnenzentrierte oder psychosomatische Medizin, die Krankheit als persönliches Schicksal in der Zeitgestalt der biographischen Geschichte der PatientInnen lokalisiert und die ÄrztInnen zur Wahrnehmung und Ordnung der affektiven, kognitiven und ethischen Probleme in der Beziehung mit den PatientInnen ausbildet, ist auf dem Wege zu einer wirklichen Humanmedizin.[30]

Die Medizinanthropologie unterscheidet Krankheitstheoriesysteme und Krankenversorgungssysteme. Die Krankheitstheoriesysteme umfassen den Gesundheits- und Krankheitsbegriff, Vorstellungen von Krankheitsursachen und die Theorien von Diagnostik und Therapie. Zu den Krankenversorgungssystemen gehören die sozialen Institutionen, in denen zahlreiche Personen interagieren, die gesellschaftliche Ressourcen mobilisieren und Aufgaben an PatientInnen, HeilerInnen und das sozioökonomische Umfeld verteilen.

Beide Systeme sind integrale Bestandteile einer Gesamtkultur und hängen in großem Maße von deren Vorgaben ab.[31] Die allermeisten Kulturen kennen z.B. nicht nur die eine oder andere Art von Krankheitsursachen und -systemen, sondern mehrere Arten nebeneinander. So hat auch die deutsche Kultur aus medizinanthropologischer Nahperspektive bereits heute ein multikulturelles medizinisches System. Dieses setzt sich aus Subkulturen zusammen, wie z.B. der naturwissenschaftlichen Medizin, christlichen Heilungs- und Heilsvorstellungen in Medizin und Krankenpflege, Volksmedizin mit beträchtlichen Resten antiker Humoralpathologie, daneben auch magischen und animistischen Elementen, Homöopathie, anthroposophischer Medizin, neuen Importen wie Akupunktur aus der chinesischen Medizin, Elementen islamischer

---

[29] Uexküll, Th. von, Wesiack, W., Theorie der Humanmedizin. Grundlagen ärztlichen Denkens und Handelns. München 1991.

[30] Ebd. X, 10ff.

[31] Effelsberg, W., Unterschiedliche Kulturen: Was bedeutet das in der Medizin? in: Illhardt, F. J., Effelsberg, W. (Hrg.), Medizin in multikultureller Herausforderung. Workshop der Akademie der Wissenschaften und der Literatur, Mainz am 4./5. Dezember 1992. Stuttgart 1994, 29–34, 31.

Medizin bei TürkInnen und magischer Medizin bei allen MigrantInnen aus mediterranen Kulturen.[32]

Selbst wenn man die Medizin in dieser multikulturellen Situation in Biomedizin als Naturwissenschaft und in Heilkunde als Sammlung helfenden Wissens teilt, findet man in einzelnen Ländern bei ähnlichem Wissenschaftsverständnis wiederum unterschiedliche Bedeutungen, die den gleichen medizinischen Fakten zugemessen werden. „In Frankreich wird der Physiologie eine sehr ästhetische Bedeutung beigelegt, in welcher Selbstwahrnehmung, Lebenkönnen und Terrain eine zentrale Rolle spielen; währenddessen wird in den USA die Physiologie vielfach nach dem Modell ‚Maschine' verstanden, die zwar ungeheuer kompliziert, aber doch funktional ist."[33] Obwohl Blutdruckkrankheiten auf dem gleichen pathophysiologischen Mechanismus basieren, sind die Grenzen der pathologischen Druckwerte kulturspezifisch, ebenso wie der Umgang mit dieser Krankheit. Dasselbe gilt für den „Sitz im Leben", den ein Blutdruckpatient oder dessen ÄrztIn der Krankheit geben.[34] Weiters bestehen zwischen den Versorgungssystemen verschiedener Länder kulturelle, gesellschaftliche und gesundheitspolitische Unterschiede und entsprechend unterschiedliche Probleme. Wird in Europa von den ÄrztInnen mehr Kommunikation gefordert, ist in den USA der Zugang zum System überhaupt für Millionen Menschen nicht erschwinglich. Der in Wien geborene und an der Universität von Illionois Medizinethik lehrende Arzt Dr. Erich Loewy resümiert in dieser Situation: „Und es ist mir immer noch lieber, wenn ich krank bin, einen arroganten Arzt zu haben, der nicht mit mir kommuniziert, als überhaupt keinen Arzt zu haben, was in Amerika leider oft der Fall ist."[35]

Das Erscheinen der Klinik und der Medizin als klinischer Wissenschaft im ausgehenden 18. und frühen 19. Jahrhundert ist als historisches Faktum der Ausdruck eines reorganisierten kulturellen

---

[32] Ebd. 32.

[33] Illhardt, F. J., „Lebenswelt" und „Biomedizin". Wie kann man Medizin verstehen? in: Illhardt, F. J., Effelsberg, W. (Hrg.), Medizin in multikultureller Herausforderung. Workshop der Akademie der Wissenschaften und der Literatur, Mainz am 4./5. Dezember 1992. Stuttgart 1994, 11–28, 12.

[34] Ebd. 12f.

[35] Loewy, E., Wieviel will der Patient wissen? Österreichische Ärztezeitung 6/1995,14.

Systems.[36] Die historischen Möglichkeiten der modernen Medizin definierten auch den Umfang ihrer Erfahrung und die Struktur ihrer Rationalität.[37] Militärhospitäler boten Chirurgen und Ärzten beamtete Stellen, systematische Datendokumentation an PatientInnen und der Ausbau der anatomisch-klinischen Methode, sowie die Eingliederung der Laboratoriumsmedizin, die im Experiment gestattete, pathologische Prozesse zu isolieren und zu quantifizieren, etc.[38] Es wird möglich, um das Individuum herum eine rationale Sprache zu organisieren, wobei das Objekt des Diskurses ebensogut ein Subjekt sein kann, ohne daß die Gestalten der Objektivität dadurch verändert würden. Die Medizin gewinnt ihre Erkenntnis aus den verschiedensten Befunden, was die einzelne Patientin oder der einzelne Patient zu sagen haben, wird zunehmend unwichtiger. Das Wahrnehmbare und Aussagbare wird umstrukturiert. Der Körper der PatientInnen wird als ein Netz von Zellverbänden verstanden, die verschiedene Gewebe als zweidimensionale funktionale Ebene bilden. Diese Gewebe heben sich von der funktionierenden Masse des einzelnen Organs als innere Oberfläche ab. Das Zellgewebe reorganisiert den körperlichen Raum der Organe in mikroskopische und submikroskopische funktionale Einheiten mit bestimmten lebenswichtigen Stoffwechselfunktionen. Die Krankheit wird in diesen geometrischen Raum eingeführt und darin lokalisiert. Der Körper der PatientInnen wird zum biochemischen Organismus, in dem eine lineare Reihe von Krankheitsereignissen mit ihren Ursachen und Wirkungen abläuft, die ohne jede Äußerung oder Mitbeteiligung der PatientInnen selbst erforscht und aufgezeigt wird.[39] Die Medizin hat jetzt ein durchgehend räumliches Untersuchungsfeld. Der konstituierende Charakter der leiblichen Räumlichkeit gliedert und artikuliert, was gesehen und gesagt wird, verweist damit auf seine nichtsprachlichen Bedingungen und die Möglichkeiten eines Diskurses über die Krankheit selbst und verändert das klinische, physiologische und pathologisch-anatomische Wissen.[40]

---

[36] Foucault, M., Die Geburt der Klinik. Eine Archäologie des ärztlichen Blicks. Frankfurt 1988, 16.

[37] Ebd. 13.

[38] Siegrist, J., Medizinische Soziologie, München 1988, 209ff.

[39] Foucault, M., Die Geburt der Klinik. Eine Archäologie des ärztlichen Blicks. Frankfurt 1988, 16.

[40] Ebd. 17.

Es wird verdrängt, daß Anatomie und Klinik nicht eines Geistes sind.[41] In der Klinik begegnen den ÄrztInnen Menschen, die krank sind und leiden. In der Anatomie geht es um die Strukturen des Körpers, die die Leiche zeigt. Der Tod ist der Spiegel, in dem das Wissen das Leben betrachtet. Die Nacht des Lebendigen weicht vor der Helligkeit des Todes. Dieser bringt an der stummen Leiche, die die Anatomie seziert, die Einzigartigkeit des Wissens vom Körperbau des Individuums ans Licht der Forschung.[42] Dem klinischen Blick der ÄrztInnen, der seine Sprache in den Antworten der toten Gewebe sucht, obwohl ein leidender Mensch vor ihnen nach Hilfe verlangt, genügt das Schauspiel des Leidens. Die Passivität des bloßen Zusehens wird aber erst entlarvt, wenn die ÄrztInnen im Tod auf die ihnen und den PatientInnen gemeinsame Bedrohung des Lebens treffen. Die Dreiheit Leben-Krankheit-Tod, in der der Mensch seine Existenz, seinen Tod und seine Krankheit in der Lebensgeschichte zu bewältigen hat, wird auf den Kopf gestellt.

Der naturwissenschaftlich-technischen Vergegenständlichung des Menschen in der modernen Medizin setzt im deutschen Sprachraum der Arzt Viktor von Weizsäcker (1886–1957) zuerst seine Kritik entgegen. Das wesentlich Menschliche wird nicht kausal, sondern als Grundabhängigkeit des Menschen, als das „Pathische" verstanden, und das Leben wird von den ÄrztInnen wie PatientInnen als Opfer gelebt, das sich in der Annahme der eigenen Sterblichkeit der Unverfügbarkeit des anderen in der therapeutischen Begegnung aussetzt.[43] Im Krankheitsgeschehen manifestiert sich psychisch wie organisch die Existenzbedrohung als Grundbefindlichkeit des Daseins überhaupt, der Körper redet im Lebensdrama mit, die Ureinheit des Menschen mit seiner Welt steht vor der dualistischen Frage nach dem Leib-Seele-Verhältnis.[44] Die psychosomatische und psychologische Medizin der letzten 40 Jahre beruft sich auf Weizsäcker. Auch Uexküll und Wesiack stehen in der Tradition von Viktor von Weizsäcker, wenn sie darauf hinweisen, daß sich jedem Arzt die Frage stellt: „Werde ich das Leiden

---

[41] Ebd. 139.

[42] Ebd. 160ff.

[43] Emondts, S., Menschwerdung in Beziehung. Eine religionsphilosophische Untersuchung der medizinischen Anthropologie Viktor von Weizsäckers. Stuttgart Bad Cannstatt 1993, 158 und 304.

[44] Ebd. 365ff.

meines Patienten erkennen, werde ich ihm helfen können?"[45] Um diagnostische und therapeutische Hinweise zu finden, die diese Grundfrage des Arztes positiv beantworten helfen, braucht er ein anthropologisches Konzept, ein Menschenbild, das die menschliche Wirklichkeit in ihrer biologischen, psychosozialen und kulturellen Vernetztheit erfassen kann.[46]

Die wissenschaftstheoretischen Reflexionen der Sozial- und Humanwissenschaften sowie der Ethik und Theologie dienen zur Überprüfung des eigenen philosophischen Instrumentariums und erhalten dadurch ihre grundlegende Bedeutung.[47] Die Philosophie ist für die Theologie unverzichtbare Gesprächspartnerin, sie vermittelt ihm Problembewußtsein und Wirklichkeitserfassung.[48] Warum ausgerechnet die Philosophie Ludwig Wittgensteins als konstitutives Element im philosophisch-theologischen Dialog herausgestellt werden soll, bedarf noch einer Erklärung. Daß der Zweck der Philosophie die logische Klärung der Gedanken ist, das Resultat der Philosophie im Klarwerden von Sätzen liegt und die Philosophie „die Gedanken, die sonst, gleichsam trübe und verschwommen sind, klar machen und scharf abgrenzen" soll[49], konnte das positivistische Mißverständnis[50] um Ludwig Wittgenstein nicht verhindern, obwohl schon im Tractatus klar gesagt ist, „die Philosophie ist keine der Naturwissenschaften."[51] Der Irrtum, der nach Ludwig Wittgenstein den Tractatus durchzieht, ist vielmehr die Auffassung, „als gäbe es Fragen, auf die man später einmal eine Antwort finden werde".[52] Es geht dabei um die stillschweigende Annahme, einmal

---

[45] Uexküll, Th. von, Wesiack, W., Theorie der Humanmedizin. Grundlagen ärztlichen Denkens und Handelns. München 1991, 19.

[46] Ebd. 7.

[47] Demmer, K., Moraltheologische Methodenlehre. Freiburg i. Br. 1989, 9.

[48] Ebd. 156.

[49] Wittgenstein, L., Tractatus logico-philosophicus. Frankfurt am Main 1963, Nr. 4.112. Zitate aus dem Tractatus werden anhand seiner Dezimalnumerierung gekennzeichnet.

[50] Der Positivismusvorwurf betraf die Bildtheorie des Tractatus. Vgl. Leher, S., Begründung ethischer Normen bei Viktor Cathrein und Wahrheitstheorien der Sprachphilosophie. Innsbruck 1992, 154–167.

[51] Wittgenstein, L., Tractatus logico-philosophicus. Frankfurt am Main 1963, Nr. 4.111.

[52] McGuinnes, B., F. (Hrg.), Ludwig Wittgenstein und der Wiener Kreis, Frankfurt am Main 1984, 182.

die unmittelbaren Verbindungen von Gegenständen, die voneinander unabhängigen Elementarsätze, finden zu können, mit deren Hilfe die vollständige Analyse der Sätze möglich wäre. Ludwig Wittgenstein korrigiert an seiner Philosophie einen Wesenszug, den sein Zeitgenosse Max Weber dem modernen Menschen überhaupt zuschreibt: Das Wissen davon oder den Glauben daran, daß man, wenn man nur wollte, jederzeit erfahren könne, daß man alle Dinge – im Prinzip – durch Berechnen beherrschen könne. Diese Hypothese bedeutet jedoch keineswegs die Zunahme an allgemeiner Kenntnis der Lebensbedingungen, unter denen man steht.[53]

Die Kenntnis der Lebensbedingungen, bei Ludwig Wittgenstein in der korrekten Beschreibung des Gebrauches eines Wortes in der gewöhnlichen Sprache, bei Viktor von Weizsäcker – Zeitgenosse Ludwig Wittgensteins – und seinen Nachfolgern Thure von Uexküll und Wolfgang Wesiack auf der Grundlage des medizinanthropologischen bzw. humanmedizinischen Anliegens, ist gerade als Überwindung der Grenzen des Positivismus zu verstehen, indem sie Subjekt und Objekt aus ihrer wechselseitigen Bedingtheit begreifen. Ludwig Wittgensteins Bedeutung als Wissenschaftskritiker und seinen Beitrag zur philosophischen Ethik sowie zur Ästhetik anzuerkennen, ist von den angelsächsischen Ländern in den späten 60er und 70er Jahren ausgegangen, erreichte in den 80er Jahren Deutschland und Österreich und ist im post- bzw. schon post-postmodernen, plötzlich antistrukturalistischen Frankreich augenblicklich in großer Mode.[54] Im Geisteswechsel dieser Zeitgeschicke übernimmt auch die Theologie das Ziel Ludwig Wittgensteins, im Philosophieren eine philosophische Ruhe zu erlangen. Diese Ruhe kommt aus der erlangten Klarheit um die Verwendung unserer Worte und liegt im Wissen um die Endlichkeit der Untersuchung. Es ist die Klarheit des Ergebnisses der Untersuchung und dessen Nachvollziehbarkeit, die – „gleichsam verschiedenen Therapien“[55] – unsere Schwierigkeiten, Fehldeutungen und Problemsituationen beseitigen helfen.

---

[53] Weber, M., Gesammelte Aufsätze zur Wissenschaftslehre. Tübingen 1968, 593.

[54] Bouveresse, J., Poesie und Prosa. Wittgenstein über Wissenschaft, Ethik und Ästhetik. Düsseldorf und Bonn 1994, 12f.

[55] Wittgenstein, L., Philosophische Untersuchungen. Frankfurt am Main 1971, § 133.

II. Beiträge zu einer Theorie der Humanmedizin

Auch für die Anthropologie, die die Sprache als wesensbestimmende Leistung des Menschen hervorhebt und Korrelationen zwischen Sprachform und Weltbild entdeckt, wurde die Sprache in unserem Jahrhundert ein zentrales Thema.[1] Die Sprache ist eine soziale Tatsache, und sie erlaubt dem Individuum, die Ausführung von Sprechhandlungen. Die Entdeckung von Ferdinand de Saussure, einem der Väter der modernen Sprachwissenschaft, daß im sprachlichen Zeichen Bezeichnendes und Bezeichnetes in ihrer Verschiedenheit untrennbar wie Vorder- und Rückseite eines Blattes Papier miteinander verbunden sind, überwindet die positivistische Auffassung in der Sprachwissenschaft.[2] Die kreative sinnbestimmte Einheit von Objektivem und Subjektivem wurde vom Positivismus des 19. Jahrhunderts zugunsten einer objektiven Wissenschaftsmethode unberücksichtigt gelassen. In der Folge geht das Subjekt als Ursprung dieser Einheit dem Blick des Beobachters verloren.

Michel Foucault nimmt die ursprüngliche Einheit von Signifikant und Signifikat im Sprachzeichen als Ausgangspunkt, um das positivistische Medizinmodell des 19. Jahrhunderts zu kritisieren. Foucault gibt der philosophischen Anthropologie jedoch wenig Chancen, die Einheit von Bezeichnendem und Bezeichnetem, und damit das Subjektseinkönnen des Menschen, wiederum zur Grundlage der anthropologischen Reflexionen werden zu lassen. Der Mensch, schreibt Foucault, werde sich auslöschen, wie eine Figur im Sand am Ufer des Meeres. Der Mensch als Subjekt ist eine Erfindung der Neuzeit. Eine Archäologie unseres Denkens kann dar-

---

1 Kutschera, F. von, Sprachphilosophie. München 1975, 12.

2 Saussure, F. de, Cours de linguistique génerale. Paris 1971, 98f.

auf verweisen und vielleicht nur mehr deren nahes Ende feststellen.[3]

Der Theorie der Humanmedizin, wie sie Uexküll und Wesiack entwickelte, liegt eine medizinische Anthropologie zugrunde, die an den Bedingungen eines freien und autonomen Subjektes festhält. Diesen Bedingungen bleibt auch die vorliegende Arbeit verpflichtet.

Im folgenden soll Foucaults Kritik am positivistischen Medizinmodell kurz zusammengefaßt werden. Anschließend wird das Situationskreismodell und das Modell des diagnostisch-therapeutischen Zirkels von Uexküll und Wesiack vorgestellt. Die Zusammenfassung einer Untersuchung von Kontrollkonzepten der im Landeskrankenhaus/Universitätskliniken Innsbruck arbeitenden ÄrztInnen, Diplomschwestern und -pflegern und Sanitätshilfsdiensten verdeutlicht noch einmal die grundlegende Wichtigkeit, die die Denkmodelle der ÄrztInnen und des Pflegepersonals für das ärztliche und pflegerische Handeln und Verhalten darstellen.

1. Foucaults Kritik des positivistischen Medizinmodells

In seiner brillianten und nicht weniger aggressiven Analyse kritisiert Michel Foucault die unmenschliche Härte dieses positivistischen Medizinmodells, ohne dessen geschichtliche Verdienste, zukunftsbestimmende Errungenschaften und Auswirkungen für die naturwissenschaftliche und kulturelle Anthropologie im 20. Jahrhundert zu vergessen.[4]

Zu Beginn des 19. Jahrhunderts gelang der Medizin als klinischer Wissenschaft der Zugang zu einem naturwissenschaftlichen Wissen, das den Ärzten zum ersten Mal in der abendländischen Geschichte gestattete, das konkrete Individuum rational zu erschließen.[5] Dies freilich um den Preis, die Möglichkeiten der Sprache zu verkennen und das begrifflose Zusammentreffen eines klinischen Blicks mit einem stummen Körper, in einem Kontakt, der jedem Diskurs vorausgeht und in der Sprache der Dinge Ausdruck

---

[3] Foucault, M., Les mots et les choses. Paris 1966, 398.

[4] Foucault, M., Die Geburt der Klinik. Eine Archäologie des ärztlichen Blicks. Frankfurt 1988.

[5] Ebd. 12f.

findet, mit dem Wissen vom Individuum, d.h. einen physiologischen Befund mit der Lebensgeschichte eines leidenden Menschen, zu verwechseln.[6] Im rationalen Diskurs der modernen Medizin wird die Einheit des Zeichens und damit der Sinn des Satzes des lebenden Individuums zerbrochen. In der Einheit des Zeichens ist der Sinn des Gesagten, d.h. des Signifikates, untrennbar an den Sprecher gebunden. Den Worten der PatientInnen, die von ihrer Lebens- und Leidensgeschichte erzählen, d.h. den Signifikanten, werden von der modernen Medizin im Vergleich zu den objektiven Befunden wenig bis keine Bedeutung zugestanden. Die Einheit von Signifikant und Signifikat – von Bezeichnendem und Bezeichnetem – wird aufgegeben. Ihren eigentlichen Sinn erhalten die Sätze der PatientInnen erst von deren Interpretation durch die ÄrztInnen, die über die Sinnhaftigkeit oder Sinnlosigkeit der Worte der PatientInnen entscheiden. Es wird dabei gebilligt, daß das Bezeichnende – d.h. die Worte und Sätze der PatientInnen – eine Überfülle von Inhalt, d.h. Signifikat, zum Sprechen bringen kann, welches allein der ärztlichen Deutung bedarf, um Bedeutung zu erhalten.

Die Schärfe von Michel Foucaults Analyse kommt aus dem Vergleich der Einheit von Signifikant und Signifikat im Zeichen mit der Einheit von Objektivem und Subjektivem, wie sie den einzelnen Menschen charakterisiert, der sich der gleichzeitigen und wechselseitigen Bedingtheit seiner Subjektivität und Objektivität bewußt ist, der – mit den Worten von Berger und Luckmann – in der existierenden Wirklichkeit dynamisches Produkt seiner Umwelt und daher Objekt, gleichzeitig aber auch Subjekt ihrer Gestaltung ist, und ständig damit zu tun hat, die Symmetrie zwischen beiden in actu zu reproduzieren und zu produzieren[7].

In der Medizin als Wissenschaft vom Pathologischen wird jedoch angenommen, das Bezeichnende des Patienten könnte vom Arzt in Symptome, deren Beschreibung, Ereignisse, Läsionen und Befunde übersetzt werden und ohne Rücksicht auf das sprechende Subjekt, das gar nicht explizit, aber in Wahrheit einzig bedeutende Bezeichnete, d.h. die Krankheiten und deren Verlauf, ans Licht der Wirklichkeit gefördert werden. Es wird davon ausgegangen, daß die Einheit von Bezeichnendem und Bezeichnetem im Zeichen zerbrochen wird und Objekt und Subjekt unabhängig voneinander

---

6 Ebd.

7 Berger, P. L., Luckmann, T., Die gesellschaftliche Konstruktion der Wirklichkeit. Eine Theorie der Wissenssoziologie. Frankfurt 1969, 144f.

existieren könnten, daß der pathische Ausdruck des Menschen und dessen Bedeutung gegenüber dem Pathologischen vernachlässigt und übergangen werden könne.[8]

Ein absolut neuer Gebrauch des wissenschaftlichen Diskurses wurde damit definiert, das Bezeichnende bekommt ohne die Bedeutung, die ihm die PatientInnen geben, selbst Sinn, die Sprechenden erleben, daß ihre Worte nur schlechte Übersetzungen von verborgenen physiologischen Sachverhalten sind, aber nicht als Ausdruck, Ereignis und funktioneller Abschnitt eines sich allmählich aufbauenden Systems, d.h. als historisches Erscheinen von Tatsachen, angenommen und verstanden werden.[9]

Diese Beobachterrolle der ÄrztInnen entfaltet sich im sozialen Kontext der Militärhospitäler entsprechend ihrer hierarchischen Organisation und überträgt sich auf die Gestaltung des Verhältnisses zu den PatientInnen als eines der Unterordnung unter die ÄrztInnen, deren Anweisungen zu gehorchen und deren Entscheidungen zu respektieren sind. Die Verobjektivierung des Subjektes, die in der institutionalisierten Unterbrechung der Kommunikation verhindert, daß es Subjekte gibt, d.h. Instanzen, die autonom antworten, ist auch ein Erbe dieser geschichtlichen Bedingungen.

Verdeckt die Objektivität dieser medizinischen Methode auch alte und neue Erfahrungen der Diskurspartner, wird das Pathische zum Pathologischen, so kommen doch die Gründe der Krankheit an den Tag: das Übel und der Tod. Die zerbrechliche, aber unersetzbare Form des Individuums verdankt ihren Sinn der Endlichkeit und dem Tod, der in einem von der Sprache artikulierten Raum den verschwenderischen Reichtum der Körper und ihre einfache Ordnung, d.h. der organischen Strukturen und der Entdeckung ihrer Funktionen durch die Forschung an isolierten Körpergeweben, sichtbar werden läßt.[10]

Im Wissen kehrt sich die Struktur der Endlichkeit, die jetzt die Geheimnisse des Lebens preisgibt, um. Diese positive Medizin bindet den modernen Menschen zum ersten Mal an eine ursprüngliche Endlichkeit, kündigt ihm ohne Unterlaß das Ende an, das er in sich trägt, und konfrontiert ihn mit jener technischen, positiven und bewaffneten Welt, die dagegen anzukämpfen vermag. Dabei wird es zum Schicksal der Individualität, stets in der Objektivität Gestalt an-

---

[8] Foucault, M., Die Geburt der Klinik. Eine Archäologie des ärztlichen Blicks. Frankfurt 1988, 14f.

[9] Ebd.

[10] Ebd. 206ff.

zunehmen, in der das Subjektive und das Objektive ihre Gestalt vertauschen.[11]

Aufgabe der Humanmedizin ist es nun, die Einheit von Bezeichnendem und Bezeichnetem zu erhalten, die wechselseitige Bedingtheit von Objektivität und Subjektivität im Individuum zu berücksichtigen und den Sinn des gesprochenen Satzes im Diskurs zu respektieren. Die physiologisch-objektive Beobachtung des Organismus und des Verhaltens muß durch das subjektive Erleben der PatientInnen und ihre sozialen Beziehungen ergänzt werden, die affektiven, kognitiven und ethischen Probleme der Arzt-Patient-Beziehung betreffen beide Seiten und verlangen von den ÄrztInnen, sich nicht nur auf ihre Hände zu verlassen, sondern auch mit Hilfe der Sprache zu helfen.[12] Bezüglich des Erkenntnisprozesses im wissenschaftlichen, wie auch im vorwissenschaftlichen Bereich ist anzumerken, daß er stets über die Stufen der Wahrnehmung, Interpretation und Realitätsprüfung verläuft und daher das, was wir Wirklichkeit nennen, niemals eine objektive, sondern immer eine vom beobachtenden Subjekt interpretierte Wirklichkeit ist.[13]

Es geht also darum, ein Modell von Humanmedizin vorzulegen, das die SprecherInnen als Sprechende ernst nimmt, und ihre Sätze als Leistungen des Subjektes in die Medizin einführt, es geht um das Verständnis der Sätze als Antwort lebender Systeme auf pathogene Situationen, d.h. als Zeichen, die der Arzt ergründen und verstehen soll, um nach Möglichkeit beizutragen, die krankmachenden Situationen abzustellen. Es geht nicht nur um Übersetzungen, die ausschließlich der Dinglichkeit bedürfen und aufgrund von Übersetzungsfehlern mehr zur Chronifizierung von Krankheiten als zu deren Heilung beitragen.[14] Diese Humanmedizin bedingt eine Veränderung des Gesundheits- und Krankheitsbegriffes und damit des Bildes, das wir uns vom Mensch in der Medizin machen, von uns selber und von unserer Interaktion mit anderen. Zeichen werden in ihrer Bedeutung als Aussage über den Verlauf der Geschichte eines Menschen verstanden, die zwischen dem Organismus und seiner Umwelt, innerhalb des Organismus zwischen den Organen und zwischen diesen und den Zellen ausgetauscht werden.[15]

---

[11] Ebd. 209.

[12] Uexküll, Th. von, Wesiack, W., Theorie der Humanmedizin. Grundlagen ärztlichen Denkens und Handelns. München 1991, 51.

[13] Ebd. 92.

[14] Ebd. 137.

[15] Ebd. 144.

2. Das Modell des Situationskreises

In dem Bemühen, weder von der Umgebung noch vom Lebewesen allein auszugehen, sondern die Beziehungen zwischen beiden – vorgestellt zunächst als unbekannte Größe – nicht nur in linearen oder wechselseitigen Kausalketten, sondern in der entsprechenden bio-psycho-sozialen Vernetztheit wiederzugeben, führte zur Entwicklung von Funktions- und Regelkreismodellen. Dabei ging es ursprünglich um die Beschreibung des Verhaltens und der Erlebnisfähigkeit von Tieren. Da diese Modelle die Interaktionen von Umwelt und Individuum anhand des Zeichencharakters von Lebensfunktionen verdeutlichten, konnten sie auch – z.B. im Gestaltkreis Viktor von Weizsäckers – in der Humanmedizin Verwendung finden.[16]

Im Situationskreismodell werden die Beziehung von PatientInnen und ihrer Objektwelt einerseits und andererseits die Beziehung zwischen physikalischen, physiologischen, psychologischen und sozialen Vorgängen unter der Voraussetzung gedacht, daß das Sinnproblem des gesunden und kranken Menschen wieder zur Sprache kommt.[17] Der Mensch trifft in seiner Existenz auf die erschreckende Erfahrung, daß er sterblich ist, und er sucht auf die Frage, was mit ihm nach dem Tod sein wird, eine Antwort. Diese wird von den verschiedenen Kulturen und Religionen auf die mannigfaltigste Weise gegeben und ist nicht eigentliche Aufgabe der Medizin. Dennoch darf der Arzt der Sinnfrage, die sich ihm nicht nur im Umgang mit Schwerkranken und Sterbenden, sondern auch in der Begegnung mit seiner eigenen Endlichkeit stellt, nicht ausweichen.

Auch wenn es nicht Aufgabe der Medizin ist, die Sinnfrage zu beantworten, so kann sie doch entscheidend helfen, die Sinnfrage sinnvoll zu stellen. Dazu gehört der Respekt für den Menschen in seiner individuellen Wirklichkeit, in der er nach Sinn sucht, die Erkenntnis, daß kein Experte, sondern ein Mitmensch aufgerufen ist, zuzuhören und zu versuchen, sich in die Wirklichkeit des anderen zu versetzen, sowie die Fähigkeit und Bereitschaft, den Abgrund seiner eigenen Ohnmacht vor den Problemen, die den Kranken quälen, einzugestehen. Derart begegnet den PatientInnen in ihrer Objektwelt in den ÄrztInnen wiederum das Subjekt.[18]

---

[16] Ebd. 88.
[17] Ebd. 91f.
[18] Ebd. 432f.

Die Beziehungen zwischen physikalischen, physiologischen, psychologischen und sozialen Vorgängen werden entsprechend des semiotischen Ausgangspunktes in ihrem sprachlichen Ausdruck, d.h. als Zeichen und deren Interpretation, analysiert. Auch einfachste biologische Systeme lassen Aktivitäten erkennen – bereits im beginnenden 19. Jahrhundert wurden hierfür Begriffe wie „incitabilitas" (Brown), „Synthesis" (Jakob von Uexküll) oder „Erregbarkeit" (Röschlaub) geprägt[19] – die auch eine Pflanze als offenes System betrachten und mit Hilfe der Bedeutungskoppelung, d.h. der Verbindung der Integrationsebenen biologischer, psychologischer und sozialer Vorgänge zu neuen funktionellen Leistungen durch Anpassung, auch die Beschreibung komplexester Systeme ermöglichen.[20]

Wenn jedes lebende System aus der Mannigfaltigkeit der Umgebungsfaktoren Ausschnitte herstellt und dies als Integration auf der jeweiligen Integrationsebene zu einer Reduktion der Komplexität des Vorhandenen führt, so ist es Aufgabe der Integration, alle Störungen des Systemzusammenhaltes und Bedrohungen seiner Funktionen zu unterbinden, Beeinträchtigungen der systemerhaltenden Kooperation entgegenzuwirken und derart das Heilsein des Systems zu gewährleisten.[21] Wir erwähnten schon, daß in der Wahrnehmung, Verarbeitung und Realitätsprüfung die dazu nötigen Instrumente liegen und stehen vor der Frage, wie Beziehungspartner Informationen austauschen und sie verarbeiten? Informationsverarbeitung ist Interpretation bzw. Bedeutungserteilung und die Bedeutung, die der namenlos zufälligen Vielfalt in der Welt erteilt wird, läßt diese in den Sachverhalten unserer Sätze Wirklichkeit werden. Die Aktivität dieser Bedeutungserteilung wird Phantasie genannt.[22]

Das neue Modell definiert die Symptome als Antworten lebender Systeme auf pathogene Situationen, die der Arzt ergründen und nach Möglichkeit abstellen sollte. Dabei wird konsequent einer allgemeinen Semiotik gefolgt, wonach der Begriff des Zeichens auf jeder Stufe unlösbar mit dem Begriff des Subjektes zusammenhängt. Es ist das Subjekt, das die sinnvollen Sätze, d.h. die Zeichen, hervorbringt. Diese Zeichen werden wiederum oder sind selbst schon Antworten. Auch Antworten werden in jedem Falle als

---

19 Ebd. 92.
20 Ebd. 484.
21 Ebd. 107.
22 Ebd. 127.

Leistungen eines Subjektes erfaßt.[23] Der erste, der in Krankheitssymptomen Übersetzungsfehler gesehen hat, d.h. die Begriffe „Deuten“ (und das heißt „Übersetzen“) und „Übertragen“ (was wiederum Übersetzen, d.h. unbewußtes deuten fremder Lebensgeschichte mit Hilfe der eigenen, meint) in den wissenschaftlichen Diskurs der Medizin eingeführt hat, war Sigmund Freud; „Deuten“ und „Übertragen“ gehören zu den Grundbegriffen der Psychoanalyse.[24]

Dadurch, daß es möglich wurde, Krankheitssymptome als Übersetzungen zu sehen, denen es nicht mehr gelingt, das Heilsein des Systems aufrecht zu erhalten, fällt den ÄrztInnen die richtige Deutung dieser Übersetzungsfehler zu, d.h. das Interaktionsfeld zwischen den ÄrztInnen und den PatientInnen ist um das Emotionale und daher Irrationale erweitert worden. Dieses haben die ÄrztInnen in ihrer Reaktion auf die PatientInnen ebenso mit zu berücksichtigen, und es taucht bei jeder diagnostischen und therapeutischen Interaktion auf, unabhängig von dem Fach, das die ÄrztInnen vertreten, und unabhängig von der Krankheit, an der die PatientInnen leiden.[25]

Ein bio-psycho-soziales System muß in der Lage sein, äußere Einwirkungen nach eigenen und nicht von einer anderen Instanz gesetzten Kriterien in Informationen umwandeln zu können. Diese Wahrnehmungsbegrenzung und die Fähigkeit, die aufgenommenen Informationen als Entscheidungsgrundlage für Verhaltensalternativen zu nützen, ermöglichen es dem System eine Unabhängigkeit von äußeren, kausal einwirkenden Vorgängen zu gewinnen. Es ist die Fähigkeit, die im Unterschied zu fremdbestimmtem, heteronomem Verhalten selbstbestimmte, autonome Antworten ermöglicht und mit Begriffen wie „Autonomie“ oder „Spontaneität des Selbstes“ als Instanz des Subjektes vorgestellt wird.[26] Ein Subjekt sondert sich von dem anderen als selbständiges Individuum mit eigenen Grenzen erst durch die Barriere einer psychischen Welt ab. Die Wahrnehmungs-, Interpretations- und Reaktionsprozesse, die in dieser psychischen Welt ablaufen, können als Zeichenprozesse aufgefaßt werden. Die kognitiven und affektiven Zeichensysteme der Phantasie, die im Sprechen an das Licht kommen, werden in

[23] Ebd. 137.
[24] Ebd. 150.
[25] Ebd. 167.
[26] Ebd. 187.

bewußten und teilweise unbewußten Zeichenprozessen erzeugt, die den Körper auch vor einem ungehemmten Durchflutet-Werden von Zeichenströmen schützen, die in der Umwelt ihren Anfang nehmen und aufgrund der ungezählten Möglichkeiten der Umsetzung dann zur Gefahr werden können, wenn Übersetzungsfehler auftreten.[27]

Die Summe der Programme oder Kodes, über die ein Lebewesen verfügt, um sein Selbst, seine subjektive Welt oder seine Umwelt mit Hilfe seiner Sinnes- und Bewegungsorgane aufzubauen, wird als „Psyche" bezeichnet und denjenigen Lebewesen zugeordnet, die über solche Programme verfügen. Der Begriff der Seele – Psyche – wird von Uexküll und Wesiack in psychosomatischer Sicht als Frage an die Entwicklungspsychologie eingeführt. Beim Säugling stellt sich die Frage, wie sich die frühen affektiven und sensomotorischen Programme in der Interaktion mit der Mutter, die ja die subjektive Umwelt repräsentiert, die in der symbiotischen Phase ein Teil des Selbstes war, entwickeln oder nicht entwickeln.[28]

Daß Krankheitssymptome Zeichen sind, die andere Zeichen übersetzen, und daß Krankheitssymptome verschwinden, wenn es den ÄrztInnen gelingt, Übersetzungsfehler aufzudecken und gemeinsam mit den PatientInnen zu korrigieren, fiel als erstem Sigmund Freud auf. Er gibt dem Modell des Zusammenhangs zwischen Symptom und Krankheit, d.h. der Übersetzungsarbeit von Zeichen, die der Patient aus seinem Körper und von seiner Umgebung empfängt, in den Deutungen jetzt pragmatische Ziele und Konsequenzen, womit Diagnostik und Therapeutik zusammenfallen und ein neues Modell der gesamten Heilkunde sichtbar wird.[29]

Beim Menschen scheint es sich so zu verhalten, daß die Ablösung der biologischen Phantasie von den vitalen Bedürfnissen ihm die Möglichkeit gibt, im Laufe seiner individuellen Entwicklung Programme für soziale Handlungen zu erlernen und seine biologischen Programme in diese einzuordnen. Säuglinge und Kleinkinder z. B. müssen lernen, ihre biologischen Nahrungs- und Ausscheidungsbedürfnisse in soziale Anforderungen zu integrieren.[30] Der Funktionskreis des Säuglings bildet in den ersten Lebensmonaten mit der Mutter eine Einheit, deren Differenzierung

[27] Ebd. 215.
[28] Ebd. 230f.
[29] Ebd. 238.
[30] Ebd. 268.

dann durch das Eingreifen der Phantasie erfolgt, wobei aus den symbiotischen Funktionskreisen und Umwelten über Zwischenstadien Situationskreise und individuelle Wirklichkeiten entstehen.[31]

Im symbiotischen Funktionskreis des Säuglings nimmt die Mutter auch eine entscheidende Rolle in der gesellschaftlichen Primärsozialisation des Säuglings wahr. Der Lern- und Erfahrungsstoff, der von der Mutter dem Säugling angeboten wird, aber auch das, was sie dem Kind vorenthält, ist in weitem Umfang von der Gesellschaft geprägt, in der die Mutter aufgewachsen ist. Assimilation und Akkomodation sind bereits auf dieser Stufe Elemente des Sozialisationsprozesses.[32] Die Mutter prägt die frühesten Körpererfahrungen des Säuglings sowie den Wendepunkt in der menschlichen Frühentwicklung, nämlich die Fähigkeit, mit Hilfe von affektiven und kognitiven Programmen (bzw. Schemata), konstante Objekte, d.h. die individuelle Umwelt, zu bilden.[33]

Das Erleben und Handeln des Erwachsenen bleibt von der Reaktivierung von Zuständen, die die Phantasie in der Phase des symbiotischen Funktionskreises erlernt hat, beeinflußt. Die individuelle Wirklichkeit, in der wir als Erwachsene leben und handeln, entspringt in jedem Augenblick aus Stimmungen, die aus der Zeit der Mutter-Kind-Dyade herrühren.[34] Die Fähigkeit, eine Umgebung in eine subjektiv erlebte Umwelt zu verwandeln, nennt Winnicott (1973) Kreativität; die hiezu erforderliche Unterstützung durch die Mutter besteht in der allerfrühesten Phase darin, daß sie warten kann, bis ihr Kind nach seiner Geburt in der Lage ist, „die mütterliche Brust für sich zu erschaffen". Dieser Augenblick ist deshalb ein entscheidender, da der Säugling mit der mütterlichen Brust zugleich sein eigenes Selbst erschafft. Die früheste Selbsterfahrung, in der das Kind zugleich die mütterliche Brust „ist", bildet die Basis für das Gefühl zu „sein" und ist für die gesamte spätere Entwicklung eines Menschen von grundlegender Bedeutung.

Die frühe Subjekt-Objekt-Identität von Kind und mütterlicher Brust ist derjenige Erlebnishintergrund, der später zur Entstehung eines Subjekts und eines Objekts führt und auf dem Kommunikation entstehen kann. Kommunikation versucht immer wieder, die frühere Einheit wiederherzustellen.[35] Die Entstehung der Objekte

---

[31] Ebd. 340ff.

[32] Ebd. 375.

[33] Ebd. 380.

[34] Ebd. 416.

[35] Ebd. 463.

als Sachen geschieht in der Umgestaltung der Beziehung des Kindes zur Mutter und verläuft zuerst anhand von Übergangsobjekten. Beim heranwachsenden Individuum übernehmen Familie und relevante Gruppen diese Sozialisation.

Die Erinnerung an das erste Stadium, in dem Sachen entstehen, hilft zu verstehen, wie Krankheiten für Kranke in demselben Sinn Sachen sind, wie diese auf dem frühkindlichen Erlebnisgrund als Sachen entstanden sind. Sachen sind für das Kind zuerst etwas, von dem es nicht weiß, was sie bedeuten, ehe die Mutter ihm zeigt, was es damit auf sich hat. In dem gleichen Sinn sollten Krankheiten auch vom Arzt als etwas verstanden werden, dessen Bedeutung ihm immer wieder von dem Patienten gezeigt werden muß.[36]

Der Weg der Befreiung aus dem Verhaftetsein im biologischen Leben zur Fähigkeit, sich seine Phantasien vorstellen zu können, ist wesentlich mit dem Erwerb der Sprache verbunden. Sie wiederholt auf einer Ebene größerer Freiheit und Abstraktion das Ritualisierungsphänomen der biologischen Phantasie, mit deren Hilfe z.B. die Beherrschung grundlegender Körperfunktionen wie Nahrungsaufnahme und Ausscheidung eingeübt wurden, und verwandelt die primär bedürfnisorientierten Funktionen in kommunikative Funktionen.[37] Dabei wandelt sich der Umweltaufbau des Funktionskreises der Tiere beim Menschen zum Wirklichkeitsaufbau im Situationskreis.

Der Mensch interpretiert die Ausschnitte der Wirklichkeit, die er wahrnimmt. Für ihn ist „Umgebung“ nicht einfachhin Umwelt, auf die er in festgelegter Art und Weise reagiert. Sieht der Mensch zum Beispiel Nahrung vor sich, so führt dies nicht zwangsläufig zu ihrem Ergreifen und ihrer Verzehrung in der Weise, wie etwa ein Schlüsselreiz ein ganz bestimmtes Verhalten auslöst. Der Mensch hat die Fähigkeit, seiner Wahrnehmung eine Bedeutung zu erteilen. Der Bedeutungserteilung folgt dann die Bedeutungsverwertung. Der Mensch interpretiert „Umgebung“ zunächst als Problemsituation, in der Bedeutungserteilung noch nicht automatisch Bedeutungsverwertung durch Auslösung von Verhaltensweisen nach sich zieht. Eine Problemsituation läßt verschiedene Lösungen offen, die zunächst in der Phantasie in der Form von Probehandlungen durchgespielt und abgewogen werden können. Dabei werden verschiedene erlernte Lösungsmöglichkeiten im Hinblick auf ihre

---

[36] Ebd. 533.

[37] Ebd. 270.

Brauchbarkeit und ihre Integrationsmöglichkeit geprüft. Erst wenn eine Lösungmöglichkeit gefunden ist, die eine gute Lösung der Problemsituation verspricht, kommt es zur Bedeutungsverwertung, und das Problem wird durch aktives Handeln gelöst. Die spielerische Phantasie, die ihre Szenarien in der Vorstellung entwirft (in einem Innerpsychischen), hilft dem pragmatischen System, „Wirklichkeit" zu schaffen. Das Resultat der Überlegungen der Phantasie kann mit dem Terminus „Situation" umschrieben werden. Dieser Terminus ist deshalb besonders treffend, weil mit ihm sowohl der Charakter der Anforderung wie das Offene und Experimentelle, das jeder Situation anhaftet, anklingen. Von der Wahrnehmung einer bloßen Umwelt zu einer individuellen Wirklichkeit zu gelangen, die durch Probehandlungen vorkonstruiert wird, bedeutet für das Entstehen der autonomen und freien Entscheidungen einen großen Entwicklungsschritt.[38]

Auch im diagnostischen und therapeutischen Handeln des Arztes können die Schritte der Wahrnehmung, der Bedeutungserteilung und Bedeutungsverwertung festgestellt werden. Als diagnostisches und therapeutisches Modell führt der Situationskreis zum diagnostisch-therapeutischen Zirkel.

3. Der diagnostisch-therapeutische Zirkel

Sobald die PatientInnen das Sprechzimmer der Ärztin oder des Arztes betreten, beginnen auf die Ärztin oder den Arzt Informationen verbaler und nicht-verbaler Art einzuströmen, denen sie mit „gleichschwebender Aufmerksamkeit" zu begegnen suchen. Sie werden ihre eigene „affektive Resonanz" wahrnehmen und versuchen, die Informationen zu vervollständigen und zu deuten. Sie werden erste diagnostische Hypothesen bilden, die durch ständige Informationen erweitert, verändert, bestätigt oder verworfen werden müssen. Die Patientin oder der Patient reagieren ihrerseits auf die ihnen von der Ärztin oder vom Arzt entgegenkommenden Informationen mit Vertrauen oder mit Mißtrauen und Angst; weitere Informationen werden entsprechend gegeben oder zurückgehalten. Dieser Kommunikationsprozeß wird diagnostisch-therapeutischer Zirkel genannt. Die diagnostischen und therapeutischen Bemühungen der Ärztin oder des Arztes sind von Anfang an ineinander verschränkt.

---

[38] Ebd. 272f.

Einer therapeutischen Intervention folgt eine Reaktion der Patientin oder des Patienten. Kann die Ärztin oder der Arzt diese Reaktion wahrnehmen, vermitteln sie ihnen weitere Einblicke in die psychophysische Pathodynamik der PatientInnen und erweitert derart seine diagnostische Einsicht. Umgekehrt hat auch jeder diagnostische Eingriff positive oder negative therapeutische Folgen.[39] Dies schließt mit ein, daß objektivierbare Befunde mit naturwissenschaftlichen Methoden zu erheben sind. Ein Karzinom muß entsprechend diagnostiziert werden und kann z.B. operativ vollständig oder nicht mehr vollständig entfernt werden. Wird der diagnostische Prozeß jedoch z.B. mit der Feststellung „inoperables Karzinom" abgebrochen, dann wird auch der therapeutische Prozeß abgebrochen und die PatientInnen werden sich selber und ihrem Schicksal überlassen. Der Interaktionsprozeß des diagnostisch-therapeutischen Zirkels läuft über die Stationen Problemsituation, Bedeutungserteilung und Bedeutungsverwertung ab und wird im Falle eines unheilbar kranken Menschen bis zum Lebensende der Patientin oder des Patienten nicht mehr zur Ruhe kommen.[40]

Klassische zell- und organbezogene Krankheitstheorien werden in dieses Konzept eingebunden. Kommt es zur Bildung einer Krebszelle, ist der Träger dieser Zelle noch nicht „krank", Zellverbände, Organe und der Organismus können diese Störung noch eliminieren. Erst wenn die Abwehrvorgänge der übergeordneten Systeme – durch Übersetzungsfehler bzw. fehlende Programme im außersprachlichen Zeichensystem – versagen, nimmt der Mensch Beschwerden und Leistungseinschränkungen wahr. Seine individuelle Wirklichkeit hat sich verändert, er ist jetzt „krank".[41] Allgemeines Gesundsein wird als Meistern des Auf- und Umbaus der individuellen Wirklichkeit, allgemeines Kranksein als gestörte Wirklichkeitsbildung verstanden.[42]

Das Modell des Situationskreises gehört zur dritten Generation psychosomatischer Medizinmodelle. Leiteten sich die Modelle der ersten Generation von Freuds Konzept der Konversion ab, wonach eine bestimmte Quantität seelischer Energie in somatische Innervation umgewandelt werden soll, folgten die Modelle der zweiten Generation einer dualistischen Vorstellung, wonach seelisches und körperliches Geschehen aufgrund statistischer Zusammenhänge

---

[39] Ebd. 292.
[40] Ebd. 291ff.
[41] Ebd. 303.
[42] Ebd.

parallel abliefen, dem Seelischen eine Schutzfunktion für den Körper zugeschrieben wurde, und „es nur eine Frage der Zeit sei, bis man diese Zusammenhänge aufklären könne".[43] Das Situationskreismodell ist als Modell der dritten Generation in der Lage, physische, psychische und soziale Faktoren als pathologische Umgebungskonstellationen zu beschreiben und zu helfen, Krankheit als bio-psycho-soziales Geschehen zu analysieren.[44]

Das Gesagte bedeutet, daß diese Form der Heilkunde den PatientInnen in der Hülle seiner individuellen Wirklichkeit mit ihren Kontakten zur Umgebung und den dort vorgefundenen Mitmenschen zu sehen versucht.[45] Die Akzeptanz der ÄrztInnen, das Wissen um die Beziehung von Patientin oder Patient und Umgebungsobjekten als grundlegendes Element im diagnostisch-therapeutischen Zirkel in ihr Handeln zu integrieren, wird leichter zu erreichen sein als die Bereitschaft und Fähigkeit, die Beziehung zwischen physikalischen, physiologischen, psychologischen und sozialen Vorgängen in den ärztlichen Blick aufzunehmen. Deshalb ist die Klarstellung wichtig, daß es sich beim Modell des Situationskreises zunächst um eine Beschreibung physikalischer, physiologischer, psychologischer und sozialer Vorgänge handelt. Diese Vorgänge sind dann in Beziehung zueinander zu bringen, d.h. die Bedeutung der einzelnen Sachverhalte ist im Blick auf das allgemeine Gesundsein des einzelnen Menschen festzulegen.

Biologische, psychische und soziale Sachverhalte mit den entsprechenden Methoden zu erheben, trägt der Tatsache Rechnung, daß der Mensch eben eine bio-psycho-soziale Einheit darstellt. Die Kunst des Arztes besteht darin, die Bedeutung der verschiedenen Sachverhalte für den Erhalt bzw. in der Störung des Gesundseins zu erkennen. Diese Bedeutungserteilung des Situationskreismodelles wird dadurch kohärent, daß sämtliche beschreibbaren Sachverhalte des einzelnen Individuums auf ihren Zeichencharakter hin gedeutet werden, also die Frage im Vordergrund steht, ob die Antworten, die das Individuum auf die Herausforderungen der Umwelt und seine eigenen Problemsituationen zu geben vermag, in der Lage sind, das Gesundsein zu erhalten, oder ob und warum sie nicht mehr vermögen, Schaden für die Gesundheit abzuhalten.

---

[43] Ebd. 287ff.
[44] Ebd. 291.
[45] Ebd. 324.

Hilfe zu bieten, um das Zusammenspiel der verschiedenen systemerhaltenden Funktionen im Hinblick auf die Heilung des Individuums zu gewährleisten, ist die vorrangige Aufgabe der ÄrztInnen. Biochemische Zellstoffwechselvorgänge z.B. als Zeichen zu verstehen, d.h. als Antworten lebender Systeme auf entsprechende Situationen, ist nicht Bestandteil der alltäglichen ärztlichen Vorstellungswelt und Denkmodelle. Die Fähigkeit des Individuums, mit Hilfe affektiver, kognitiver und ethischer Zeichen Autonomie und Selbstbestimmung zu erlangen, zeigt, was den Begriff des Selbstes ausmacht, und die Seele wird als Summe der Programme verstanden, mit deren Hilfe das Individuum seine subjektive Welt erschafft, erlebt und erhält. Diese Vorstellungen treffen in der Gedankenwelt der ÄrztInnen verständlicherweise auf starkes Unverständnis, Widerspruch und völlig andersartige Vorstellungen und Überzeugungen. Derart die Seele integrativen Bestandteil der Lebens- und Krankengeschichte werden zu lassen, widerspricht im allgemeinen eher der ärztlichen Mentalität und Denkweise, die auch als ein geschichtlicher Ausdruck kulturell tradierter Denkmuster aufzufassen sind.

Dynamische Definitionen von Gesundheit und Krankheit geben auch andere Theorien der Humanmedizin. Die Chaostheorie entwickelt Modelle komplexer Systeme, ihrer Musterbildung und Selbstorganisation; moderne Systemtheorien analysieren gesamtgesellschaftliche Konstruktionen der Erfahrungswelt und werden von Diskurstheorien der kommunikativen Kompetenz kritisiert. Sich der rätselhaften Einheit und dem Geheimnis „Mensch" mit Hilfe der semiotischen Methode der Zeichenbedeutung, die von einem kreativen Subjekt in seinen Äußerungen hervorgebracht wird, zu nähern, hat den Vorteil, daß die vorgelegten Aussagen und Sachverhalte in den kohärenten Diskurs um Entscheidungsverfahren eingebracht werden können. Der intersubjektive Informationsaustausch steht am Beginn und am Ende der kommunikativen Funktion, Zeichen sind die Basen und das Produkt der methodischen Operationen in der Semiotik und können in die Zeichen anderer Systeme und Theorien übersetzt und derart mit ihnen ins Gespräch gebracht werden.

4. Kontrollkonzepte der ÄrztInnen und des Pflegepersonals

Uexküll und Wesiack gehen von der Überzeugung aus, „daß ärztliches Denken und Handeln in erster Linie von den jeweils gültigen Denkmodellen und Leitideen abhängig ist"[46]. Es konnte gezeigt werden, daß es bei den ÄrztInnen tatsächlich die Denkmodelle und Leitideen sind, die ärztliches Handeln maßgebend bestimmen.[47] Die persönlichen Vorstellungen, Wertungen und Überzeugungen bestimmen die Wahrnehmung, die Verarbeitung des Wahrgenommenen und die Art des Handelns und Verhaltens der ÄrztInnen. Für die Diplomschwestern und -pfleger und die Sanitätshilfsdienste ist neben den Denkmodellen und Leitideen auch der Personalbedarf – d.h. konkret der Personalmangel und die dadurch bedingten vielfältigen Folgebelastungen – für deren Handeln und Verhalten maßgebend.[48]

Mit Stichtag 26. 5. 1993 betrug der Diplompflegepersonalstand am Landeskrankenhaus/Universitätskliniken Innsbruck 1346 Personen, der Personalstand der Sanitätshilfsdienste 470 und der Personalstand der ÄrztInnen 691.

Aus dieser Grundgesamtheit von 2507 Personen errechnet sich bei einer als ausreichend angestrebten Sicherheitswahrscheinlichkeit von 90% und einer gewünschten Genauigkeit von rund plus/minus 10% eine Stichprobengröße von 243. Dies bedeutet bei disproportionaler Stichprobenschichtung, daß pro Schicht, d.h. ÄrztInnen, Diplompflegepersonal und Sanitätshilfsdienste, je 81 Personen befragt zu werden haben.[49]

Die 243 Interviews der dieser Arbeit zugrundeliegenden Untersuchung wurden mit der Bitte um Schilderung einer konkreten Arbeitssituation eingeleitet, Ergänzungsfragen sollten eine genaue Beschreibung der maßgebenden Einflüsse und die Art ihrer Bewältigung ermöglichen, es wurde nach Überzeugungen und Vorstellungen der KollegInnen gefragt, nach Überzeugungen und Vorstellungen zu Erfolg, Mißerfolg und Gerechtigkeit in der Arbeit.[50]

---

[46] Ebd. VII.

[47] Leher, S., Dialog im Krankenhaus. 243 Interviews mit ÄrztInnen und Pflegepersonal. Wien New York 1995.

[48] Ebd. 154f.

[49] Ebd. 52.

[50] Ebd. 35ff.

Zum Verständnis des dreißigminütigen Interviewablaufes werden der von Hoff und Hohner[51] modifiziert übernommene Interviewleitfaden und im Anschluß daran die in Laufe des Interviews den Befragten in Zufallsreihenfolge vorgelegten Kärtchen wiedergegeben:

Interviewleitfaden: Grüß Gott, ich heiße Michael Martin und möchte gerne mit Ihnen ein Interview machen.

Ich arbeite an einem Projekt mit, das sich für Ihre Sicht der Arbeit hier an der Klinik interessiert. Sie sind aufgrund der alphabetischen Reihe der ÄrztInnen, Schwestern, Pfleger und Sanitätshilfsdienste ausgewählt worden.

Diese Gespräche sind selbstverständlich anonym, d.h. Ihr Name wird von mir nicht auf dem Tonband oder schriftlich festgehalten.

Ich möchte zuerst 30 Minuten mit Ihnen über Ihre Arbeit hier auf der Krankenstation/in der Klinik sprechen. Dann möchte ich mit Ihnen einen Fragebogen durchgehen.

Jetzt möchte ich Sie fragen, ob Sie irgendwelche Einwände haben, ob wir noch etwas klären sollen?

Sind Sie einverstanden, daß wir beginnen?

Gut, dann können wir beginnen.

Persönliche Überzeugungen:

1. Ich möchte mit Ihnen über Ihre Arbeit sprechen; (hier auf der Station – bzw. in der Ambulanz, im Operationssaal, hier in der Klinik, etc.).

   Welche Einflüsse spielen in Ihrer Arbeit eine Rolle und welche Kräfte sind für Ihr Handeln maßgebend?
   Können Sie mir das vielleicht anhand einer konkreten Situation, einem Beispiel aus Ihrer Arbeit, schildern?
   Welche Einflüsse spielen da eine Rolle?

2. Wie war das genauer? Können Sie das näher beschreiben, bitte?

3. Was war da noch beteiligt und wichtig?

---

[51] Hoff, E.-H., Hohner, H.-U., Methoden zur Erfassung von Kontrollbewußtsein. Berlin 1992. A3–A6.

4. Kommen diese Einflüsse [der Interviewer zählt das bisher Genannte auf] auch noch in anderen Situationen in Ihrer Arbeit [auf der Krankenstation, etc.] vor?

5. Beschreiben Sie bitte diese Situationen und Erfahrungen etwas näher. Wenn Sie diese Situationen meistern müssen, handeln Sie da ähnlich wie Sie das eben vorhin [Interviewer nennt das erste Beispiel, das der Interviewpartner brachte] geschildert haben?

6. Waren in dieser Situation [Interviewer wiederholt eine genannte Situation nach der anderen] noch andere Einflüsse [Interviewer wiederholt die bereits genannten Einflüsse] vorhanden und für Ihr Verhalten wichtig?
   Sind diese Einflüsse immer gleich oder wechseln sie?

7. Wenn Sie Ihr Verhalten im ersten Beispiel, das Sie genannt haben [Interviewer nennt die konkrete Situation], betrachten: Wie beurteilen Sie Ihr Handeln? War es angemessen – unangemessen, realistisch – unrealistisch?

8. Was ist dabei [Interviewer nennt die konkrete(n) Situation(en) von vorher], herausgekommen? Wie ist das für Sie ausgegangen? Erfolgreich – nicht erfolgreich, zufrieden – unzufrieden?

9. Ich zeige Ihnen jetzt vier Kärtchen, mit vier verschiedenen Grundüberzeugungen. Wenn Sie an das denken, was Sie mir erzählt haben, könnten Sie dann sagen: Diese Vorstellung, dieses Kärtchen paßt zu mir, dies ist auch meine persönliche Überzeugung?

   [Mein Verhalten bei der Arbeit wird hauptsächlich bestimmt durch …

   a) … mich selbst, eigene Einflüsse (durch meine Fähigkeiten, Eigenschaften, Anlagen oder Begabungen; oder durch eigene Kraft, Anstrengungen, Bemühungen oder Ausdauer).
   b) … äußere Einflüsse (durch wichtige Personen; oder durch technische, sachliche oder organisatorische Notwendigkeiten; oder durch allgemeine Bedingungen in Wirtschaft und Politik).
   c) … unvorhersehbare Einflüsse (es kommt mal so, mal so, zum Beispiel durch äußere Zufälle; oder durch innere Stimmungen, Launen; oder durch Glück oder Pech; oder durch das Schicksal).

d) … alle Einflüsse zusammen (sowohl äußere als auch innere oder auch zufällige Einflüsse spielen eine Rolle; dabei kommt es ganz auf die Situation an, welche Einflüsse jeweils am wichtigsten sind].

10. Können Sie einmal versuchen anzugeben, zu wieviel Prozent jedes Kärtchen für sie zutrifft? So ungefähr.

11. D.h. es gilt (nicht) ganz generell und grundsätzlich für Sie?

12. Können Sie das etwas erläutern bzw. genauer erklären? [Der Interviewer greift die vom Interviewpartner bisher genannten Beispiele auf.] Können Sie die entscheidenden Einflüsse etwas genauer beschreiben, vielleicht in der Art der Beispiele auf den Kärtchen?

13. Wie kommen Sie zu dieser Einschätzung?
[Der Interviewer nennt die Beispiele des gewählten Kärtchens und versucht, die Kontrollfaktoren in ihrem Zusammenspiel (additiv oder dynamisch, z. B.) exakter zu bestimmen:
    - wenn interne und externe (eventuell fatalistische) Faktoren genannt werden: gelten sie multikausal als additive Determinanten oder werden sie wirklich interaktionistisch ihrerseits kausal miteinander verknüpft? Wie sieht diese Verknüpfung aus? Der Interviewer besteht geduldig auf einer Beschreibung der Verknüpfungen (Dies immer intersituativ betrachtet, bezogen auf dieselbe Situation, dasselbe Beispiel, denselben gedanklichen Gegenstand).
    - bei interaktionistischer Orientierung muß nach der Art des Zusammenspiels und nach der (Un-)gleichgewichtigkeit bzw. Dominanz der gleichzeitigen Kontrollfaktoren gefragt werden; hier sind viele unterschiedliche Situationen zu erwarten.]

14. Haben Sie einmal die Erfahrung gemacht, daß nun ganz andere Einflüsse wichtig waren in einer bestimmten Situation, als Sie selber sich dies gedacht oder erwartet hätten? Haben Sie einmal eine Situation völlig falsch eingeschätzt? Haben Sie die wirklichen Einflüsse auf Ihr Handeln dabei über- oder unterschätzt? Können Sie dafür Beispiele nennen?
    - z.B. für die Überschätzung eigener Kräfte, eigener Einflußmöglichkeiten und Unterschätzung äußerer Einflüsse?
    - oder z.B. umgekehrt für die Überschätzung äußerer Einflüsse und Unterschätzung persönlicher Kräfte?

Überzeugungen bei anderen Menschen:

15. Welches ist Ihrer Meinung nach die weitverbreiteteste Vorstellung unter den Menschen, die hier in der Klinik arbeiten? An welche Einflüsse glauben Ihre Kollegen hier?

16. Können Sie hier auch bitte versuchen zu schätzen, wie es mit den prozentuellen Anteilen aussieht? Wieviel Prozent der Menschen, die hier in der Klinik arbeiten, haben jeweils diese Überzeugungen?
[Der Interviewer frägt unter Umständen nach den Vorstellungen der wichtigsten siginifikant Anderen in den Arbeitsbereichen des Interviewpartners. Kollegen, Vorgesetzte, Freunde/innen, Untergebene, etc.]

17. Könnten Sie nun einmal ganz allgemein sagen, mit welcher dieser Vorstellungen „fahren" die Leute hier am besten? Womit kommt man damit in der Klinik am weitesten? Was führt auf Dauer zu Erfolg? [Erfolg vom Interviewpartner definieren lassen, ebenso dann Mißerfolg] Und was zu Mißerfolg?

18. Finden Sie es gerecht, daß Leute mit dieser Überzeugung begünstigt/benachteiligt werden? Warum? (Was müßte hier Ihrer Meinung nach geändert werden? Warum?) [Der Interviewer spricht den Interviewpartner nicht auf Vorstellungen an, die er von der Gesellschaft außerhalb des Kliniklebens hat.]

Vier Kärtchen zur Klärung des Zusammenspiels der Einflüsse:

Mein Verhalten und Handeln bei der Arbeit wird grundsätzlich bestimmt

durch

mich selbst, eigene Einflüsse

z.B.
- durch meine Fähigkeiten, Eigenschaften, Anlagen oder Begabungen
- durch eigene Kraft, Anstrengungen Bemühungen oder Ausdauer

Mein Verhalten und Handeln bei der Arbeit wird grundsätzlich bestimmt

durch

äußere Einflüsse

z.B.
- durch wichtige Personen
- durch technische, sachliche oder organisatorische Notwendigkeiten
- durch allgemeine Bedingungen (Verwaltung, Politik, Direktion, etc.)

Mein Verhalten und Handeln bei der Arbeit wird grundsätzlich bestimmt

durch

unvorhersehbare Einflüsse

es kommt einmal so, einmal so

z.B.
- durch äußere Zufälle
- durch innere Stimmungen, Launen
- durch Glück oder Pech
- durch das Schicksal

Mein Verhalten und Handeln bei der Arbeit wird grundsätzlich bestimmt

durch

alle Einflüsse zusammen

sowohl äußere als auch innere oder auch zufällige Einflüsse spielen eine Rolle.

Dabei kommt es ganz auf die Situation an, welche Einflüsse jeweils am wichtigsten sind.

Mit E. H. Hoff werden die Aussagen zum Zusammenspiel innerer und äußerer Faktoren in ein und derselben Arbeitssituation als Bilder der umfassenden Sichtweise, mit der die Menschen die Beziehung zwischen sich selbst und ihrer Umwelt deuten, aufgefaßt. Die Fragen „Wie sehe ich mich selbst? Sehe ich mich als Objekt oder als Subjekt meiner Umwelt?" werden persönlichkeitscharakteristisch – d.h. individuell verschieden – beantwortet, und das einzelne Interview gibt eine Fülle von Vorstellungen, Werturteilen, Erklärungen und Kausalitätsvorstellungen wieder, die zu vier Grundvorstellungen bzw. Formen von Kontrollbewußtsein zusammengefaßt werden können und wissenschaftstheoretischen Paradigmen entsprechen.[52]

Der externalen Form des Kontrollbewußtseins entspricht das situationistische bzw. behavioristische Paradigma. Dieses läßt die Umwelt das eigene Handeln bestimmen.

Dem personalistischen bzw. psychologistischen Paradigma entspricht eine Grundvorstellung, die persönliches Handeln nur aus inneren Fakten erklärt und als internale Form des Kontrollbewußtseins bezeichnet wurde.

Aus dem abwechselnden Vorliegen beider ergibt sich eine deterministisch-additive Form des Kontrollbewußtseins.

Werden von Situation zu Situation unterschiedliche Zwänge bzw. Handlungsspielräume erkannt und entsprechend berücksichtigt, gilt für Personen im Arbeitsalltag die Vorstellung, daß immer beide Seiten – Person und Umwelt – im Handeln interagieren, daß Menschen immer zugleich Subjekt und Objekt ihrer Umwelt sind, handelt es sich um ein interaktionistisches Paradigma und die interaktionistische Form des Kontrollbewußtseins.[53]

Um das Vorkommen und die Verteilung dieser vier Formen des Kontrollbewußtseins in den einzelnen Interviews zu bestimmen, wurde jedes Interview nach der Transkription in Sequenzen geteilt. Als Sequenz gilt eine inhaltlich in sich zusammenhängende Textpassage. Die Sequenz ist deutlich durch einen Anfang und ein Ende bestimmbar oder kann durch Themenwechsel von anderen Sequenzen abgegrenzt werden. Dabei ist es gleichgültig, ob dieser Wechsel durch die InterviewerInnen oder die Befragten herbeigeführt wird. Jeder einzelnen der 3082 Sequenzen der 243 Interviews wurde eine der vier Formen des Kontrollbewußtseins zugeordnet.

---

[52] Hoff, E. H., Arbeit, Freizeit und Persönlichkeit. Wissenschaftliche und alltägliche Vorstellungsmuster. Heidelberg [2]1992. 55–75.

[53] Ebd. 8–21.

Die vier Formen von Kontrollbewußtsein – internale Form, externale Form, deterministisch-additive Form und interaktionistische Form – entsprechen wissenschaftstheoretischen Paradigmen, gleichzeitig entsprechen sie aber auch den im Arbeitsalltag verwirklichten und persönlichkeitscharakteristischen Handlungs- und Verhaltensmodellen der ÄrztInnen, Diplomschwestern und -pflegern und Sanitätshilfsdienste.

Ein Arzt z.B., der von „Untersuchungen" und „Patientengesprächen" ausschließlich in der Ich-Form berichtet und monokausal „befundet", „Gespräche führt", „macht", „empfiehlt" und „erstellt", handelt mit einer internalen Form des Kontrollbewußtseins. Stehen diesen monokausalen Ich-Einflüssen unvermittelt und ohne wechselseitige Beeinflussung Determinationen der Außenwelt gegenüber – wie z.B. plötzliche Notfallaufnahmen, ständige Verschiebungen von Operationsterminen infolge schlechter Arbeitsorganisationsstrukturen oder die Benachteiligung gegenüber älteren Kollegen – liegt die deterministisch-additive Form des Kontrollbewußtseins vor. Versucht eine Diplomschwester z.B. einen in der Stationsbesprechung erarbeiteten Vorschlag zur Arbeitsorganisation dem Oberarzt zu vermitteln und hat in ihrer Argumentation damit Erfolg und beschreibt – obwohl sie nicht damit gerechnet hat – situationsspezifisch diese wechselseitige Interaktion, so liegt die interaktionistische Form des Kontrollbewußtseins vor.

Die verschiedenen Formen des Kontrollbewußtseins ermöglichen eine quantitative Erfassung qualitativ unterschiedlicher Verhaltensweisen. Wie z.B. die ÄrztInnen die Fülle der Eindrücke, die sie teils bewußt, teils unbewußt im Umgang mit ihren PatientInnen aufnehmen, ordnen und in dem Chaos von Wahrnehmungen Handlungsalternativen erarbeiten, wie sie sich der Frage „Werde ich das Leiden meiner PatientInnen erkennen, werde ich ihnen helfen können?"[54] stellen, wie sie in Diagnose und Therapie die gestellten Fragen beantworten und auch in der Ethik vom Bemühen des Verstehens ausgehen, um Handlungsorientierungen zu finden und zu erarbeiten, oder ob sie nach starren Maßstäben bewerten und korrigieren, zeigt sich ebenfalls anhand der externalen, internalen, deterministisch-additiven und interaktionistischen Formen des Kontrollbewußtseins voneinander.

---

[54] Uexküll, Th. von, Wesiack, W., Theorie der Humanmedizin. Grundlagen ärztlichen Denkens und Handelns. München 1991, 13.

Die Erhebung dieser Kontrollkonzepte ist daher auch die notwendige Bewertungsgrundlage jeder ethischen Untersuchung des ärztlichen und pflegerischen Handelns. Die Handelns- und Verhaltensweisen in spezifischen Situationen des Arbeitsalltags im Krankenhaus – z.B. die Besprechung von bevorstehenden Untersuchungen oder Operationen, das Mitteilen von Befunden, die Erstellung von Diagnosen und das Bemühen um eine Entscheidungsfindung, die Sicherstellung der Grundpflege und das gezielte Gespräch mit den PatientInnen – sind von den Formen des Kontrollbewußtseins abhängig, von jenen umfassenden Sichtweisen, mit denen die Menschen die Beziehung zu sich selbst und ihrer Umwelt deuten. Ein Arzt mit internaler Form des Kontrollbewußtseins wird z. B. schwerlich seinen PatientInnen lehren können, eine gewisse Unsicherheit des Lebens zu ertragen[55]. ÄrztInnen mit interaktionistischer Form des Kontrollbewußtseins werden sich leichter tun, die physiologisch-objektive Beobachtung des Organismus und des Verhaltens durch das subjektive Erleben der PatientInnen und ihrer sozialen Beziehungen zu ergänzen, um das Krankheitsgeschehen voll erfassen und wirksam helfen zu können[56].

Die Erfassung und das Bewußtsein für die verschiedenen Formen von Kontrollbewußtsein sind für die Lösung der völlig neuen und ungelösten ethischen Probleme in der Medizin auch aufgrund der Erkenntnis Erwin Ringels grundlegend, wonach niemand einem anderen helfen kann, der sich nicht vorher über seine eigenen Verhaltensweisen Rechenschaft gegeben habe.[57] Aus dieser Erkenntnis folgt die Forderung, daß die Selbsterkenntnis und Selbstreflexion, das Sich-selbst-Infragestellen, am Beginn jeder ärztlichen Tätigkeit stehen sollte.[58] Selbsterkenntnis, d.h. wesentlich auch Selbstkritik, ist die Grundlage zur Frage, ob meine möglichen, tatsächlichen und gewünschten Verhaltensweisen und Handlungen gut und richtig sind.

Das Team der Gesundheitsberufe wird in die Beziehungsproblematik ihrer PatientInnen hineingezogen, sie werden unwillkürlich mit einer affektiven Resonanz antworten und grundsätzlich ihre eigenen – in der primären Sozialisation erfahrenen und erlern-

---

[55] Ebd. 16.

[56] Ebd. 30.

[57] Ringel, E., Die Österreichische Seele. 10 Reden über Medizin, Politik, Kunst und Religion. Wien 1984, 192.

[58] Ebd.

ten – Beziehungsmuster in der sekundären Berufssozialisation und ihren neuen Beziehungen und Situationen wiederum ausleben und auf die PatientInnen übertragen.[59]

Übertragungs- und Gegenübertragungsphänomene werden mit Hilfe der verschiedenen Formen des Kontrollbewußtseins nicht erfaßt, wohl aber das grundlegende Begegnungsmuster und Beziehungsschema. Blicken wir auf die Untersuchungsergebnisse, ergibt sich ein Bild, in dem die interaktionistischen Elemente unleugbar präsent sind und wirklichkeitsgestaltend auftreten. D.h., daß die moderne Medizin nicht mehr nur in der Art betrieben wird, wie Foucault sie beschrieben hat, sondern die PatientInnen von einem Teil der ÄrztInnen und des Pflegepersonals wiederum als Subjekte wahrgenommen und behandelt werden.

Der Paradigmenwechsel von der naturwissenschaftlich-positivistischen Medizin zur naturwissenschaftlichen Humanmedizin findet im Augenblick statt und verlangt nach Unterstützung. Der Übergang kann sich nur langsam vollziehen. Unsicherheit, Angst und Mißtrauen gegenüber einem partnerschaftlichen Umgang miteinander und im diagnostisch-therapeutischen Handeln sind zu überwinden.

Die vorliegende Arbeit will diesen Paradigmenwechsel ansprechen, die Problemsituationen thematisieren und dazu beitragen, den Diskurs aller Beteiligten darüber zu führen.

---

[59] Uexküll, Th. von, Wesiack, W., Theorie der Humanmedizin. Grundlagen ärztlichen Denkens und Handelns. München 1991, 17.

III. Der sozial-empirische Befund: Inhaltsanalyse

Es war in der Klinik naheliegend, die Interviews mit der Frage nach einer Arbeitssituation, in der eine Patientin oder ein Patient eine Rolle spielt, zu eröffnen. Gerade um keine Bias bzgl. der PatientInnenkonzentriertheit der Arbeit zu erhalten, muß von der Interviewerseite jedoch jede Anspielung auf die PatientInnen vermieden werden. Die ersten Fragen der Interviews konzentrieren sich deshalb ausschließlich auf die Beschreibung einer konkreten Arbeitssituation in der Klinik. Die Inhaltsanalyse ergibt nun, daß das Thema „PatientIn" mit 453 Sequenzen am häufigsten angesprochen wurde. Die anderen Themen korrelieren mit dem Thema „PatientIn" in der Häufigkeit von mindestens 90%.

In diesem Kapitel wird eine Inhaltsanalyse der 243 Interviews – d.h. von über 3000 Seiten Interviewtext – vorgelegt. Dabei werden zunächst die Themen, die in jeder der 3082 Sequenzen vorkommen, festgehalten. Unter folgende 8 Überschriften werden die Themen gruppiert: „Einflüsse auf ÄrztInnen, Diplomschwestern und -pfleger und Sanitätshilfsdienste", „Verhalten der ÄrztInnen und des Pflegepersonals gegenüber den Einflüssen", „Verhalten der KollegInnen gegenüber den Einflüssen", „Beschreibung und Beurteilung des eigenen Handelns und Verhaltens", „Erfolgsdefinition", „Mißerfolgsdefinition", „Erfolgsursachen" und „Gerechtigkeit".

Die Themen zu den einzelnen Überschriften lauten:

Einflüsse auf ÄrztInnen, Diplomschwestern und -pfleger und Sanitätshilfsdienste: „Patient", „Aufnahme", „Befunde und Untersuchung", „Tagesverfassung", „Streß und Hektik", „Team und Kollegialität", „Notfallaufnahme", „Hierarchie und Vorgesetzte", „ÄrztInnen", „Leistungsdruck", „KollegInnen", „Arbeitsroutine und Routinearbeit", „Schülerin und Helferin", „Nachtdienst", „Behandlung", „Verwaltungs- und Organisationsarbeit", „Eigene Gefühle", „Eigene Gesundheit", „Eigene Anstrengung", „Fähigkeiten und Bemühungen", „Eigene Überlegungen und Entscheidungen", „Rechtliche Seite", „Persönliche Erfahrung", „Psychische Anforderungen", „Personalmangel", „Schwestern und Pfleger", „Angehörige", „Dolmetscher", „Krankenstation", „Ausbildung", „Unvorhersehbare Einflüsse", „Tod und Sterben", „Gott und Religion", „SozialarbeiterIn", „PsychologIn", „Technik", „Maschine und Maschinerie", „Wärter", „Operationssaaldiener", „Sanitätshilfsdienst", „PhysiotherapeutIn", „Laborantin", „Röntgenassistentin".

Verhalten der ÄrztInnen und des Pflegepersonals gegenüber den Einflüssen:

a) **Themen, die von den ÄrztInnen und dem Pflegepersonal angesprochen werden:** „Sich zurechtfinden", „Irritiertsein", „Selbstkontrolle und Überwinden von Hindernissen", „Vermitteln zwischen den verschiedenen Einflüssen", „Lernenkönnen", „Nachlässig werden, in der Arbeit Dinge übersehen und administrative Fehler machen", „Klinik verlassen", „Dem Druck nachgeben" (bei Sanitätshilfsdiensten: „Anpassen"), „Die Arbeit machen und einen Strich ziehen".

b) **Ärztliches Handeln:** „Verhalten bei Aufklärung", „Allgemeine Handlungs- und Verhaltensmaxime", „Beurteilung des eigenen ärztlichen Handelns und Verhaltens", „Empfehlung einer Kontaktaufnahme mit SozialarbeiterIn".

c) **Handeln und Verhalten der Diplomschwestern und -pfleger:** „Allgemeine Beschreibung", „Beurteilung des eigenen pflegerischen Handelns und Verhaltens", „Allgemeine Handlungs- und Verhaltensmaxime", „Allgemeine Beschreibung des Gesprächs mit PatientIn", „Beurteilung des Handelns und Verhaltens der ÄrztInnen".

d) **Handeln und Verhalten der Sanitätshilfsdienste:** „Allgemeine Beschreibung", „Beurteilung des eigenen (pflegerischen) Handelns und Verhaltens", „Allgemeine Handlungs- und Verhaltensmaxime", „Allgemeine Beschreibung des Gesprächs mit PatientIn", „Beurteilung des Handelns und Verhaltens der Diplomschwestern und -pfleger", „Beurteilung des Handelns und Verhaltens der ÄrztInnen".

Verhalten von KollegInnen gegenüber den Einflüssen: „Abschotten", „Egobestimmtes Verhalten", „Sich wehren", „Sich Gedanken machen", „Das weiß ich nicht, das kann man nicht wissen, und ich kann nicht für die anderen sprechen".

Erfolgsdefinition: „Medizinischer bzw. pflegerischer Erfolg", „Persönlicher Erfolg im Team", „Karriereerfolg, auch Wissenschaft", bzw. bei Diplomschwestern und -pflegern „Weiterbildung", „Mißerfolg", „Medizinischer Erfolg und Karriereerfolg", „Verdienen und Lebensstandard", „Familie".

Mißerfolgsdefinition: Verschiedene Arten, Mißerfolg zu beschreiben und zu definieren.

Erfolgsursachen: „Eigene Fähigkeiten, Anstrengung und Engagement", „Von Einflüssen unbehindert sein", „Persönliche Beziehungen", „Zeit", „Objektive Richtlinien", „KollegIn fragen und seine eigenen Grenzen kennen", „Teamarbeit", „PatientIn", „Förderung durch Vorgesetzte", „Gehorchen und anpassen".

Gerechtigkeit: Gedanken zur Gerechtigkeit an der Klinik und in der Gesellschaft.

Diese Aufzählung der Themen zeigt auch beispielhaft, was unter einem „Thema" verstanden wird. Die Überschriften der Themen werden entsprechend dem Interviewleitfaden von der Interviewerin bzw. vom Interviewer angesprochen. Diese Themen werden nach zwei Richtungen strukturiert. Zuerst werden die direkten Effekte der unabhängigen Variablen auf die Themen analysiert. Die Effekte von Kontrollbewußtsein, Schicht und Geschlecht werden dabei gegenseitig auspartielliert (= multiple Varianzanalyse). Die signifikanten Effekte werden dargestellt. Dann werden Themen gesucht, die mit dem Thema „PatientIn" hoch korrelieren (korreliert wird die Häufigkeit der Nennungen in den Sequenzen).

Die Themengruppen, die unter den Überschriften „Einflüsse auf ÄrztInnen, Diplomschwestern und -pfleger und Sanitätshilfsdienste", „Verhalten gegenüber Einflüssen", „Verhalten der KollegInnen gegenüber Einflüssen", „Beschreibung und Beurteilung des eigenen Handelns und Verhaltens", „Erfolgsdefinition", „Mißerfolgsdefinition", „Erfolgsursachen" und „Gerechtigkeit" zusammengefaßt werden, bilden die Überschriften der folgenden 8 Abschnitte der Inhaltsanalyse.

Jeder Abschnitt wird unter der Rücksichtnahme, ob das Kontrollbewußtsein, die Schicht (ÄrztInnen, Diplomschwestern und -pfleger und Sanitätshilfsdienste) und das Geschlecht, bzw. ihre Kombinationen, signifikante Effekte darstellen oder nicht, in Unterabschnitte gegliedert. Hat nur das Kontrollbewußtsein einen signifikanten Effekt auf das beschriebene Thema, dann werden nur diejenigen Themen behandelt, für die allein das Kontrollbewußtsein von Bedeutung ist, und die Schicht und/oder das Geschlecht keinen Einfluß auf die Art der Behandlung des Themas ausüben. Haben das Kontrollbewußtsein, die Schicht und das Geschlecht Auswirkungen auf die Beschreibung des Themas, wird auch dies in den entsprechenden Unterabschnitten angegeben. Im jeweiligen Unterabschnitt wird zunächst in einer Tabelle angegeben, wie oft die in diesem Unterabschnitt gruppierten Themen in den 3082 Sequenzen der 243 Interviews überhaupt vorkommen. Aus diesen Tabellen ist nicht nur ersichtlich, wie oft ein Thema überhaupt vorkommt. Der Vergleich der Häufigkeiten der einzelnen Themen miteinander macht auch ersichtlich, ob ein Thema relativ zu einem anderen Thema häufiger oder weniger häufig genannt wird.

In einer weiteren Tabelle wird dargestellt, in wievielen der 243 Interviews die angegebenen Themen zusammen durchschnittlich vorkommen, und mit welchem Kontrollbewußtsein die Themen in den Interviews behandelt wurden. Unterschiedliche durchschnittliche Häufigkeiten und Verteilungen auf das Kontrollbewußtsein, wie sie für bestimmte Themengruppen des Unterabschnittes charakteristisch sein können, werden anhand mehrerer Tabellen für die Themen eines Unterabschnittes dargestellt. Bestimmte Themen werden vorzugsweise mit einem bestimmten Kontrollbewußtsein behandelt. Es gibt Formen von Kontrollbewußtsein, die manche Themen nur wenig oder aber fast ausschließlich behandeln.

Anschließend werden im jeweiligen Unterabschnitt Beispiele zu den Themen – nach Kontrollbewußtsein geordnet – angeführt. Gibt es zu der einzelnen Form des Kontrollbewußtseins – external, internal, deterministisch-additiv und interaktionistisch – keine Beispiele, wird dies nicht mehr eigens erwähnt. Die Beispiele der ÄrztInnen, Diplomschwestern und -pfleger und Sanitätshilfsdienste zu den einzelnen Themen sind den 243 Interviews entnommen. Sie werden durch Anführungszeichen gekennzeichnet und in einfacher Aneinanderreihung aus den verschiedenen Interviews vorgestellt. Die Aussagekraft der angeführten Beispiele zu den einzelnen Themen steht bei ihrer Auswahl aus den Interviews im Vordergrund des Erkenntnisinteresses. Jedes Beispiel ist aus einer der

3082 Sequenzen der 243 Interviews gewählt, gibt aber nicht die gesamte Sequenz sondern nur einen von den InterviewpartnerInnen gesprochenen Teil wieder. Da die Bestimmung des Kontrollbewußtseins, das einer Sequenz jeweils zukommt, nur im Zusammenhang der jeweiligen Sequenz bestimmt wird, und wegen der Kürze der aus den Sequenzen gewählten Beispielen ist die Zuordnung dieser Beispiele unter ein bestimmtes Kontrollbewußtsein für den Leser nicht immer ersichtlich. Er kann oft nicht mehr erkennen, ob das Beispiel eine wechselseitige Interaktion wiedergibt, oder ob die InterviewpartnerInnen bloß ein Verhalten beschreiben, das nur von unpersönlichen Geschehnissen und Abläufen erzählt, in denen das Gespräch mit den KollegInnen und PatientInnen keine Rolle mehr spielt.[1] Im Zusammenhang der Inhaltsanalyse ist zunächst das jeweils angesprochene Thema interessant. Die Wiedergabe von Themenbeispielen in dieser Arbeit soll die Themen verständlich machen und zur Analyse der Bedeutungen führen, die ihnen von den ÄrztInnen und dem Pflegepersonal gegeben wurden.

Die Analyse der Beispiele untersucht, welche Themen angesprochen, und wie differenziert sie wahrgenommen werden, wie die Wahrnehmungen interpretiert und das anschließende Handeln und Verhalten realitätskontrolliert wird? Die Analyse untersucht auch, ob die Beziehungen zwischen physikalischen, physiologischen und sozialen Vorgängen als Zeichen und deren Interpretation gesehen werden, d.h. ob die Ärztin oder der Arzt die Symptome ihrer PatientInnen als Antworten lebender Systeme auf pathogene Situationen deuten und ergründen.

1. Einflüsse auf ÄrztInnen, Diplomschwestern und -pfleger und Sanitätshilfsdienste

1.1 Einflüsse, deren Schilderung signifikant vom Kontrollbewußtsein abhängt

Die folgende Tabelle gibt die Anzahl der Sequenzen wieder, in denen die genannten Themen vorkommen:

---

[1] Bzgl. der Kriterien der Auswertung, der Auswertung selbst und ihrer Ergebnisse siehe: Leher, S., Dialog im Krankenhaus. 1995, 56–138.

Thema	Sequenzen	Thema	Sequenzen
PatientIn	453	Nachtdienst	50
Psychische Anforderungen	58	Persönliche Erfahrungen	69
Routinearbeit	67	ÄrztInnen	177
Schülerin	18	Schwestern, Pfleger	79
Rechtliche Seite	8	PsychologIn	9
Ausbildung	34	Wärter	22
Religion, Gott	10	Röntgenassistentin	2

Die Themen „PatientIn, ÄrztInnen, Routinearbeit, Schülerin, Nachtdienst, Persönliche Erfahrungen, Psychische Anforderungen, Schwestern und Pfleger" kommen zusammen durchschnittlich in folgender Interviewanzahl und Verteilung auf das Kontrollbewußtsein (KB) vor:

Interviews	KB external	KB internal	KB det.-add.	KB interakt.
Anzahl	2	5	58	24

Die Themen finden sich im Durchschnitt in 58 Interviews im Zusammenhang mit der deterministisch-additiven Form des Kontrollbewußtseins, in Sequenzen der interaktionistischen Form des Kontrollbewußtseins in 24 Interviews. Diese Häufigkeitsverteilung ist nur in Beziehung zur Häufigkeitsverteilung der externalen, internalen, deterministisch-additiven und interaktionistischen Form des Kontrollbewußtseins in den 3082 Sequenzen der 243 Interviews in ihrer Bedeutung erkennbar. In diesen 3082 Sequenzen kommen auf eine Sequenz mit interaktionistischer Form des Kontrollbewußtseins 4 Sequenzen mit deterministisch-additiver Form. Das Verhältnis 1:4 würde – bei gleicher Verteilung – auch in der Häufigkeitsverteilung der Themen vorzufinden sein. Tatsächlich ist es aber so, daß die Häufigkeit der Themen – und zwar in drei Viertel der Themen insgesamt – in den deterministisch-additiven Sequenzen höchstens doppelt so hoch ist wie in den Sequenzen mit interaktionistischer Form des Kontrollbewußtseins und nicht viermal so hoch, wie es bei gleicher relativer Verteilung der Fall sein müßte. Da diese relative Häufigkeitsverteilung typisch für sämtliche untersuchte Themen der Inhaltsanalyse ist, wird sie in den weiteren Tabellen nicht mehr eigens ausgeführt.

Die Themen „Rechtliche Seite, Ausbildung, Wärter und Röntgenassistentin" kommen zusammen durchschnittlich in folgender Interviewanzahl und Verteilung auf das Kontrollbewußtsein (KB) vor:

Interviews	KB external	KB internal	KB det.-add.	KB interakt.
Anzahl	1	3	10	3

Die Themen „Gott, Religion und PsychologIn" kommen zusammen durchschnittlich in folgender Interviewanzahl und Verteilung auf das Kontrollbewußtsein (KB) vor:

Interviews	KB external	KB internal	KB det.-add.	KB interakt.
Anzahl	0	0	5	5

Beispiele zur externalen Form des Kontrollbewußtseins

ÄrztIn zum Thema „Ausbildung": „Insgesamt finde ich, daß es zu wenig ist, was einem als Turnusarzt zugetraut und zugemutet und von einem gefordert wird. Für die Ausbildung ist das zu wenig."

Beispiele zur internalen Form des Kontrollbewußtseins

ÄrztIn zum Thema „PatientIn": „Nein, der Patient ist als Person überhaupt nicht wichtig. Den Patienten sehen wir als Person nicht, sondern wir sehen das Bild, das befundet wird. Die Radiologie ist – zum Unterschied von vielen anderen – eine sehr präzise Wissenschaft. Und die Aufnahmen werden schlicht und einfach nach unserem Wissen befundet. Das ist wie in der Labormedizin, wo sie einfach objektive Parameter haben, und nach denen richten sie sich. Da gibt es keine Kräfte oder Störungen von außen, höchstens durch Interviews. Und ich verhalte mich nicht, und ich handle nicht, sondern das geht einfach professionell bei jedem Fall gleich ab."

ÄrztIn zum Thema „Persönliche Erfahrung in der Arbeit": „Bin selber Patient gewesen und hab erlebt, wenn der Arzt nicht kommt, oder nur zweimal am Tag hereinschaut, daß ich mich frag, wozu bin ich eigentlich da." „Vor dem Studium und vor der Arbeit stellt man sich das leichter vor; Todesfälle z.B. überfordern ganz schön." „Ich bin selber krank gewesen, das hat schon sehr viel Ausschlag gegeben. Wenn man selber krank ist, ist man auch als Arzt ziemlich hilflos, und es ist wichtig, daß die, denen man sich anvertrauen muß, wirklich ein Verantwortungsgefühl für den Patienten haben, das ist einmal sehr wichtig, das spürt man als Patient sofort. Das andere ist, wenn man einmal krank war und nicht arbeiten hat können und dann wieder arbeiten kann, daß man das von einer ganz anderen Seite sieht."

Sanitätshilfsdienst zum Thema „Persönliche Erfahrung in der Arbeit": „Wie ich eben gerade angefangen habe zum Arbeiten, da hab ich gedacht, hoffentlich schaff ich das, das ist sicher ein Ding, das unmöglich ist. Und ich hab gesehen, daß es doch gutgeht dann." „Die Einstellungen in der Klinik, also ich glaube, daß man auf alle Fälle mit der Zeit bei der Arbeit in einem gewissen Rahmen abstumpft. D. h., daß man nur mehr Dinge an sich heranläßt, unter denen man nicht all zu sehr zu leiden hat. Das weiß ich auch von meiner Zeit herinnen – also angefangen habe ich auf der Intensivstation, und das ist nämlich schon recht ein brutaler Einstieg, wo man sich noch weit mehr Gedanken macht, während man mit den Jahren dann das alles mehr oder weniger hinnimmt – und ich glaube, damit auch sicher am besten fährt. Bei uns Sanitätshilfsdiensten ist das sicher nicht mehr so gravierend, weil wir gerade dadurch, daß wir sehr abgeschottet sind von den Stationen, sprich Patienten, keine Krankengeschichte oder so etwas mehr erfragen – und, ja, am besten fahren; d. h. natürlich nicht, daß man hinsichtlich der Arbeit auch abstumpfen soll, also man muß der Arbeit schon mit einem gewissen Interesse noch entgegentreten, auch wenn all die Handgriffe ganz selbstverständlich werden. Es kommen immer mehr Apparate, es kommen auch neue Erkenntnisse, und das muß man schon ein bißl mit hinein nehmen, man kann nicht, glaube ich, 30 Jahre vor sich hinarbeiten, das geht nicht."

ÄrztIn zum Thema „Psychische Anforderungen“: „Für mich eindrücklich ist immer, wenn man in ein Zimmer geht und weiß, da liegt eine Todkranke drinnen, der man eigentlich nur mehr Schmerzmedikation geben kann, man hineingeht, noch ein paar Worte redet, und man weiß, daß man lügt: ‚Das geht, es ist kein Problem, es geht schon wieder‘, und die Leute nicht aufklärt. Außer daß ich lüge, hab ich nichts mehr in der Hand, was ich ihr anbieten kann. Die meisten sind nicht aufgeklärt, und man schreibt irgendwelche starken Suchtgifte, daß die keine Schmerzen haben, und dann geht man wieder hinaus, eigentlich mit einem ganz schlechten Gefühl, und das ist immer das schlechteste, und was mich am meisten bedrückt dabei ist, daß man dem überhaupt nicht mehr helfen kann.“

Diplomschwester bzw. -pfleger zum Thema „Rechtliche Seite“: „Ich bin so lang im Beruf, daß ich mein Handeln genau einschätze, ich genau meine Grenzen mir gesetzt habe, festgelegt habe. Das hat Jahre gedauert, aber es ist mittlerweile soweit, daß ich genau sagen kann, was gesetzlich vertretbar ist und was nicht.“

ÄrztIn zum Thema „Ausbildung“: „Es ist schwer zu entscheiden, ob eine bestimmte Facharztausbildung für mich gut oder schlecht ist, weil ich glaube, daß selten der Fall eintritt, wo jemand tatsächlich das macht, was er machen wollte, und es kann sein, daß jemand, der Radiologie machen wollte, dann bei Frauenheilkunde landet, oder jemand, der Psychiatrie machen wollte, bei was weiß ich, bei Urologie landet, weil diese Zufallserscheinung der Ausbildungsstellen dann manchmal nicht in Einklang mit den Eigenschaften oder Neigungen von jemandem ist, und dann ist es schwer zu sagen, ob es prinzipiell schlecht oder gut ist.“

Beispiele zur deterministisch-additiven Form des Kontrollbewußtseins

ÄrztInnen zum Thema „PatientIn“: „Jemanden, der sich völlig gesund fühlt, zur Chemotherapie zu überzeugen, ist schwierig.“ „Entscheidung des Patienten bezüglich Therapie.“ „Es gibt Patienten, die wollen nicht wissen, was mit ihnen los ist.“ „Im Computertomograph ist der Kontakt gering, im Röntgen größer, im Ultraschall ist der Patient unmittelbar vor mir.“ „Jeder Tumorpatient hat eine statistische Chance, verschiedenste Tumore, höchstaggressiv, weniger aggressiv, metastasierend, benigne, semimaligne, maligne,

Rezidiv, d.h. mehr oder weniger bösartig oder ein Rückfall." „Soziale und menschliche Situation des Patienten." „Heterogenes, unselektiertes Patientengut." „Der polytraumatisierte, komatöse Patient."

„Kind mit einer Quecksilbervergiftung. Das ist extrem krank gewesen, und da war der Leidensdruck des Kindes da. Wenn das Kind einen Leidensdruck hat, dann ist man selber gedrängt, ja doch ihm zu helfen und die Ursache herauszufinden. Bei dem Kind war ein Grundteil der Erkrankung Unlust, Müdigkeit, Schwitzen, Weinerlichkeit, und das Kind hat merklich gelitten." „Patient, der permanent klagt, daß er massive Bauchschmerzen hat." „Ich war die letzten Tage nicht in der Klinik, und als ich heute wieder hereingekommen bin, hab ich den Patienten im Operationssaal mehr oder weniger auf dem Tisch kennengelernt, er hat schon geschlafen."

„Ich persönlich habe mit der Frau nicht geredet, ich kenne sie mehr oder weniger nur von dem Computertomographie-Bild und von den Schilderungen der Mitarbeiter halt und von der Neurochirurgie und habe also keine persönliche Beziehung mit der Frau. Es berührt einen aber immer mehr oder weniger, wenn jemand einen größeren Befund hat und noch dazu, wenn es sich um eine junge Mutter handelt."

„Der Kopfweh-Patient." „Äußere Einflüsse, das ist total sinnlos, höchstens Sie sagen, die äußeren Einflüsse sind die Patienten, dann natürlich, dann muß ich sagen, nur äußere Einflüsse, weil die wichtigsten Personen sind die Patienten."

Diplomschwester bzw. -pfleger zum Thema „PatientIn": „Ambulanter Patient." „Operierte Leute." „Drogensüchtiger Patient." „Frischverletzter Patient." „Kanülenpatient." „Alte Patienten."

„Wir haben eben relativ viele Pflegefälle bzw. auch Patienten, die zum Sterben auf unsere Station kommen, von Heimen, weil man hofft, daß man noch etwas tun kann. Und dann sterben sie letzten Endes bei uns auf der Station, und wir haben auch aussichtslose Fälle von daheim, das ist natürlich einerseits belastend, andererseits weiß man das, wenn man hier arbeitet."

„Wenn die Aufnahme voll ist, dann bekommen wir die Betrunkenen auf die Station. Das ist keine medizinische Indikation, aber es nimmt sie niemand, und sie kommen auf die Klinik und dann meistens in der Nacht." „Momentan ist er derjenige, der die Eltern tröstet (18jähriger querschnittgelähmter Bub)." „Ein für unsere Station typischer Patient." „Der Patient ist nicht aufgeteilt in drei Personen, sondern das ist ein Patient. Und der Patient hat vielleicht ein pflegerisches Problem und genauso ein medizinisches, und dann hat er vielleicht noch private Probleme, die vielleicht überhaupt nicht, weder in der Pflege noch in der Medizin irgendwo wichtig sind, aber die für ihn wichtig sind und mit denen er trotzdem vielleicht zu mir kommt."

ÄrztInnen zum Thema „Arbeitsroutine": „Wir sind in einer Situation, wo man sehr viele technische Hilfsmittel einsetzen muß. Wenn einem die nicht ganz geläufig sind, dann könnte das natürlich einen massiven zusätzlichen Streß bedeuten, weil die falsche Bedienung dieser Technik am Patienten für ihn fatale Folgen haben kann. Es gibt Situationen, wo man ganz genau weiß, wenn die Technik nicht funktioniert, dann gibt es Probleme. Und wenn man gut eingearbeitet ist und weiß, das Ding hat die letzten Tage problemlos funktioniert, kann ich annehmen, daß es auch am elften Tag normal geht."

„Im täglichen Arbeitsablauf sind abgesehen von diesem einen Kind auch viele andere da, die ich auch alle mitbetreuen muß, und es ist dauernd irgend etwas anderes zu tun, was man mitkoordinieren muß." „Ambulanzbetrieb, Sprechstunden, Tagesprogramm."

Sanitätshilfsdienst zum Thema „Arbeitsroutine, Routinearbeit": „Ich kenne die Situation, das sind täglich 40 Patienten, die ich täglich habe, und das ist mein tägliches Ding, und das ist die Routine."

Arzt zum Thema „Schülerin": „Junge Schülerin ist desinteressiert oder schläft oder ist ständig neu."

Sanitätshilfsdienst zum Thema „Schülerin": „Das finde ich gerade bei so einer Tätigkeit sehr wichtig, daß ich mich auf die Arbeit freue. Wenn ich jetzt unten durch die Behandlungsräume gehe, wo die Schülerinnen die Ausbildung machen, da könnte man die Hälfte hinaushauen, weil sie das einfach nicht interessiert. Die warten, bis es fünf Uhr wird, und nichts wie heim."

ÄrztIn zum Thema „Nachtdienst": „Führt zu Überforderung, besonders, wenn viel los ist, Fehlverhalten." „Die Zeit nach dem Nachtdienst ist ein extremer psychologischer Moment. Gerade nach dem Nachtdienst, weil man da in der Früh euphorisch ist und sozusagen alles niederreißen kann, oder froh ist, daß der Nachtdienst gut vorbeigegangen ist, ist man in einem Hoch. Spätestens nach eineinhalb bis zwei Stunden aber ist man in einem vollkommenen Tief drinnen, man ist einfach müde und erledigt und fertig. Es ist so ein Überspielen einer Müdigkeit, was natürlich sicher die Arbeit beeinflußt."

„Von 22 Uhr bis 24 Uhr hatte ich den ersten Dienstfall, dann um halb 5 Uhr kam der junge Schwerverletzte, da haben wir bis 15.30 Uhr durchoperiert, und anschließend bin ich in die Ambulanz gegangen, die ja täglich um 15 Uhr beginnt. Und dann geht man um 18 Uhr so etwa nach Hause." „Wenn ich nach einem Nachtdienst noch weiterarbeiten muß, da bin ich in meinen Fähigkeiten und Launen eingeschränkt."

Diplomschwester bzw. -pfleger zum Thema „Nachtdienst": „Ich würde zwei Schwestern im Nachtdienst einteilen. Mir persönlich geht ab, daß man eigentlich mit niemandem reden kann. Mit Patienten redet man schon, aber die sind meistens schwer krank. Wenn nichts los ist, dann sitz ich die ganze Nacht da, wenn viel los ist, dann bräuchte ich eine Hilfe. Und es wäre sehr fein, jemanden zum Reden zu haben, weil in der Früh hab ich immer das Bedürfnis, die ganzen Fälle von der Nacht bei meinen Kolleginnen anzubringen, zu erzählen, was ich jetzt alles miterlebt habe."

ÄrztIn zum Thema „Persönliche Erfahrung": „Ich bin froh, daß ich als Angehöriger, als ich noch nicht Arzt war, erlebt habe, wie froh man ist, wenn jemand redet, wenn einem jemand was erklärt, wie froh man ist, daß man nicht irgendwo abgekanzelt werden muß, wie froh man ist, daß man nicht irgendwo hingeht als Bittsteller für das, was mir eigentlich zusteht als Patient oder Angehöriger."

„Es kommen immer wieder Zeitpunkte, wo man ziemlich obenauf schwimmt, und dann kriegt man wieder einen ganz gehörigen Deckel, und das ist aber gut so, daß man nicht von sich selber zu sehr eingenommen ist, daß man sieht, es gibt auch andere Einflüsse, daß man einfach bescheiden ist."

Diplomschwester bzw. -pfleger zum Thema „Persönliche Erfahrung": „Früher, in der ersten Zeit hat mich das fürchterlich gedrückt. Da hat man an allem Schuld. Jetzt drückt mich das nicht mehr. Aber das ist schon deprimierend, das berührt mich schon sehr, wenn man den Schwestern so Unrecht tut von oben herunter, wenn man nicht als richtige Schwester anerkannt wird, wenn die Leistung nicht anerkannt wird, wenn alles so selbstverständlich ist, was man tut, ich brauche keinen Dank, aber ein bißchen persönliche Anerkennung braucht man doch, braucht der Mensch."

„Ich hab einmal ziemlich draufgezahlt, weil ich mich wahnsinnig an einen Patienten gehängt habe. Der hat fast ein dreiviertel Jahr auf unserer Station gelegen und ist dann verstorben. Den Tod hab ich lange nicht verkraftet, das war im ersten Arbeitsjahr. Ich habe mir gesagt, du mußt ein bißchen abblocken, du darfst die Leute nicht so weit zu dir lassen. Ich tu mich jetzt nicht mehr privat irgendwie noch hineinsteigern. Es tut auch gut, Freundschaften innerhalb vom Klinikbereich zu haben, weil mit Leuten von außerhalb kannst du nicht über das reden, was dich berührt, weil die dich nicht verstehen. Wir haben auch ältere Schwestern, die 20 und mehr Jahre Berufserfahrung haben, und es war fein, als es mir so mies gegangen ist, die auch in Anspruch nehmen zu dürfen. Von sich aus sagen sie ja nichts, aber ich hab mit ihnen gesprochen, und sie haben gesagt: ‚Schau, wir haben das gleiche durchgemacht. Wir haben das gesehen.' "

„Ich bin fertig. Ich kann sagen, nach den 12 Jahren, wo ich voll durchgearbeitet habe, in verschiedenen Stationen, daß ich eigentlich ziemlich am Ende bin, daß ich einfach schon ausgebrannt bin. Ich habe mit einem großen Idealismus angefangen, mit einer Freude, es besser zu machen, freundlicher zu sein, eine gute Krankenschwester zu sein, weil ich einfach viel gesehen habe diesbezüglich, auch als Schülerin. Aber mit zunehmenden Jahren habe ich einfach gemerkt, wie meine Kraft nachläßt, ich habe das Gefühl gehabt, ich gebe und gebe und gebe und bekomme nichts. Ich meine, es wäre wichtig – ich habe in den 12 Jahren nie irgendeine Form der Betreuung oder eine Rückmeldung oder sonst was erfahren."

„Ich weiß mittlerweile, daß ich wahrscheinlich den Beruf nicht mehr lernen würde, ich weiß nicht, welchen, aber den wahrscheinlich nicht mehr." „Die Anerkennung, das läßt schon zu wünschen übrig. Das gilt generell für die Gesellschaft, viele wissen ja nicht, was eine Krankenschwester arbeitet oder leistet, ja und auch auf die Ärzte bezogen."

„Man hat das Gefühl, wenn man sich bemüht, daß das nicht unbedingt geschätzt wird. Man wird da als Mensch wenig geachtet, wohl die Arbeitskraft, aber auch nur bis zu einem bestimmten Punkt. Es ist in so einem großen Haus auch schwierig, aber man ist eigentlich, im Grunde genommen, ziemlich alleingelassen, man hat niemanden, wo man sagen kann, da kann ich hingehen, und da kann ich meine Probleme besprechen."

„Es beeinflußt einen natürlich schon, wenn man bei manchen Patienten Parallelen ziehen kann zu sich selber. Ich glaube, das gilt allgemein, wenn man irgendwo Parallelen zu sich selber entdeckt oder ähnliche Dinge erfahren hat, dann denkt man oder fühlt man ein bißl anders mit mit den Leuten. Das kann ich bei mir eigentlich schon beobachten."

„Wieso ich eigentlich Krankenschwester gelernt habe, denk ich mir manchmal, ich würde den Beruf nicht mehr lernen, weil ich das Gefühl habe, daß man das, was man wollte – man wird Krankenschwester um den Patienten zu pflegen und für ihn da sein zu können –, daß das am wenigsten gefragt ist. Du bist so von Schreibarbeiten überfordert und von dem und von dem, daß ein persönliches Wort mit dem Patienten, ob das jetzt in der Ambulanz oder auf der Station ist, an unterster Stelle steht hier in der Klinik."

„Vom Sozialsyndrom bin ich weg. Was mir bezahlt wird, das mache ich, und das andere mache ich nicht. So wird man auch hingelenkt hier, so werden die Leute schon in der Krankenpflegeschule, ihr Optimismus wird zunichte gemacht, weil man sagt, ja, die Krankenpflege ist ein Anhängsel von der Medizin, und man braucht das, aber sie soll nur nicht aufmucken. Und es wundert mich nicht, daß die Leute dann irgendwann einmal genug haben und gehen, wenn die Krankenhäuser das so machen."

Sanitätshilfsdienst zum Thema „Persönliche Erfahrung":
„Wie ich mich da zurechtgefunden hab? Am Anfang eigentlich schwierig, und mit der Zeit ist das eigentlich – hat man sich an das gewöhnt eigentlich, daß da einer schwerverletzt liegt und daß er auch tot sein könnte oder vielleicht nicht durchkommt … oder so. Mit dem Gedanken spielt man schon, aber jetzt hab ich es tausendmal gesehen, … es ist einfach so."

„Ich meine, in Verbindung stehen eigentlich die ganzen Eindrücke und Einflüsse alle sowieso miteinander. Ich glaube nicht, daß es irgendein Handeln oder irgendeinen Arbeitsvorgang gibt, der nur rein von dem Arbeitsvorgang her bestimmt ist, wo es nur um das geht, sondern der ist einfach beeinflußt von anderen Sachen, von der Umwelt, von Mitmenschen, von Situationen. Meinetwegen auch von Tages- und Nachtzeiten und von Streßsituationen, ob überlastet oder nicht und ob's ruhig ist, und vielleicht eventuell sogar auch die Umgebung selber, die natürlich auch einen Menschen in solchen Situationen schon etwas verunsichert, zum Beispiel. Ich meine, für jeden Menschen ist es nicht einfach, mit einem

Arzt zu sprechen oder mit einer Pflegeperson zu sprechen in einer Umgebung, die er nicht kennt, die ihm fremd ist, und in einer Situation, in der er nicht weiß, was auf ihn jetzt zukommt, was passiert jetzt? So glaube ich also, daß all die Einflüsse und Eindrücke und Situationen schon doch überhaupt zueinander stehen und eigentlich voneinander auch abhängig sind." „Maßgebend in der Arbeit, die ich da mache, ist, daß ich gern mit Leuten zusammenarbeite, weil das für mich sinnvoll ist, weil ich in meiner Tätigkeit einen Sinn sehe. Wenn man heute etwas anderes macht, z.B. am Fließband steht oder an einer Maschine, hat das für mich eigentlich keinen Sinn. In der Arbeit hier muß man zwar viel geben, aber man kriegt auch relativ viel zurück."

„Ja, auf der Station ist es leider so, daß man da bei uns eher privilegiert ist, wenn man viel in die Arbeit hineinsteckt, wenn man schindet für zehn und so weiter, dann wird man als Pfleger und Helfer geschätzt, oder dann, wenn man eine gute Idee hat und so, ... wie man ihn heraussitzt oder pflegerisch oder Lagerung, dann bietet man etwas ... und wenn man die Jahre hat, wenn man schon lange Zeit da ist, ein paar Jahre, so ... und wenn man anständig arbeitet und wirklich ... dann wird man anerkannt. Wenn man voll hineinbuckelt, daß einem nur mehr die Zunge heraushängt ... ja, und dann noch den anderen hilft und wirklich fleißig ist, dann wird man anerkannt."

„Na, eigentlich man wird begünstigt, man fragt, bei uns fragen ja Diplomschwestern die Sanitätshilfsdienste usw., wie sollen wir die Arbeit machen usw., und man wird anerkannt, eigentlich, weil ich doch schon lange dabei bin. Und teilweise haben wir einen Wechsel, alle zwei Jahr' so durchschnittlich. Bei uns ist so ein Wechsel, weil man einfach alles nicht packt und so, es ist ja nur ein gewisser Teil, der bei uns ist, der Clan – muß ich sagen – der bleibt. So bleiben bei uns Pflegehelfern die meisten da, die bleiben. Bei den Diplomschwestern hingegen gibt es einen relativen Wechsel." „Ja, das kommt immer drauf an, wie Dich der Vorgesetzte fördert, wenn er dich nicht miteinbezieht, dann verliert man irgendwo auch das Interesse."

ÄrztIn zum Thema „Psychische Anforderungen": „Unter dem Druck der Pfleger und allem möglichen." „Private Probleme." „Es belastet mich nicht, man denkt darüber (unheilbar kranke Brustkrebspatientin) nach, daß man halt einfach einem Menschen gegenübersteht, dem man sagen muß, daß man ihm eigentlich nicht mehr helfen kann. Jeder Patient, der zu einem Arzt geht oder in ein

Krankenhaus, erhofft sich doch, daß man ihn heilt oder daß man ihm wieder hilft."

„Es gibt Situationen während einer Operation z.B., wo man ganz genau weiß, wenn das nicht in kürzester Zeit bereinigt wird, dann hat man eventuell ein geschädigtes oder totes Kind in der Hand, da darf man nicht die Nerven verlieren. Das sind extreme Situationen, mit denen sich jeder irgendwie auseinandersetzen muß."

„Wenn ich zu wenig Betten hab, dann trifft mich das, weil es für mich Handlungszwang schafft. Wenn ein Patient da ist, für den ich ein Bett benötige, das ich aber nicht habe, muß eine Lösung gefunden werden. Man kann nicht sagen, das verschiebe ich auf morgen. Das Problem muß sicher gelöst werden".

„Das betrifft uns ganz gewaltig, wenn man zuschauen muß, daß es dem Kind eine Woche deswegen schlecht geht, weil wir einfach nichts mehr tun können. Das Kind muß operiert werden, und wir wissen ganz genau, die Operation wäre die Hilfe, und die kann ich einfach nicht geben, und das Kind stöhnt und jammert die ganze Zeit, weil es einfach mit der Atmung nicht zusammenkommt, das nimmt uns auch mit."

„Das betrifft einen, wenn man sich denkt, daß der Eingriff nicht gerade ohne Risiko ist, doch wenn es gut vonstatten geht und problemlos, ist es nicht übermäßig belastend. Belastend wird es, wenn etwas nicht hinhaut und wenn man damit rechnen muß, daß eigentlich der Patient da eher einen Schaden zieht, also daß es ihm schlechter geht als vorher, aber das war heute Gott sei Dank nicht der Fall, und bei so kritischen Phasen denkt man halt solche Dinge, was sein kann, wenn es jetzt nicht so hinhaut."

„Hier ist es deshalb leichter, weil der Kontakt zum Patienten nicht kontinuierlich direkt ist, sondern meistens über die Bilder geht. Ist man direkt den ganzen Tag über mit dem Patienten konfrontiert, ist es schon oft schwierig, die Grenze zu ziehen zu dem, was mich berührt oder wo mich eben außerhalb des Arbeitsbereiches irgend etwas beschäftigt, und das dann vollkommen abzugrenzen."

Diplomschwester bzw. -pfleger zum Thema „Psychische Anforderungen": „Es kommen so viele Leute mit Klagen und mit Sorgen und mit Ängsten und Krankheiten, die das Herz anbelangen, und nicht nur das Herz alleine. Die Psyche von den Leuten, die müßte man fast mehr behandeln als das Herz. Von wo kommen denn die Infarkte? Vom Streß! Meistens vom Streß. Aber das ist nicht meine Arbeit, das ist die Arbeit der Ärzte." „Am Anfang war ich relativ fertig und habe zu Hause nur noch geschlafen. Wenn dann auf der Station noch Leute liegen, die im Sterben sind, denen es schlecht geht, dann ist das noch eine psychische Belastung. Zu Hause hab ich dann geheult und mich nur mehr gefreut, daß ich frei habe. Jetzt bin ich so weit, daß ich mir aus gewissen Sachen nichts mehr mache. Was geht, das geht. Und dann ist Schluß, und es geht nicht mehr."

„Da gibt es oft sehr schwerkranke Leute, die nach zwei Monaten zusammenbrechen und ihre ganze Bildung und alles liegenlassen und nur mehr ihre Aggressionen haben und ihre Depressionen. Und die dies nicht ihren Angehörigen gegenüber zum Ausdruck bringen, sondern uns gegenüber, das ist dann auf Dauer immer sehr frustrierend. Und da muß man auf die Launen eingehen und dann ist man selber irgendwann überfordert."

„Ich bin froh, wenn die Tage vorbei sind, wo ich mit dem Professor Visite gehen muß. Dieses Visitegehen mit ihm ist für mich eine persönliche Belastung." „Wir sind eine Krebsstation, und die Patienten werden immer jünger. Da fragt man sich, wie hält man das denn aus, wie kann ich da noch arbeiten gehen, das ist es."

„Da gibt es eine junge Frau bei uns, die ziemlich schwer erkrankt ist und fast keine Aussichten mehr hat auf ein Weiterleben, und die ist schon zwei Jahre gekommen, und jeder hat gesagt, sie hat nichts, und es ist alles psychisch. Und vor kurzem ist man draufgekommen, daß sie doch eine bösartige Erkrankung hat, und wir haben alles auf die Psyche geschoben, und ihr ist es wirklich schlecht gegangen, und wir, das Team und die Ärzte, waren schon wirklich unhöflich mit ihr, und jetzt haben wir eben das schlechte Gewissen. Und jetzt kompensiere ich voll und gebe ihr, was sie will und sooft es geht, geh ich zu ihr."

„Ich habe jetzt gerade einen Nachtdienst hinter mir, der absolut tragisch war, weil ich da zwei Patienten sieben Nächte lang beim Sterben zuschauen hab dürfen und irgendwo verkrafte ich solche Situationen überhaupt nicht." „Also ich muß sagen, für meine Psyche sind Krebskrankheiten ganz schwierig. Mit dem komme ich nicht recht aus, weil da muß ich zu Hause dann nachdenken, warum trifft es diese Frau und so, und das ist für uns eine große Belastung, für uns alle, für unsere Psyche."

Sanitätshilfsdienst zum Thema „Psychische Anforderungen":
„Für mich ist das ein psychischer Druck, alleine zu arbeiten, wenn du praktisch in einem Tunnel arbeitest. Mit der Zeit merkt man selber, wie man abstumpft. Das geht von Tag zu Tag, und dann

kommt irgendwann der Punkt, wo man sagt, jetzt mag ich nicht mehr. Immer dasselbe, und man muß schauen, weil es kann wirklich passieren, daß man die Nerven verliert. Es ist einfach derselbe Ablauf, und irgendwann klickt es einmal aus, und natürlich kommen dann Aggressionen auf, das ist ein klarer Fall. Da braucht nur einer irgendein Wort sagen, und dann steigt man schon drüber."

ÄrztIn zum Thema „Schwestern, Pfleger": „Schwesternmangel durch die TILAG[2]. Der Arzt nimmt jetzt Patienten auf, fertigt Ambulanzkarten an, die TILAG erzieht uns, wir sollten sie erziehen." „Wie gut und schnell ich die Informationen über einen Patienten, der wieder in die Ambulanz kommt, parat habe, hängt auch von der Schwester ab, die mir zur Seite steht und die mir die ganze Organisation macht. Wie gut die jetzt wieder drauf ist, wie konzentriert die arbeitet, wie schnell die die innerorganisatorischen Abläufe jetzt hat."

„Von den Schwestern und Pflegern, mit denen man zusammenarbeitet, kommen auch Erwartungshaltungen einem gegenüber, medizinisch alles Mögliche auszuschöpfen."

„Die Schwestern spielen in der Ambulanz und auf der Station auch eine große Rolle. Auf der Station ist man natürlich auf ein entsprechendes Feedback von den Schwestern angewiesen, die dann auch den Verlauf mitbeobachten. Die erledigen die stationäre Aufnahme und wissen, wie es der Patientin geht, und sehen dann auch, der Patientin geht es schlecht oder der Patientin geht es jetzt langsam besser usw. Auch wenn man selber hinschaut, aber wenn die merken, es geht ihr relativ rasch schlecht, was für uns nicht zu erwarten war, weil wir ja noch nicht auf der Station oder neben der Patientin sind, dann ruft uns z.B. die Schwester und sagt, der geht es jetzt doch relativ rasch schlecht, man sollte doch jetzt gleich vorbeischauen und nicht in drei Stunden, wie man sich das vorgestellt hat."

„Wir leiden an Personalmangel, und da sind diejenigen, die da arbeiten, ich denke jetzt also hauptsächlich an die Schwestern, sicher oft überarbeitet." „Und dann sind die Schwestern da, die ich als Hilfe zum Untersuchen des Kindes auch noch brauche, die aber auch ihren eigenen Tagesrhythmus und Tagesablauf haben." „Das Klima ist wichtig, nicht nur ausgehend vom Operateur, sondern auch von den anderen Beteiligten. Es ist noch eine Operationssaal-

[2] Tiroler Landeskrankenanstalten Ges.m.b.H.

schwester da, auf deren Tagesverfassung es ankommt, dann ist ein Operationssaaldiener da, auf dessen Tagesverfassung es auch ankommt, dessen Stimmungslage hie und da einmal schwankt. Mein Gott, sonst tut sich bei einer Operation eigentlich nicht so viel, das ist relativ, man ist ziemlich eingeengt und beschäftigt, daß es funktioniert, da ist sonst eigentlich nicht mehr viel herum."

„Die Schwestern, die vorne das Gerät bedienen, stehen wesentlich mehr im Routinebetrieb und haben weniger persönliche Freiheiten als die Ärzte. Da kommt alle 10 Minuten oder viertel Stunde oder halbe Stunde ein neuer Patient, mit dem sprechen sie kurz, es ist die Untersuchung durchzuführen, und das geht den ganzen Tag, da ist wenig Platz da, dem ganzen irgendwie auszuweichen."

ÄrztIn zum Thema „Rechtliche Seite": „Meistens hat man ja Probleme, wenn es dem Patienten schlecht geht und man überlegen muß, muß ich das jetzt alles machen oder nicht, und es gibt natürlich auch die rechtlichen Probleme, wo man ein bißchen in Konflikt kommt, z.B. beim Aufklärungsgespräch: zwischen dem Anspruch des Juristen, zwischen dem Recht, das man eben voll und ganz immer erfüllen muß und irgendwo dem eigenen Empfinden, was man dem Patienten eigentlich zumuten kann."

„Wenn während der Operation dem Patienten ein Zahn herausfliegt, da hat der Patient ein Recht auf Schadenersatz, und daß das repariert wird. Da muß man einfach offen die Anzeige machen oder das der Haftpflichtversicherung melden, daß der das Geld auch kriegt, das gehört genauso zur Verantwortung dazu, das darf man nicht vertuschen oder dergleichen." „Patientenanwalt verlangt neuerliche Begutachtung eines Antrages auf eine bestimmte Therapieform."

Diplomschwester bzw. -pfleger zum Thema „Rechtliche Seite": „Und da kommst du einfach hinein, und das wird immer mehr, weil ja vom Gesetz her viel mehr verlangt wird und du einfach die Sachen erledigen mußt, besorgen mußt, wo du dem nachkommen mußt. Und das is' aber eigentlich ein Riesenaufwand. Und solche Situationen gibt es jeden Tag."

ÄrztIn zum Thema „Ausbildung": „Unsere Arbeit richtet sich primär nach dem, was uns vorgegeben wird, weil es ein Ausbildungssystem ist. Unser ganzes Handeln hängt davon ab, was wir überhaupt machen dürfen und dies unter einer gewissen Kontrolle, die uns auch einzelne Schritte vorschreibt." „In der Ausbildung wird viel zuwenig Wert darauf gelegt, ob einer menschlich gewisse Fähigkeiten hat. Das ist ja nie gefragt. Im Umgang mit Patienten geht es ja doch um die Menschen, mit denen man zu tun hat. Und das wird mehr oder weniger uninteressant, ob das jemand kann oder nicht."

„Ich habe einen Vertrag mit der Klinik für eine Ausbildung zum Facharzt, die nach einer gewissen Zeit – eben 6 oder 7 Jahren – und erfüllten Ausbildungen, an und für sich automatisch eintritt."

Diplomschwester bzw. -pfleger zum Thema „Ausbildung": „Während der Krankenpflegeausbildung gibt es immer so einen Leitsatz: Man soll die Leute so behandeln, wie man selber gerne behandelt werden möchte." „Von der Ausbildung her, da gehören schon Veränderungen her, aber ich bin nicht der Typ, daß ich da selber irgendwas in die Wege leite." „Gute Schülerinnen werden ja heutzutage auch schon mehr so ausgebildet, daß sie genau sagen können, z.B. das Kalium ist viel zu hoch oder viel zu wenig, aber das Kind, ob das jetzt im Erbrochenen liegt oder nicht, das kümmert sie nicht, das lassen sie." „Mit der psychischen Betreuung wird das bei unserer Ausbildung schon schlecht gemacht, z.B. wie man jetzt mit jemandem richtig umgeht. In der Schule sagt man, der Arzt hat die Aufklärungspflicht, aber wie ich damit umgehen soll, das lernen wir nicht. Und die Ärzte, sagen die es den Patienten richtig oder nicht? Und dann ist schon das Problem, daß der Patient total im Ungewissen ist. Und mit so einer Situation umzugehen, das ist immer schwer."

Sanitätshilfsdienst zum Thema „Ausbildung": „Das wichtigste ist, daß ich Kurse mache, daß man sich weiterbilden kann. Weil das ist heutzutage wichtig, wenn man in diesem Beruf da herinnen ist, das ist für mich schon wichtig."

ÄrztIn zum Thema „Gott, Religion": „Ich bin überzeugter Christ, und ich bin nicht der Gott in Weiß. Was die Gesundheit angeht, da ist es für mich Gott, der sozusagen die Fäden in seiner Hand hält. Wenn ich mich mit gewissen Fähigkeiten sozusagen führen lasse von Gott, dann habe ich das öfters schon erlebt, daß das wirklich zum Wohle für alle ausfällt. Wir haben vorher für das Kind gebetet." „Das war heute Gott sei Dank nicht der Fall."

Diplomschwester bzw. -pfleger zum Thema „Gott, Religion": „Der Vater hat uns gefragt, was hat der arme Bub getan, daß ihn der

Gott so straft (Motorradunfall mit 18 Jahren und totaler Querschnitt). Ich hab den Eltern gesagt, daß man sich die Frage nicht stellen kann, daß das so ein blöder Unfall war, das muß Schicksal oder Bestimmung sein. Man darf sich da nicht nach Gottes Gerechtigkeit die Frage stellen. Das nützt nichts, aber das ist immer das erste, was sie denken, weil sie brauchen ja momentan irgendeinen Schuldigen, den brauchen sie ja. Und die Gläubigen, das sieht man genau, wenn jemand gläubig ist oder nicht, da sieht man gleich die Reaktionen. Und die sind natürlich auf Gott bezogen gewesen."

„Ja, man hängt eigentlich dran, wenn ich beim Friedhof dort vorbeikomme, dann schaue ich dort, entweder mache ich einen Blick hinein, oder ich gehe hinein. Das sind so Dinge – der Tod einer jungen Kollegin – die tut man nicht abhaken, die gehen mit."

„Ein Einfluß ist meine Einstellung. Warum ich den Beruf erlernt habe, ist sicher auch, daß ich ja anderen helfen kann, vielleicht auch von meiner Einstellung als Christ, das ist mir schon ein Wert. In meiner Familie, meine Eltern sind vor allem sehr sozial engagiert, und so hat sich das wahrscheinlich auch geprägt."

„Heute war ich mit einer Ärztin beieinander, mit der ich mich nicht verstehe, die ich einfach nicht mag. Ich muß mich mit ihr aber konfrontieren. Nachdem ich Christ bin, habe ich gestern noch dafür gebetet, daß da irgendwie Gott eingreift, daß er was tut, und es ist heute eigentlich erstaunlicherweise ganz gut gelaufen. Und ich lerne, die Problematik nicht zu persönlich zu nehmen. Ich lerne das wirklich auch mit Gottes Hilfe, ich gehe eigentlich jede Situation aus Gott heraus an."

Sanitätshilfsdienst zum Thema „Gott, Glauben": „Ich mach die Arbeit gerne, weil ich ja einen starken Glauben habe, und von dem her hilft mir das oft viel weiter."

Diplomschwester bzw. -pfleger zum Thema „Wärter": „Der Wärter könnte uns helfen. Aber der hat andere Arbeiten auch zu machen, er muß ins Röntgen hinüberlaufen, er muß in die Computertomographie laufen, er muß in eine andere Ambulanz, da muß er laufen, die Leute holen."

Beispiele zur interaktionistischen Form des Kontrollbewußtseins

ÄrztInnen zum Thema „PatientIn“: „Gerade im Alter, wo also die Leute sehr einsam sind zum Teil und das Lesen oder Fernsehen, das wären sehr wichtige Entspannungen für die Leute, eben nicht möglich ist, da glaube ich, daß dies ein Problem ist. Man kann sich im Alltag gar nicht mehr so bewußt sein, was das für die Leute bedeutet, daß sie ihre Umwelt nicht mehr in dem Maße aufnehmen können und am Leben nicht mehr teilnehmen können, das merkt man erst, wenn einmal ein Patient sehr darunter leidet. Als eine Patientin zum Weinen angefangen hat, ist mir das wirklich bewußt geworden, wie problematisch das ist, denn im Alltag hat man kaum die Möglichkeit, auf diese Sachen so einzugehen. Für mich ist das derzeit ein ungelöstes Problem, daß die Leute eigentlich zwar medizinische Betreuung haben, die in dem Fall nicht mehr greift eigentlich, denn das sind irreversible Schäden, und sozusagen mit diesem Problem eigentlich vollkommen alleine dann draußen herumstehen. Und ich muß sagen, ich habe für mich noch keine endgültige Verhaltensweise gefunden dazu. Man muß sich dann aus der Verantwortung zurückziehen, weil man ja natürlich außerhalb des eigentlichen medizinischen Betätigungsbereiches nichts machen kann und muß die Patienten irgendwie da alleine lassen.“

„Patienten mit völlig unterschiedlichen Anforderungen an einen.“ „Weint bei Behandlung wegen Maßnahmen, die wirklich nicht unbedingt notwendig sind.“ „Kommt mit akutem Problem ambulant, z.B. Schmerz.“ „Der Patient vor mir, den ich noch nicht kenne, als unvorhersehbarer Einfluß.“ „Spontane Reaktion des Patienten.“ „Hysterischer Anfall, Krankheitsverlauf beim Tumorpatienten.“ „Leute kommen mit irgendeinem Leiden herein.“ „Vorstellung des Patienten, wie man ihm helfen kann.“ „Hinhören des Patienten.“ „Das Schwierige für mich, wenn Patient meine Therapie ablehnt. Patient sagt nein!“ „Der schwierige Patient.“ „Zufallsbefund bei Durchuntersuchung – Aneurysma der Aorta – erhöhtes Operationsrisiko durch vorhergehenden Schlaganfall.“

„Sie war von den Voruntersuchungen immer schlechte Nachrichten gewöhnt, sie war darauf fixiert, und jetzt ganz entsetzt, daß das nicht stimmt. Offenbar hat sie das in der zur Verfügung stehenden Zeit nicht verarbeitet oder verarbeiten können, und sie war auch entsetzt, daß man ihr vorher offenbar die Dinge falsch dargelegt hat.“ „Empfindsame Patientin, die vielleicht in etwas ein bißchen verbohrt war.“ „Schwerkranke Patientin ist final oder präfinal, geistig vollkommen normal und gut ansprechbar und hat wahnsinnige Schmerzen." „Schwerer Arbeitsunfall." „Kind mit Asthmaanfall wird von Eltern in die Ambulanz gebracht." „Alte Patientin in sehr schlechtem Zustand, die nach Strahlentherapie auf eine Operation vorbereitet werden muß, bei der es um Leben oder Tod geht."

„Bei dem Kind war das Problem, daß es blind war, daß die Augen gar nicht angelegt waren und daß es sondiert werden mußte, weil es noch Lungenprobleme gehabt hat, mit der Atmung Schwierigkeiten gehabt hat, und es brauchte sehr viel Zuwendung und sehr viel Zeit."

„Der Patient, dem ich sagen mußte, daß er einen bösartigen Tumor hat und daß man, obwohl er den nicht spürt, davon keinerlei Probleme, sprich Symptome, hat, doch behandeln muß, war zuerst am Boden zerstört. Das ist verständlich mit allen dazugehörenden Reaktionen, z.B. weinen, er ist in dieser Phase ja völlig aus dem Gleichgewicht geworfen. Wenn der Patient dann nach dem Gespräch hinausgeht und sagt: ‚Ja, ich hab jetzt Vertrauen in Sie, und das machen wir' und ich das Gefühl habe, der hat das jetzt doch relativ gut verkraftet, dann ist das sehr wichtig. Es ist wichtig, daß der Patient mittut. Es gibt natürlich Patienten, die sagen, jetzt ist es überhaupt aus, jetzt lasse ich es, jetzt tue ich nichts mehr. Wenn der Patient mit den therapeutischen Maßnahmen mittut, wenn er voll dabei ist, voll mittut, ist auch der Heilungserfolg – ich glaube, ich kann das aus Erfahrung sagen – schon viel größer als bei Leuten, die nicht mittun."

Diplomschwester bzw. -pfleger zum Thema „PatientIn": „Dialysepatienten kann man die Niere halbwegs mit der Maschine ersetzen. Es ist kein voller Ersatz, die Patienten müssen nach wie vor Diät halten bzw. die Flüssigkeitsaufnahme einschränken. Der Patient ist anspruchsvoll."

ÄrztInnen zum Thema „Arbeitsroutine": „Wir haben sehr viel Routine, Knieoperationen, Schulteroperationen, wo die Routine läuft. Das läuft wie am Fließband. Es beginnt schon bei den grundsätzlichen Fragen, denn wir sind nicht da für Fließbandarbeit. Das heißt, man geht natürlich im Lauf des Tages viele Kompromisse ein, wobei Kompromisse nicht ein Optimum sind, ganz klar."

Diplomschwester bzw. -pfleger zum Thema „Arbeitsroutine": „Wir richten die Maschine her, der Patient kommt. Ich hänge den Patienten an die Maschine an, und der Patient bleibt 3 bis 4 Stunden daran. In der Zeit wird er von uns überwacht, und nachher wird er wieder abgehängt."

ÄrztIn zum Thema „Nachtdienst": „Überarbeitung, nicht gut beieinander sein." „Wenn wir Dienste machen, da gibt es Situationen, wo mehrere Leute an verschiedenen Orten tätig sind und man selber muß die Abläufe zeitlich planen, wenn das überhaupt möglich ist. Man muß auch völlig überraschende Anforderungen, sagen wir einmal: ‚Komm sofort in den Schockraum', entgegennehmen. Man muß immer versuchen, so zu disponieren, daß da kein Sicherheitsproblem passiert, der Erwartungsdruck, daß alles reibungslos funktioniert, ist sehr hoch."

ÄrztIn zum Thema „Persönliche Erfahrung": „Erfahrenen Kollegen fragen, Engagement, Wissen, schon einmal falsch entschieden zu haben." „Wirklichkeit gegen Studium." „Je länger man herinnen ist, je mehr man gesehen hat, desto mehr wird man sicher auch eine eigene Meinung dazu haben und das stärker einfließen lassen in den Entscheidungsprozeß."

„Wenn man frisch ist und anfängt in der Ausbildung, dann gibt es Leute, die immer sagen, es tut einem weh, und Patienten, die unterschiedlich anspruchsvoll sind. Und da ist man selber verunsichert und weiß nicht, tut es ihm jetzt wirklich weh, oder ist es ein normaler Krankheitsverlauf, daß es ihm wehtut, und er muß eigentlich froh sein, daß es nur so ist und nicht mehr. Diese Beurteilungen lernt man durch Erfahrung."

Diplomschwester bzw. -pfleger zum Thema „Persönliche Erfahrung": „Ich gehe mit der Arbeit nach Hause, ich rede mich zu Hause aus, und wenn das abgeschlossen ist und ich geredet habe, dann kann ich da Abstand nehmen, das ist für mich halt das wichtigste, weil wenn man privat dann nicht reden kann, dann ist es schwierig, dann hat man das immer in einem drinnen."

„Es schockiert mich wirklich, daß immer mehr Jugendliche so tief in der Drogenszene drinnenstecken. Ich denk mir, da muß etwas in der ganzen Gesellschaft drinnen sein und ich weiß nicht, wo das hingehen soll?"

„Ein Mensch ist nicht Dauersonnenschein oder dauerfreundlich; es gibt Situationen, wo man sagt, laßt mich gefälligst in Ruhe, ich bin heute nicht gut drauf. Und es ist dann wichtig, daß das Team das akzeptiert und sagt: ‚Ja, ja geh, du hast ein Recht dazu.' Und mit den Patienten habe ich die Erfahrung gemacht, wenn man sie nach dem Erstgespräch schon ein bißchen kennengelernt hat und durch die Arbeit weiß, wie die Leute sind, dann erlaubt man sich auch gegenseitig, daß einer einmal einen ‚Grant' hat oder launisch ist. Und wenn der Patient nur als Prothesenwechsel behandelt wird und die Erkrankung und der gebrochene Haxen und der Appendix behandelt werden, und nicht der Mensch im Vordergrund steht, dann erlaubt man sich das nicht."

Sanitätshilfsdienst zum Thema „Persönliche Erfahrung": „Ja, am Anfang ist es halt, ist es mir so gegangen, daß ich dann wirklich hilflos, also ziemlich hilflos da daneben gestanden bin. Jetzt weiß ich ungefähr – also was auf mich zukommt. Oder z. B., wenn man in den Operationssaal fährt und die Mütter gehen mit, die sind dann auch – das war ziemlich schlimm am Anfang für mich. Und jetzt bereite ich mich irgendwie besser darauf vor, und ich weiß, was kommt."

ÄrztIn zum Thema „Psychische Anforderungen": „Eigene Spannung durch Krankheit des Patienten." „Die die gesund werden, kommen nicht mehr. Jetzt sehen wir überhaupt schon nur mehr die wirklich Kranken und sehen selten unsere Erfolge, und diese sind sehr klein, da muß man über Jahre geduldig sein, und das führt einfach zu einem Ausbrennen mit der Zeit."

ÄrztIn zum Thema „Schwestern, Pfleger": „Die Schwester ist die erste Ansprechpartnerin in der Ambulanz. Sie macht die Anmeldung, bringt das Kind in einen Untersuchungsraum, sie fängt natürlich auch schon an, die Eltern zu beruhigen, indem sie sagt: „Setzen Sie sich da hinein mit dem Kind, ich rufe gleich den Arzt." Sie macht, wenn das Kind soweit gut beisammen ist, ein paar Untersuchungen, d.h. mißt den Blutdruck, die Temperatur, Größe und Gewicht." „Wenn man gute Anästhesieschwestern hat, wird also schon die Hälfte der Arbeit geleistet."

„Die Entscheidung der Stationsschwester, die Eltern zum Kind zu lassen, war eigentlich in dem Fall auch klar. Bei solchen schwierigen Fällen glaube ich, muß man den Eltern entgegenkommen, und sie konnten dann auch viel bei dem Kind sein. Ich habe diese Entscheidung mitgetroffen."

„Wichtig ist, daß innerhalb der ganzen Truppe ein gutes Klima ist, daß wenigstens die Gruppe, die zusammenarbeit, harmonisiert. Aber wenn meine Schwestern untereinander Krieg haben, oder ich mit ihnen überhaupt nicht zusammenkomme, dann ist das für die

Arbeit eine Katastrophe, weil dann die erste Abneigung kommt. Sie müssen ja primär mit dem Patienten arbeiten, sie haben primär die Kinder. Wenn sie mit den Kindern fein sind, wenn sie die Ableitung im Elektroencephalogramm gut machen, wenn sie mit den Eltern gut umgehen können, dann ist das im Vorfeld schon so viel Positives, daß ich sozusagen dann gar nicht einmal so viel schlecht machen kann. Sicher muß bei mir die Arbeit auch passen und stimmen, und der Patient muß das Gefühl haben, wenn er hinausgeht, man hat ihm zugehört, man hat ihm seine Probleme wenigstens einmal darlegen können, und man ist weder von den Schwestern noch vom Doktor abgelehnt worden und es ist auch wichtig, daß die Sekretärin freundlich ist, weil sie mit der auch zu tun haben."

„Wer entlassen wird oder nicht, das besprechen wir auch mit den Schwestern, weil die auch noch sehr genau wissen, wie sich z.B. der Patient fühlt, die Schwestern führen ein genaues Protokoll über den Zustand des Patienten."

ÄrztIn zum Thema „Rechtliche Seite": „Wenn man diesen Befund ignorieren würde, würde man sich sicher strafbar machen im Sinne des Gesetzes, weil potentiell immer die Gefahr besteht, daß so eine Veränderung der Hauptschlagader auch reißen kann und der Patient innerhalb von wenigen Minuten verblutet." „Weil wir durch die gesetzliche Situation in zunehmendem Maß auch dazu gezwungen sind, eine absolute Aufklärung durchzuführen, und diese Aufklärung, wenn man es ganz genau nimmt, soweit führen muß, daß man alle Konsequenzen bis hin zum Todesfall erwähnt, stellt das auch für den Patienten eine große Belastung dar."

ÄrztIn zum Thema „Ausbildung": „Bei der Visite muß ich die Befunde kontrollieren, die die jüngeren Kollegen und Mitarbeiter der Station erhoben haben, und ich muß überprüfen, inwieweit die vorgeschlagenen Untersuchungen sinnvoll sind, welche Ergänzungen notwendig sind, ob die vorgeschlagene Therapie die richtige ist, usw. Ich muß also mehr kontrollieren und ausbilden. Ich spreche mit den Angehörigen und Patienten, wenn es um schwierige Dinge geht, aber die konkrete tägliche Arbeit mit den Patienten machen die Kollegen."

Diplomschwester bzw. -pfleger zum Thema „Ausbildung": 25 Jahre im Beruf: „Wie ich meine Arbeit begonnen habe, bzw. mit den Menschen, mit denen ich nach der Diplomierung zusammengearbeitet habe, die haben sicher meine Berufsauffassung in einem

Maße mitgeformt, daß ich versuche, auf den Menschen, der unmittelbar mir gegenüber ist, voll einzugehen, Kraft der Möglichkeit eben, die man hat."

„Es ist eine Umstellung, wenn eine neue Schwester kommt und im Operationssaal zu instrumentieren anfängt. Es gibt verschiedene Leute, die einen brauchen ein bißchen länger zum Lernen, andere lernen auf einmal, und das muß man verstehen."

ÄrztIn zum Thema „Gott, Religion": „Auf der Intensivstation haben wir natürlich auch Kontakt mit den Klinikpfarrern, mit den Geistlichen, denn es stirbt ja auch eine bestimmte Anzahl von Kindern im neugeborenen Alter nach wenigen Tagen oder Wochen. Die meisten Kinder werden gesund und überleben. Und dann sind wir das eigentlich, die selber einen Priester anrufen bzw. die Eltern befragen, ob sie eine Taufe des Kindes haben wollen und wenn die Eltern sagen, ja, sie wollen das: die meisten wollen das ja haben; dann wird der Pfarrer angerufen und mit Paten und mit allem Drum und Dran die Taufe durchgeführt, ganz normal."

Diplomschwester bzw. -pfleger zum Thema „Gott, Religion": „Zuerst bete ich. Dann versuche ich, meine Ärztin auch so stehen zu lassen, wie sie ist. Und dann gebe ich das, was in mir da ist, von wo auch immer das herkommt. Ich glaube aber schon von Gott. Und dann versuche ich einfach dort, wo ich glaube, daß sie nicht richtig liegt, einmal mit ihr drüber zu reden, oder ihr das zu sagen. Gestern habe ich ihr knallhart gesagt, daß ich sie nicht besonders mag, worauf ich zur Antwort bekommen habe, daß ich ein Besen bin, aber das beleidigt mich nicht. Es ist irgendwie ehrlicher, als würde man sich gegenseitig etwas vorspielen, und kostet dazu weniger Energie."

„Manche Patienten sagen, Schwester, heben's mir die Daumen, manche sagen, Schwester, beten's mir ein Vaterunser, manche glauben an das. Ich sag dann, ich werd es versuchen."

ÄrztIn zum Thema „SozialarbeiterIn, PsychologIn, PsychotherapeutIn": „Ja natürlich, die Sozialarbeiter, die Psychologen, die auch bei uns arbeiten in der Klinik und die auch zu Rate gezogen werden. Das sind praktisch unsere Mitarbeiter, natürlich, und immer dann, wenn man sieht, daß es irgendwelche sozialen Probleme gibt im Umkreis des Kindes und der Eltern, daß die Eltern finanzielle Nöte haben z.B., oder wo man glaubt, daß das Kind gefährdet ist aufgrund einer bestimmten Situation, da muß man natürlich auch einschreiten, und da ist die Person, die dann nachschauen kann, die Sozialarbeiterin. Oder wenn man glaubt, daß das ganze einen psychogenen Hintergrund hat, ein Krankheitsbild, dann kommt das Kind zu den Psychotherapeuten, dann muß man die natürlich kontaktieren."

Diplomschwester bzw. -pfleger zum Thema „PsychologIn": „Supervisionsgruppen wären sicher empfehlenswert, gerade zur Konfliktbewältigung. Und auch ein bißchen eine psychologische Betreuung."

ÄrztIn zum Thema „Wärter": „Nachdem der Wärter der Chirurgie meistens, das war ein Freitag- oder Samstagdienst, sehr überlastet war und nicht gekommen ist, haben wir den Patienten dann mit der Anästhesistin von der Ambulanz in den Operationssaal hinauf transferiert." „Ich bin mit dem Patienten auf die Interne gegangen, weil das Elektrokardiogramm nicht ganz gestimmt hat, das macht sonst ein Wärter."

1.2 Analyse der Beispiele, die signifikant vom Kontrollbewußtsein abhängen

Der Arzt der internalen Form des Kontrollbewußtseins führt in seinem Beispiel das Thema „PatientIn" in der Art und Weise ein, wie es die Kritik M. Foucaults am positivistischen Medizinmodell erwarten läßt. Die Einheit von Subjekt und Objekt ist zerbrochen, der Patient wird zum „Bild", das der Arzt mit „professionellem" Signifikat übermalt. Die „persönliche Erfahrung" der ÄrztInnen dieser internalen Form des Kontrollbewußtseins ließ sie als PatientInnen die Hilflosigkeit gegenübert dem behandelnden Arzt am eigenen Leib erleben. Die „persönliche Erfahrung" des Sanitätshilfsdienstes zeigt, daß die internale Form des Kontrollbewußtseins überhaupt nur eine sehr beschränkte Themenzahl wahrnehmen kann und er aufgrund des notwendigen Selbstschutzes auch gar nicht mehr wahrnehmen möchte; der Themendurchschnitt liegt mit 5 Interviews relativ in der Höhe der deterministisch-additiven Form des Kontrollbewußtseins.

Die „psychische Anforderung" einer *Ärztin oder eines Arztes mit internaler Form des Kontrollbewußtseins* folgt aus einem Verhalten entsprechend dem positivistischen Medizinmodell. Wenn dem Pathologischen keine Bedeutung mehr zukommt, da der Tod vor der

Tür steht, ist der Arzt unfähig, dem Leid des Patienten professionell zu begegnen. Er ist jetzt dem Pathischen – d.h. möglichem eigenen und tatsächlichem fremden Leid – hilflos ausgesetzt, hat kein Verhaltensmuster zur Hand, um seiner Hilflosigkeit und der anderer begegnen zu können und wird bedrückt.

ÄrztInnen mit deterministisch-additiver Form des Kontrollbewußtseins sehen die PatientInnen zwar gleichfalls als Objekte und belegen sie mit dem Signifikat einer Diagnose, einer Krankheit, oder einer ähnlich versachlichten wissenschaftlichen Wertung. Die Kommunikationsschwierigkeiten – mögen sie auf der Seite der PatientInnen oder auf der ÄrztInnenseite liegen – werden jedoch festgestellt und teilweise auch beklagt. Nach den Ursachen dieser Kommunikationsschwierigkeiten wird nicht gefragt und daher auch nicht geforscht.

ÄrztInnen mit deterministisch-additiver Form des Kontrollbewußtseins sehen sich bzgl. der Bedeutungsverwertung im Konflikt mit der juridisch-rechtlichen Bedeutungserteilung in einer kritischen Entscheidungssituation. Ein juridisch korrektes Vorgehen gibt zwar Rechtsschutz und schafft Handlungssicherheit, steht aber oft auch in einem gewissen Gegensatz zu dem, was die Problemsituation der PatientInnen erleichtern würde. Bezüglich der „Ausbildung" wird der Förderung nicht näher beschriebener „menschlicher Fähigkeiten" Bedeutung zugemessen, die fehlende Förderung diesbezüglich kritisiert, die konkreten durch Tradition und Hierarchie objektivierten Ausbildungsbedingungen werden jedoch ertragen.

Die Diplomschwestern bzw. -pfleger mit deterministisch-additiver Form des Kontrollbewußtseins beschreiben in den Beispielen die PatientInnen zum Teil mit Hilfe der ärztlichen Diagnosesignifikate, objektivieren jedoch sehr genau in Bezug auf die Funktionen des eigenen Pflegeberufes, die von den PatientInnen in Anspruch genommen werden. Mit persönlichen Problemen der PatientInnen konfrontiert zu werden, gehört zum professionellen Selbstverständnis der Diplomschwestern und -pfleger noch dazu.

Die „Arbeitsroutine" der ÄrztInnen – aber auch der Sanitätshilfsdienste im Wärterdienst – mit deterministisch-additiver Form des Kontrollbewußtseins erhält ihre Bedeutung vom Funktionieren der Technik und des Organisationsablaufes.

Der „Nachtdienst" wird von den ÄrztInnen der deterministisch-additiven Form des Kontrollbewußtseins in seiner Auswirkung auf die eigene Leistungsfähigkeit oder zur Unterstreichung derselben beschrieben. Die Diplomschwestern der deterministisch-additiven Form des Kontrollbewußtseins sehen im „Nachtdienst" nicht nur die Erfüllung pflegerischer Funktionen. Sie sprechen auch vom Verarbeitenwollen ihrer Nachtdiensterfahrungen im Reden mit den Kolleginnen.

Die „persönlichen Erfahrungen" der ÄrztInnen mit deterministisch-additiver Form des Kontrollbewußtseins sprechen vom Wissen um den Bruch von Subjekt und Objekt, die persönliche Erfahrung hat sie selbst einmal Objekt sein lassen, und sie erwarten mit einer gewissen Ergebenheit auch im Berufsleben immer wieder die Verobjektivierung der eigenen Arbeit durch andere. Die „persönliche Erfahrung" der Diplomschwestern und -pfleger der deterministisch-additiven Form des Kontrollbewußtseins sprechen von der Enttäuschung und vom Protest, in ihren persönlichen Arbeitsleistungen von den ÄrztInnen nicht anerkannt zu werden. Durch das Alleinsein mit den Bedeutungen, die PatientInnen ihren Krankheiten geben und den Schwestern und Pflegern mitteilen, werden die Problemsituationen hinter diesen Bedeutungen nur mehr sehr vorsichtig und zögernd wahrgenommen. Das entlastende Gespräch mit älteren Kolleginnen wird auf eigene Initiative hin gesucht und geführt. Bleiben dieses sowie die positive Rückmeldung bezüglich Arbeit aus, folgt ein Zustand des Ausgebranntseins. Dieser kann zu einem Wunsch nach Berufswechsel führen, auf alle Fälle aber führt er zur inneren Distanzierung von den PatientInnen, ÄrztInnen und KollegInnen in der Arbeit. Die Verobjektivierung der PatientInnen in der positivistischen Medizin führt auch auf der Schwesternseite zum Verlust des subjektiven Selbstwertes, der Anerkennung und Stillung legitimer Bedürfnisse. Auch wenn sie wollten, die Arbeitsorganisation läßt keinen Raum mehr zum Gespräch mit den PatientInnen.

Die *Sanitätshilfsdienste mit deterministisch-additiver Form des Kontrollbewußtseins* beschreiben in den „persönlichen Erfahrungen" die Bedeutung der sozial-kommunikativen Seite für die Arbeitsvorgänge, die Zusammenarbeit wird für sie wichtig, sie müssen für die Anerkennung ihrer Arbeit hart arbeiten, erhalten diese aber von den Diplomschwestern und -pflegern, deren Anerkennung von Seiten der ÄrztInnen oft ausbleibt.

Die Auseinandersetzung mit „psychischen Anforderungen" haben die ÄrztInnen mit deterministisch-additiver Form des Kontrollbewußtseins oft alleine mit sich selbst auszutragen. Ursache ihrer „psychischen Anforderungen" sind PatientInnenwünsche, der Handlungsdruck, Organisationszwänge, Problemlösungsdruck und

Störungen von Betriebsfunktionen. Problemsituationen werden funktional definiert. Der Ausschluß emotionaler Bedeutungserteilungen aus dem Anforderungsprofil ist nicht Thema, weshalb auch kein Instrumentarium zur Bedeutungsverwertung „psychischer Anforderungen" gesucht werden kann.

Die Diplomschwestern und -pfleger mit deterministisch-additiver Form des Kontrollbewußtseins sprechen von Problemsituationen, die sich aus Klagen, Sorgen, Ängsten und Krankheiten der PatientInnen zusammensetzen. Ihnen wird in der Bedeutungsverwertung auch die notwendige Aufmerksamkeit für die starken psychischen Bedeutungsteile zuerkannt, die Umsetzung der Bedeutungsverwertung jedoch an die ÄrztInnen delegiert. Eigenen psychischen Belastungen durch Anteilnehmen an PatientInnen wird aus schlechter Erfahrung und Überforderung durch Abgrenzung Vorschub geleistet. Aggressionen und Depressionen der PatientInnen werden als Antworten auf schweres persönliches Leid gedeutet, das Unverständnis der Angehörigen, diesen Bedeutungen zu folgen, wird bedauert, die Bedeutungsverwertung jedoch in der Überforderung erstickt. Falsche kognitive Bedeutungserteilung führt zu schlechtem Gewissen mit nachfolgendem kompensatorischen Geben, dieses führt wiederum zu Überforderungen.

Der Sanitätshilfsdienst mit deterministisch-additiver Form des Kontrollbewußtseins nimmt seine psychische Veränderung im Arbeitsdruck wahr, interpretiert seine Reaktion als Folge von Überlastung und Alleinsein in der Arbeit, hat aber auch keine Antworten zur Verfügung, die die Problemsituationen von vorneherein zu verhindern vermöchten.

Die ÄrztInnen mit deterministisch-additiver Form des Kontrollbewußtseins nehmen die Diplomschwestern und -pfleger unter der Berücksichtigung ihrer Funktionalität im arbeitsteiligen Arbeitsprozeß wahr. Die Arbeitsleistungen der Schwestern sind für den Erfolg der eigenen Arbeit wichtig und erhalten dadurch Bedeutung. Die Beziehung zur Pflegearbeit wird als gewisse Abhängigkeit gedeutet, die zwar latent einen gewissen Einfluß auf die Arbeitsbeziehung ausübt – die ÄrztInnen wissen, daß sie es sich mit den Schwestern nicht gänzlich verscherzen dürfen –, aber in der Arbeit selbst nicht zum Gesprächsgegenstand gemacht wird.

Die Diplomschwestern und -pfleger mit deterministisch-additivem Kontrollbewußtsein nehmen die Notwendigkeiten einer umfassend kognitiv-emotional-ethischen Ausbildung wahr, können aber konkrete Vorschläge zur Institutionalisierung einer derartigen

Ausbildung, die die Problemsituation zum Besseren verändern würde, nicht benennen.

Das Thema „Gott und Religion" wird von den ÄrztInnen mit deterministisch-additiver Form des Kontrollbewußtseins wenig angesprochen und zeigt eher das Bild eines distanziert lenkenden Gottes, der den Nöten der Menschen eigentlich ferne steht. Die Diplomschwestern und -pfleger mit deterministisch-additiver Form des Kontrollbewußtseins zeigen auch ein recht starres Gottesbild. Gott kann zwar unschuldiges Leid geklagt werden, er verlangt aber auch aufopferndes Sozialverhalten und Toleranz. Die Konfrontation mit dem Tod erhält eine Bedeutung im eignen Leben, die einen sehr beschäftigt und nicht mehr leicht losläßt.

Die Beispiele der *ÄrztInnen mit der interaktionistischen Form des Kontrollbewußtseins* erzählen, wie „Weinen" als Zeichen auf die Problemsituation der Einsamkeit und Kontaktlosigkeit alter PatientInnen hindeutet, das Problem des Alleingelassenwerdens alter Menschen in unserer Gesellschaft wird reflektiert und erhält gesundheitspolitische Bedeutung, der Bedeutungserteilung kann aber kein Handeln folgen, das in der Lage wäre, über eine Bedeutungsverwertung eine positive Veränderung der gesellschaftlichen Problemsituation zu erreichen. Die vielfältigen Anforderungen werden reflektiert, die eigene Überforderung damit wird – in der Hoffnung auf Besserung – beklagt. Von den PatientInnen wird natürlich ebenfalls mit Bestimmungen aus dem objektiven medizinisch-klinischen Symptom- und Befundbereich gesprochen. Das subjektive Reagieren der PatientInnen in der Begegnung mit ÄrztInnen wird jedoch nicht nur wahrgenommen und als Symptom – d.h. als Problem im Leben der PatientInnen – gedeutet, sondern es beeinflußt auch das diagnostisch-therapeutische Verhalten der ÄrztInnen. Nach Bedeutungserteilungen im Sinne des Situationskreismodelles besitzen diese jedoch kein ärztliches Instrumentarium, um über die Verwertung der Bedeutung zur Definition einer neuen Problemsituation zu kommen. An Stelle eines kontrolliert fortlaufenden diagnostisch-therapeutischen Prozesses werden klassische Tugenden mobilisiert, wie z.B. vermehrtes Einfühlen, vermehrte Hilfsbereitschaft, Nachsicht, Geduld und Toleranz. Die Realitätskontrolle des eigenen Verhaltens wird jedoch wiederum anhand der Beziehungsqualität „Vertrauen" festgemacht, im Gespräch mit KollegInnen gesucht und verwertet. Derart wird die eigene Problemlösungskapazität und -kompetenz im Laufe der Zeit erweitert und die Unsicherheit am Beginn der ärztlichen Laufbahn überwunden.

Die *Diplomschwestern und -pfleger mit interaktionistischer Form des Kontrollbewußtseins* sind zur Bedeutungsverwertung der „persönlichen Erfahrung“ in ihrer Arbeit auf private Sozialkontakte angewiesen. Die Bedeutung der Einheit von Subjekt und Objekt im Gegenüber der PatientInnen wird in ihrer Auswirkung auf die Beziehungsqualität im KollegInnenteam gesehen: Nimmt man die PatientInnen nicht als Menschen ernst, kann man sich selbst auch schwer mit seinen Bedürfnissen – z.B. nach Erholung und Urlaub – ernst nehmen.

Die Diplomschwestern und -pfleger werden von den ÄrztInnen nicht nur funktional gesehen, sondern ebenso deren Fähigkeiten, im Umgang mit PatientInnen durch Bedeutungserteilung und -verwertung deren Situation schon vor der Begegnung mit den ÄrztInnen zu erleichtern. Wahrgenommen, als eigenständiger Teil der gemeinsamen Arbeit in gegenseitigem Verständnis und Respekt interpretiert und am Heilungserfolg der PatientInnen – an dem dann auch alle Beteiligten, d.h. Schwestern, Pfleger und ÄrztInnen, teilhaben – wirklichkeitskontrolliert.

Die ÄrztInnen mit interaktionistischer Form des Kontrollbewußtseins sehen die Bedeutung des Todes im Zusammenhang der Familienangehörigen und versuchen mit Hilfe der traditionellen religiösen Rituale diese Problemsituation zu bewältigen. Die Diplomschwestern und -pfleger mit interaktionistischer Form des Kontrollbewußtseins beschreiben den religiösen Vollzug, z.B. das Gebet, auch im Beziehungs- und Kommunikationszusammenhang mit PatientInnen und ÄrztInnen.

„Ausbildung“ ist für die ÄrztInnen der angeführten Beispiele mit interaktionistischer Form des Kontrollbewußtseins die Zuteilung von Aufgaben entsprechend dem Ausbildungsstand. Die Erfüllung der Aufgaben wird kontrolliert, schwierige Aufgaben wie PatientInnen- und Angehörigengespräche werden selbst übernommen. Dieses Verständnis haben auch die Diplomschwestern und -pfleger mit interaktionistischer Form des Kontrollbewußtseins und weisen auch auf die Bedeutung des Lernens am Modell hin, das ihnen selbst am Beginn ihrer Berufslaufbahn noch möglich gewesen war.

ÄrztInnen mit interaktionistischer Form des Kontrollbewußtseins ziehen zur Bewältigung bestehender sozialer und psychologischer Problemsituationen selbstverständlich auch SozialarbeiterInnen und PsychologInnen bzw. PsychotherapeutInnen bei und arbeiten mit ihnen zusammen. Dies wird von den Diplomschwestern und -pflegern mit interaktionistischer Form des Kontrollbewußtseins auch unterstützt.

1.3 Einflüsse, deren Schilderung signifikant vom Kontrollbewußtsein und der Schicht abhängt

Die folgende Tabelle gibt die Anzahl der Sequenzen wieder, in denen die genannten Themen vorkommen:

Thema	Sequenzen	Thema	Sequenzen
Aufnahme	16	Personalmangel	39
Befunde, Untersuchung	84	Eigene Entscheidungen	62
Streß, Hektik (SHD)	70	Krankenstation	31
Team, Kollegialität	58	Eigene Fähigkeiten	106
Notfallaufnahme	18	Unvorhersehbares	25
Vorgesetzte, Hierarchie	103	Verwaltungsarbeit, Organisationsarbeit	99
KollegInnen	91	Tod und Sterben	49
Technik, Maschine	72	Eigene Gesundheit	22
Leistungsdruck	20	Angehörige	85

Die Themen „Leistungsdruck, Eigene Entscheidungen und Eigene Gesundheit" kommen zusammen durchschnittlich in folgender Interviewanzahl und Verteilung auf das Kontrollbewußtsein (KB) und die Schichten (Ä = ÄrztInnen, Dip = Diplomschwestern und -pfleger, SHD = Sanitätshilfsdienst) vor:

Schicht	KB external	KB internal	KB det.-add.	KB interakt.
Ä	0	2	9	6
Dip	0	1	6	0
SHD	0	2	3	1

Die restlichen Themen, für deren Schilderung das Kontrollbewußtsein und die Schicht signifikant sind, kommen zusammen durchschnittlich in folgender Interviewanzahl und Verteilung vor:

Schicht	KB external	KB internal	KB det.-add.	KB interakt.
Ä	0	2	10	6
Dip	1	2	13	4
SHD	1	1	10	4

Beispiele zur externalen Form des Kontrollbewußtseins

ÄrztIn zum Thema „Hierarchie“: „Die Behandlung durch den Vorgesetzten führt zur Retardierung, da man wie ein Mittelschüler behandelt wird.“ „Von oben wird Druck gemacht.“

Beispiele zur internalen Form des Kontrollbewußtseins

ÄrztIn zum Thema „Hierarchie“: „Wenn ich der Meinung bin, daß auf der Zuweisung zuwenig steht, dann wird der angerufen oder wird heruntерzitiert, und dann wird das diskutiert. Aber das sind keine Einflüsse, sondern es ist der Versuch der Objektivierung eines Befundes.“ „Wenn man etwas in führender Position ist, muß man eine gewisse Leitlinie den Auszubildenden vorgeben, und auch dem Pflegepersonal muß man eine gewisse Planung oder Linie vorgeben.“

ÄrztIn zum Thema „Eigene Anstrengung, Fähigkeiten und Bemühungen“: „Ausdauer, weil, wenn man dem Patienten etwas fünfmal vorkauen muß, das weniger mit Intellekt oder Können des Arztes zu tun hat. Da geht man hin, um ihm etwas vorzubeten, um nicht von vornherein zu sagen, das bringt ohnehin nichts, und einfach den Hut draufhaut.“

Diplomschwester bzw. -pfleger zum Thema „Eigene Anstrengung, Fähigkeiten und Bemühungen“: „Wir müssen uns immer sagen, wir sind zum Arbeiten da. Ich gehe gerne in die Arbeit. Wenn ich ungern gehe, finde ich, ist mein ganzes Leben nicht schön.“

ÄrztIn zum Thema „Unvorhersehbare Einflüsse“: „Neben dem Rationalen als eigenem Einfluß, was man sich von der Erfahrung her und von der Klinik denken kann, erwirbt man sich sicher auch einen gewissen Eindruck, der nicht als solcher zu begründen ist, den der Patient vermittelt, ohne daß man genau weiß, warum das so ist. Dies ist sicher auch sehr wichtig, und das könnte man unter unvorhergesehenen Einflüssen verstehen.“ „Manchmal hat man Überraschungsbefunde da, die nicht erwartet wurden.“ „Die Zufallserscheinung der Ausbildungsstellen, d.h. daß ich gerade eine Ausbildungsstelle annehme, weil sie frei ist, nicht weil sie meinen Neigungen entspricht.“

ÄrztIn zum Thema „Eigene Überlegungen und Entscheidungen“: „Meine Gedanken, wenn ich selber so lange warten müßte – da würd ich mich schön bedanken.“ „Von den Kollegen ist jeder verschieden wahrscheinlich. Ich bin hier herinnen alleine, und ich bin daher für alles zuständig. Wenn etwas nicht funktioniert, kann nur ich schuld sein.“

Sanitätshilfsdienst zum Thema „Eigene Überlegungen und Entscheidungen“: „Ich bin da eher der Typ, der sagt, ich geh dahin, wo's am dringendsten ist und alles andere muß einfach warten, das nutzt nix. Ich versuch' da schon, eher ruhig zu bleiben, obwohl's mich innerlich natürlich schon oft giftet.“

Beispiele zur deterministisch-additiven Form des Kontrollbewußtseins

ÄrztIn zum Thema „Befunde, Laborbefunde“: „Vorbefunde, Zellkulturen, Blutproben, Labor, Meßwerte.“ „Der Patient wird vom praktischen Arzt oder von irgendwem mit einem gewissen Symptom, mit einem gewissen Leiden zugewiesen, und meine Aufgabe ist es dann, die Diagnose zu stellen. Ich beginne mit dem Gespräch mit dem Patienten, dem anamnestischen Gespräch, dann die klinische Untersuchung, und dann kommt die ganze diagnostische Maschinerie, Radiologie usw. Das ist das übliche Vorgehen. Ich bin ja praktisch nur der Manager, der das weitere Vorgehen auf eine ganze Reihe von Stellen verteilt.“

„Da kommt eine ganze Reihe von objektiven, objektivierbaren Befunden und Einflußgrößen zusammen, die ich dann zu verarbeiten habe und aus denen ich dann das weitere Vorgehen abzuleiten habe.“ „Evaluation, d.h. um mittels der Untersuchungen und der

Zusammenschau aller diagnostischen Verfahren, die wir haben, herauszufinden, wie es mit dem Patienten ausschaut unter dem Strich, d.h. Prognose." „Computertomographie-Untersuchung, Ultraschalluntersuchung, Kontrolluntersuchung, Befundbesprechung." „Ich bin hauptsächlich in der Ambulanz tätig, habe wenig Kontakt mit Patienten, weil ich Ultraschalluntersuchungen mache; es ist ein normaler Routinevorgang, zu beachten sind Veränderungen an den Gefäßen."

„Ich befunde Bilder, Computertomographiebilder. Der Patient kommt, die Untersuchung wird durchgeführt, und sobald die Bilder entwickelt sind, werden sie auf einen Bildschirm aufgehängt und dann befundet." „Meine Arbeit besteht darin, die gewöhnlichen Elektroencephalogramme zu befunden, die halt anfallen. Das betrifft alles vom Kopfweh-Patienten oder von gewöhnlichen Kopfschmerzen, Fieberkrämpfen also bis hin zu echten Anfällen oder Tumoren oder Durchblutungsstörungen – so ist der Indikationskreis für Elektroencephalogramme. Nach dem Befunden kommt aber der Hauptteil, das ist immer das Gespräch, das Wichtigste, die Anamnese. Das ist letzten Endes auch das Arbeitsaufwendigste."

ÄrztIn zum Thema „Streß": „Eine Universitätsklinik soll mehr auf Wissenschaft ausgerichtet sein, aber trotzdem finde ich es schlecht, wenn der Patient unter diesem Habil-Druck, den der Arzt hat und zu haben scheint, leidet. Und ich glaube, daß das an der Klinik sehr oft der Fall ist."

„In der Ambulanz, wo die Patienten durch Vorhänge getrennt sind und dann wieder eine Schwester kommt, die den Vorhang von der einen Seite auf die andere zieht und wieder auf die andere, also wo eine absolute Hektik und Unruhe ist und wieder ein Kollege schreit: ‚Komm schnell her, kannst du das einmal anschauen', da habe ich keine Möglichkeit, mich mit einem Patienten wirklich ruhig und konzentriert zu beschäftigen."

„Es gibt sicher viele Leute, das kann ich sagen, die als Anästhesist alleine durch die Person des Operateurs massivst gestreßt sind, wenn sie an seinen Operationstisch treten müssen, um die Narkosen durchzuführen. Solche Belastungen gibt es schon." „Terminkalender." „Es kann passieren, daß man aufgrund des Stresses, aufgrund des Zeitdruckes an vielen Stellen fast gleichzeitig sein sollte, und da geht natürlich etwas unter. Man ist nicht so geduldig, wenn jetzt ein Patient ein Problem anspricht. Wenn ich weiß, da liegt schon der nächste unten in einer Narkose und die Operationssaalschwestern piepsen schon, und ich muß eigentlich unten sein, weil ich da sonst Probleme kriege, da ist man dann angebunden."

Diplomschwester bzw. -pfleger zum Thema „Streß, Hektik": „Wenn am Montag 13 oder 14 Aufnahmen sind, dann stellt man sowieso schon automatisch irgendwas hoch auf, weil man muß Blut abnehmen, Elektrokardiogramme schreiben, Blutdruck messen und das und jenes, und dann müssen die Leute ins Röntgen, das macht doch ziemlich eine Hektik und einen Streß, und ich glaube, daß das auch für den Patienten einen ziemlichen Streß ausmacht."

„Ein bißchen weniger Streß wäre sicher gut. Aber auf einer Akutstation läßt sich das nicht vermeiden. Wir haben auch sehr ruhige Zeiten, und es gibt Phasen, da ist nichts los, und man steigt sich auf die Füße. Und dann ist wieder das Gegenteil und der Oberstreß." „Zur Zeit herrscht der brutale Streß, weil wir so wenig Klinikpersonal sind, und auf jedem jetzt viel zu viel Arbeit lastet."

„Wenn man den ganzen Tag nur seinen Wirbel gehabt hat, wenn man viel gelaufen ist, viel in einem kleinen Raum, wie es bei uns halt ist, 20 Leute auf einen einreden, das Telefon geht und eine Hektik ist, dann ist man einfach am Abend voll, da ist man einfach müde, und man kann nichts mehr hören; einfach weniger vom Körperlichen her, daß man sich anstrengen hat müssen mit Heben oder Schieben oder sonstigem, mehr durch die permanente Anspannung geht man kaputt heim."

Sanitätshilfsdienst zum Thema „Streß": „Die Wichtigkeit meiner Arbeit ist eigentlich die Pünktlichkeit. Also, ich arbeit viel auf Druck, auf Zeitdruck, weil wir die Patienten eigentlich zu einem gewissen Zeitpunkt bei den Untersuchungen haben müssen, es sind auch viele Patienten, die zur gleichen Zeit einen Termin haben, und das schafft man halt eigentlich nicht, muß man sagen, weil man sich nicht teilen kann, nicht."

„Ja, ich kann nur sagen, ich habe jetzt die Erfahrungen, die ich gemacht habe durch die Jahre. Jetzt kann ich nur feststellen, daß die Arbeit sich gewaltig zugespitzt hat. Immer mehr dazugekommen ist, daß der Streß immer größer wird ... Arbeitsniveau. Das kann ich sagen, und das ist meine Einstellung, und das kann ich feststellen. Es wird immer mehr verlangt, und es führt eigentlich zu einem radikalen – wie soll ich sagen – wo der Mensch sozusagen bis zum Ende, daß er nicht mehr kann, fast. Das kann ich feststellen, ich weiß nicht, ist es vielleicht auch sozusagen auf diese Basis ausgelegt, daß zu wenig Personal da ist, oder daß die Arbeit immer mehr wird, das kann ich nicht beurteilen, aber das kann ich feststellen. Das ist meine Meinung."

„Das ist schon eine Belastung irgendwie. Man ist nach so vielen Stunden nicht immer am besten drauf. Weil man es einfach nicht mehr schafft, und es geht nur mehr der Piepser, und das ist nicht mehr fein. Am Abend ist man dann schon fertig. Aber sonst geht es gut."

ÄrztIn zum Thema „Notfallaufnahme": „Notarzthubschrauber meldet einen Patienten und bringt den jungen Verkehrsunfallpatienten 15 Minuten später in den Schockraum." „Notarztwagen wird in der Nacht 12 mal angefordert."

ÄrztIn zum Thema „Hierarchie": „Wo sich mein Chef in meine Therapie einmischen kann, wo ich nicht dahinterstehe." „Druck durch Unterschriften des Oberarztes pro (Zahn)füllung." „Man kriegt keine richtige Auskunft vom Vorgesetzten, man wartet 1 1/2 Stunden auf ihn." „Einflüsse durch Befehle von oben, Anordnungen." „Muß gestellte Aufgaben des mannigfachen Aufgabengebietes erfüllen." „Als Folge einer Therapieentscheidung von oben: Rückzug aus Patientenkontakt, Chef, Oberarzt." „Stationsoberarzt verordnet Medikamente, Oberarzt schreibt aber nichts bzgl. Reanimation – ob sie im Falle eines Herzstillstandes unterlassen werden soll oder nicht. Die Mitentscheidung des Patienten wird ohnehin nicht sucht." „Hänge Medikamente an, weil es angeordnet worden ist, Befehlsausführer."

„Der Vorgesetzte solle einen motivieren als äußeren Einfluß." „Wenn der Chef Chefvisite geht, dann kann ich innere Einflüsse haben, soviel ich will, da ist der Chef dominant. Man wird versuchen, mit ihm zu argumentieren oder seinen eigenen Standpunkt durchzusetzen. Man kann natürlich auch Chefeinflüsse umgehen, aber das dauert dann manchmal eine Zeit. Der Chef geht nicht so oft, dann sind es eben die Oberärzte." „Chefs, die auf einem draufhocken und mehr das Handeln bestimmen und rigider sind." „Warum hat der Chef jetzt dem und dem die Stelle gegeben und und nicht mir?" „Es sind viele Oberärzte gegangen, der Chef ist überlastet, und uns fehlen im Augenblick die Ansprechpartner, es ist niemand mehr da, den man fragen kann, die Stimmung ist schlecht."

„Klinikoberärzte und Vorstände definieren für Untergebene das Machbare, z.B. welche zahnärztliche Therapie gemacht werden darf. Wegen der grundsätzlichen Kariesproblematik werden

Amalgame gemacht, das ist eine Restriktion, wenn der Assistent zum Wohle des Patienten eine andere Idee gehabt hätte (plastische Füllungen). Bessere Behandlungsmethoden und konservierende Zahnheilkunde gegen Zahnersatz dürfen nicht gemacht werden, weil die zu teuer sind und die Leute zum niedergelassenen Zahnarzt gehen sollen." „Wenn ein anderer Oberarzt Visite geht als gewohnt, dann ändern sich die Medikationen auch." „Ich glaube, daß das hierarchische Gefüge an der Klinik sehr stark ausgeprägt ist und daß es sehr viel dazu beiträgt, daß verschiedene Personen mit verschiedenen Kompetenzen an falschen Stellen sitzen."

„Wenn der Oberarzt der Meinung ist, die Patientin soll noch einmal operiert werden, und ich bin nicht dieser Meinung, dann machen wir das so, ich sage ‚okay'. Wenn das meine Patientin wäre, würde ich es anders machen, aber hier kann ich nichts ändern."

„Was heißt ‚relativ frei'? Das ist ein hierarchisches System, wo Rückkoppelungen eingebaut sind, wo der Chef Kontrollmechanismen hat. Diese sind nicht mehr in dem Umfang notwendig wie bei den Neuen, die hinzukommen und die man entsprechend schulen muß, je höher man hinaufkommt und je besser man die Leute kennt und je genauer man Bescheid weiß." „Ich habe als Oberarzt noch 15 % äußere Einflüsse, der Chef hat vielleicht nur mehr 1 bis 2%. Man könnte sagen, wieviel Professoren gibt es, wieviel Habilitierte gibt es, wieviel Oberärzte gibt es, wieviel Assistenten gibt es, wieviel Turnusärzte, und das ist die Pyramide, die das ganze bestimmt letztlich, verstehen Sie, was ich meine."

„Die hierarchische Struktur, die in Österreich sehr groß zum Tragen kommt im Gegensatz zu den angloamerikanischen Ländern, wo die Kliniken viel besser organisiert sind, die Machthierarchie und das Machtstreben kann einen sehr schädigen. Durch die Machtpolitik der oberen Leute kann man erheblichen Schaden leiden, weil das unvorhersehbar ist und man dann aber leiden muß."

Diplomschwester bzw. -pfleger zum Thema „Hierarchie, Vorgesetzte": „Dann wird es bei der Übernahme besprochen, wer was tut, wer wohin geht. Da wird miteinander besprochen, wie wir es machen. Es gibt natürlich manchmal irgendeine Anordnung von der Stationsschwester dazu, die muß man ja auch befolgen." „Die Hierarchie ist noch sehr groß, auch unter den Schwestern." „Wenn drei Leute das gleiche von mir wollen, dann wird halt die wichtigste Person zuerst genommen, das ist meistens der Chef." „Der Chef glaubt nicht, daß es richtig ist, mit todkranken Krebspatienten über das Sterben zu reden. Ich weiß auch nicht, ob ich es dann könnte, ob ich das richtig machen würde, wenn er das erlauben täte."

„Wir haben einmal in einer Gesprächsrunde über die Hierarchie gesprochen und wie stark die ist. Die Gesprächsleiterin war entsetzt, wie starr das System noch immer ist, nicht nur in Innsbruck, das ist überall so starr. Das erste, was wir in Wien in der Ausbildung gelernt haben, war die Hierarchie, also ein gewisser Kegel, von oben nach unten oder von unten nach oben, unten viele, oben einer – und so geht's."

„Mein persönlicher Weg ist schon generell der Stand der Krankenschwester. Die jeweilige Station selber, wie da die Führung ist. Wenn die Stationsschwester meint, dem Arzt muß alles nachgetragen werden, dann vermittelt sie das weiter, und dann geht das so weiter; wenn du als Jungschwester da hinkommst, dann siehst du es halt so."

„Bei den Ärzten sind sicher die äußeren Einflüsse höher, weil sie schauen müssen, was der Nächsthöhere tut, damit sie nicht hinausgehaut werden, also bei uns ist es so." „Da ist eine Schwester, die ist jetzt 2 Jahre hier und möchte schon gerne Stationsschwester werden. Ich weiß nicht, wie ich das ausdrücken soll, aber die ist eben oben, und wir sind irgendwie da unten."

„Zwischen Intensivschwestern und normalen Krankenschwestern ist meiner Meinung nach auch eine Hierarchie. Die Schwestern, die auf der Intensiv arbeiten, die meinen, finde ich, sie sind besser, weil sie mehr mit Geräten und lebensrettenden Maßnahmen zu tun haben. Ich hab davor woanders gearbeitet und weiß, wie es anderswo ist, und sehe es eigentlich nicht so."

Sanitätshilfsdienst zum Thema „Hierarchie, Vorgesetzte": „Ja, ich glaube nicht, ich habe zum Beispiel viele in meinem Freundeskreis, die nicht an der Klinik arbeiten, die oft sagen, also ich würd das nicht tun, jemandem so praktisch zu dienen, auf deutsch gesagt, wir sind halt einfach, ja … spielen einfach eine so unterlegene Rolle. Mir macht das nix aus, ich steh da einfach drüber, es is mir wurscht. Aber es gibt dann halt schon Leute, vor allem Röntgenassistentinnen, die da manchmal glaub ich schon zu kämpfen haben, glaub ich schon. Mir macht das nix."

„Wenn der Professor bei der Tür hereinkommt und sagt: ‚Jetzt schreiben wir', dann muß ich sofort den Computer einschalten und mich bereithalten." „Ja einmal, da ist der Lift nicht gleich gekommen, und da bin ich halt zwei oder drei Minuten später gekommen. Da hab ich einen Anschiß gekriegt, und ich hab zur Oberschwester gehen müssen, weil ich drei Minuten später gekommen bin. Das ist ein bißl krass. Und es hat sich dann aufgeklärt, daß der Hol- und Bringdienst eben den Lift blockiert hat, und ich bin mit dem Patienten unten gestanden. Das war nicht mein Fehler, aber das ist wirklich bis zur Oberschwester gegangen." „Aber da geht's einfach drunter und drüber in der Klinik, so von dem her gesehen, das ist ein Wahnsinn, da spürst irgendwie den Druck von den Doktoren auf die Schwestern, von den Schwestern dann auf dich und so weiter, also, obwohl jeder gleich ist, ist jeder ein Mensch so gesehen."

ÄrztIn zum Thema „ÄrztekollegInnen": „Es gibt Leute, die die Nase voll haben, lieber einen geregelten Job machen wollen und dafür mehr Zeit für sich selber und für die Familie haben." „Liebe zum Menschen, zum Fach, daß man helfen will. KollegInnen gehen sehr viel auf die Bedürfnisse und den Menschen selber ein." „Die Persönlichkeit der KollegInnen ist mir wichtig." „Der Konkurrenzkampf ist groß." „Ob man mit denen auskommt oder nicht, ob man einen ähnlichen Arbeitsstil hat oder nicht, ob man sich von denen übervorteilt fühlt in irgendwelchen Aufgaben auf der Station, das ist für mich wichtig."

„Es gibt andererseits eine große Menge KollegInnen, die es gut mit einem meinen, die interessiert daran sind, daß man was lernt, daß man selber gut wird." „Ein wesentlicher Faktor für den Anästhesisten ist die Person des operativen Partners, wenn man das im Idealfall so sagen kann. Das ist also nicht immer gegeben, daß das partnerschaftliche Dinge sind, sondern da gibt es auch ganz klare massivste Konfrontationssituationen. Das könnte eine zusätzliche Belastung sein, es gibt erhöhte Empfindlichkeiten von Person zu Person, und trotzdem muß man professionell im Interesse des Patienten zusammenarbeiten."

„Ich habe mir die Befunde, die auswärts erhoben worden sind, angeschaut, ich habe einen Plan entworfen, welche Untersuchungen noch zu machen sind und habe meine Mitarbeiter angestellt, die ganzen Termine für diese Untersuchungen zu planen. Ich habe gesagt, was wichtig ist und was man erst später machen kann."

Diplomschwester bzw. -pfleger zum Thema „KollegInnen": „Für mich ist das Arbeitsklima auf der Station und unter den Kollegen sehr wichtig. Wenn ich mich irgendwo wohlfühle, dann arbeite ich anders, wie wenn ich mich nicht wohl fühle." „Mit mir arbeitet noch eine Schwester, wir arbeiten zusammen, besprechen etwas miteinander, lachen, singen, streiten, je nachdem, was kommt."

Sanitätshilfsdienst zum Thema „KollegInnen“: „Also durch alle Einflüsse zusammen, das ist z.B., wenn man in der Frühe schon hereinkommt und überhaupt die ganze Stimmung, wie die Stimmung ist in der Ambulanz und wie die einzelnen Personen aufg'legt sind, weil oft kommt's vor, daß fünf Schwestern gleichzeitig grantig sind und zwei gut aufg'legt sind. Dann auch das Verhalten von den Patienten, es gibt Tage, wo sie grantig sind, und dann gibt's wieder Tage, wo alle eigentlich ganz passabel sind, das spielt sicher eine große Rolle.“

Diplomschwester bzw. -pfleger zum Thema „Team, Kollegialität“: „Die Kollegialität ist sehr wichtig auf der Station. Wenn ich etwas nicht alleine machen kann, dann muß eine andere kommen und mir helfen.“ „Wir haben wirklich eine gute Station, ein gutes Team. Das spielt eine große Rolle, wenn ich mich wohlfühlen kann hier.“ „Das Operationssaalteam läuft ganz gut. Es gibt immer wieder Sachen, die zwischen dem Team nicht passen, und immer wieder gibt es eine Person, die dicke Luft macht, ich glaub aber, daß das überall so ist.“

„Wenn wir Zeit haben, hocken wir zusammen und trinken Kaffee, haben wir nicht Zeit, gehen wir zum Arbeiten. Ist viel zu arbeiten, reagieren wir schneller, gibt es dicke Luft, reagieren wir ganz normal, wenn es geht, sind wir lustig. Das ist einfach ein Team.“ „Früher war ich manchmal fürchterlich nervös, das war die ganze Situation vom Personal, die machen einen oft auch schon ganz kaputt.“

„Am Anfang meint man, man ist alleine, und du mußt alles ändern und so. Aber mit der Zeit lernt man schon, sich da einzufinden.“ „Ich beichte nichts, ich rede nur über mich“ (– dies sagt die Schwester zu einer anderen, die das Interview unterbricht und anscheinend beunruhigt ist, daß interviewt wird –). „Früher, vor vier Jahren, war es ein Bombenteam, jetzt ist noch ein kläglicher Rest übriggeblieben, und es stimmt eigentlich nicht mehr so untereinander. Und es ändert sich, glaube ich auf allen Stationen sehr schnell, das hat sich rasend geändert. Und woran das liegt, weiß ich nicht.“

„Du weißt nicht, wie du das verarbeiten sollst und wann. Du mußt immer alles mit herumschleppen. Und wir haben jetzt eine Supervision, da sind wir eigentlich die ganze Gruppe, die Schwestern auch, zusammen, da können wir einiges bereden, können die ganzen Gefühle loslassen, das ist eine totale Erleichterung. Wenn du es bloß auf die Seite schiebst, dann holt es dich später ein.“

Sanitätshilfsdienst zum Thema „Team, Kollegialität“: „Wenn eine schlechte Stationsschwester ist, dann ist der Wärter der Koordinator, das kann ich dir sicher sagen. Weil wenn da, wenn da ein guter Wärter ist, der ein bißchen mitdenkt, dann hilft er der Stationsschwester gewaltig. Die ist vielleicht entweder organisatorisch nicht so gut drauf, oder die ist halt so überarbeitet, daß sie einfach nicht die Zeit hat, daß sie sich mit dem abgibt. Und wenn da, ich sage eben, wenn die Schwester und der Wärter gut abgestimmt sind, dann ist das ein Superteam. Dann braucht auch die Stationsschwester nicht mehr denken, das macht alles der Wärter.“

„Weil ich in dem Sinn wenige Kollegen habe. Ich bin da ziemlich allein an der Arbeit. Und von früher her … an Zusammenarbeiten kann ich höchstens zurückdenken, aber jetzt hab ich keine Kollegen.“

„Bei uns ist es so, daß wir erstens einmal ein recht gutes Betriebsklima haben. Ich war schon in mehreren Abteilungen in der Klinik, hab da einiges mitgemacht, und das ist jetzt wirklich die erste Abteilung, wo das halbwegs hinhaut, obwohl wir 8 Mädels sind. Und es ist eigentlich ein Miteinanderarbeiten und nicht ein Gegeneinanderarbeiten. Und das g'fallt mir irrsinng gut. Vor allem auch, daß wir nicht regelmäßige Dienstzeiten haben, also daß wir uns nicht immer sehen, wir haben viel frei, machen aber auch hintereinander viel Dienst, also man sieht sich nicht immer, so sind Reibereien eher ausg'schlossen. Wir haben eine irrsinnig liebe Chefin, die für uns immer ein offenes Ohr hat, das ist auch sehr wichtig, ja, und einfach die Arbeit mit vielen Patienten und Leut', das g'fallt mir.“

Diplomschwester bzw. -pfleger zum Thema „Personalmangel“: „Mein Operationssaal ist zugesperrt worden wegen Personalmangel, und es ist jetzt ein bißchen stressig und dicke Luft.“ „Zur momentanen Situation fällt mir als erstes ‚Chaos‘ ein. Irgendwie herrscht zur Zeit durch den ganzen Schwesternmangel ziemlich viel Chaos auf der Station, und das beeinflußt brutal viel die Arbeit.“

ÄrztIn zum Thema „Angehörige“: „Man versucht, anhand der Familienangehörigen die Vorgeschichte so genau wie möglich zu erfassen. Also genau fragt, z.B. bei Verkehrsunfällen, wie das passiert ist, nicht nur wann, sondern auch wie die Art und Richtung der Gewalteinwirkung war und wie die Initialphase war.“

„Die Eltern haben einen sehr großen Einfluß. Das ist überhaupt das Prinzip beim Kinderarzt in der Betreuung, daß er nicht nur das

Kind als Patienten hat, sondern daß er auch die Eltern immer dabei hat, Mutter oder Vater oder beide sogar." „Diese alte Patientin hat keine Verwandten. Ihr Mann ist seit längerer Zeit verstorben, ihre Kinder sind verzogen, sie wohnt alleine, manchmal schaut ein Nachbar vorbei, aber es gibt kein Pflegeheim, das sie aufnimmt."

Diplomschwester bzw. -pfleger zum Thema „Angehörige": „Die Angehörigen sind natürlich auch eine Belastung, die sind oft noch mehr eine Belastung als die Patienten. Sie schauen einen oft vorwurfsvoll an – vielleicht bildet man sich das auch nur selber ein – und sie fragen. Dann kann man ihnen erstens keine Auskunft geben als Schwester, weil wir das nicht dürfen, und zweitens möchten sie natürlich ganz genau wissen, wie das wird und ob er wieder gesund wird. Erstens kann das niemand sagen und zweitens, als Schwester darfst du schon überhaupt nicht. Aber bei uns klappt das ganz gut, da brauchen wir nur den Arzt holen, und der redet dann mit denen." „Angehörige sind meist die Eltern, die Mutter, der Vater."

„Sie (junge Patientin) hatte sehr große Schmerzen, und die Familie war weg, und ihr Freund war weg, und ich war da, und sie war so froh, daß ich da war, weil ich ihre Sprache sprechen konnte."

ÄrztIn zum Thema „Eigene Anstrengung, Fähigkeiten und Bemühungen": „Mein Pflichtgefühl und meine moralischen Vorstellungen sind wichtig." „Es macht schon sehr viel aus, wie man sich präsentiert, wie man sich interessiert für irgendwas, wie sehr man mitarbeitet, wie aktiv man ist in seinem Job." „Der Patient kommt ja mehrmals, da ist es wichtig, mir möglichst schnell die ganze Information wieder abzurufen, das Bild des Patienten gut parat zu haben. Das hängt jetzt von meiner persönlichen Fitneß, geistig und körperlich, ab." „Guter Hausverstand und konsequent arbeiten."

Diplomschwester bzw. -pfleger zum Thema „Eigene Anstrengung": „Wenn ich z.B. ein Sterbeseminar besucht habe, und ich komme wieder in die Arbeit und versuche, irgendetwas von dem umzusetzen. Das kommt natürlich nicht oft vor."

ÄrztIn zum Thema „Technik, Maschine": „Das Technische spielt auch eine wichtige Rolle. Es ist wichtig, daß man gute Geräte hat, die Technik spielt schon auch eine Rolle." „Oft ist es nicht notwendig, daß man mit dem Patienten spricht, weil nur die Maschine bedient werden muß und man dann die Bilder befundet." „Technische Geräte, ohne die kann man ja heute nicht mehr arbeiten."

Diplomschwester bzw. -pfleger zum Thema „Technik, Maschine": „Bis man die Maschine beherrscht, das geht relativ bald, aber bis man sich einfach sicher ist auf der Maschine, das dauert sicher eine Zeitlang." „Wir haben jetzt so Luftkissenbetten, das ist eine wesentliche Entlastung für uns, und die Patienten sind nicht mehr so decubitusgefährdet." „Viele PatientInnen bei uns hängen an der Beatmungsmaschine."

Sanitätshilfsdienst zum Thema „Technik, Maschine": „Computer. Ich habe ein bißl eine Beziehung zur Technik, die liegt mir irgendwie, also überhaupt der Computer, und ich habe die nötige Ausdauer." „Die Technik war für mich am Anfang am schwersten. Die Umstellung, bis man mit dem Gerät so halbwegs zurechtkommt, bis man sich auskennt, das ist schwierig gewesen."

ÄrztIn zum Thema „Unvorhersehbare Einflüsse": „Ich nehm jetzt an, unvorhersehbar sind wahrscheinlich Akutfälle auf der Station, postoperativ, daß jemand eine Thrombose bekommt, Lungenembolie oder Apoplex oder in diese Richtung gehend."

„Eigene Einflüsse des Patienten, wie z.B. seine Angst, die Tachykardien oder Stenokardien auslöst, werden für den Arzt zum unvorhersehbaren Einfluß." „Wenn ein Patient nach einer Operation überraschenderweise nachblutet." „Nichtangekündigter Unfallpatient, der plötzlich im Schockraum liegt vor einem." „Unvorhergesehene Einflüsse gibt es immer, weil praktisch ein Untersuchungsgang oder ein Plan mit den Eltern abgesprochen werden muß." „Und die sagen: ‚Nein, das tun wir nicht.' Das ist ein unvorhersehbarer Einfluß." „Unvorhersehbare Einflüsse sind insofern möglich, weil ich nicht weiß, was daherkommt. Man weiß nie, was daherkommt, es wird zwar angekündigt, man weiß aber nicht, was kommt, wie schwerverletzt, ob es ein Kind ist oder Erwachsener, etc."

„Unvorhersehbare Einflüsse kann man nicht ausschließen, weil es immer wieder einfach Zwischenfälle gibt, nicht nur geben kann, sondern gibt, die wirklich unvorhersehbar sind, daß man was völlig anderes vorfindet, wie man eigentlich erwartet hat. Aber die sind, insgesamt gesehen, wenig, selten." „Zufall spielt auch eine Rolle. Wenn einer einen schizophrenen Anfall auf der Station kriegt, mit dem man nicht gerechnet hat, dann ist das irgendwo Zufall, mit dem man dann auch zurecht kommen muß."

„Wenn ich z.B. Dienst habe, dann kann ich nicht vorhersagen, was an Unfällen hereinkommt, das ist alles zufällig." „Patientin, die in Zahnbehandlung kommt und an Hepatitis B erkrankt ist." „Unvorhersehbare Einflüsse, das ist sicher wichtig. Als Turnusarzt wird man da stark beeinflußt von unvorhergesehenen Ereignissen von Seiten des Patienten." „Unvorhersehbare Einflüsse wie Nebenwirkungen, Reaktionen während Behandlung."

Diplomschwester bzw. -pfleger zum Thema „Unvorhersehbare Einflüsse": „Daß plötzlich um halb 12 Uhr noch einer anruft von der Ambulanz und sagt, ja, wir hätten halt da eine Aufnahme, die eine Hüftluxation hat, ob wir nicht noch Platz hätten." „Wenn ich z.B. länger freihab, und ich komme, und es geht dem Patienten schlecht, wo ich weiß, daß es ihm vorher, wo ich noch gearbeitet habe, gut gegangen ist. Das ist natürlich meistens ein ziemlicher Schock."

„Bei unseren Patienten kann jederzeit ein Wechsel stattfinden aufgrund akuter Ereignisse. Das ist einfach unsere Station, wo von einer Minute auf die andere ein Patient zum Reanimieren ist oder wo es um Leben oder Tod geht." „Unvorhersehbar war, daß er aufgestanden ist, daß er herausgerannt ist. Er sollte unbedingt im Bett liegenbleiben nach der Operation, aber er hat gesagt, er hat so weh."

Sanitätshilfsdienst zum Thema „Unvorhersehbare Einflüsse": „Der kommt herein und meint, er hat heut zwei Operationen. Weil die zwei Operationen gleich bis elf Uhr fertig sind, kommt sicher eine dritte dazu, oder die zwei werden gestrichen, und man macht von mir aus eine Transplantation, weil das wichtiger ist. Man kann nie am Tag davor sagen, was jetzt g'macht wird. Und das ist natürlich durchschnittlich – bei uns is es hauptsächlich, daß keiner weiß, wann er heimkommt."

„Die unvorhersehbaren Einflüsse wären also gewesen, daß du erstens einmal nicht gewußt hast, wann der Patient kommt und wer kommt und wer er ist. Und dann war die Aufnahme voll, es war einfach viel los, und es war Nachtdienst und eine mordsmäßige Streßsituation."

ÄrztIn zum Thema „Tod": „Ich habe den Patienten bereits als Toten, als Sterbenden, kennengelernt, also wir haben ihn übernommen, da war es bereits klar, daß er sterben wird." „Dann ist die Patientin verstorben, und ich habe aufgeatmet, denn sie hatte es vorbei. Sagen wir das so, ganz brutal, weil was hat das Leben für sie noch bedeutet? Im Bett liegen und warten, bis die Spritze nachläßt, daß die Schmerzen wieder kommen, und eigentlich die letzten 2 Wochen die ganze Zeit nur mehr erbrechen."

Diplomschwester bzw. -pfleger zum Thema „Tod und Sterben": „Ich habe Nachtdienst gehabt, und da war ein junger Patient, der in meinen Armen gestorben ist. Bei uns passieren täglich Sterbefälle, wir sehen täglich Sterbenden zu, aber das ist mir geblieben, das war sehr einprägend für mich. Es war vorauszusehen, daß er stirbt. Die Mutter ist leider eine Stunde vorher gegangen, es war nicht vorauszusehen, daß es so schnell gehen wird. Dadurch war er alleine. Alleine mit mir, und er war nicht darauf vorbereitet, er hat wenig Einsicht gehabt. Er wollte noch die Matura machen und studieren, und dann ist er bei mir gestorben. Ich habe gewußt, daß er sterben wird, aber ich habe gehofft, daß es nicht bei mir ist, es ist aber dann doch bei mir gewesen. Es war sehr traurig. Die Ärzte haben ihn noch reanimiert, aber dann hat man aufgehört, weil man gesagt hat, das hat keinen Sinn. Man hätte ihn nicht mehr retten können. Ja, die Ärzte gehen dann, füllen die Zettel aus und gehen dann. Wir haben die Angehörigen geholt, die Mutter ist dann gekommen. Traurig, ja. Es ist bedrückend, eine traurige Nacht. Man denkt noch nach, hätte man noch etwas tun können, hätte die Mutter vielleicht mehr reden können, hätte er vielleicht noch Wünsche gehabt, hätten wir den Pfarrer früher holen sollen. Jetzt nicht den Pfarrer als Sinn des Sakramentes, sondern einfach als Stütze für das Leben oder Hilfe für das Sterben. Das bedrückt einen."

„Bei uns sterben viele Leute, das ist sicher oft bedrückend, daß man einfach hilflos ist, nichts machen kann, der Tod ist schneller. Es ist die Bestimmung, daß der Mensch stirbt. In der Situation ist man oft von Panik ergriffen, oder man will einfach weglaufen. Im Nachhinein ist man sicher kritisch mit sich selber."

„Ich habe 15 Jahre als Krankenschwester in meinem Land gearbeitet, bevor ich nach Österreich gekommen bin. Das erste Mal, daß mir passiert ist, daß jemand stirbt, war hier. Ich bin ein bißchen deprimiert gewesen, weil es noch ein junger Patient war. Er war schwerkrank und ist dann gestorben. Die Woche vor seinem Tod wollte er nicht mehr im Bett liegen, weil er Angst gehabt hat zu sterben. Und er wollte nicht alleinbleiben, wir mußten abwechselnd bei ihm sitzen die ganze Nacht und mit ihm ein bißchen sprechen und die Hand drücken. Er wollte mit seinem Sohn sprechen, er hat keinen besonderen Kontakt mehr zu ihm gehabt. Und er hat gewartet, bis der Sohn kommt. Er ist wirklich gekommen, und am Abend ist der Herr dann gestorben. Das war traurig."

Sanitätshilfsdienst zum Thema „Tod und Sterben": „Mich hat das sehr belastet, wenn da wieder einmal ein Patient weggestorben ist."

„Es gibt da auch Kinder, die beim Sterben sind. Mit denen unterhalte ich mich oft sehr lange, weil das sind meist solche Kinder, die bei uns Langzeitpatienten gewesen sind, die kenne ich schon sehr lange".

ÄrztIn zum Thema „Verwaltungs- und Organisationsarbeit": „Organisationsmöglichkeit der Klinik, Raum." „Narkosemöglichkeiten, Bettenmangel, überfüllte Betten, Aufnahmetermine." „Im Ambulanzbetrieb ist das Warten das Hauptproblem und das Vertrösten der Patienten." „Die Organisation funktioniert nicht und erzeugt Streß. Jetzt organisiert man selber und macht Fehler." „Zusätzliche Geräte organisieren." „Visitenvorbesprechung, Visitennachbesprechung." „Frusterlebnis, wo unser Sterilisator kontaminiert war, und jeder von uns gedacht hat, er arbeite zu schlampig, er arbeite nicht gut, aber dann war es der Sterilisator. Technische Probleme und organisatorische Notwendigkeiten, das ist ein Kapitel, das ich bis daher satt habe. Daß man sich pausenlos rechtfertigen muß, wofür ich etwas beantrage und warum ich irgendetwas tue, da ist unser Verwaltungsapparat nicht gerade besonders menschenfreundlich. Wir haben nicht einmal ein ordentliches Lasergerät." „Bauliche Unannehmlichkeiten im Augenblick." „Es ist störend, daß man sich tagelang mit einem Patienten plagt, sich bemüht und viel persönlichen Einsatz investiert und von der anderen Seite viel Geld investiert, und dann muß der Patient letztendlich zu früh verlegt werden, für den Patienten zu früh. Und man sieht dann den Menschen dahinter."

„Zum Organisatorischen gehört natürlich dazu, was von den Ärzten immer als hemmend angesehen wird und mit der ärztlichen Tätigkeit überhaupt nichts zu tun hat, daß man sich niedersetzen muß, wenn ein Patient kommt, und man Untersuchungen benötigt und minutiös auf einzelne Zettel aufschreiben muß, was man jetzt da will, und alle möglichen Kleber zusammensuchen muß und das, wo halt die Patientendaten und irgendwelche Stammdaten oben stehen, herumkleben muß und immer dazuschauen muß, daß zu den bestimmten Untersuchungen das richtige Zettelwerk dabei ist."

„Wir haben oft schwerkranke junge Patienten, die Kinder haben, wo einfach die Problematik rundherum vom Finanziellen her, vom Familie Versorgen, viel größer ist als unter Umständen auf anderen Stationen."

„Es kann sein, daß man Termine nicht rechtzeitig organisieren kann, obwohl man sich bemühen möchte, daß ein Kind schneller operiert wird. Es geht aber nicht immer, es kann z.B. gerade ein Platz auf der Intensivstation fehlen, oder die Herzchirurgen bekommen hintereinander Notfälle herein, das kann etwas dauern, bis dann das endlich klappt. Aber das geht an uns auch nicht so ohne weiteres vorbei."

„Wenn Patienten aufgenommen werden, da gibt es gewisse organisatorische Schienen, die da laufen, vorgegebene Richtlinien, die vom Haus vorgegeben sind." „Räumlichkeiten spielen eine Rolle, vor allem, wenn man wie bei uns sehr viel unter Tag lebt, was schon oft etwas bedrückend ist so vom Tageslicht her." „Weil das ist ein Problem, wenn das normale Routineprogramm läuft und der Notfall am Vormittag kommt, dann ist es nicht leicht, gleich einen Operationssaal zur Verfügung zu haben oder ein Operationssaalteam." „Bürokratischer Aufwand." „Kosten."

Diplomschwester bzw. -pfleger zum Thema „Verwaltungs- und Organisationsarbeit": „Die Organisation auf den Stationen, die ganze Klinikorganisation fehlt, es funktioniert nicht richtig. Wenn sie uns kurz vor Dienstschluß noch Patienten bringen zur Untersuchung oder wenn kein Wärter da ist, der uns helfen kann. Wenn z.B. ein Arm nicht ganz richtig funktioniert, dann leidet der ganze Verstand, der ganze Körper, dann leidet alles, die ganze Kette."

„Es wurde dort auf Computer umgestellt, aber wir bekommen jetzt keine Informationen mehr, weil wir an keinen Terminal und Computer angeschlossen sind, und so hängen wir eben irrsinnig in der Luft. Ich fände es dringend notwendig, daß wir einfach mitangeschlossen wären, denn so ist es oft einmal zermürbend."

„Ich habe diese Woche eben Organisationsdienst und bin weniger mit den Patienten beisammen. Ich hab eigentlich mehr mit den Ärzten zu tun, mehr dieses Managen." „Ja, eben, konkrete Situation ... ja, das sind immer die gleichen Situationen! Daß wir irgendetwas bräuchten, was eigentlich zur Grundausstattung gehörte, verstehst du mich? Wo du eben zu tun hast, tagelang, wochenlang, daß du des kriegst! Da ist ständig so eine Situation."

ÄrztIn zum Thema „Leistungsdruck“: „Anzahl der (Zahn)füllungen, die zu machen sind.“ „Die Klinik vermittelt, daß Überstunden und Druck zur Verantwortung für den Patienten gehören, daß Nachtdienste machen zum Ethischen gehört und sich beides für den Arzt gehört.“ „Man ist dauernd für den Patienten da und will ihm helfen.“ „Gebietskrankenkasse bezahlt für eine Behandlungseinheit nur 15 Minuten Leistung.“ „Früher war ein Idealismus da, jetzt ist die Familie wichtiger.“ „Zeitfaktor, zeitliche Beschränkung.“ „Ich muß so schnell wie möglich arbeiten.“ „Wir haben viel zuwenig Zeit, um mit dem Patienten zu reden. Man kann ihn nicht kennenlernen und vergißt immer wieder die ganzen Hintergründe.“

Diplomschwester bzw. -pfleger zum Thema „Leistungsdruck“: „Wenn es Patienten zwischendurch schlecht geht, dann kann man ganz nett ins Strudeln kommen, dann ist man schon unter Druck. Dann ist auch wenig Zeit, um mit den Patienten zu reden oder die Patienten irgendwie zu beraten oder zu unterstützen.“

ÄrztIn zum Thema „Eigene Überlegungen und Entscheidungen“: „Denken, da ist einer, der kann es besser, der soll das machen, der ist dann mehr gestreßt.“ „Therapie mit Therapieschemata, Kontrolle der Medikamententherapie, Umstellung.“ „Meine Überzeugung, Behandlungsabbruch, objektive Parameter.“

„Ich habe Medizin zu studieren begonnen zu einem Zeitpunkt, wo meiner Meinung nach der Mensch noch nicht imstande ist, zu entscheiden, was er wirklich für Fähigkeiten besitzt. Ich habe mehr manuelle Fähigkeiten. Ich würde mich heute nicht mehr dazu entscheiden, Medizin zu studieren, ich würde sicher ganz etwas anderes machen, wo ich meine Fähigkeiten besser einsetzen könnte.“

„Mir ist wichtig, daß sich zumindest eine Zeit die Lebensqualität der Patientin verbessert hat, eine Zeitspanne ist besser als überhaupt nicht.“

„Es ist immer schwierig, wenn einer an der Grenze ist und man aufgrund eines Computertomographiebefundes sieht, der wird sich sicher nicht mehr erholen, ob man dann noch alles versuchen sollte bis ins letzte, um ihn am Leben zu erhalten, obwohl es fraglich ist mit seiner Lebensqualität, wenn er dann vielleicht mit einem apallischen Syndrom dasitzt. Besonders bei älteren Leuten neigt man dazu zu sagen, bringt das für ihr Leben noch so viel, wenn die dann im Heim daliegen und sich gar nicht mehr rühren können, oder man neigt dazu zu sagen, es gibt immer wieder gute Ausgänge." „Soll ich jetzt diesem Patienten diese sehr unangenehme Therapie – Chemotherapie – wirklich antun, wobei ich doch weiß, daß ich die Krebskrankheit auch mit dieser schlimmen Therapie nicht heilen kann. Ich nehme an, daß ihm diese sehr unangenehme Therapie das Leben irgendwie erleichtert, aber das weiß ich ja nie konkret, das liest man in Studien oder in Büchern. Aber konkret die Erfahrung hat man nicht, wenn man das nicht macht. Vielleicht geht es ihm dann auch nicht so schlecht. In diesem Konflikt muß man dann entscheiden, soll man jetzt dem Patienten das antun, tun wir ihm was Gutes dabei, oder wäre es für ihn vielleicht sogar noch ohne Therapie angenehmer?" „Wir haben alle Betten belegt und bräuchten noch mindestens ein bis zwei Plätze, wir brauchen dringend einen Platz und haben eigentlich niemanden, den wir verlegen können. Der nächste Schwerverletzte ist schon reingekommen, und jetzt müssen wir entscheiden, wen wir verlegen, was wir tun. Das ist jetzt eine gemeinsame Diskussion mit dem Oberarzt. Auch das Pflegepersonal redet mit, wir werden alle in den Entscheidungsprozeß bis zu einer gewissen Grenze miteingebunden."

„Während der Operation denkt man nicht zuviel nach, weil man einfach beschäftigt ist mit dem, weil man einfach so viel zu tun hat, daß der Patient nicht verblutet z.B., daß man einfach arbeitet und arbeitet und arbeitet. Aber im Nachhinein kommen diese Gedanken, wie würde ich mich an Stelle des Patienten verhalten? Würde ich mir in diesem Gesundheitszustand nach dem schweren Unfall wünschen, daß nichts mehr gemacht wird, oder würde ich mir da eher wünschen, daß alles gemacht wird, was gehen kann medizinisch? Ich glaube, daß sich fast jeder da diese Gedanken macht." „Ich habe da einen anderen Maßstab, ich gönne mir den Luxus, mich lieber um Patienten zu kümmern und viel auf der Station zu sein, obwohl mir das keine Publikationspunkte und solche Dinge bringt." „Das Feedback zu seinen Entscheidungen bekommt man bei uns relativ rasch, die Fragen bekommt man bei der Besprechung am selben oder am nächsten Tag gestellt, wenn man den Patienten vorstellt und wenn die anderen das sehen, dann heißt es vom Chef oder seinem Stellvertreter oder den Dozenten, was hast du da gemacht, warum hast du das gemacht, wieso ist das so gewesen, und das bekommt man bei jedem Patienten, den man operiert, und dadurch überlegt man sich seine Entscheidungen dann auch schon frühzeitig, denn die unterliegen schon einer recht straffen Kontrolle."

Diplomschwestern bzw. -pfleger zum Thema „Eigene Entscheidungen": „Infusionstherapie selber herrichten und anhängen einschließlich der Antibiotika, Thoraxröntgen selber ausschreiben." „Wenn niemand anderer da ist, und es ist nur eine junge Ärztin da, die sich einfach noch nicht so auskennt, ich glaube, das ist ein Problem der Organisation, und ich habe jetzt akut ein Problem bei einem Patienten, und sie hat sich nicht so zu helfen gewußt und nicht gewußt, wie handeln, dann habe ich einfach für mich gehandelt, und das muß ich sagen, das ist halt für mich nicht fein, wenn ich selbst entscheiden muß und tun muß, was nicht meine Aufgabe ist."

Diplomschwestern bzw. -pfleger zum Thema „Eigene Gesundheit": „Daß ich heute und gestern Grippe habe, daß ich krank bin, das interessiert niemanden, das ist meine Schuld, daß ich nicht zum Arzt gehe. Stimmungen oder Sorgen, die ich zu Hause habe, die muß man vor der Tür lassen, das interessiert den Patienten nicht, was ich habe."

„Ich habe eine schwere Patientin lange halten müssen, und da habe ich an der Hals- und Brustwirbelsäule vier Monate schwere Probleme gehabt, ich mußte Spritzen bekommen und war krank. Das war meine Schuld, das Heben war zuviel für mich."

„Wir haben eine Schwester, die ist ziemlich viel krank, und über die wird viel geschimpft. Ich weiß ja, wenn ich krank bin, werden sie auch schimpfen und sagen, was hat die denn schon wieder. Aber wenn jemand krank ist, dann ist er krank und kann nicht arbeiten gehen."

Sanitätshilfsdienst zum Thema „Eigene Gesundheit": „Es ist halt so, abends ist es halt so, meine Füße sind total kaputt, ich bin ermüdet und erschöpft – und das ist sicher sozusagen auf die Dauer ein Signal für die Gesundheit. Ist meine Meinung ..." „Ja, die Erfahrungen oder die Erscheinungen sind halt wirklich so, daß der Mensch halt sozusagen auch – die Füße tun mir weh und auch vielleicht oft Kopfschmerzen – es ist die Erschöpfung sozusagen nahe, kann man sagen. Man geht halt gerne heim und tut sich brausen, und man geht sofort ins Bett. Daß man den nächsten Tag wieder zu brauchen ist."

Beispiele zur interaktionistischen Form des Kontrollbewußtseins

ÄrztIn zum Thema „Befunde, Laborbefunde“: „Bei Untersuchungsprogrammen da muß man schauen, was dem Patienten zumutbar ist. Krankheitsbilder.“ „Wir sehen auch immer wieder, daß Hormonwerte in Labors bestimmt werden, die Routineuntersuchungen machen, ohne den Patienten je gesehen zu haben. Denen wird nur das Blut zugeschickt, und das Labor hat nie ein Feedback dazu, ob das, was sie dann ausgeben, auch wirklich ein richtiger Befund ist, ein plausibler Befund. Die Patienten kommen dann möglicherweise schon als schwerkrank abgestempelt zu uns.“ „Fehlbefunde und Fehlinterpretationen kommen vor.“ „Wir erleben eine Überdiagnostik und überinterpretierte Vordiagnosen.“

Diplomschwester bzw. -pfleger zum Thema „Befunde, Untersuchung“: „Ich unterhalte mich dann mit den Patienten, vor allem vor der ganzen Untersuchung haben sie oft so einen Druck. Und das Reden tut die Leute ein bißchen aufmuntern.“

ÄrztIn zum Thema „Streß“: „Viel stressiger als die Akutversorgung eines polytraumatisierten Notfallpatienten nach einem Verkehrsunfall ist die Triagesituation. Das ist ein viel größerer Streß, daß man Patienten, die eigentlich noch wackelig sind, an allgemeine Stationen transferieren muß, um einen frischschwerverletzten Patienten hereinnehmen zu können.“

„Dinge, die wirklich stressen, denn was die Routine angeht, das haben wir gelernt, und da sind wir gewohnt, damit zu leben, das sind Dinge, die noch von außerhalb hereinkommen und wo Druck ausgeübt wird, z.B. politischer Druck, einen Raum noch zu öffnen, obwohl wir gar nicht genügend Personal haben dafür. Aber das ist der Verwaltung völlig gleichgültig.“

ÄrztIn zum Thema „Notfallaufnahme“: „Je dramatischer, desto mehr Geräte und desto weniger Kommunikation mit dem Patienten.“ „Ein junger Patient ist in den Schockraum gekommen, schon in der Reanimation, er war bewußtlos, praktisch schon weg, intubiert, es war ziemlich stressig. Er ist vom Notarzthubschrauber gebracht worden. Wir haben über eine halbe Stunde reanimiert.“

ÄrztIn zum Thema „Hierarchie“: „Es besteht ein gewisser Kontrollzwang, der von dem Stand abhängig ist, den man hat. Ob man

Turnusarzt ist, Assistent, Oberarzt usw., dementsprechend ist man in eine Rolle gedrängt. Auch wenn man es selber wüßte oder vielleicht sogar besser wüßte als der Assistent und der Oberarzt, durch die Position ist man zur Kontrolle gezwungen."

Diplomschwester bzw. -pfleger zum Thema „Hierarchie, Vorgesetzte": „Unser Chef hat einfach seine eigenen Methoden, mit den Patienten umzugehen, und er informiert uns nur zum Teil, was er mit der Patientin besprochen hat. Wir müssen das dann immer wieder von der Patientin rausholen, jetzt speziell über Diagnose Krebs, was er der Patientin gesagt hat, was er nicht gesagt hat, und wir sind immer sehr in einer Zwickmühle. Ich muß dann zur Patientin hingehen und fragen: ‚Was haben Sie jetzt mit dem Professor besprochen?' Oder wir müssen dann den Assistenten fragen, was mit der Patientin besprochen wurde. Der Chef sagt einfach, das ist seine Angelegenheit. Und wenn da so eine Diskrepanz ist, daß von der Seite des Chefs kommt: ‚Sie werden wieder gesund', und ich weiß, die lebt nur noch 14 Tage, dann bin ich natürlich ohnmächtig. Das ist ganz klar." „Die Oberin hat gesagt, das geht so nicht. Da habe ich gefragt, wieso geht das nicht? Und dann hab ich mit Verstand gesagt, daß das zusammengeht, der Diensttausch, und ich bekomme die Freizeit, die ich brauche."

Sanitätshilfsdienst zum Thema „Hierarchie, Vorgesetzte": „Einfach sich arrangieren, immer wieder arrangieren. Aber einer hat es mir auch einmal beinhart g'sagt, weil ich eine Auseinandersetzung gehabt hab, eben mit einem Arzt, es ist um einen Patienten gegangen, und ich hab das dann einfach nimmer eing'sehen, und dann hat er gesagt: ‚Und eines sage ich dir, am längeren Ast sitze immer noch ich!' Und so ist's auch. Und letzten Endes hat er das Sagen, also das hat er mir durch den Gang nachgeschrien." „Jetzt natürlich herrscht bei uns eine Situation, daß einfach viele Herren sind, die viel anschaffen können, das ist der große Fehler, es sollte eigentlich ein Herr sein, der anschafft, aber das gibt es bei uns nicht, also können viele Herren anschaffen, und da gibt es dann eine Hierarchie, es ist ja ganz klar, daß der Herr Dozent oder der Herr Oberarzt, ... Unterarzt, und dann ist halt die Problematik auch, daß der Stärkere mehr erreichen wird. Das ist so ein bißl das ganz große Problem bei uns. Jetzt also ist man versucht oder bin ich wieder versucht, gewisse Sachen zu organisieren, das gelingt mir auch immer ganz gut."

ÄrztIn zum Thema „ÄrztekollegInnen": „Der Patient ist von den KollegInnen von einem anderen Krankenhaus zu uns geschickt worden." „Der Internist, der die internistische Kontraindikation zum Hüftprothesenwechsel ausschließen muß, der Hausarzt, der die Patienten betreut und zugewiesen hat, der HNO-Arzt (Hals-Nasen-Ohren-Arzt), die haben auch Fragen an den Patienten gehabt, ebenso der Gefäßchirurg oder der Neurochirurg. Es ist dann nicht leicht gewesen, die ganzen Informationen zusammenzufassen."

Diplomschwester bzw. -pfleger zum Thema „KollegInnen": „Ich bin mehr mit meinen Arbeitskollegen zusammen als mit meiner Familie. Für mich ist da wichtig, daß wir uns verstehen, daß wir miteinander reden können, wenn wir wollen, daß wir wie eine Familie sind."

Diplomschwester bzw. -pfleger zum Thema „Team, Kollegialität": „Ich bin Ausländerin, aber auf der Station gibt es da keine Probleme. Die Stationsschwester, die anderen Schwestern helfen mir, der Pfleger auch. Wenn ich sage: ‚Ja wie heißt das auf Deutsch, kannst du mir das erklären?', dann erklären sie mir alles." „Es kommt auf das Team an, wie die Teamsituation ist. Ich muß sagen, bei uns auf Station, da haben wir eigentlich ein gutes Team, viele junge Schwestern, und da wird zusammengearbeitet. Da weiß man, der tut das, darauf kann ich mich verlassen. Das ganze Team arbeitet gut zusammen, und da weiß die eine Hand, was die andere tut."

ÄrztIn zum Thema „Angehörige": „Man muß dann als Verantwortlicher mit den Eltern sprechen, die oft gar nicht wissen, daß ihr Sohn tödlich verunglückt ist. Und das ist am Telefon oft sehr schwierig. Herkommen wollen sie dann meistens nicht, und für die bricht dann natürlich eine Welt zusammen. Das ist sehr brutal, wenn man mit wenigen Worten den Eltern das sagen muß. Am Telefon kann man nicht persönlich sprechen, und dann fragen sie, mußte das sein, und was hat er denn, und es ist dann sehr schwierig. Da hab ich immer ein schlechtes Gefühl."

„Es gibt Angehörige, zu denen man überhaupt keinen Zugang findet, dann gibt es Angehörige, deren Schmerz man versteht, die dann aber nur anfangen zu reden, das ist ein so guter Mensch, und es gibt so viele schlechte Menschen, und warum muß es gerade den guten Menschen erwischen. Und dann gibt es Angehörige, wo ich sehr gute Gespräche mit sehr gutem Kontakt führen kann,

Angehörige, die sich mit so viel Liebe und Zärtlichkeit von ihrem Vater und Ehemann verabschiedeten als er starb. Und es gibt Angehörige, die suchen überhaupt kein Gespräch, sondern kommen gar nicht her. Und dann hat man Angehörige, mit denen man sehr viel redet, also bei Schwerkranken, einfach weil die ständig ein Gespräch suchen und wo man einfach das Gefühl hat, man kann ihnen etwas mitgeben."

Diplomschwester bzw. -pfleger zum Thema „Angehörige": „Normalerweise sind die Angehörigen, wenn man anruft, besorgt oder erschreckt, oder sie wissen nicht, was los ist."

ÄrztIn zum Thema „Eigene Anstrengung, Fähigkeiten und Bemühungen": „Das kann sehr viel bewirken." „Konzentration, Selbstdisziplin." „Eigene Meinung, eigene moralische Instanz." „Viele Anlagen, z.B. Kombinationsfähigkeit, Entscheidungen treffen können und Verantwortung tragen, sind nicht beeinflußbar." „Anlagen." „Wissen des Arztes."

ÄrztIn zum Thema „Technik, Maschine": „Technisch häng ich absolut von Monitoren ab."

Diplomschwester bzw. -pfleger zum Thema „Technik, Maschine": „Maschinerie der Untersuchungen, Maschinerie des Krankenhauses." „Wir haben so viele Geräte im Operationssaal, elektronische und mit Fernbedienung, ich sage manchmal, wir sind Elektroniker. Das ist in der modernen Medizin wichtig, und man muß die Geräte kennen."

Sanitätshilfsdienst zum Thema „Technik, Maschine": „Also technisch bin ich an und für sich mehr versiert als manche Diplomierte, weil ich einfach das mit den Geräten mehr mach, weil männliche Sanitätshilfsdienste werden bei uns halt in der Beziehung scheinbar bevorzugt, die machen mehr mit Geräten, das ist vielleicht schon von vornherein so gewesen."

ÄrztIn zum Thema „Unvorhersehbare Einflüsse": „Ich hatte heute im Operationssaal plötzlich jemanden als Patient, den ich sehr gut kenne. Ich hab nicht gewußt, daß mir der heute in der Weise präsentiert wird. Als Anästhesist arbeite ich prinzipiell in verschiedenen Operationssälen." „Unvorhersehbar sind die Einflüsse, die von außen oder von innen kommen."

Diplomschwester bzw. -pfleger zum Thema „Unvorhersehbare Einflüsse": „Unvorhersehbar ist, sagen wir, manche Patienten sind sehr nett oder äußern sich, die loben einen, man erlebt oft recht schöne Sachen oder umgekehrt, sind oft Patienten natürlich auch sehr negativ eingestellt, und da muß man sich oft Sachen anhören, die wirklich ungerecht sind und die einen aus der Fassung bringen." „Ambulanzbetrieb, unvorhergesehene Patienten, etc."

Sanitätshilfsdienst zum Thema „Unvorhersehbare Einflüsse": „Was oft nicht angenehm ist, aber wirklich ..., das sind dann die äußeren Einflüsse, wie du sagst, daß man einen Patienten für den Termin herbestellt hat, dann ist natürlich oft was Unvorhergesehenes gekommen, z.B. der behandelnde Arzt hat akut zu einem Notfall auf der Station müssen. Jetzt hat man versuchen müssen, den Patienten zu vertrösten, daß es ein, zwei Stunden länger dauert. Der ist natürlich nicht erfreut, aber man muß es halt dann richtig formulieren, und dann gelingt's einem schon. Das paßt einem halt dann oft nicht, aber man muß halt mit dem auch fertigwerden und das dem Patienten erklären können, warum das so ist. Und es hat eigentlich jeder Verständnis."

ÄrztIn zum Thema „Verwaltungs- und Organisationsarbeit": „Bettenprobleme, Verlegung eines Patienten zur Nachbetreuung in ein Bezirkskrankenhaus." „Keine geeignete Lokalität, um mit Patienten in Ruhe zu sprechen."

„Was vom Betriebsablauf in welcher Zeit machbar ist, d.h. man braucht für viele Dinge, die man tut, Termine in verschiedenen anderen Institutionen und Abteilungen. Das ganze muß man versuchen zu koordinieren, zu schauen, daß man es in einem möglichst kurzen Zeitraum unterbringt, um die Leute nicht zu lang im Spital zu halten. Und bei den schwerkranken Patienten, muß man auf längere Zeiträume planen (Untersuchungen), um den Patienten zwischendurch wieder Zeit zu geben, sich zu erholen oder zwischendurch Behandlungen wirken zu lassen."

„Anästhesieorganisation, Management eines Notfallpatienten im Schockraum. Dann war zu organisieren, ob der Patient von der medizinischen Ambulanz in die chirurgische Ambulanz oder in den Schockraum der Unfallambulanz kommt. Weil zu diesem Zeitpunkt keine Schwester im Schockraum war und der Schockraum somit kurzzeitig nicht verfügbar war, organisierte ich eine Schwester."

Diplomschwester bzw. -pfleger zum Thema „Verwaltungs- und Organisationsarbeit“: „Bei uns auf der Station geht es doch rein um pflegerische, medizinische Ge- und Verbrauchsmittel, und es ist relativ schwer, daß sie unseren Erfordernissen und Bedürfnissen, die wir da haben, vom Verständnis her nicht so gut begegnen können. Die Verwaltungsleute sind da drüben rein kaufmännisch gebildet und geschult, haben den Druck, von den Produkten lieber das Billige zu nehmen und nicht das, was vielleicht im Moment adäquat ist und für den Patienten dringend und notwendig und akzeptieren uns nicht, wo wir mit 10- und 20jähriger Erfahrung und Pflegeerfahrung dasitzen.“

Sanitätshilfsdienst zum Thema „Tod und Sterben“: „Wenn man so etwas sieht, daß man dem Patienten wirklich hilft, der eigentlich dem Tod geweiht ist, der Patient, dann hat man natürlich, wenn man ein bißl mitgeht, schon eine Freud'.“

ÄrztIn zum Thema „Leistungsdruck“: „Viele PatientInnen.“ „Wir haben wenig Zeit, nur 2–3 Minuten, uns mit den Patienten auseinanderzusetzen.“ „Zeit – bei einem Zwischenfall ist mir die Zeit wurscht.“ „Der Zeitdruck spielt eine Rolle, wenn man Dienst hat und ein Patient nach dem anderen hereinrauscht, und man weiß, man muß die irgendwie bewältigen in einer gewissen Zeit.“

ÄrztIn zum Thema „Eigene Überlegungen und Entscheidungen“: „Entscheidung: stationär, Entlassung, Transferierung des ambulanten Patienten.“ „Nutzen-Schadensüberlegungen von Medikamenten.“ „In der Arbeitsroutine menschlich sein oder wie Roboter sein. Abfangen oder Abwehren.“ „Ich bin ins kalte Wasser geschmissen worden. Was mich extrem beeinflußt, ist der Gedanke, kann ich das so gut machen, daß ich es optimal mache, oder könnte es wer besser machen?“

„Wird es den Patienten nicht entstellen, wenn ich den Tumor großzügig herausschneide? Das ist so eine Interferenz, wie sieht der Patient das, wie sehe ich das, was muß ich tun, was kann ich Optimales für ihn tun, das ist ein Ineinanderspiel, das kann ich nicht abgrenzen.“ „Mitspracherecht des Patienten bei Entscheidungen des Arztes.“

„Wir haben den jungen Patienten über eine halbe Stunde reanimiert, die Blutwerte waren schon sehr schlecht, d.h. das Kalium war sehr hoch, und dann ist es immer die Frage, die Schwierigkeit – macht man jetzt noch weiter, oder richten wir nichts mehr aus.

Wenn man sieht, es geht wirklich nichts mehr, und wir die Behandlung abbrechen, dann ist das schon relativ erschütternd, es ist dann nachher immer eine frustrierende, erschütternde Stimmung." „Entscheidungen sind bei uns täglich im Dienst zu treffen. Dadurch, daß wir am Gehirn und am Schädel operieren, ist immer die Frage, macht man das, macht man nichts mehr, muß man oder kann man operieren. Die Lebensumstände erfährt man oft erst nachher, und auf die Operationsentscheidung hat das keinen Einfluß, weil da ist der Patient und wie es ihm geht, was er für einen Befund hat, im Computertomogramm z.B. und was man durch eine Operation erreichen kann."

Sanitätshilfsdienst zum Thema „Eigene Überlegungen und Entscheidungen": „Allgemein muß ich selber dann wissen, z. B. wenn ich jetzt viele auswärtige Patienten habe, wen ich jetzt als ersten hole, ich meine, dem es schlecht geht, den werde ich sicherlich als erstes holen, und der Gesunde wird sicher ein bißl warten müssen, keine Frage, also das stimmt schon, du mußt selber irgendwie dann denken, was jetzt besser wäre für die Patienten, das ist auch stark bei uns auf der Station, du mußt viel mit den Patienten auch wieder mitfühlen."

Diplomschwester bzw. -pfleger zum Thema „Eigene Gesundheit": „Man spürt auch schon wieder, daß er (der stationsführende Oberarzt) auf Schwestern Rücksicht nimmt und einfach wieder sagt, wie z.B. heuer im Herbst, wo wir viele Krankenstände gehabt haben, was können wir noch aufnehmen zur Operation, und wir haben uns das wirklich immer wieder jeden Tag fürs Neue ausgemacht. Das war dann ein Miteinander, wo die Schwestern immer voll integriert sind."

1.4 Analyse der Beispiele, die signifikant vom Kontrollbewußtsein und der Schicht abhängen

In welcher Art und Weise die Objektivierung eines Befundes nicht nur die PatientInnenbeziehung, sondern auch die Beziehung unter den KollegInnen prägt, zeigt die militärische Ausdrucksweise des Arztes mit *internaler Form des Kontrollbewußtseins*. Dieser behandelt die PatientInnen auch als unmündige Wesen, die den Arzt zu verstehen haben und nicht umgekehrt. Die Bedeutung irrationaler Einflüsse wird in deren Unplanmäßigkeit gesehen, und sie stören das rationale Kalkül.

In den PatientInnengesprächen der *ÄrztInnen mit deterministisch-additiver Form des Kontrollbewußtseins* zum Thema *„Befunde"* geht es nicht um den Situationskreis, sondern um den „Indikationskreis" medizinisch-positivistischer Signifikate, in deren Dienst auch die Technik der Maschinen gestellt wird. Als Streßursachen beschreiben die ÄrztInnen mit deterministisch-additiver Form des Kontrollbewußtseins den Habilitationsdruck, dysfunktionale Arbeitsorganisationsformen, den Zeitdruck und die antipathisch erlebten BerufskollegInnen. Die Streßfolge ist die Vernachlässigung der PatientInnen.

„Eigene Entscheidungen" betreffen zunächst bei den ÄrztInnen mit deterministisch-additiver Form des Kontrollbewußtseins Operationsindikationen und -verläufe, die zunächst anhand des Krankheitsverlaufes interpretiert und von den vorgesetzten ÄrztInnen realitätskontrolliert werden. Dann werden unter diesem Thema jedoch auch die sehr persönlichen Überlegungen bzgl. der verordneten Therapien in ihrer Bedeutung für die Lebensqualität der PatientInnen angegeben und die Frage zur Rechtfertigung des Behandlungsabbruches überlegt. Dabei fällt auf, daß diese Überlegungen und Fragen nur äußerst selten innerhalb des ÄrztInnenteams und mit Einbeziehung des Pflegepersonals durchbesprochen oder entschieden werden. Meist handelt es sich dabei um einsame Entscheidungen der ÄrztInnen, die ihr Gewissen belasten. Sie können sich aber mit niemandem darüber austauschen. Es kommt auch vor, daß eine Diplomschwester oder ein Diplompfleger eine medizinische Entscheidung alleine fällt, da kein erfahrener Arzt erreichbar ist.

Die *Diplomschwestern und -pfleger mit deterministisch-additiver Form des Kontrollbewußtseins* beschreiben Streß als Zeitdruck im Organisationsablauf. Dieser wird an die PatientInnen weitergegeben. Streßursache ist vor allem der Personalmangel, als Streßfolge geht man kaputt nach Hause. Zeitdruck und Personalmangel sind auch die Streßursachen für die Sanitätshilfsdienste mit deterministisch-additiver Form des Kontrollbewußtseins, die Streßfolgen sind dieselben wie bei den Diplomschwestern und -pflegern. Es ist für Diplomschwestern und -pfleger mit deterministisch-additiver Form des Kontrollbewußtseins schwer, selber krank zu sein, und nicht leicht möglich, dafür von den KollegInnen Verständnis zu erhalten. Auf die eigene körperliche Belastung und Inanspruchnahme durch die Arbeit weisen auch die Sanitätshilfsdienste mit deterministisch-additiver Form des Kontrollbewußtseins hin.

Die Beispiele der *ÄrztInnen mit deterministisch-additiver Form des Kontrollbewußtseins* zum Thema *„Hierarchie"* verdeutlichen klar die Bedeutung der Weisungsgewalt bei der Erhaltung eines positivistischen Medizinmodelles. Die konservative Kraft der Weisungsgebundenheit garantiert und legitimiert den institutionalisierten Bruch von Subjekt und Objekt in den PatientInnen und in Diagnose und Therapie ihrer Krankheiten, Beschwerden und Leiden.

Die Hierarchie unter den ArbeitskollegInnen wird von den *Diplomschwestern und -pflegern* mit deterministisch-additiver Form des Kontrollbewußtseins auch noch als relativ starr beschrieben, gegenüber den ÄrztInnen praktiziert das Pflegepersonal jedoch bedeutend mehr Partnerschaftlichkeit und kollegiales Sich-miteinander-Abstimmen. Bedeutungserteilungen von ÄrztInnen müssen entsprechend deren Anweisungen weitergetragen werden. Dieser Befehlston scheint – in etwas gemilderter Form – auch den Umgang der Diplomschwestern und -pfleger mit den Sanitätshilfsdiensten, die am unteren Ende der Weisungshierarchie leben und arbeiten müssen, zu bestimmen.

Die „ÄrztekollegInnen" werden von den *ÄrztInnen* mit deterministisch-additiver Form des Kontrollbewußtseins entsprechend ihrer Bedeutung für die eigene Arbeit, Ausbildung und das eigene Fortkommen gesehen, dazu auch in der Verbundenheit mit dem gemeinsamen Ziel, den Menschen helfen zu wollen, oder im Hinblick auf die Persönlichkeit der KollegInnen. Für die Diplomschwestern und -pfleger mit deterministisch-additiver Form des Kontrollbewußtseins ist das Zusammenarbeiten-Können mit KollegInnen wichtig und wichtiger als persönliche Beziehungen zu den KollegInnen. Um die Zusammenarbeit sicherzustellen, werden auch die nichtfunktionalen inoffiziellen Sozialkontakte am Arbeitsplatz – das Kaffeetrinken und Reden z.B. – wichtig und bedeutend. Ein gutes Betriebsklima mit KollegInnen und der Stationsschwester ist auch für die Sanitätshilfsdienste mit deterministisch-additiver Form des Kontrollbewußtseins von Bedeutung.

Für die *Diplomschwestern und -pfleger* mit deterministisch-additiver Form des Kontrollbewußtseins bedeutet der Kontakt mit Angehörigen auch viel Belastung. Diese wird als Folge von der durch die Weisungsgebundenheit stark eingeschränkten Kommunikation von Informationen und als die Folge einer großen Erwartungshaltung der Angehörigen interpretiert.

„Unvorhersehbare Einflüsse" werden von den *ÄrztInnen* mit deterministisch-additiver Form des Kontrollbewußtseins natürlich vor allem in ihrer Bedeutung für den funktionellen Ablauf in der

Krankenversorgung beschrieben. Der kognitiv-medizinische und organisatorische Aspekte stehen im Vordergrund. Daneben werden auch die Emotionen von PatientInnen, wie z.B. Angst, als „unvorhersehbarer Einfluß" zur Sprache gebracht, aber lediglich in ihrer Bedeutung für das Auftreten somatischer Symptome dargestellt.

Für die *Diplomschwestern und -pfleger* mit deterministisch-additiver Form des Kontrollbewußtseins stellen plötzliche zusätzlich notwendige Organisationsarbeiten, aber auch Nachrichten über unerwartete Verschlechterungen im Gesundheitszustand der PatientInnen „unvorhersehbare Einflüsse" dar. Die Sanitätshilfsdienste mit deterministisch-additiver Form des Kontrollbewußtseins beschreiben die Unplanbarkeit des täglichen Arbeitsablaufes – bedingt z.B. durch die sich stündlich ändernden Operationstermine – als „unvorhersehbare Einflüsse".

Die *Ärztin* mit deterministisch-additiver Form des Kontrollbewußtseins spricht im Augenblick des Todes einer Patientin erleichtert darüber, daß das Fragen nach der Bedeutung des schmerzgeplagten Lebens der Patientin nun zu Ende ist. Offensichtlich war es zu Lebzeiten der Patientin nicht möglich, diese Sinnfragen offen anzusprechen.

Es ist beeindruckend, die *Diplomschwestern und -pfleger* mit deterministisch-additiver Form des Kontrollbewußtseins beschreiben zu sehen, daß sie die Sterbenden nicht alleine lassen, sondern bei ihnen bleiben. In ihrer Traurigkeit werden die Diplomschwestern und Diplompfleger zu oft alleine gelassen, die Trauerarbeit muß wiederum oft alleine und ohne institutionelle Hilfe geleistet werden. Den Sanitätshilfsdiensten ergeht es bzgl. „Tod und Sterben" ähnlich.

Das Thema „Verwaltungs- und Organisationsarbeit" erhält von den *ÄrztInnen* mit deterministisch-additiver Form des Kontrollbewußtseins einmal die Bedeutung der Eröffnung von Handlungsmöglichkeiten für die ÄrztInnen, d.h. die Bedeutung von Selbstbestätigung und Erfüllung, bzw. der Hoffnung darauf. Technische Probleme, eine Unmenge von PatientInnen, die vor der Tür und in den Zimmern warten, bauliche Unannehmlichkeiten, fehlende Geräte und ähnlich versachlichte Argumente mit vermeintlichen oder tatsächlichen Sachzwängen sowie der organisatorische Unverstand der Verwaltung des Landeskrankenhauses stehen dieser Erfüllung im Arztberuf an der Klinik aber allzuoft und intensiv entgegen und erhalten die Bedeutung, die Ursache für die eigenen Frustrationen zu sein.

Die Bedeutung der „Verwaltungs- und Organisationsarbeit" für die *Diplomschwestern und -pfleger* mit deterministisch-additiver

Form des Kontrollbewußtseins liegt mehr in der Verlagerung der Pflegetätigkeit hin zum Organisations- und Informationsmanagement. Die allzuofte Störung dieser Organisations- und Informationsabläufe und -ketten wird in ihrer Auswirkung auf die ganze PatientInnenversorgung in der Klinik beklagt.

Die *ÄrztInnen mit interaktionistischer Form des Kontrollbewußtseins* sehen genau auf die Bedeutung der objektivierten Befundmitteilung für die Lebenssituation der PatientInnen, der Interpretation der Befunde wird Bedeutung zugemessen und eigenes Verhalten an den Reaktionen der PatientInnen realitätskontrolliert.

Auch die *Diplomschwestern und -pfleger mit interaktionistischer Form des Kontrollbewußtseins* sehen „Untersuchungen" im Zusammenhang mit den emotionalen Belastungen, die diese für die PatientInnen darstellen, und sind bemüht, diese durch „Reden" abzubauen.

Bzgl. „Streß" stellen *ÄrztInnen* mit interaktionistischer Form des Kontrollbewußtseins ethische Dilemmata zur Diskussion, der Kommunikation mit den PatientInnen wird große Bedeutung beigemessen, auch das Gespräch mit den Angehörigen wird als besonderes Anliegen verwirklicht und die Problemsituation der Angehörigen respektiert. „Unvorhersehbare Einflüsse" werden im Zusammenhang mit PatientInnengesprächen thematisiert und die KollegInnen werden auch im Zusammenhang mit ihren PatientInnenkontakten und -gesprächen beschrieben. Der „Hierarchie" kann keine andere Bedeutung zukommen, als die ihr institutionell zukommende der Kontrolle. Dies wird als unabänderliche Tatsache hingenommen.

Die *ÄrztInnen* mit interaktionistischer Form des Kontrollbewußtseins sprechen in ihren „eigenen Entscheidungen" immer von den Gesprächen mit den PatientInnen, mit denen sie nach Möglichkeit die Entscheidungen vorbesprochen haben. Dabei bekommt die Bedeutung der Tragweite von Entscheidungsfolgen im Leben der PatientInnen Raum. Die Reflexion der Durchführung der Entscheidung ist maßgeblich gewissenhafte Überprüfung des eigenen Könnens, aber auch Bestandsaufnahme der – im Falle einer vergeblichen Behandlung auch erschütternden – eigenen Gefühlsreaktion und des eigenen Gefühlszustandes. Auch der Sanitätshilfsdienst mit interaktionistischer Form des Kontrollbewußtseins ist reflexiv bemüht, seine am Wohle der PatientInnen abgewogenen und mit Empathie getroffenen Entscheidungen diskursiv zu rechtfertigen.

Die *Diplomschwestern und -pfleger* mit interaktionistischer Form des Kontrollbewußtseins leiden an der hierarchischen Kommunikationslosigkeit mit den ÄrztInnen, Kommunikationsschwierigkeiten in der Schwesternhierarchie können oft bereinigt werden. Den Sanitätshilfsdiensten mit interaktionistischer Form des Kontrollbewußtseins ergeht es ähnlich.

Ebenso wie die *ÄrztInnen* und die *Sanitätshilfsdienste* beschreiben auch die *Diplomschwestern und -pfleger* mit interaktionistischer Form des Kontrollbewußtseins „unvorhersehbare Einflüsse" im Gesprächszusammenhang mit PatientInnen. Auch die „Verwaltungs- und Organisationsarbeit" der Diplomschwestern und -pfleger mit interaktionistischer Form des Kontrollbewußtseins wird in bezug auf das Wohl der PatientInnen beschrieben.

1.5 Einflüsse, deren Schilderung signifikant vom Kontrollbewußtsein, der Schicht und dem Geschlecht abhängt

Die folgende Tabelle gibt die Anzahl der Sequenzen wieder, in denen die genannten Themen vorkommen:

Thema	Sequenzen	Thema	Sequenzen
Behandlung	90	Eigene Gefühle	93

Die Themen „Behandlung und Eigene Gefühle" kommen zusammen durchschnittlich in folgender Interviewanzahl und Verteilung auf das Kontrollbewußtsein (KB), die Schicht und das Geschlecht (Ärztinnen, Ärzte, Diplomschwestern und -pfleger, SHD = Sanitätshilfsdienst weiblich und männlich) vor:

Schicht	KB external	KB internal	KB det.-add.	KB interakt.
Ärztinnen	0	1	5	3
Ärzte	0	3	15	6
Dip. Sch.	1	5	20	8
Dip. Pfl.	0	1	1	1
SHD Frau	0	4	5	2
SHD Mann	1	3	4	2

Beispiele zur internalen Form des Kontrollbewußtseins

Arzt zum Thema „Behandlung“: „Man ist in dem Bemühen, für den Patienten möglichst effektive Medizin zu betreiben, d.h., daß man bald zu einer eindeutigen Diagnose kommt und dann eine entsprechend gesicherte Behandlung anschließt.“ „Der Großteil meiner Arbeit ist das Operative, das ist das, was mich am meisten interessiert.“

Arzt zum Thema „Eigene Gefühle“: „Spaß an der Arbeit.“

Diplomschwester zum Thema „Eigene Gefühle“: „Mir hat es geholfen, wenn ich gesehen habe, dem Patienten geht es besser, das hat jetzt gut geholfen. Das Selbstwertgefühl ist dann wesentlich gestiegen, man fühlt sich persönlich viel besser, wenn man einem Patienten geholfen hat, und die Befriedigung ist auch besser, man ist dankbarer und zufriedener mit seinem eigenen Leben, wenn man sieht, wie es den anderen Patienten geht.“

„Wenn ich nach einem 13Stundentag heimgehe, habe ich selten eigentlich das Gefühl, das war ein guter Tag, jetzt haben wir alles gemacht. Ich bin nie ganz befriedigt, daß ich sagen könnte, das hat jetzt alles gepaßt und ich hätte jetzt nicht mehr machen können. Aber ich denke halt schon, daß man viel mehr auf sich selber auch schauen sollte, aber es ist so ein Konflikt einfach.“

Beispiele zur deterministisch-additiven Form des Kontrollbewußtseins

Ärztin zum Thema „Behandlung“: Absetzen von Medikamenten: „Wir wollten schizophrenen Patient ohne Medikament entlassen und setzten das Medikament ab. Daraufhin ist er aber deutlich schlechter geworden, er wollte das Medikament wieder, und ich gab es ihm wieder dazu.“

Ärztin zum Thema „Eigene Gefühle“: „Ich leide da persönlich massiv, muß ich wirklich sagen, wenn die Lösung für ein Krankheitsbild von den Ärzten besprochen wird, aber ob der Patient jetzt wirklich damit einverstanden ist, daß man weiß Gott was für große Aktionen macht, ist doch nicht der Fall; oft wird er nicht über die Methode aufgeklärt, wie das gemacht wird, was das für ihn bedeutet, wie lange er im Operationssaal ist, wie lange er stationär bleiben muß, was er für Komplikationsmöglichkeiten hat, das ist furchtbar.“

Arzt zum Thema „Eigene Gefühle“: „Eigenes Empfinden, was man einem Patienten zumuten kann.“ „Von den Patienten wird schon anerkannt, daß man sich um sie kümmert, und das bringt mir eine persönliche Befriedigung.“

„Ich fühle mich schon als eigene Persönlichkeit, die einen ganz ausgeprägten Lebenswillen und auch noch große Freude am Leben hat, und die besteht sicher nicht nur aus Arbeit bzw. Erfolg, den man der Gesellschaft präsentieren kann, von Geld oder Macht oder so. Aber ich möchte nicht sagen, daß das für mich keine Rolle spielt. Ich möchte also schon das Gefühl haben, daß ich irgendwie weiterkomme in dem System, wenn ich da arbeite.“

„Es gibt natürlich auch jetzt noch Fälle, die einem irgendwo unter die Haut gehen, aber es muß schon etwas Außerordentliches passieren, daß man da sozusagen einmal emotional erschüttert ist, was ja auch nie günstig für den Patienten ist, weil dann Entscheidungen letztlich nicht rationell oder nicht unbeeinflußt erfolgen. Nach 6 bis 8 Jahren hat man wirklich so einen groben Überblick über das ganze Feld, was einem da passieren kann und was man sehen kann, daß man da dann relativ distanziert zu dem ganzen steht. Im persönlichen Gespräch mit dem Patienten kann man schon Gefühle äußern, aber in der Urteilsfindung muß das völlig abstrahiert sein, das müssen zwei Paar Schuhe sein, zwei Bausteine. Man muß Verständnis haben für den Patienten, aber die Gefühle bei der Ratiofindung müssen weg.“

„Ein Gefühl für Patienten ist etwas, was man hat, sicher auch im Laufe der Zeit mitbekommt, aber etwas, was einfach drinnen ist in einem Arzt oder auch nicht. Es gibt Leute, die das nicht können, die sich da auch wenig überlegen, sondern einfach ihre Dinge (= schlimme Tumordiagnosen für Patienten, die sich noch völlig fit fühlen) loswerden.“ „Ich ärgere mich darüber, daß es in diesem wie in anderen Ländern keine Strukturen gibt, um alte, pflegebedürftige Menschen, die keine Angehörigen haben, unterzubringen.“

Diplomschwester zum Thema „Eigene Gefühle“: „Wenn ich das Gefühl habe, ich brauche einen Doktor, und er kommt dann nicht, dann bin ich schon wahnsinnig enttäuscht.“ „Man ist auch manchmal ungeduldig, wenn einer zum zehnten Mal hereinkommt und fragt, wann er drankommt, und man erklärt ihm achtmal irrsinnig freundlich, daß es eben noch nicht so weit ist, und beim neunten Mal wird man dann auch grantig.“

„Ich bin dann furchtbar traurig, wenn ein Kind stirbt. Es kommen mir dann immer die Tränen und der Mutter kommen die Tränen, und irgendwie soll ich doch der Mutter jetzt Halt geben und kann es aber selber nicht.“ „Wenn dann die Eltern kommen und sagen, warum ist das nicht gemacht worden und plötzlich so vorwurfsvoll mir gegenüber sind, das kränkt mich eigentlich dann schon, weil ich versuche doch, dem Kind das Beste zu geben.“

„Weil wir soviel administrative Tätigkeiten und Ärztesachen machen müssen, ist der Patient dann der Dumme. Das ist ein Fehler, und die Ärzte haben uns auch so in der Hand, das ist mir völlig klar. Aber es ist oft zermürbend, daß wir einfach keinen Rückhalt haben, daß keiner hinter uns steht, kein einziger Arzt, und das ist oft so, das Ohnmachtsgefühl, ständig an die Wand zu rennen, das zermürbt oft, muß ich wirklich sagen.“

„Das ist natürlich eine Frage – wie die Kolleginnen die Einflüsse sehen –, die ich irgendwo fast ungern beantworte, weil ich mir einfach denke, ich kann nicht sagen, wie das ein anderer Mensch individuell für sich persönlich sieht.“ „Aus familiären Gründen kann ich jetzt nicht in der Pflege arbeiten, weil ich keine Nacht- und Feiertagsdienste und derlei Dinge machen will. Obwohl ich sagen muß, daß mir im Laufe der Jahre die Pflege irrsinnig abgeht und ich heute eigentlich ganz gerne in der Pflege wieder tätig wäre.“

„Mich ärgert es, wenn der Arzt sagt, das muß so sein, und man denkt sich, das muß eigentlich nicht so sein, und man kann nichts machen.“ „Es ist vielfach das Gefühl, weil verbal, also das ist selten irgendwie, daß man mit dem Patienten so vertraut wird, man hat die Zeit nicht, daß man da so reden könnte, daß derjenige das noch vielleicht sagen könnte, das hätte ich gerne, Kritikgespräch in dem Sinn, da braucht man viel Zeit, also einfach vom Gefühl her.“ „Ja, wenn das Kind drinnen im Bett zufrieden ist, dann bin ich auch zufrieden. Ich hoffe es halt.“ „Das alles ist unzufriedenstellend, weil man genau weiß, es könnte anders sein, wenn gerade so Kleinigkeiten wie andere Raumverhältnisse geregelt würden, das wäre zum Teil in dem Gebäude wirklich schon ein großer Vorteil, und es wird aber nicht gemacht.“ „Schuldgefühle wegen mangelnder Zeit für Patienten bei Personalmangel.“ „Kann auch vorkommen, daß ich mich über die Verwaltung ärgere, weil sie einen unheimlichen Aufwand betreiben.“

„Manchmal fühlst du dich eigentlich sehr ausgenützt, obwohl es mit dir als Person selber nichts zu tun hat, und das geht aber nicht nur mir so, sondern das geht vielen so, daß du dann sagst, wie kommen wir eigentlich dazu, ich meine, wir sind im Grunde genommen ein Krankenhaus, eine chirurgische Station, wo die

Patienten aufgenommen werden, operiert werden, und du bist für das andere nicht verantwortlich, und du bist aber der Müllkübel für den Patienten, du bist der Müllkübel für die Angehörigen und rundherum geht eigentlich alles, du darfst zu niemandem etwas sagen, und rundherum mußt du aber alles einstecken, nicht?"

Diplompfleger zum Thema „Eigene Gefühle": „Daß man ausfällig war oder geworden ist, ist schon vorgekommen. Aber da war meistens schon von außen her ein Ausfall, wo alles dann zusammengekommen ist, wenn man viel Arbeit hat oder wenn es dir selber nicht gut gegangen ist, dann kommt dir eben die Scheiße beim Mund heraus. Aber deswegen habe ich kein schlechtes Gewissen. Ich denke mir, wenn der eine das kann, kann ich das auch, sei es ein Patient oder Arzt oder wer sonst auch immer."

„Je nachdem, kommst du mit einem anderen Gefühl ins Zimmer. Du weißt genau, der hat das, die Krankheit, den Tumor, und die wissen nichts von dem, was ihnen bevorsteht. Dann schauen sie dich schon so an, wenn du hineinkommst. Du darfst ja als Pflegepersonal nichts sagen, dann hämmern sie dich halt immer voll mit Fragen, wieso die Blutabnahmen sind, warum die Untersuchung ist, und wir sind die erste Ansprechperson. Bis dann der Arzt kommt, bis das Erstgespräch ist, wo sie von ihm aufgeklärt werden, tragen wir eigentlich alles auf uns, die Last."

Sanitätshilfsdienst – Wärter – zum Thema „Eigene Gefühle": „Es ärgert einen sicherlich, wenn man heute von vornherein sieht, der ist komplett ungeeignet und schafft einem aber dann noch an oder darf einem anschaffen, man sieht, er hat keinen blassen Schimmer davon, das ärgert einen."

Beispiele zur interaktionistischen Form des Kontrollbewußtseins

Ärztin zum Thema „Behandlung": „Tumorchirurgie ist lebenserhaltende Technik, da ist die Ästhetik nicht im Vordergrund." „Das Mädchen hat einmal schon eine Knieoperation hinter sich gehabt und ein Trauma insofern, daß sie jetzt wahnsinnige Angst vor den Schmerzen danach hat. Sie hat gebeten, die Operation im Schlafzustand zu machen, und wir haben also eine Narkose gemacht. Sie ist eingeschlafen, Narkose, unauffällige Operation, ist aufgewacht und auf Grund ihrer Angst, die sie gehabt hat vor dem Erwachen, vor dem Schmerz, hat sie natürlich entsprechende Schwierigkeiten gehabt und hat geweint. Dann hat sie immer gesagt, sie hat rasende Schmerzen, sodaß wir geglaubt haben, das hat nicht funktioniert. Dann haben wir noch einmal nachgespritzt, zusätzlich noch ein Schmerzmittel gegeben, dann hat es sich gebessert. Dann bin ich 4 Stunden nach der Operation auf die Station gegangen, hab sie angeschaut, und sie liegt dann lachend im Bett, ohne Schmerzen. Sie kennt also die Welt nicht mehr, daß diese Operation auch ohne Schmerzen geht. Neben der Absprache mit der Patientin, was wir machen, wie wir es machen und der Nachbetreuung kommt noch die Übergabe an einen Kollegen, der sie dann über die Nacht hin betreut hat, wo ich zu Hause bin, wo der Dienst dann zu Ende war. Der mußte einmal um Mitternacht hinauf zu ihr, um einmal nachzuspritzen. Desgleichen heute in der Früh, als ich sie angeschaut habe."

Arzt zum Thema „Behandlung": „Man kann den Patienten nicht betreuen, nicht behandeln, wenn man nicht die Organisation miteinbezieht und schaut, daß das ganze, was man tun will, auch läuft, das muß ja funktionieren. Man muß die Sachen planen und so planen, daß sie durchführbar sind von der Diagnostik her oder von der Therapie, von Kontrollen, usw., das ist eine unabdingbare Voraussetzung."

„Nach der Operation redet man mit den Kollegen, die über den Unfall ebenso schockiert waren. Und wenn man die Tage danach verfolgt, dann hat das Ereignis auf den Patienten einen wahnsinnigen Einfluß gemacht, der war hochgradig psychisch gestört, der hat Sachen vollführt im Zimmer, wo man sich denkt, das kann ein normaler Mensch nicht machen. Und ich glaube, daß das in erster Linie von dem Erlebnis herrührt. Das wird er sicher nicht so schnell vergessen. Jetzt ist es fast eine Woche her, und es hat sich gelegt, man hat nicht mehr so einen ständigen Kontakt mit dem Patienten. Wenn man Visite geht oder einmal hineinschaut oder einen Verbandswechsel macht, hat man schon regelmäßigen Kontakt mit ihm. Er erholt sich schon, man merkt, daß das ganze abgebaut wird. Inwieweit er wieder normal ist, weiß ich nicht, aber es ist sicher eine bleibende Erinnerung für ihn. Mit solchen Situationen hat man ja zu tun, ich bin ja ständig in dem Beruf. Selber hat man ja eigentlich nur rein medizinisch-technische Probleme zu lösen."

Diplomschwester zum Thema „Behandlung": „Weil die Ärzte das nicht tun, müssen wir das Infusionsprogramm erstellen, soundsoviel Glukose, Kochsalz und Antibiotikum wegen dem Dauerkatheder. Dann müssen wir auf die Lunge schauen, wenn sie nicht gut ist, schreiben wir sie ein zum Inhalieren, und ich veranlasse ein Röntgenbild."

Ärztin zum Thema „Eigene Gefühle": „Es ist zwar, sagt man oft, gar nicht so gut, weil da leidet man selber oft darunter, aber ich bin der Meinung, das geht gar nicht anders, das kann man gar nicht ohne Gefühle machen. Und ich kann mich sehr gut in die Rolle der Mutter versetzen, was sie denken muß und was sie fühlen muß, wenn sie ein so schwerbehindertes Kind zur Welt bringt, das sie sehnlichst erwartet hat und das dann so schwer krank ist."

„Ich habe schon das Gefühl gehabt, daß der Patient verstanden hat, um was es geht, und auch soweit bereit war, einzuhalten, was ihm der Arzt empfohlen hat." „Abschalten kann man nicht sagen, aber, daß man sich das emotionslos anhört."

Arzt zum Thema „Eigene Gefühle": „Ich habe das Gefühl gehabt, irgend etwas könnte von unserer Seite falsch sein, oder daß wir irgendwo das, was wir vermitteln wollen, nicht richtig angebracht haben. Wenn man von meiner Warte aus alles psychologisch richtig machen würde, dann würde man eigentlich so eine Reaktion nicht erwarten. Ich hab das Gefühl, etwas falsch gemacht zu haben, komm aber selber nicht ganz darauf, daß ich etwas falsch gemacht habe, weil ich versucht habe, ihr das möglichst klar und sachlich zu erläutern. Bei dieser Reaktion – dem Entsetzen der Patientin – war ich nicht sehr glücklich."

Diplomschwester zum Thema „Eigene Gefühle": „Mich hat das ziemlich mitgenommen. Es ging darum, ob man bei dem Kind noch etwas tut oder nicht. Das Kind war schon im Endstadium und das Dabeisein, das war total grausig. Du mußt dran arbeiten, du mußt alles machen, aber ich hab einfach das Gefühl gehabt, das hat keinen Sinn mehr, und wir haben weitergearbeitet und das war ganz grausig, weil das Kind hat überall geblutet, und wir haben überall Blut wieder hineingelassen, und das ist wieder herausgekommen, und dann hat man noch eine Untersuchung gemacht, und schlußendlich hat man dann gesagt, ja, okay, wir tun nichts mehr, wir lassen das Kind sterben. Ich bin dann nach Hause gegangen und habe geweint. Das würde ich nach wie vor tun, weil das ist ja meine Sache, wie ich damit nachher umgehe, weil ich hab das eigentlich schockierend gefunden."

„Ich habe das Gefühl gehabt, daß die Patientin nach dem Gespräch mit mir eine Spur erleichtert war und eine Spur auch einen neuen Weg gesehen hat, einfach eine neue Alternative in irgendeiner Richtung." „Irgendwie wird das – Ärzte kommen nicht, Patienten sind unverschämt anspruchsvoll, unzufrieden – immer uns gegenüber ausgelassen, irgendwie fühlt man sich schuldig, obwohl wir die letzten sind, wir können nichts dafür, das Pflegepersonal."

Diplompfleger zum Thema „Eigene Gefühle": „Ich hätte gerne oft mehr Gelegenheit, mehr Zeit für Patienten, Zeit zu reden und Zeit, darüber nachzudenken, was man jetzt tut eigentlich, aber die hat man da nicht."

Sanitätshilfsdienst – Wärter – zum Thema „Eigene Gefühle": „Ja, sicher kommt das, also sicherlich, ja, vielleicht am Anfang, daß man sich sagt, man hat irgendwie, hofft, daß es alles klappt, und es ist dann doch – also man sagt sich, eigentlich war der Gedanke unbegründet, daß es nicht gut gehen könnte."

1.6 Analyse der Beispiele, die signifikant vom Kontrollbewußtsein, der Schicht und dem Geschlecht abhängen

Die Beispiele der *Diplomschwestern mit internaler Form des Kontrollbewußtseins* beschreiben, wie stark Veränderungen im PatientInnenbefinden den persönlichen Gefühlszustand beeinflussen können.

Die *Ärztin mit deterministisch-additiver Form des Kontrollbewußtseins* beschreibt ihre eigentliche Mißbilligung, innere Unzufriedenheit und Empörung, da PatientInnen nicht aufgeklärt werden und daher auch keine Grundlage zu einem Einverständnis oder zu einer Mitbestimmung bzgl. Therapie besitzen.

Die „Eigenen Gefühle" der Ärzte mit deterministisch-additiver Form des Kontrollbewußtseins erhalten Bedeutung im Zusammenhang mit persönlicher Befriedigung durch Anerkennung und berufliches Weiterkommen. Gegenüber dem Emotionalen im PatientInnenkontakt ist „man" eher skeptisch und verweist auf die Beeinträchtigung des Rationalen durch zu starke Gefühle. Gefühle über Zustände an der Klinik – meist schlechte und unhaltbare Zustände – werden leichter beschrieben als Gefühle im Zusammenhang mit persönlichen Begegnungen.

Von den *Diplomschwestern mit deterministisch-additiver Form des Kontrollbewußtseins* werden „Gefühle“ im Zusammenhang mit ÄrztInnen, Angehörigen oder PatientInnen beschrieben: Gegenüber dem ÄrztInnenverhalten wird oft Enttäuschung zum Ausdruck gebracht. Der *Diplompfleger mit deterministisch-additiver Form des Kontrollbewußtseins* beschreibt eigene Aggressionen, die – im Gegensatz zu den Diplomschwestern – gegenüber den ÄrztInnen oder PatientInnen geäußert werden können; er beschreibt auch die Enttäuschung darüber, mit den Problemen, denen er im Gespräch mit den PatientInnen begegnet, von den ÄrztInnen oft alleine gelassen zu werden. Die Diplomschwestern teilen diese Enttäuschung mit den Diplompflegern.

Die *Ärztin mit interaktionistischer Form des Kontrollbewußtseins* beschreibt die Problemsituation einer bevorstehenden Operation zusammen mit den Gefühlen der Patientin. Die Bedeutung von Angst und Schmerz wird ernst genommen, das therapeutische Verhalten der Ärztin kann – mit großem persönlichen Engagement – die Problemsituation verändern.

Dem *Arzt mit interaktionistischer Form des Kontrollbewußtseins* geht es um die kommunikative Klärung des Organisationsablaufes von Beginn der Behandlung bis zu den Kontrolluntersuchungen in der Nachsorge. Die KollegInnen werden zur Realitätsprüfung des eigenen Handelns herangezogen, die Bedeutung der Krankheit und des Krankheitsverlaufes für das Seelenleben der PatientInnen wird an deren Verhalten sehr sensibel beobachtet, aber nicht interpretiert oder in einem Gesprächszusammenhang aufgenommen.

Die *Ärztin* mit interaktionistischer Form des Kontrollbewußtseins hält die Bedeutung, die sie im Umgang mit PatientInnen und Angehörigen dem Emotionalen für die eigene Arbeit beimißt, fest. Der *Arzt* mit interaktionistischer Form des Kontrollbewußtseins nimmt das eigene Gefühl wahr und teilt es mit, ohne die Bedeutung des Emotionalen für ihn oder den diagnostisch-therapeutischen Prozeß eigens zu reflektieren.

Die *Diplomschwester mit interaktionistischer Form des Kontrollbewußtseins* beschreibt ihre Gefühle im Zusammenhang mit der Sinnfrage von z.B. therapeutischen Maßnahmen, aber auch der Sinn von alternativen therapeutischen Maßnahmen für PatientInnen wird interpretiert und im Gespräch mit den PatientInnen wird das eigene Verhalten realitätsgeprüft.

1.7 Einflüsse, für deren Schilderung weder das Kontrollbewußtsein, die Schicht noch das Geschlecht signifikant sind

Die folgende Tabelle gibt die Anzahl der Sequenzen wieder, in denen die genannten Themen vorkommen:

Thema	Sequenzen	Thema	Sequenzen
Tagesverfassung	37	DolmetscherIn	1
SozialarbeiterIn	1	LaborantIn	2

Beispiele zur deterministisch-additiven Form des Kontrollbewußtseins

ÄrztIn zum Thema „Tagesverfassung“: „Man ist selber, wenn man aufsteht, auch nicht jeden Tag gleich guter Dinge. Es ist ganz klar, einmal ist man eher mehr im Streß, einmal weniger im Streß, einmal gut gelaunt, einmal schlecht gelaunt.“ „Die Tagesverfassung ist sicher nicht jeden Tag gleich. Einmal ist man besser motiviert, einmal macht man das lieber, und einmal ist man nicht so motiviert.“

Diplomschwester bzw. -pfleger zum Thema „Tagesverfassung“: „Es gibt Tage, wo man vielleicht schlecht geschlafen hat oder man irgendwo ein Problem hat, und dann denkt man sich: Mein Gott, jetzt läuten die Leut schon wieder. Und dann gibt es andere Tage, wo man sagt, laß sie doch, es ist doch gleich. Also man ist da viel gelassener als an so einem Tag, wo man noch übernächtig ist.“

Da diese Beispiele nicht signifikant vom Kontrollbewußtsein abhängen, kann auch keine Interpretation auf das Kontrollbewußtsein hin vorgenommen werden.

2. Verhalten der ÄrztInnen, Diplomschwestern und -pfleger und Sanitätshilfsdienste gegenüber den Einflüssen

2.1 Verhalten, dessen Schilderung signifikant vom Kontrollbewußtsein abhängt

Die folgende Tabelle gibt die Anzahl der Sequenzen wieder, in denen die genannten Themen vorkommen:

Thema	Sequenzen	Thema	Sequenzen
Zurechtfinden	16	Nachlässig werden	3
Klinik verlassen	10	Irritiertsein	6
Dem Druck nachgeben	22		

Die Themen „Zurechtfinden, Klinik verlassen, Nachlässig werden, dem Druck nachgeben und Irritiertsein“ kommen zusammen durchschnittlich in folgender Interviewanzahl und Verteilung auf das Kontrollbewußtsein (KB) vor:

Interviews	KB external	KB internal	KB det.-add.	KB interakt.
Anzahl	1	3	8	2

Beispiele zur externalen Form des Kontrollbewußtseins

Ärztin zum Thema „Dem Druck nachgeben“: „Der Normalfall in der Klinik ist sicher der, daß man durch äußere Einflüsse am meisten geprägt wird. Eben durch Anordnungen von oben, durch technische Möglichkeiten, durch Terminmöglichkeiten, die man einfach nicht hat oder nicht kriegt, durch die Schwesternsituation, wo man nicht aus kann als noch relativ junger Mitarbeiter. Der Normalfall ist durch äußere Dinge beeinflußt, wo ich eigentlich nichts dafür kann oder dagegen machen kann. Ich muß da mitlaufen, und es läuft auch, ob ich das jetzt bin oder nicht.“

Beispiele zur internalen Form des Kontrollbewußtseins

Ärztin zum Thema „Klinik verlassen“: „Ich tue da nicht mehr mit, ich habe die Konsequenzen gezogen und gehe von der Klinik weg. Ich möchte so nicht leben. Der Betrieb ist zu groß, die Patienten fallen durch den Rost und selber verändert man sich in einer Form, auch menschlich, die mir persönlich nicht recht ist. Ich bin richtig erschrocken, wenn ich so draufkomm, jetzt wirst du langsam zu einer bissigen Frau. Aber man muß sich ja auch ständig wehren. Es ist ja nicht so, daß alles selbstverständlich vor den Füßen liegt, sondern man muß sich ja gegen die Kollegen wirklich wehren und als Frau.“

Diplomschwester bzw. -pfleger zum Thema „Klinik verlassen“: „Ich für mich selber bin jetzt an einem Punkt, wo ich einfach sage, ich möchte aussteigen aus der Klinik und aus dem Krankenhaus.“

„Die Frage, wie kommt man am bestem zu Erfolg, stellen sich die meisten. Und sie bleibt meist unbeantwortet. Viele suchen etwas anderes, vom Krankenhaus weg. Das belastet die meisten, denke ich mir. Ich denk mir auch immer, daß ich etwas anderes machen will und irgendwann einmal alles hinschmeiße. Das ist eine Frage der Zeit, und von oben wird da nichts getan.“

Diplomschwester bzw. -pfleger zum Thema „Dem Druck nachgeben“: „Ich kämpfe eben genau damit, daß wir immer von außen, daß ich eigentlich von außen immer eingeteilt werde, also ich habe das und das zu tun. Auf der anderen Seite sage ich mir, du hast dir das ausgewählt, also darf ich mich nicht beschweren.“

Diplomschwester bzw. -pfleger zum Thema „Sich zurechtfinden“: „Ich kann die Arbeit bewältigen und bin eigentlich damit zufrieden, so wie ich es bewältige.“

Sanitätshilfsdienst zum Thema „Dem Druck nachgeben“: „… einmal an erster Stelle g'scheiter sein als ein Arzt, das darfst du dir überhaupt nicht erlauben, also das ist sehr heikel, da einmal was zu sagen, also wenn man vielleicht meint, … und, ja, schon eher a bißl immer die dienende Rolle vielleicht spielen und sagen, ich mache das halt so, soll er halt meinen, ich tue sowieso … na, wie soll ich denn sagen.“

Beispiele zur deterministisch-additiven Form des Kontrollbewußtseins

ÄrztIn zum Thema „Sich zurechtfinden“: „Daß sich das System ändert hängt weniger von mir absondern von Politikern, die Geld dafür zur Verfügung stellen und von allgemeinen Strömungen in der Gesellschaft.“ „Wenn man dann einem unheilbar kranken Patienten gegenübersteht und konkret weiß, man kann eigentlich nichts Sinnvolles tun, macht man halt oft etwas, um etwas zu tun, wohl wissend, daß man dem Patienten nicht entscheidend helfen kann.“

„Ich habe da nichts zu verdrängen, ich weiß, daß ich da nichts mehr tun kann (unheilbar brustkrebskranke Patientin). Und das muß man akzeptieren. Genauso wie man sieht, daß das Leben bei jedem Menschen irgendwann einmal zu Ende ist und man das nicht beeinflussen kann, wann es für jeden zu Ende ist. Man kann es zwar ein bißchen verzögern, ein bißchen erträglicher machen, aber den Tod kann man letztlich nicht beeinflussen. Vielleicht kann man einmal mehr tun, wenn der Wissensstand größer wird.“

„Es hat mich das Schicksal noch nie so hart getroffen, daß ich nicht zurecht gekommen wäre, und die Sachen, die ich beeinflussen kann, werde ich beeinflussen.“

„Ich muß mich in meinem Handeln sehr oft auf unvorhersehbare Dinge einstellen, die von außen kommen, die mich einfach zwingen, in irgendeine Richtung zu gehen, wobei eben das aber gleichzeitig dann doch so durchsetzt ist, daß auch in dieser Zwangslage gewisse technische und sachliche Notwendigkeiten dableiben und letztlich auch sehr viel drauf ankommt auf meine Fähigkeiten, mit dieser Situation irgendwie fertig zu werden.“

Sanitätshilfsdienst zum Thema „Sich zurechtfinden“: „Ich meine, ich laß mich nicht pflanzen, ich lasse mich nicht sekkieren, das lasse ich mir nicht gefallen, ich laß mir auch sonst nix g'fallen, also ich laß mich nicht blöd anreden, aber wenn er meint, ja, wenn ich die Bilder von Hü nach Hott trag, weil's ihm so g'fallt, dann trag ich sie halt von Hü nach Hott! Wenn er sich wohlfühlt dabei.“

„Ja, das ist für mich eigentlich eine ganz normale Situation. Das ist klar, daß einfach ... daß ich mich eigentlich damit ja abg'funden hab, nicht, da denk ich mir oft, hättest mehr g'lernt, könntest auch anschaffen, nicht. Ja, ja. Ich muß mich halt zurechtfinden. Es fragt einen ja eh niemand, an und für sich, nicht! Du hast einfach das zu tun, und damit ist der Fall erledigt, da gibt's keine Diskussionen.“

ÄrztIn zum Thema „Dem Druck nachgeben": „Man denkt sich manchmal, wenn es keinen Notarzt gegeben hätte, wäre der junge, jetzt querschnittgelähmte Patient vielleicht besser dran. Die Gretchenfrage ist, wie sinnvoll ist es überhaupt, ihn zu retten? Es ist sicher so, daß wir oft gezwungen sind, Dinge zu tun, d.h. mit dem Chirurgen, der die Operationsindikation stellt, zusammenzuarbeiten und die Anästhesie zu machen, wo der Hausverstand sagt, nein, das bringt es nicht. Aber sei es aus der Erwartungshaltung der umgebenden Leute, sei es wegen der Verwandten, sei es wegen der Chirurgen, sei es das Pflegepersonal, man muß manchmal Dinge tun, zu denen man nicht so gut stehen kann. Die Krux ist, daß wir überhaupt so viel können, und wir können nicht zum einen sagen, du kriegst es, und zum anderen, du kriegst es nicht. Wenn es manche Therapiemöglichkeiten gar nicht gäbe, wäre das etwas anderes, aber wenn man so in dieser Maschine drinnen ist als Rad oder eine Funktion erfüllt, ist die Entscheidung schwer."

„Ich meine, daß, je länger man in diesem Geschäft arbeitet, umso mehr der Frust kommt und daß dann umso mehr die eigenen Einflüsse zurückgehen, der Glaube, daß man selber etwas beeinflussen kann."

„Wir sind ein Dienstleistungsbetrieb in der Medizin sozusagen, d.h. wir müssen ein Service bringen für bestimmte Vorstellungen und bestimmte Bedürfnisse, die an uns herangetragen werden. Ich glaub, das ist das Dominierende, der prinzipielle Faktor."

„Man muß hier in der Klinik sehr kleine Erwartungen haben, was das Fortkommen betrifft, die Arbeit mit den Patienten, die Forschungsarbeit. Es gibt hier sehr wenig Leute, die glücklich mit ihrer Arbeit sind." „Am besten fahren Sie heute, wenn Sie die Goschen halten und nicht aufmüpfig sind und bei niemandem anecken, so wie in jedem großen Betrieb, wenn er nicht Ihnen gehört. Wenn ich mehr die Goschen gehalten hätte, dann hätte ich schon lange das Ordinariat gekriegt."

Diplomschwester bzw. -pfleger zum Thema „Dem Druck nachgeben": „Wenn Patienten so grantig sind oder wirklich lästig sind, es gibt ja Leute, die so schrecklich lästig sind, dann denk ich mir, bevor ich mich da lange in den Sarg ziehen lasse, bringe ich halt, was sie wollen, bevor ich ihnen da lange erkläre, daß ich im Streß bin. Ich glaube, da muß man schon viel schlucken, oder du bist aggressiv. Aber du kannst ja nicht aggressiv sein mit den Patienten, das geht einfach nicht." „Am besten fährt man, wenn man zu allem Ja und Amen sagt."

„Ich bin der Typ, der alles schluckt, und dadurch ist es das Problem, daß ich viel schlucke und daß ich es dann daheim nicht verarbeite." „Ich ertappe mich dann immer dabei, daß das bestätigt wird, was die draußen sagen, die Schwestern. Also wenn die sagen, das ist ein total unguter Patient, dann warte ich schon darauf, so kommt mir unbewußt vor, daß er so ist und ich ihn kategorisieren kann."

„Wenn man nicht zu sehr auf sich selbst schaut, die eigene Kraft überschätzt und wenn man sich, überhaupt in der Klinik in einem Sozialberuf, dazu verleiten läßt, daß man immer wieder Dienste macht, weil man weiß, es sind wenige Kollegen da, und man kommt dann halt, obwohl man eigentlich frei hätte, oder man macht x Überstunden, weil man irgendwie sieht, es muß einfach sein, also da glaube ich, das ist ein wesentlicher Punkt für Mißerfolg."

Sanitätshilfsdienst zum Thema „Dem Druck nachgeben": „Ja, wenn man's so beobachtet, kann man das schon oft sehen. Ich hab auch früher Mitarbeiter g'habt und auch jüngere, die haben schon eine ganz andere Einstellung, die haben nie ..., also die haben nie den Respekt zu den Vorgesetzten, von vornherein schon ..., die haben noch gemeint, ja, ich kann da jetzt arbeiten von – bis, und wenn ich ein bißl etwas getan hab, dann kann ich heimgehn. Also die haben nicht die Verantwortung so übernommen, so das Gefühl hab ich oft gehabt und hab mich auch viel ärgern müssen, weil ich mein, wenn man gewissenhaft arbeiten will und alles recht machen will, so wie es einem halt anerzogen worden ist, dann muß man halt mit der Einstellung arbeiten, egal, ob ich heut' einmal nicht so mag oder schlecht aufg'legt bin oder ob ich daheim einen Krach g'habt hab', das spielt keine Rolle. Wenn ich da bin, bin ich für den Professor da und für die Ärzte und für die Patienten und für die Klinik und ... ja, und wenn die Zeit um ist, kann ich wieder heimgehen und kann mich dem anderen wieder widmen, ja."

„Ja, also man muß auch dazu folgendes sagen, der Operationssaaldiener ist im Operationssaal das kleinste Glied der Kette, und es geht dann aufwärts, Operationssaalschwester, Anästhesie, dann Turnusarzt, Oberarzt, Professor, je nachdem. Der Operationssaaldiener ist immer das kleinste Glied der Kette, und der muß das halt stillschweigend wegstecken, was von oben herunter – die Entscheidungen liegen bei den Ärzten oder bei der Narkose. Wenn ein Befund nicht in Ordnung ist oder die Anästhesie findet, daß ein wichtiger Befund fehlt, und den Patienen praktisch aus irgendeinem Grund von der Voruntersuchung her nicht operieren kann, dann hat das mit dem Operationssaaldiener nichts zu tun.“

„Natürlich ist er (der Chef) schuld, und ich bin schuld, alle beide ein bißl. Weil die anderen stecken es eher weg, und die anderen schreien halt mit ihm auch, und ich schreie nicht mit ihm, ich schluck es eher, wenn es geht. Manchmal sage ich es ihm auch hinaus, wenn es mir zuviel wird. Wenn ich selber in guter Verfassung bin, dann sag ich es ihm schon.“

Diplomschwester bzw. -pfleger zum Thema „Klinik verlassen“: „Das Schöne ist, wenn ich dem Patienten helfen kann. Deswegen bleibe ich auch noch in dem Beruf, obwohl ich schon oft wechseln wollte, weil mich eben die anderen Einflüsse oft so zermürben, daß ich leider oft schon geweint habe daheim und mich wirklich gefragt habe, habe ich den falschen Beruf, oder was ist mit mir los?“

„Ich habe eigentlich immer, wo ich gesehen habe, es geht nicht mehr, gewechselt, ich bin woanders hingegangen. Ich hab den Hut genommen und bin gegangen. Das ist das einzig Gute bei uns, daß es viele freie Stellen gibt, aber warum gibt es viele freie Stellen? Weil die Leute vergraust werden da herinnen. Und dann wechselt man immer wieder. Und wenn man wieder genug hat, dann wechselt man halt.“ „Ich habe schon gekündigt und höre eben auf. Dadurch packe ich die Situation jetzt viel leichter, weil ich weiß, daß ich aufhöre.“

Sanitätshilfsdienst zum Thema „Klinik verlassen“: „Also, ich geh zum Beispiel jetzt weg, bleib nicht da, weil von meiner Einstellung her paß ich da nicht ganz hinein. Und viele haben dann die Einstellung, sie müssen da mitziehen, sonst ist man Außenseiter.“

ÄrztIn zum Thema „Irritiertsein“: „Wie psychisch Kranke von der Gesellschaft behandelt werden, das können wir nicht beeinflussen, da fühlen wir uns relativ machtlos. Wir können zwar kontinuierlich alle möglichen Wohngemeinschaften betreuen, aber dadurch nicht verhindern, daß sie in Ghettos zusammengehortet werden und kaum mehr Kontakt zu gesunden Leuten haben, wir können nicht die ganze Gesellschaft ändern.“

Diplomschwester bzw. -pfleger zum Thema „Irritiertsein“: „Was mich an der Ambulanz stört, sind die sieben Kojen nebeneinander, und jeder hört sozusagen das, was der andere erzählt, und manche Patienten sind einfach gehemmter dadurch. Sie erzählen einem sicher viele Sachen nicht, die sie gerne erzählt hätten und die manchmal auch für die Aufklärung besser wären."

Beispiele zur interaktionistischen Form des Kontrollbewußtseins

ÄrztIn zum Thema „Sich zurechtfinden": „Ich habe noch wenig Ahnung, weil ich noch nicht lange im Haus bin. Momentan verhalte ich mich relativ ruhig und zurückhaltend, um die ganze Situation einmal abschätzen zu können, und dann werde ich ja sehen, wie man sich weiterverhält. Ich werde mich sicher wehren anfangen, wenn ich merke, daß ich irgendwie benachteiligt werde."

ÄrztIn zum Thema „Nachlässig werden in der Arbeit, Dinge übersehen": „Ab einer gewissen Zeit übersiehst du Dinge, oder je nach der Länge des Dienstes. Daß ich sicher einen Pieps am Sonntagnachmittag, wenn ich seit Samstag da herinnen sitze, eher übersehe, das ist der Zeitfaktor, der Belastungsfaktor."

Sanitätshilfsdienst zum Thema „Klinik verlassen": „Ja, ich glaub, daß heut' Angestellte oder Leute, die im Beruf eigentlich nicht positiv denken, die nur die Zeit irgendwie herumbringen wollen, daß die sowieso über kurz oder lang nicht mehr, ganz egal, wo sie ang'stellt sind, dort arbeiten können, sondern daß die irgendwann einmal gekündigt werden oder daß sie das Haus dann selber verlassen, weil sie sich nimmer wohlfühlen da in der Gruppe, die dann eben ordentlich und fleißig arbeitet. Das ergibt sich dann in irgendeiner Art und Weise doch von selber."

Sanitätshilfsdienst zum Thema „Dem Druck nachgeben": „Und dann kommt das andere, wie ich auf – ich bin eigentlich immer gut aufgelegt – immer kannst du auch nicht sagen. Na, ich schaue schon, daß ich, eigentlich zuerst bin ich, und dann, was die anderen alle eigentlich so eher ... reden oder was auch immer ist, so dämpfen kann man den Streß von außen eigentlich nie. Aber doch, der Tag ist lang, 12 Stunden. Und wenn du dann am Ende bist, dann ist es eh aus, dann ist mehr oder weniger egal. Aber ich sage eigentlich, andere Einflüsse, aber das braucht schon ein Zeitl, so kränken können sie mich vielleicht gar nicht. Mei, ich denke mir halt immer, mei, man geht halt da hinein und da heraus. Ich meine, du bist zu klein, um dich aufzuregen oder daß du z.B. einmal deinen Zorn herausläßt oder gerade irgend etwas. Du bist zu klein, ich meine, das mußt du halt verkraften. Ich glaube schon, daß du das auch verkraftest."

2.2 Analyse der Beispiele, die signifikant vom Kontrollbewußtsein abhängen

Die *Ärztin und der Arzt mit deterministisch-additiver Form des Kontrollbewußtseins* sagen deutlich, daß ihnen im Falle eines unheilbar kranken Patienten keine sinnvollen medizinischen Handlungs- oder Verhaltensmuster mehr zu Verfügung stehen. Der diagnostisch-therapeutische Zirkel wird wohl oder übel unterbrochen und „man macht etwas, um etwas zu tun." Die funktionelle Maschine „Krankenhaus" wird durch ÄrztInnen, Angehörige und Pflegepersonal mit Handlungsindikationen in Schwung gehalten. Dabei muß der einzelne mitmachen, auch wenn er der Problemsituation andere Bedeutungen – z.B. bzgl. der ethischen Bewertung von Handlungen – beimißt und andere Verhaltenweisen vorziehen würde.

Diplomschwestern und -pfleger mit deterministisch-additivem Kontrollbewußtsein erzählen von der Erwartungshaltung und den Versorgungsansprüchen der PatientInnen ihnen gegenüber und den Schwierigkeiten der richtigen Abgrenzung davon. *Der Sanitätshilfsdienst mit deterministisch-additivem Kontrollbewußtsein* spricht von seiner sozialen Anpassung in der Hierarchie, d.h. er hat sich daran gewöhnt, Befehle auszuführen, und versucht dabei, sich im Umgang des Arbeitsalltages ein bißchen an eigener Selbstbehauptung und Würde sicherzustellen. Er beobachtet bei der jü ngeren Generation der ArbeitskollegInnen mehr Selbstbewußtsein gegenüber den Vorgesetzten und eine größere Bedeutung des Selbstwertes in der Einstellung gegenüber der Arbeit. Dies beurteilt er als Mangel an Verantwortung und ärgert sich darüber.

Die Bedeutung des Pflegeberufes, den kranken Menschen helfen zu wollen, ist groß. Sie wird durch die Arbeitswirklichkeit jedoch oft vom Wunsch nach einem Wechsel in der Arbeit übertroffen.

Der *Sanitätshilfsdienst mit interaktionistischer Form des Kontrollbewußtseins* stellt sich die Frage, ob er diese Anpassung an das hohe Arbeitspensum im Zusammenhang mit dem oft kränkenden Umgangston und das ständige Nachgeben-Müssen auch gut verkraften wird können.

2.3 Verhalten, dessen Schilderung signifikant vom Kontrollbewußtsein und der Schicht abhängt

Die folgende Tabelle gibt die Anzahl der Sequenzen wieder, in denen das genannte Thema vorkommt:

Thema	Sequenzen
Selbstkontrolle	47

Beispiel zur internalen Form des Kontrollbewußtseins

Sanitätshilfsdienst mit Thema „Selbstkontrolle, Überwinden von Hindernissen": „Ja, durch meine Fähigkeiten, Anlagen und Begabung, Ausdauer … man muß durch die ganzen Einflüsse usw. sicher eine Kraft einsetzen, damit man das packt. Auch psychisch usw., man muß irgendwie … man muß hart werden. Man darf nicht sagen: ‚Mei, der Arme' und ‚der arme Kranke' und so weiter, sondern man muß irgendwie auch sehen, der wird schon wieder, man muß sich eigentlich immer selber einreden, selber Kraft geben. Er wird schon wieder, er wird sicher wieder auf die Füß' kommen und so. Und solche Hoffnungen und solche Ziele muß man sich setzen, daß er wird. Und dann probiert man das so pflegerisch und so, oder daß man ihn anders heraussitzt usw. und ein bißl Abwechslung hereinbekommt oder sich beim Therapeuten erkundigt, was kann er jetzt alls, was man so eigentlich gar nicht mitkriegt."

Beispiele zur deterministisch-additiven Form des Kontrollbewußtseins

ÄrztIn mit Thema „Selbstkontrolle und Überwinden von Hindernissen": „Ich hoff, daß mein Handeln durch objektivierbare Faktoren beeinflußt wird, durch objektive Parameter. Ich hoff nicht, daß mein Handeln durch äußere Zufälle und innere Stimmungen beeinflußt wird."

„Es braucht viel Zeit und kostet viel Willen, irgendwas zu machen. Über kurz oder lang ist man es dann leid, ständig immer wieder nachzufragen oder das Rad anzuschupfen. Darum ist der tägliche Ablauf so von der Routine geprägt."

„Man müht sich mit vielen Dingen herum, Patienten oder Forschung, bei denen man insuffizient ist. Diese Insuffizienzgefühle kann man entweder vor sich verstecken, dann ist man ein Phantast, oder man hat sie die ganze Zeit vor sich und muß damit kämpfen."

Diplomschwester bzw. -pfleger zum Thema „Selbstkontrolle und Überwinden von Hindernissen": „Wenn ich irgend etwas hätte daheim oder was, ich ließe mir das nie anmerken, daß ich etwas sage. Und das geht dann schon ein bißchen auf deine Nerven, das geht ein bißchen auf dein Gemüt. Aber es geht gut."

„Wenn irgendwas mit meinem Kind ist, wenn er krank ist oder so, da muß ich mich dann richtig zusammenreißen, daß ich nicht ständig an meinen Sohn denke, wie es ihm jetzt geht. Da ist es schwierig, konzentriert arbeiten zu können."

Sanitätshilfsdienst zum Thema „Selbstkontrolle und Überwinden von Hindernissen": „Ich muß schauen, wenn es zum Beispiel ein Bekannter ist bei schweren Unfällen, da muß ich mich zusammennehmen können und weiterarbeiten können irgendwie."

„Ich mein, ich versuch immer, in jeder Situation, egal ob Streß oder nicht Streß, ich versuch immer gleich zu sein, das ist sehr schwierig, aber ich versuch's, und es gelingt mir eigentlich relativ gut. Ich mein, ich bin so, wir haben auch oft Patienten, besonders Ausländer, die sehr barsch mit uns umgehen, weil die klopfen an die Tür, so, jetzt bin ich da, und jetzt will ich drankommen! Und das geht aber nicht. Die sind teilweise sehr, sehr unfreundlich, beschimpfen uns und ... ja, sie zeigen uns an und ... was weiß ich ..., und ich meine, da kann ich dann nicht mehr freundlich sein, weil jeder muß warten, und ich mein, da kann ich dann nimmer, das ist mir zuviel."

„Ja, das ist eigentlich öfters, daß die Patienten relativ ungeduldig sind, besonders am Wochenende. Sie verstehen das nicht, daß wir auch Ambulanzzeiten haben, ich mein, wir sind 12 Stund' drinnen, wir möchten auch einmal eine halbe Stund' fürs Essen und einmal aufräumen dazwischen, weil sonst werden wir überhaupt nicht mehr fertig, weil unter der Woche ist ein Büro da oder ein Sekretariat, die uns die Karteikarten und alles machen, da haben wir am Wochenende niemanden. Und da sind sie relativ ungeduldig, und sie sind jetzt da, und sie haben jetzt Zahnschmerzen, obwohl sie schon seit drei Tag' ein g'schwollenes G'sicht haben und ..., ich bin trotzdem freundlich, wenn's geht. Aber natürlich, wenn jemand schreit mit mir, dann ... ich fang nicht an, zurückzuschreien, sondern ich bin halt mit einem barscheren Ton dran." „Es geht nicht anders, wir müssen echt irgendwie schauen, daß wir die Arbeit derpacken und selber einfach ruhig bleiben, weil sonst räumen wir uns selber nachher auf, was übrigens schon einige getan haben."

Beispiele zur interaktionistischen Form des Kontrollbewußtseins

ÄrztIn zum Thema „Selbstkontrolle und Überwinden von Hindernissen": „Launen dürfen keinen Einfluß haben; ebenso müssen verwaltungstechnische Hürden überwunden werden." „Organisiert eigene Gesprächszeit für Patienten. Bewältigung der äußeren Einflüsse, Ruhe, Spüren." „Macht des Arztes, Hinhören des Arztes."

2.4 Analyse der Beispiele, die signifikant vom Kontrollbewußtsein und der Schicht abhängen

Sich-zusammennehmen-Müssen, eigene Gefühle in der Arbeit zurückstecken und stark kontrollieren zu müssen und besonderer Arbeits- und Einsatzwillen werden von den ÄrztInnen, Diplomschwestern und -pflegern und den Sanitätshilfsdiensten der deterministisch-additiven wie der interaktionistischen Form des Kontrollbewußtseins beschrieben und in ihrer großen Bedeutung für das Berufsleben festgehalten.

2.5 Verhalten, dessen Schilderung signifikant vom Kontrollbewußtsein, der Schicht und dem Geschlecht abhängt

Das Thema „Vermitteln zwischen den verschiedenen Einflüssen kommt in 111 Sequenzen vor.

Das Thema „Vermitteln zwischen den Einflüssen" kommt durchschnittlich in folgender Interviewanzahl und Verteilung auf das Kontrollbewußtsein (KB), die Schicht und das Geschlecht (Ärztinnen, Ärzte, Diplomschwester und -pfleger, SHD = Sanitätshilfsdients weiblich und männlich) vor:

Schicht	KB external	KB internal	KB det.-add.	KB interakt.
Ärztinnen	0	0	5	2
Ärzte	0	1	9	10
Dip. Sch.	0	2	10	14
Dip. Pfl.	1	0	3	4
SHD Frau	0	1	2	5
SHD Mann	0	1	15	8

Beispiele zur deterministisch-additiven Form des Kontrollbewußtseins

Diplomschwester zum Thema „Vermitteln zwischen den verschiedenen Einflüssen": „Die jungen Schwestern wollen mit diesem Professor nicht mehr Visite gehen. Und sechs sind heuer schon weggegangen. Jetzt muß man schauen, daß wir die praktisch behalten, daß wir die älteren Schwestern, die ein bißchen entlasten. Wir stecken es eher weg als die Jugend."

„Ein bißchen mußt du schon mitdenken, wenn du ein Gewissen hast. Die Ärzte sind ja so oft überfordert, daß sie es wirklich nicht sehen, daß das Medikament nicht mehr notwendig ist. Und das kann man bei der Visite irgendwie so einflechten, da frage ich nach, daß es nicht aufdringlich wird, daß sie nicht meinen, die geschaftelt umeinander, da muß man schon ein bißchen Rücksicht nehmen, weil manche Herren sind ein bißchen empfindlich, oft sogar sind die Jungen empfindlicher als die Älteren, weil sie meinen, da ist eine ältere Schwester, die möchte jetzt da hineingeschafteln."

„Auch unter den Kolleginnen ist es so, daß sie oft nicht gut drauf sind, daß man auch nicht alle Tage gleich gut beieinander ist, daß die eine grantig oder schlecht aufgelegt ist. Ich versuche dann höchstens zu fragen: ‚Was ist denn heute los?' Ich versuche irgendwie ein bißchen die Stimmung wieder zu richten."

„Wenn etwas gekürzt wird, dann wird sicher bei den Pflegeartikeln gekürzt, und das merken natürlich wieder wir, und da müssen wir uns schon zur Wehr setzen."

„Der Betrieb wünscht sich Mitarbeiter, die absolut kooperativ und total einsatzbereit sind, aber andererseits ist es für die Mitarbeiter ganz und gar nicht gut. Ein Mittelweg wäre vermutlich das ideale für beide Teile."

„Ja, man steht halt zwischen drinnen und soll alles irgendwie managen. Irgendwie ist man eine Knautschzone, wo du schauen sollst, daß der Betrieb halbwegs läuft, denn wenn wir nicht da sind, dann läuft ja überhaupt nichts mehr."

„Es fängt schon damit an, wenn ich heute für das zuständig bin, kommt zwar jeder zu dir, du darfst dich aber nirgends abladen. Ein jeder ist da, du mußt immer alles einstecken, ganz egal von welcher Seite, ob das heute Verwaltung, Ärzte, Arbeitskollegen usw. sind, du bist immer für alles verantwortlich, wehe, es ist einmal irgend etwas nicht gemacht und, und, und – dann kannst du selber dich nirgends abladen, und das ist z.B. etwas, was mich eigentlich sehr belastet so zeitweise, überhaupt wenn irrsinnig viel los ist. Damit hast du eigentlich mit dem Patienten wirklich relativ wenig zu tun hast. Und wir haben zwar auch eine andere Arbeitseinteilung gemacht, daß ich eigentlich nicht mehr den Arbeitskolleginnen ausschließlich sage, was sie zum Tun haben, sondern daß sie für das verantwortlich sind, und ich überprüfe nur mehr, ob alles gemacht worden ist. Aber trotz allem kommt ein jeder eigentlich zu dir her automatisch. Und so viele ärztliche Tätigkeiten, die mich eigentlich gar nichts angehen, für die bist du genauso verantwortlich, und das sind Sachen, die mich wahnsinnig stören, das fängt an, ob Befunde da sind, ob, ist ganz egal was. Warum bin ich für das zuständig? Ich bin für die Pflege. Das ist eigentlich so der normale Ablauf."

„Ich meine, äußere Einflüsse, die gibt es oft, z.B. Verwaltung, Direktion, usw., die haben oft einmal eine Vorstellung, die du praktisch nicht ausüben kannst, und ich meine, ich kann die, nur weil ich heute drübenhocke, ich bin mit ziemlich einigen von den Tilak-Obersten ziemlich einige Male übers Kreuz gekommen. Ich kann nicht von mir aus eine Patientenauslastung in Prozenten berechnen, sondern ich muß eine Patientenauslastung an der Arbeit berechnen, und wenn ich heute jede Woche ein- bis zweimal vom Chef höre, wir sind nicht ausgelastet, an was liegt das, wir sind nur zu soundsoviel Prozent nur ausgelastet, ja, warum muß da ich jetzt der Prellbock sein, der das ausbaden muß? Und da streite ich dann mit denen drüben, da streite ich mit dem Chef, ich meine, wie kann man von da drüben sagen, nur weil ich heute sehe, es sind von mir aus 5 Betten frei, aber daß ich 3 Patienten da liegen habe oder von mir aus ein oder zwei da liegen habe, wo aber 2 Schwestern bis zu 4 Stunden beschäftigt sind allein an einem Patienten, da kann ich sagen, ich bin nur 60% ausgelastet vom Patientenstand her, aber mit der Arbeit bin ich auf 150%. Und wenn das denen nicht begreiflich gemacht wird, dann ist das sicherlich auch ein irrsinniger Einfluß. Dann die, z.B. der ganze Verwaltungstrakt usw., warum muß ich mir vom Patienten sagen lassen, du bist nur zu faul, mich über den Computer abzumelden, weil du nur Kaffeetrinken gehen mußt und, und, und, aber daß das nicht von mir ausgeht, weil mir das egal ist, ob ich heute einen Patienten da am Computer eingebe oder nicht, das ist mir von dem her gleich, nur hat das mit meiner Aufgabe nichts zu tun. Dann muß man halt von mir aus immer in jeder Klinik, von mir aus Chirurgie, Medizin usw., bei jedem Portier einen Computer hinstellen und da dann einen von den Verwaltungsleuten hinstellen. Und das sind alles solche Sachen, die du dir eigentlich vom Patienten sagen lassen mußt und wenn du sagst, gehen Sie sich beschweren oder was, da ist dann keiner dazu fähig ..."

Diplompfleger zum Thema „Vermitteln zwischen den verschiedenen Einflüssen": „Ja es ist ganz fein, mit verschiedenen Leuten zusammenzuarbeiten, die man gerne mag, die sich auskennen. Und das ist nicht oft der Fall, das ist jedenfalls wichtig. Aber es reden ja auch Leute mit, von der Verwaltung z.B., die ziemlich wenig praktisch mit dem zu tun haben. Die sicher auch ihr Bestes versuchen, aber einfach zu wenig praktische Erfahrung haben mit so Sachen, die sie bestimmen, die sie zu bestimmen hätten."

„Daß man die zuständigen Personen kriegt, die ganze Organisation, bis einmal wer kommt, daß da etwas weitergeht, daß etwas angeschaut wird, das braucht viel Zeit. Die haben dann die anderen wieder nicht, und es drängt die Zeit, da muß dann jeder schneller arbeiten, weil es ist doch eine Massenabfertigung in dem Betrieb, und es will jeder drankommen. Und man muß schon abschalten können. Bei mir selber denke ich, habe ich das gut geregelt, daß ich einen guten Ausgleich habe, weil wenn man das nicht hat, dann geht man eigentlich unter irgendwie."

Sanitätshilfsdienst/Frau zum Thema „Vermitteln zwischen den verschiedenen Einflüssen": „Da fallt mir eigentlich momentan ... in dem ... eigentlich nix ein, aber es ist, man kann manchmal überhaupt keine Organisation machen, wenn auf einmal alle Einflüsse auf Dich gehen, Du solltest einfach viele Sachen, die dringend sind auf einmal, solltest Du auf einmal machen, wo fangst Du jetzt an? Daß da einer jetzt danebensteht und damit er halt nicht leidet, daß er jetzt länger warten muß, daß man die andere Arbeit tut, daß man irgendwo anfangen soll und ... das ist schon zäh, dann."

Sanitätshilfsdienst/Mann zum Thema „Vermitteln zwischen den verschiedenen Einflüssen": „Ich mache mir dann mit denjenigen Leuten aus, mit denen ich unmittelbar konfrontiert bin, wohin ich zuerst gehe. Also entweder mit der Station, die ich anpiepse, oder mit der Ambulanz, wo ich den Patienten stehen habe." „Das kommt wieder auf die Schwester an. Wenn das eine Schwester ist, mit der ich mich gut verstehe, kann ja einmal passieren – oder ich kenn ja auch die Schwestern, dann weiß ich, wie ich mich zu verhalten habe. Die reagiert anders wie eine andere, nicht. Ich kann nicht zu einer sagen, jetzt hast du mich ausgepiepst, das wäre anders auch gegangen. Solche Stationsschwestern gibt es auch, die mit Dir reden und die etwas auch einsehen, wenn sie einen Fehler machen, ist ganz gewaltig, gibt es aber nicht viel. Und die meisten haben für das aber nicht Zeit."

„Mit der Diplomatie, die mußt du anwenden. Also sagen wir so, es ist, wenn du ein ‚gerader Michl' bist, wenn du deine Linie hast und sagst, so ist es nicht. Sicher, wenn einer gescheit argumentiert, läßt du dir auch etwas sagen, ist ja klar, das wäre meine Idealvorstellung, ‚gerader Michl' heute und ein Ziel haben vor Augen und den Weg verfolgen. Auf der geraden Basis, auf der geraden Linie. Aber wie machst du's in so einem Haus mit so vielen Leuten allen recht, nicht? Und da mußt du einfach diplomatisch sein, da mußt halt wie der Wind wechseln, weißt schon. Weil sonst kommst du zu nichts da herinnen. Weil wenn du heute genau weißt, es ist irgend etwas und du weißt genau, du hast recht, kannst du nicht zu einem Professor was sagen, auch wenn du jetzt 100%ig im Recht bist oder was. Wenn etwas ist, kannst du zu dem nicht sagen: ‚He so nicht.' Du kannst ihm nicht in das Gesicht hinein sagen, was du von dem haltest. Ja es kommt auch auf die Person darauf an, das muß man halt abschätzen. Aber im allgemeinen kannst Du das nicht sagen, weil da wird er dir was pfeifen. Also, ich schaue halt, wenn ich irgend etwas will, oder wenn ich irgend etwas erreichen will da herinnen speziell, da gehe ich nie mit dem Kopf durch die Wand, da verfolge ich auch nicht – schon meine Linie – aber wieso, ich denke mir immer, wieso soll ich etwas hart angehen, wenn ich doch durchs Hintertürl leichter reinkomme und auch auf einen brauchbaren Weg komme, und das kostet mich weniger Nerven, und habe nachher fürs nächste mehr Energie, also immer den Weg des geringsten Widerstandes."

Beispiele zur interaktionistischen Form des Kontrollbewußtseins

Diplomschwestern zum Thema „Vermitteln zwischen den verschiedenen Einflüssen": „Wir können den Leuten, die mit uns über die langen Wartezeiten schimpfen und schreien höchsten erklären, daß sie verstehen, und dann kommt der Doktor, und sie sagen: ‚Grüß Gott, Herr Doktor', und alles ist gut. Wir sind ziemlich der Prellbock zwischen Patient und Arzt. Denn umgekehrt, wenn wir mit dem Arzt sprechen, er möge einen Patienten, der zum Zug muß, vornehmen, schimpft der auch mit uns."

„Das Belastende momentan und überhaupt in meinem Arbeiten als Stationsschwester das ist so der Kontakt oder die Vermittlung zwischen Patient-Angehörigen, Patient-Arzt usw. Wir haben jetzt sehr viele Karzinompatienten, und was mich am meisten belastet ist, zwischen dem Arzt und dem Patienten zu vermitteln, daß man das Humanste oder das möglichst Humanste macht, weil die Patienten da in die Klinik und gleich so in die Maschinerie hineinkommen. Und von einer Untersuchung zur anderen hetzen. Und da muß man sagen, nein bitte, kann man jetzt nicht einmal einen Tag Pause machen mit den Untersuchungen, oder ist das überhaupt noch notwendig. Und dann bekommen die Patienten diese Schmerzen, und da muß dann immer wieder die Intervention von unserer Seite kommen, da man nicht ein Schmerzmitel geben kann, man muß drängen, daß man eine gute Schmerztherapie einmal einleitet."

„Ich glaube, daß eine Reaktion irgendwas auslöst und der Auslöser wieder irgendwas hervorruft, also daß das sehr wohl einfach irgendwo ein Zirkel ist oder in Beziehung zueinander steht und nicht irgendwo jeder für sich sein Dasein fristet – ganz sicher nicht, da wäre ich schon der Meinung."

„Wir haben eine Patientin auf der Station, die ist eher schwierig, einfach vom Charakter her. Sie hat in ihrem Leben eher Sorgen, eine dominante Frau, die anschafft, und sie hat mir von ihrem Leben erzählt. Im Prinzip hat sie niemanden, zu dem sie Vertrauen hat. Und sie hat eine unmögliche Art, mit der sie es sich mit jedem vergraust, und die Schwestern haben alle schon einen Horror davor, in das Zimmer zu gehen. Und ich hab mit einer Schwester darüber gesprochen, und wir haben gesagt, ja eigentlich ist sie schon arm. Und sie hat eine schwere Krankheit und eine schwere Operation, und sie kommandiert immer herum, und zu mir hat sie gesagt: ‚Wenn das mit der Operation nicht gut geht, dann hupf ich das Fenster hinunter.‘ Und heute mußte sie zum Röntgen gefahren werden, und da hat sie gleich wieder geschimpft, sie hat solche Schmerzen, die Wärter sind so unmöglich und haben kein Gefühl, alles tut ihr jetzt weh, und es paßt ihr ziemlich wenig. Und da habe ich ein schlechtes Gewissen, wenn ich sie trotzdem zu verstehen versuche, ich denke mir, vielleicht ist das den anderen Schwestern gegenüber falsch, wenn die jetzt meinen, ich probiere, mich bei der Patientin einzuschmeicheln, wissen Sie, was ich jetzt meine? Ich möchte sie aber irgendwie echt verstehen, aber ich hab dabei irgendwie, ich weiß nicht, es ist schon ein bißl zwiespältig.“

„Ich muß handeln, weil ich weiß, wenn jetzt Herzalarm geht, was das ist. Das hängt von mir ab, daß ich weiß, was das für ein Elektrokardiogramm jetzt ist und was das für den Patienten bedeutet, und das ist das wichtigste, daß ich weiß, was das Gerät anzeigt, und daß der Patient jetzt einen unvorhersehbaren Herzstillstand hat. Wenn ich das jetzt alles nicht wüßte, dann könnte ich nicht handeln, logischerweise. Und dann handle ich zuerst, und dann kommt der Arzt. Sicher ist der Arzt auch wichtig, aber als erstes sind wir eigentlich beim Patienten.“

„Ich täte sagen, daß man natürlich schon immer sich bemühen muß, die Situation vom Patienten aus zu sehen, weil man natürlich versucht ist, gewisse Routinesachen so zu machen, wie man das gewohnt ist, und dem Patienten aber immer noch zu wenig erklärt hat. Für uns ist das tagtäglich, für den Patienten ist es eine Ausnahmesituation. Ich mach mir das schon immer wieder bewußt, aber natürlich kann es passieren. Man sieht es auch immer an den Reaktionen der Patienten, daß sie doch zu wenig aufgeklärt sind, auch von den Ärzten.“

Diplompfleger zum Thema „Vermitteln zwischen den verschiedenen Einflüssen“: „Da ist ein elfjähriger Bub gekommen mit einer Tumorkrankheit. Das war vor zwei Jahren. Den hab ich aufgenommen. Dann hab ich eine Woche freigehabt, und in der Woche hat er die ganzen Untersuchungen gehabt, Computertomographie, Nuklearmedizin. Aufgeklärt war er noch nicht. Und als ich in den Dienst komme und zu ihm komme, schaut er dich so fragend an. Ich hab ein Gesicht geschoben, er hat nie geahnt, was er hat. Ich habe eigentlich gewußt, was er hat. Und er schaut dich an, das ist eine eigene Situation. Du möchtest dich trauen zu sagen, was er hat, aber du kannst es nicht, und du darfst es auch nicht. Und das hat sich bis zum Abend hingezogen, und dann haben wir mit den Ärzten geredet, daß wir es nicht mehr aushalten und sie das aufklärende Gespräch führen sollten mit ihm."

Sanitätshilfsdienst/Frau zum Thema „Vermitteln zwischen den Einflüssen": „Das war sowieso ein schwieriger Patient und auch so schwierige Angehörige, der Patient selber ist leider schwerst pflegebedürftig, und die Angehörigen sind sowieso in der Beziehung ... in der Früh, wie's geheißen hat, man soll den liegen lassen, den und den, dann haben wir schon gewußt, oh, da fängt jetzt bald wieder eine Streiterei an, jetzt werden wir sicher geschimpft werden. Wir haben mit dem schon gerechnet. Sie sind hereingekommen, und dann ist er ... bumm ... auf dich zu und schimpfen und da ... und reden auf dich ein und so, verrückt. Na, dann hab ich sie mehr oder weniger beruhigt, hab ihn halt aufgeklärt, was jetzt ist, und morgen tun wir ihn hundertprozentig wieder heraus, weil morgen sind wir wieder das volle Personal ..., und das wird schon geregelt. Wir machen ja ... tun ihn hoch aufsitzen, er liegt ja in einem Superbett drinnen, wir machen das alles."

Sanitätshilfsdienst/Mann zum Thema „Vermitteln zwischen den Einflüssen": „Ja, da war zum Beispiel, gerade in der Mittagszeit, da kommt zum Beispiel ein Patient, der hat einen Termin für eine bestimmte Untersuchung, ist angemeldet auf ein Uhr. Eins ist natürlich immer eine kritische Zeit, da ist Mittagsbesprechung, und da ist Mittagessen, die Leute wollen auch einmal was essen gehen, keine Frage, man ist schon ein bißl überarbeitet, und der Patient regt sich dann fürchterlich auf, daß er nicht drankommt, und dann sucht man einmal zuerst einen Arzt, der die Untersuchung macht, und dann findet man keinen, und man muß den Patienten dann irgendwie vertrösten und – ich weiß noch damals, zuerst habe ich mich mit ihm einmal eine Viertelstunde unterhalten, und er hat das halt ..., ja, er war recht nett, und dann habe ich..., dann findet man halt doch einmal einen Arzt, der die Untersuchung macht, und der sagt, ja, das geht aber erst in einer halben Stunde, jetzt habe ich halt den einmal zum Mittagessen geschickt, und man versucht halt auch so einmal, was jetzt nicht speziell die Untersuchung betrifft, das ganze dem etwas angenehm zu machen, und er hat sich dann sehr gut versorgt gefühlt und hat gesagt, ja, es sei dann nicht so schlimm. Inzwischen ist es dann halb drei Uhr geworden, aber es ist eigentlich ganz gut über die Bühne gegangen. Ich meine, das ist jetzt keine Untersuchung selber gewesen, aber einfach, die Leute nicht einfach so im Warteraum sitzen zu lassen, und die hocken da draußen wie eine Nummer."

„Ja, es ist eben so, ich meine, der Patient ist eigentlich, wie soll ich denn sagen ..., er sitzt am kürzesten Ast, weil er ja da zur Untersuchung ist und uns auch braucht. Also er steht ja da total hilflos da. Der Arzt sitzt am längsten Ast, weil er ist ja der Herrgott, der's macht, oder? Und wir stehen halt dazwischen drinnen und koordinieren das. Ich versuche halt das zu machen, daß sich da der Patient ein bißl wohlfühlt, daß er da nicht wie eine Nummer so sitzt ... und wenn jetzt eine schlechte Zeit ist auch, daß ich dem das ein bißl erklär und nicht einfach da, ... ich sag dann auch oft zu den Leuten, Sie sehen eh, da hinten ist ein Notfall, und das müssen Sie verstehen, oder? Oder die alte Frau da, die ist schon 80 Jahre alt, verstehen Sie das, wenn ich die vornehm ... und so ... nicht einfach das Wagele hineinschieben und ... ja, was sich der denkt, ist mir wurscht!"

„Nämlich grad bei Mitarbeitern ist es oft, daß man ein bißl Ruhe schafft, sagt, ja, das is in Ordnung, jetzt machen wir das, jetzt machen wir das ... es braucht sicher einen, der sozusagen ein bißl Arbeiten zuweist. Der sagt, du tust das und du tust das, weil sonst ja oft eine Nervosität und eine Hektik herauskommt." „Ich hol' mir lieber jemand anderen, wenn ich unsicher bin, grad eben der Patient ist eben sicher ein Problemkind in dem Sinn auch gewesen, da hole ich lieber jemanden, also das gibt's sicher auch."

„Die Patienten wissen oft nicht, was los ist. Wenn man ins Zimmer kommt, dann müssen sie zuerst einmal fragen, wieso, warum? Ich war erst gestern im Röntgen, und dann müssen wir halt wieder zur Schwester, wieder zum Arzt und dem erklären, dann kommt die Schwester ins Zimmer und der Arzt auch und erklärt der Patientin, weil ich kann sie ja nicht zwingen. Wenn sie nicht aus dem Bett steigen will, muß ich das mit der Schwester oder dem Arzt besprechen."

„Ja, aber nicht unangenehm, nur wäre das dann angenehm, wenn man gerade vom Arbeitsplatz spricht, wenn man mehr Möglichkeiten hätte, mit dem Patienten zu sprechen, aber da ist ja doch auch wieder nicht die Intimsphäre gewahrt, draußen sitzen ziemlich viele wartende Patienten, wir sind zu zweit für so eine große Station. Und da ist es natürlich oft nicht angenehm, es sind sehr viele Leute herinnen, Schwestern, Ärzte. Du mußt telefonieren, du sollst mit dem Patienten reden, also es sind Einflüsse von ziemlicher Lautstärke, die auf dich zukommen. Und das ist oft nicht angenehm, da möchte ich gern persönlich mit dem Patienten ..., ich mach's halt dann so, daß ich schau, daß irgendeine Räumlichkeit frei ist und, daß ich mit dem Patienten da hineingehe. Weil man hat oft Fragen, die doch wirklich nicht vor allen..."

2.6 Analyse der Beispiele, die signifikant vom Kontrollbewußtsein, der Schicht und dem Geschlecht abhängen

Die *Diplomschwestern mit deterministisch-additiver Form des Kontrollbewußtseins* wirken als Ausgleichsfaktor zwischen den ÄrztInnen und jungen Kolleginnen, die ihre Schwierigkeiten, die sie mit den ÄrztInnen haben, nicht mit diesen besprechen können. Dieselben Diplomschwestern vermitteln – mit viel Feingefühl und Einfühlungsvermögen – auch zwischen überlasteten ÄrztInnen und den PatientInnenbedürfnissen, ebenso wie zwischen PatientInnenbedürfnissen, Arbeitsorganisationsvorstellungen der KollegInnen und Ordnungsvorstellungen der Klinikverwaltung. Die Unstimmigkeiten im Kolleginnenteam auszugleichen, verschlingt auch viele persönliche Energien. Die Frage nach den Ressourcen für diese Energie und ihrer Ökonomie im persönlichen Energiehaushalt in der Arbeitswelt Klinik wird den Diplomschwestern von niemandem beantwortet.

Die *Diplompfleger mit deterministisch-additiver Form des Kontrollbewußtseins* sehen sich in dieselbe Vermittlungsarbeit eingebunden, der Auseinandersetzung mit den ÄrztInnen wird jedoch nicht so viel Bedeutung zugemessen, und sie scheinen persönlich mit der Problemsituation besser zu Rande zu kommen als die Diplomschwestern. Die *Sanitätshilfsdienste mit deterministisch-additiver Form des Kontrollbewußtseins* befinden sich gegenüber den Diplomschwestern in einer ähnlichen Lage, wie diese sich gegenüber den ÄrztInnen befinden.

Die *Diplomschwestern mit interaktionistischer Form des Kontrollbewußtseins* nehmen die Vermittlerrolle in den verschiedenen bereits geschilderten Problemsituationen kommunikativ im Gespräch mit den Beteiligten über die vorliegenden Probleme wahr. Die Bedeutungserteilung, die dem Gespräch zugeschrieben wird, trifft in der Verwertung auf die durch die Hierarchie institutionalisierten

Kommunikationsschwierigkeiten mit den ÄrztInnen. Die Diplomschwestern nehmen Elemente des Situationskreises – Ermüdung der PatientInnen, Schmerzen, körperliche und seelische Zumutbarkeit von Untersuchungen bei KarzinompatientInnen – wahr und versuchen, diese Wahrnehmungen im diagnostisch-therapeutischen Zirkel – z.B. mit Schmerztherapie, Pausen zur Erholung, etc. – situationsbezogen zu verwerten. Im Bemühen, die PatientInnen in deren Situationskreis zu verstehen, erfahren die Diplomschwestern keine Hilfe durch entsprechende Modelle und Anleitungen in der Arbeitswelt.

Auch die *Sanitätshilfsdienste mit interaktionistischer Form des Kontrollbewußtseins* haben in ihren Vermittlungen kommunikative Kompetenz vorzuweisen, die aber immer nur im Rahmen der von den ÄrztInnen vorgegebenen Bedeutungen und der daraus abgeleiteten medizinisch-therapeutischen und organisatorischen Notwendigkeiten ablaufen können.

3. Verhalten der KollegInnen gegenüber den Einflüssen

3.1 Verhalten, dessen Schilderung signifikant vom Kontrollbewußtsein und der Schicht abhängt

Die folgende Tabelle gibt die Anzahl der Sequenzen wieder, in denen die genannten Themen vorkommen:

Thema	Sequenzen	Thema	Sequenzen
Abschotten	6	Egobestimmt	12
Gedanken machen	6	Das weiß ich nicht	18

Die Themen „Abschotten“, „Sich Gedanken machen“, „Egobestimmtes Verhalten“ und „Das weiß ich nicht“ kommen zusammen durchschnittlich in folgender Interviewanzahl und Verteilung auf das Kontrollbewußtsein (KB) und die Schichten (Ä = ÄrztInnen, Dip = Diplomschwestern und -pfleger, SHD = Sanitätshilfsdienst) vor:

Schicht	KB external	KB internal	KB det.-add.	KB interakt.
Ä	0	1	2	0
Dip	0	1	2	0
SHD	0	2	1	0

Beispiele zur internalen Form des Kontrollbewußtseins

Diplomschwester bzw. -pfleger zum Thema „Abschotten": „Ich bewundere jede Schwester, die das 20 oder 30 Jahre durchhält, aber ich muß sagen, ich habe in meinen 12 Arbeitsjahren auch sehr viele ausgebrannte Schwestern kennengelernt, die das vielleicht gar nicht, vor sich selber haben eingestehen können, sondern die einfach bissig geworden sind und wirklich aggressiv."

Sanitätshilfsdienst zum Thema „Da sage ich nichts": „Da gebe ich keine Stellungnahme ab, weil über meine Kollegen tue ich nicht so reden."

Beispiele zur deterministisch-additiven Form des Kontrollbewußtseins

ÄrztIn zum Thema „Abschotten": „Abschotten ist von der Stellung in der Hierarchie abhängig; je höher ich bin, desto leichter kann ich mich abschotten." „Es ist sehr bequem, sehr grob zu sein, sehr direkt zu sein, da brauche ich keinen Zeitaufwand, da brauche ich mich emotionell nicht engagieren."

„Es gibt Leute, die sich mit irgendwelchen Entscheidungen, die sie fällen müssen, auch wenn sie noch so banal sind, wahnsinnig schwer tun und die Verantwortung dann nicht übernehmen wollen. Wenn ich mich absichern will, dann frag ich den Vorgesetzten, das ist ja auch sehr viel, was wir machen, Absicherungsmedizin."

Diplomschwester bzw. -pfleger zum Thema „Abschotten": „Wenn der Professor kommt, dann schaut jeder, daß er irgendwo verschwindet, also so ist das. Wenn er nicht da ist, ist alles ruhiger, alles gelockerter, normaler und entspannter."

„Wir arbeiten gerne und möchten unsere Arbeit in Ruhe verrichten, ohne daß irgend jemand uns dreinpfuscht. Die Krankenpflege ist ja aus dem Schattendasein der Ärzte herausgetreten. Jede möchte gerne Eigenständigkeit, weil wir wissen, was jemandem fehlt und was zu tun ist. Und es ist nicht richtig von den Ärzten, daß sie es immer besser wissen wollen."

ÄrztIn zum Thema „Egobestimmtes, kritikloses Verhalten": „Die Innensicht der Klinik läßt einen recht erschrecken." „Es gibt speziell in der Chirurgie sehr kritiklose Menschen. Die einfach so heroisch denken, ich bin der große Chirurg, und mir ist es eigentlich völlig egal, wie es dem Patienten vorher und nachher geht. Deshalb ist das wahnsinnig schwierig. Und ich kann mir vorstellen, daß viele Kollegen davon überzeugt sind, daß sie die äußeren Einflüsse in der Hand haben, einfach aufgrund eines ganz guten Selbstbewußtseins."

„Es gibt sicher viele, bei denen das Ich, das Ego, im Vordergrund steht, die halt irgendwie das alles selbst in die Hand nehmen wollen und möglichst versuchen, hinaufzukommen, und das ist gerade in den chirurgischen Fächern, die Ellbogentechnik. Die denken, der könnt irgendwann einmal ein Konkurrent werden."

„Ich schätze, daß die Kollegen durch die eigenen Einflüsse hauptbestimmt sind. Das ist aber schwierig zu sagen, weil ich so viele Kollegen habe, und sie alle ein bißchen anders sind. Es ist nicht ein jeder gleich, und zudem kenne ich die Kollegen auch zu wenig."

ÄrztIn zum Thema „Sich Gedanken machen": „Kollegen haben ähnliche Vorstellungen wie ich." „Ich glaube, daß die eigene Überheblichkeit, wenn man das überspitzt ausdrücken möchte, – d.h. Kollegen, die sich eher für den entscheidenden Faktor halten – nicht mehr so im Vordergrund steht und Selbstkritik eigentlich schon überwiegt."

ÄrztIn zum Thema „Das weiß ich nicht": „Das ist schwierig, weil die Besetzung unserer Klinik erinnert mich sehr an das gallische Dorf von Asterix und Obelix. Da wohnen sehr viele Individualisten, da müßte man jeden einzeln fragen, wie er seine KollegInnen sieht. Nicht, daß ich keinen Trend sehe, sondern daß ich in dieser Richtung einfach nichts glaube, weil ich mir nicht Gedanken mache, was ein anderer, wodurch ein anderer in seiner Arbeit beeinflußt wird. Ich mach mir Gedanken, wie meine Kollegen operieren, ihren Dienst machen, das ist wichtig für meine Arbeit. So eine Beurteilung ist, glaube ich, schon eine grobe Einmischung, und ich mische mich nicht ein bei anderen Leuten." „Wegen reduzierter Kommunikation kann ich da nicht viel sagen dazu."

Sanitätshilfsdienst zum Thema „Das weiß ich nicht": „Keine Ahnung, ich weiß nur, was ich denke." „Ich weiß es nicht, ich kenne keinen meiner Kollegen. Ja, wir sind da so ein bißl separat, und ich hab mit meinen Kollegen eigentlich keinen Kontakt." „Das ist schwer zu sagen, es gibt so viele da, da will ich kein Urteil abgeben über andere."

Beispiele zur interaktionistischen Form des Kontrollbewußtseins

ÄrztIn zum Thema „Abschotten": „Abschalten, daß man sich das emotionslos anhört." „Wenn man in der Visitesituation bei der Struktur dieser Person des Oberarztes irgendwie unterbrechen würde, würde man noch größere Kalamitäten heraufbeschwören. Normalerweise kann man bei der Visite mit einem Oberarzt diskutieren. Aber wenn man dann noch auf andere Patienten ein Donnerwetter heraufbeschwört, selber angegriffen wird und im Rahmen eines Rundumschlages auch noch Schwestern oder andere Kollegen eine aufs Dach kriegen, ist es besser, man sagt gar nichts."

3.2 Analyse der Beispiele, die signifikant vom Kontrollbewußtsein und der Schicht abhängen

Die *ÄrztInnen mit deterministisch-additiver Form des Kontrollbewußtseins* beschreiben den Zusammenhang von vermehrtem Arbeitsaufwand bei Ausweitung des diagnostisch-therapeutischen Zirkels auf das Emotionale. Der Grad der Ausweitung oder Einschränkung des diagnostisch-therapeutischen Zirkels kann entsprechend der Stellung in der Ärztehierarchie unter Umständen einfach diskussionslos erfolgen. Fehlen in den Begegnungen mit den vorgesetzten ÄrztInnen zufriedenstellende Gesprächsbeziehungen, ist bei den Diplomschwestern und -pflegern gegenüber den ÄrztInnen das Sozialverhalten des Aus-dem-Weg-Gehens die Folge.

Die ÄrztInnen mit deterministisch-additiver Form des Kontrollbewußtseins nehmen genau wahr, daß es die Ellenbogenqualitäten sind, die es im Konkurrenzkampf der KollegInnen ermöglichen, seine Vorstellungen durchzusetzen. Elemente von Selbstkritik an der überragenden Bedeutung des Selbstwertes und Leistungsvermögens der ÄrztInnen werden angedeutet.

Sehr schwierig ist die Situation für den *Arzt mit interaktionistischer Form des Kontrollbewußtseins,* wenn er zwischen Schwestern, PatientInnen und dem Oberarzt vermitteln möchte, den Oberarzt aber nicht in den Vermittlungsprozeß einbeziehen kann, wenn er ein positives Vermittlungsergebnis sicherstellen will.

4. Beschreibung und Beurteilung des eigenen Handelns und Verhaltens der ÄrztInnen, Diplomschwestern und -pfleger und Sanitätshilfsdienste

4.1 Beschreibung und Beurteilung, dessen Schilderung signifikant vom Kontrollbewußtsein abhängt

Die folgende Tabelle gibt die Anzahl der Sequenzen wieder, in denen die genannten Themen vorkommen:

Thema	Sequenzen	Thema	Sequenzen
Handlungsmaxime	188	Eigenbeurteilung	86
Beschreibung des eigenen Verhaltens	93	Gespräch mit PatientIn	138
Beurteilung des Verhaltens der ÄrztInnen	77	SozialarbeiterIn	2
Aufklärung	28		

Die Themen „Handlungsmaxime, Beschreibung des eigenen Verhaltens, Beurteilung des Verhaltens der ÄrztInnen, Eigenbeurteilung und Gespräch mit PatientIn" kommen zusammen durchschnittlich in folgender Interviewanzahl und Verteilung auf das Kontrollbewußtsein (KB) vor:

Interviews	KB external	KB internal	KB det.-add.	KB interakt.
Anzahl	2	19	69	36

Beispiele zur internalen Form des Kontrollbewußtseins

ÄrztIn zum Thema „Allgemeine Handlungs- und Verhaltensmaxime": „Tue nichts, was mir nicht zusteht bzw. was einfach zu gewagt ist für mich."

Sanitätshilfsdienst zum Thema „Allgemeine Handlungs- und Verhaltensmaxime": „Man soll schon ehrlich sein. Das hinten herum, da bin ich nicht der Mensch dafür." „Eigene Einflüsse haben mit dem Patienten nichts zu tun. Stimmungen oder Launen haben sowieso im Krankenhaus nichts zu tun, das muß man sowieso zurückstellen, das geht niemanden etwas an."

ÄrztIn zum Thema „Beurteilung des eigenen ärztlichen Handelns": „Wir sind ja keine Wahrsager." „Ich sehe mich nicht als Grundlagenforscher, und ich möchte auch nicht Computermedizin betreiben. Für mich persönlich ist es also keine Notwendigkeit für mein Selbstwertgefühl, daß ich mich habilitiere. Ich habe Medizin studiert, weil ich mit dem Patienten etwas zu tun haben möchte."

Sanitätshilfsdienst zum Thema „Beurteilung eigenen Handelns": „Ich denk mir, ich bin ja keine Putzfrau. Ich mach den Sanitätshilfsdienstkurs, den Pflegehelferkurs, und dann kann ich nur putzen. Ich brauche einen Job, wo ich meinen Geist ein bißl betätigen kann, wenn du immer nur putzen mußt, dann verblödest du ja komplett." „Ich habe das Gefühl, die Jungen tun sich nicht zuviel an, ich hab oft gesagt, von den Jungen könnten wir allerhand abschauen."

Sanitätshilfsdienst zum Thema „Beurteilung des ÄrztInnen-Verhaltens": „Ja, die Ärzte, ja, mein Gott ... sind halt eben ... Ärzte sind auch Menschen, der eine ist so, und der andere ist so, der eine ist ein netter, ein ruhiger Arzt, und der andere ist ein Schreier ... und so, sind halt eben auch Menschen, die genauso wahrscheinlich in Drucksituationen kommen, nicht."

ÄrztIn zum Thema „Verhalten bei Aufklärungsgespräch": „Man sagt in diesem Fall ja nicht, daß sie rettungslos verloren ist, sondern man sagt halt, man versucht mit verschiedenen therapeutischen Möglichkeiten dem zu begegnen, ohne halt die konkrete Hoffnung zu machen, daß man sie wieder gesund macht."

Beispiele zur deterministisch-additiven Form des Kontrollbewußtseins

Diplomschwester bzw. -pfleger zum Thema „Beschreibung des eigenen Verhaltens“: „Auf chirurgischen Stationen muß man die operierten Leute intensiv und regelmäßig überwachen. Man muß immer schauen, daß es den Leuten gut geht und daß sie möglichst schmerzfrei sind.“ „Wir haben viele Patienten nach Wirbelsäulenoperationen. Das ist Schwerarbeit. Die Leute können keine Bewegung selber machen. Man muß sie füttern, beim Bettenmachen umdrehen, putzen, die Körperhygiene machen usw.“

„Ich bin Visitenschwester und könnte in Ruhe am Schreibtisch die Visite ausarbeiten. Aber das geht im Augenblick nicht. Ich bin erst seit 8 Monaten diplomiert, komme frisch von der Schule, und durch den ganzen Lernprozeß, den ich jetzt noch durchmache, daß ich noch nicht so viel kenne, und durch die schwierige Situation jetzt kann ich nicht in Ruhe arbeiten, weil da 10 Leute von irgendwelchen Seiten das wollen und das wollen und das wollen.“

„Bei der Visite, die für den Patienten das wichtigste ist den ganzen Tag, übergeht der Professor den Patienten und redet mit ihm kaum. Er sieht nur die Kurve und hat nur immer irgend etwas auszusetzen, die Adresse stimmt nicht, etwas ist falsch geschrieben, etc. Aber der Patient wird im Ungewissen zurückgelassen praktisch, und wenn die Visite fertig ist, gehen die Assistenz- und Turnusärzte hinein und müssen alles wieder richten.“

„Wir sind eigentlich nur unterstützend für die Ärzte da, Zureichungen, die Patienten vorbereiten und die Zureichungen dann während der Untersuchung für den Arzt.“

„Zwischen 5 Uhr und halb 6 Uhr fang ich mit dem Waschen an. Nicht zu früh, weil es für den Patienten doch zu früh ist, aber zu spät auch nicht. Die Sachen zum Waschen richten wir uns am Abend schon, damit man nicht erst in der Früh alles machen muß. Da richte ich die Waschschüssel, frische Wäsche, Handtuch, ein Hemd für den Patienten, Seife, Kamm, Zahnputzzeug, was er halt so zum Frischmachen braucht, Rasierapparat, Salben zum Einschmieren. Wir kommen dann in der Früh herein ins Zimmer, meistens sind drei Leute im Zimmer. Da schaut man, daß man halt leise ist, und trotzdem weckt man den Patienten einmal unabsichtlich. Wir erklären dem Patienten immer am Vorabend, wann wir kommen, damit er sich einstellen kann drauf. Dann dreht man nur ein kleines Licht auf beim Patienten, damit die anderen nicht zu sehr gestört werden im Zimmer, dann fängt man halt von oben bis unten an zum Waschen, er wird nur zur Hälfte abgedeckt und nur dort, wo man halt wäscht, meistens waschen wir zu zweit die Patienten, weil es feiner ist. Wir versuchen, schon sehr leise zu sein, aber auf der anderen Seite wollen wir auch mit dem Patienten reden und nicht einfach nur waschen und nicht mit ihm reden, das ist dann ein bißl eine Diskrepanz. Aber meistens verstehen es die anderen Patienten schon, weil sie sind ja auch irgendwo in der gleichen Situation, werden auch einmal operiert und wissen genau, daß man kurz nach der Operation z.B. sich nicht selbst helfen kann, oder sie kriegen das bei Tag auch mit, wenn ein älterer Patient da ist, der einfach Hilfe braucht, dann ist das eh für die meisten selbstverständlich, daß die irgendwann einmal gewaschen werden müssen und daß in der Früh die Zeit ist zum Waschen."

„Mit den Patienten selber haben wir als Funktionsschwestern nicht so viel zu tun. Wir müssen sie nur aufrufen bzw. dann zum Arzt bringen und dann assistieren. Wir müssen halt schauen, daß das ganze funktioniert, daß immer genügend Instrumente da sind, daß die ganzen Abläufe so schnell wie möglich passieren, daß die Patienten nicht zu lange warten müssen."

Diplomschwester bzw. -pfleger zum Thema „Beschreibung des eigenen Handelns und Gespräch mit PatientIn": „Der Patient kommt zu mir, wird teilweise vom Schalter heraufgeschickt und fragt, was er zu tun hat. Worauf ich ihm den Zettel für das Labor in die Hand drücke, für das Röntgen oder für eine andere Untersuchung und sage, dann soll er wieder zu mir kommen, ich sag ihm dann, wie es weitergeht. Und ich versuche zu koordinieren, wo er halt als nächstes drankommt, was schneller geht, was nicht schnell geht, daß ich da inzwischen etwas anderes machen kann."

„Der Patient muß einen Schlauch schlucken, und das ist echt unangenehm und würgt die Leute. Manche kriegen auch ein bißchen Panik, daß sie keine Luft kriegen, da muß man eben gut zureden und ein bißchen beruhigen." „Ich versuch halt immer möglichst mit Reden zu beruhigen, man kann die Leute mit Reden oft ein bißl einlullen, daß sie aufhören, ihre eigenen Ängste in den Vordergrund kommen zu lassen, sie lassen sich einfach oft beruhigen wie ein kleines Kind so ungefähr."

„Da kam die Mutter, und ihr ist vom Hausarzt nicht gesagt worden, was das heißt, daß da Leukämie draufsteht. Wir sind erst hinterher draufgekommen, daß sie nicht aufgeklärt war, daß sie eigentlich nicht genau gewußt hat, um was es da gegangen ist. Wir haben halt die Mutter angenommen, den zuständigen Onkologen gebeten, die Diagnose durch Laborwerte bestätigen zu lassen, und es hat auch gepaßt. Dann ist sie aufgeklärt worden, und das war natürlich furchtbar, weil das sind Situationen – die Mutter hat es geahnt, aber sie wollte es nicht wahrhaben, das ist in solchen Fällen sehr häufig, daß sie es nicht glauben wollen. Und dann wollte sie das Kind nicht dalassen, sondern wollte es wieder mit heimnehmen. Man hat ihr das dann erlaubt, sie soll daheim noch sprechen mit dem Vater, und sie soll es aber noch am gleichen Tag wieder hereintun."

Sanitätshilfsdienst zum Thema „Beschreibung eigenen Verhaltens und Gespräch mit PatientIn": „Ja, da muß ich einfach schauen, ich hab das auch schon g'macht, und ich erkläre einfach ein bißl, was das ist, eine Myelographie, und damit sich die Patienten einfach ein bißl beruhigen und nicht mehr so viel Angst vor der Untersuchung haben. Und wir reden halt mitsammen, und dann geht es schon, und es ist echt super gegangen."

„Ja, und da kläre dann halt ich auf – das paßt schon, aber natürlich muß ich eine halbe Stund', eine Stund' muß ich halt mit den Patienten reden, oder. Und normalerweis', wenn sie die auf Station schon aufgeklärt hätten, dann hätt' ich halt mehr Patienten gehabt."

„Ja, er war, er war dann eigentlich recht gut und hat sich selber getröstet, außer den Schmerzen, die zeitweise ein Problem waren. Oder vermeintlichen Schmerzen, das weiß man ja nicht so genau, was es gerade ist, ob's die seelischen sind, ich kann das nicht beurteilen. Da ist halt einfach wichtig, daß man da ist, wenn er ... tut oder wenn er einen braucht."

ÄrztIn zum Thema „Allgemeine Handlungs- und Verhaltensmaxime": „Selbstmotivation: Es wird schon einen Grund haben, warum der in der Nacht kommt. Bemühen, auf Probleme der Patienten einzugehen; Engagement. Jede Beschwerde eines Patienten nehme ich ernst."

„Einklang finden zwischen dem Patienten, medizinischer Indikation und dem Patientenwillen, nicht Angst machen." „Handeln nach objektiven Kriterien." „Teamwork und Patientenführung." „Man hat gelernt, Mitgefühl abzulegen, sonst kommst du aus dem Mitgefühl-Haben nicht mehr heraus; die innere Situation des Arztes soll kein Einfluß sein." „Lasse mich in Therapie von wissenschaftlichen Erkenntnissen leiten, Personen, Kongressen, Glück." „Patient hat immer im Mittelpunkt zu stehen. Es ist meine Aufgabe, dem Patienten die beste Therapie zu geben." „Es ist nicht gut, den

Patienten seine eigenen Zweifel spüren zu lassen." „Auch in Krebskrankheit Kontakt zu Patienten aufrechthalten, dem Patienten näher kommen." „Ich arbeite das, was möglich ist, und bin zufrieden damit." „Ich arbeit so, wie ich es gelernt habe, wie die Schulmedizin mir mehr oder weniger die Orientierung zeigt, aber ich entscheide selber." „Man muß schon versuchen, eine gewisse Distanz aufrechtzuerhalten. Wenn mir ein Patient nur leid tut und ich mit ihm mitleide, dann seh ich das nicht mehr objektiv, und das spielt in diesem ganzen Gefüge mit, und ich kann nichts mehr für ihn tun."

„Das Sterben ist einfach ein natürlicher Vorgang meiner Ansicht nach, der zum Teil sogar von uns, von der Medizin nicht ganz akzeptiert wird; daß Sterben eigentlich auch noch etwas Natürliches ist und daß man auch Leute zum Teil in Ruhe sterben lassen sollte, was aber auch in vielen Dingen nicht getan wird, wo man mit aller Gewalt und mit allen technischen Möglichkeiten, die man jetzt zur Verfügung hat, versucht, die Patientin am Leben zu erhalten und nicht akzeptiert, daß gewisse Grenzen erreicht sind und daß eben der Prozeß des Sterbens bzw. das Sterben eingetreten ist."

„Ich habe gesagt, daß ich den Plan machen muß, daß die Diagnostik und die Therapie bei den Patienten läuft, daß man sozusagen weiß, was ihnen fehlt, weiß, was zu behandeln ist, und das auch so gemacht wird, wie es gehört." „Ich bin der Oberarzt, der die Verantwortung für sämtliche Patienten auf der Station hat. Da wird in der Früh durchgegangen, da geht ein Assistent mit, der Turnusarzt, die Schwestern gehen mit, und es wird an jedem Bett der entsprechende Patient angeschaut, wie es halt ausschaut im Vergleich zu den Tagen davor, und eventuelle Therapieänderungen werden in die Wege geleitet. Neuaufnahmen kommen dann mittags, es wird besprochen, was man tun muß, danach wird eine Therapie veranlaßt, sofern das schon möglich ist, sonst warte ich auf die Befunde und leite die Therapie, so bald es möglich ist, in die Wege."

„Im Laufe der Jahre unterliegt man einem gewissen Wandel. Am Anfang ist man sicherlich emotional viel mehr betroffen von Einzelschicksalen. Das ändert sich aber radikal im Laufe der Zeit. Man wird völlig nüchtern, weil das bringt dem Patienten nichts, Emotionen da hineinzusetzen, es bringt nur etwas, vernünftige, rational begründete Entscheidungen zu treffen, die dann klare Konsequenzen nach sich ziehen, sei es therapeutisch oder sei es diagnostisch. Wenn man sagt, man kann nichts mehr tun, dann ist das ganz objektiv. Wenn ich alles persönlich nehme, dann zerfrißt man sich letztlich. Das ist ein Selbstschutz."

„Die Kapazitäten, die sich abgekapselt haben durch ein sehr ichbezogenes Handeln, damit sie hinauskommen, das sind nicht meine Vorbilder – die vielleicht innerhalb kürzester Zeit hinausrasen und dann Professoren sind – sondern eher die, die eine ganz andere Einstellung haben."

„Ich sage ungern zu jemandem ‚danke', mache mir mein Leben selber, und steuere es auch selber. Ich habe keine Abhängigkeitsverhältnisse, weder von meinem Arbeitgeber noch von anderen Zwängen. Ich lasse mich nur durch ein angeborenes seelisches Programm steuern, ich tue letztlich das, was ich will."

Diplomschwester bzw. -pfleger zum Thema „Allgemeine Handlungsmaxime": „Zuerst muß ich lesen und wissen, was der Patient hat, was der überhaupt für eine Diagnose hat. Dann gehe ich zum Bett des Patienten und spreche mit ihm und muß sehen, was los ist."

„Ich mache keine Therapie, die macht der Arzt. Ich mache meine Pflegehandlung."

„Die Klinik kann man nicht ändern, das kann man sicher nicht ändern. Man muß warten, bis der Professor in Pension geht."

„Wenn ich heute zum Beispiel einen Fehler mache oder etwas übersehe, dann geh ich hin und sage das, und das wird akzeptiert. Weil das kann ja passieren, daß man einen Fehler macht, und jeder Mensch macht Fehler, das ist völlig egal, ob das der Turnus- oder Assistenzarzt ist oder sonst wer. Aber das kann ich ja eingestehen, und es ist kein Riesenproblem."

„Ich denke mir z.B., daß es wichtig wäre, mit dem Patienten über das Sterben zu reden." „Also sich über alles und jedes aufzuregen wird halt auch nicht viel nützen, aber gerade das Wichtigste kann man sich schon ausreden, das sollte man auch ausreden, und da sollte dann halt jeder mitspielen und jeder schauen, daß es besser wird."

„Ein bißchen den Kontakt aufbauen zum Patienten, das ist schon wichtig. Nicht daß man zu einem neuen Patienten gerade hineingeht und auf die Kurve schaut und die Medikamente hinlegt und den Tee hinstellt. Die haben es doch schwer, weil sie irgendwie noch ein bißchen fremd sind, überhaupt, wenn sie zuerst auf einer anderen Klinik gewesen sind, wo sie ganz andere Leute kennen, dann haben sie Angst – jetzt komme ich wieder da her, da sind wieder ganz andere Schwester, das ist oft viel schwieriger."

„Die Zuständigkeit der Ärzte muß man verstehen und sehr gut verstehen und wissen, welcher Arzt einem was sagen kann und welchem Arzt man vertrauen kann, der das Wissen hat." „Gerade in der heutigen schnellebigen Zeit finde ich, wenn man behandelt, ohne daß man ein Gefühl einbringt, dann ist man eigentlich an der falschen Adresse. Ich habe schon das Gefühl, daß man da am richtigen Weg ist, daß man den Menschen als Menschen noch ein bißchen sieht."

„Im Vordergrund steht der Patient, aber genauso das Team, das hat für mich immer den gleichen Stellenwert, die müssen sich wohl fühlen da, die müssen gerne arbeiten, und ich finde halt, wenn man kein gutes Team hat – das sind einfach diejenigen, die einem den Halt geben können."

„Lebenseinstellungen beeinflussen einen natürlich auch, und mich stört oft, daß alte Leute herablassend angesprochen werden, daß sie bevormundet werden, und ich selber möchte das nie machen. Respekt gegenüber älteren Leuten, unbeholfenen Patienten, das kommt von Lebenseinstellungen."

„Ich möchte in Zukunft die Leute nicht mehr so schnell abstempeln. Ich werde versuchen, mir wirklich selber eine Meinung zu bilden und nicht einfach die von den Ärzten und Schwestern zu übernehmen. Und dann stimmt es gar nicht."

Sanitätshilfsdienst zum Thema „Allgemeine Verhaltensmaxime": „Natürlich, wenn möglich, soll man sich nicht ausnützen lassen, weil da g'hören wir ja wieder zu den Dummen, aber halt ein bißl zugreif'n. Nicht von der Arbeit davonlaufen, aber es wird von Jahr zu Jahr schlimmer, ich bin ja schon lang genug da, ich weiß ja, wie das geht. Heut', wenn heut' etwas auf den Boden fällt, der klaubt das nicht mehr auf, der steigt drüber oder geht vorbei. Früher hat der hintere schon geschimpft, warum bückst du dich nicht und klaubst das nicht auf? Aber das ist eine Erziehungssache, das kriegen sie von der Wiege auf mit, und das kann man hier nicht verlangen."

„Wenn etwas anfällt, dann muß ich das erledigen. Ich habe diese innere Einstellung, ich bin für das da, und ich muß das tun, und ich kann mich da nicht aufregen." „Wenn der Patient das Gefühl hat, da ist er gut aufgehoben, da ist einmal das schon die Chance 50% für den Patienten und 50% für dich, dann paßt die Sache, dann können wir zusammen harmonieren." „Am wichtigsten sind der Patient und eine gute Zusammenarbeit." „Also eine diplomierte Fachkraft wird sicher mir eher zu sagen haben, was ich zu tun habe, da werde ich mich natürlich beeinflussen lassen."

„Spitzenleistungen können nur dann erzielt werden, wenn das Umfeld stimmt: Das ist ein alter Grundsatz, sowohl beim Sport als auch in der Arbeit. Wir haben bei uns ein gutes Arbeitsklima, und dadurch bin ich auch gerne hier. Ich könnte mir nirgends anders vorstellen, zu arbeiten auf der Klinik."

„Also ich persönlich find, daß man erstens sich gegenseitig respektiert und akzeptiert, das haben aber leider Gottes sehr wenige, weil es herrscht ziemlich fast an jeder Abteilung ein Konkurrenzkampf und ein Machtkampf, ich bin die Schönere, ich bin die Bessere, ich bin die Beste ... so auf die Art, das ist unter den Ärzten genauso, und daß man vielleicht versucht, auch was die Patienten anbelangt, mit der Zeit wird man abg'stumpft ein bißl, aber daß man das nicht vergißt, daß das ein Patient ist, daß man einfach trotzdem versucht, ein bißl auf den einzugehen und nicht sagt, das ist jetzt die Nummer soundso, und das ist die Nummer soundso ... das stört mich wahnsinnig. Ich mein, das hab ich schon selber erlebt, wenn man jetzt selber was braucht in der Klinik und man geht irgendwohin, auch wenn man in Weiß hingeht, man wird oft behandelt wie der letzte Dreck! Und das ist etwas, was ich nicht versteh. Ich tu den Beruf schon lang ausüben, aber für mich ist es ein Patient, und der hat Schmerzen, und wir sind verpflichtet, dem zu helfen, für das geh ich ja arbeiten. Und da muß ich ein bißl ein Gefühl mitspielen lassen, weil sonst stumpft das alles ab, und ... das tun die Angestellten sicher viel zu wenig."

„Mein Kollege mag Kinder auch sehr gerne, er hat selber eines, und man macht alles, daß das Kind sich wohlfühlt, daß es zufrieden ist und nicht, daß sie daheim schimpfen und sagen, der Pfleger war so böse, das möchte ich nicht haben. Und wenn man daheim ist, will man mit sich selber auch zufrieden sein. Und genauso möchten wir mit den Schwestern, die mehr sind wie wir rangmäßig, kein Debakel und keine Meinungsverschiedenheit haben."

„Ja, man muß sich halt mit dem Patienten, man muß sich mit ihm befassen, abgeben und schauen, daß man's ihm halt recht macht, ich glaub, das ist am besten, auch wenn's nicht grad' gegeben ist oder nicht so sein kann, aber ... ich glaub, daß man da am besten fährt nachher, ja. Man muß das halt abschätzen, der eine mag lieber das oder möcht das so haben und der andere so, man muß auf den Patienten eingehen."

„Ich find, es gehört zum Beispiel auch immer noch, daß man einem Patienten im Operationssaal ein bißl Zeit widmet, wirklich zu ihm hingeht und fragt, wie's ihm geht oder so und sich da nicht mitreißen läßt in der Routine und in das tägliche ... in den täglichen Trott, daß man abstumpft und ... ja, also ich werd' sicher nicht abstumpfen."

ÄrztIn zum Thema „Beurteilung des eigenen ärztlichen Handelns“: „Unsicherheit, weil Patient nicht mehr zurückkommt und ich daher keine Rückmeldung habe.“ „Man unterschätzt Informationen, technische und sachliche sowie äußere Einflüsse bei der Versorgung des Patienten nicht.“

„Das Arzt-Patient-Verhältnis ist kein Verhältnis mehr.“

„Ich kann mit Patienten gut umgehen. Beschäftigung mit Patienten bei der Computertomographie sehr wichtig.“

„Ich kann nur angemessen arbeiten, wenn ich seriös arbeite, d.h. mir Überlegungen mache und sage, wenn ich den Patienten nicht zu 100 % optimal beurteilen kann. Dann schick ich ihn zu jemandem, wo ich das Gefühl habe, der macht das zumindest besser als ich.“ „Es gibt auch heute noch Sachen, wo ich sage, das ist mir noch nie untergekommen. Das kann medizinisch das und das sein, denkt man sich da, und dann denk ich mir, da muß man jemanden fragen, was andere dazu meinen.“

„Es gibt Kollegen, das sind die Mehrheit, zu denen ich Patienten, die mir am Herzen liegen, nicht gerne schicken würde, weil ich sie dort nicht gut betreut wüßte. Das hängt damit zusammen, daß wir einstellungsmäßig nicht auf derselben Ebene sind, daß ich die Leute kenne, wie sie in der Situation umgehen und wie man es selber täte.“

„Daß sich aus dem ganzen diagnostischen Prozedere eigentlich kein konkrekter Befund ergeben hat, kein einziger pathologischer Befund, das war für mich eher eine unbefriedigende Situation. Zum Schluß war ich wieder nur mit der Patientin da und mit ihrem Leiden, mit ihrem Leidensdruck. Und sie ist dann an eine andere Klinik weitergeleitet worden, weil es sich wahrscheinlich um ein psychosomatisches Krankheitsbild gehandelt hat.“

„Ich glaube, wenn Ärzte eben nicht mit Patienten reden wollen oder können, dann werden sie auch möglichst wenig mit den Patienten reden oder sich eine Fachrichtung suchen, wo dies nicht notwendig ist.“

„Es gibt immer wieder das Schöne an der Arbeit, daß man tatsächlich etwas feststellen kann, was nicht richtig funktioniert und dann durch eine Therapie wiederherstellen kann. D.h. das richtige Erkennen einer Fehlfunktion ist schon sehr wichtig, weil bei manchen Patienten wird erst nach vielen Untersuchungen und vielen Wartezeiten plötzlich alles geklärt und eine Therapie durchgeführt, weil es bisher verkannt wurde oder man nicht daran gedacht hat.“

„Es gibt dann viele Fälle, wo auch Krankheitsfälle in der Familie vorliegen oder Todesfälle oder die sogenannten Schicksalsschläge, wo dann der Patient, der zu uns kommt, nicht nur sein eigenes organisches Leiden hat, sondern auch andere Sorgen hat, und leider findet sich dann in solchen Fällen manchmal kein richtiger Ansprechpartner. Es gibt also auch sehr viel Persönliches des Patienten in unserem Beruf, womit man konfrontiert ist. Wenn man z.B. sagt unsere Befunde sind in Ordnung, sie haben nichts, und trotzdem ist da ein Hintergrund, den wir leider nicht so direkt erfassen können, und das ist manchmal nicht ganz zufriedenstellend, und da muß man schon sagen, äußere Einflüsse auf den Patienten und die psychische Umgebung von Personen, Patienten, Familie, das sind Sachen, die außerhalb unseres Bereiches liegen, die aber sehr, sehr bedeutsam sind."

„Der Chirurg ist während der Operationsphase hauptsächlich handwerklich tätig."

„Wenn irgend etwas passiert – und ich glaube, es wäre unmenschlich zu sagen, es gibt keine ärztlichen Fehler, Fehlentscheidungen oder Fehleinschätzungen – dann ist das oft sicher nicht der Fehler des einzelnen, weil das ganze System ja eine sehr gute Rückkoppelung hat, weil der Chef jede Woche die Stationen durchgeht, und dann sind es oft gar nicht Fehler des einzelnen, sondern einfach problematische Fälle, die man zu einem gewissen Zeitpunkt dann einfach nicht erkannt hat, das sind teilweise Fälle, die in der Weltliteratur noch nicht erkannt sind, die dann erst eben im Laufe der Zeit klarer werden, ein klareres Bild kriegen, so an gröbere Fehler kann ich mich überhaupt nicht erinnern."

„Ich glaube, daß mein Gefühl oder meine Beziehung, die ich zur Patientin auf Grund ihrer Diagnose habe, sie gar nicht so mitkriegt. Ich versuche halt, zu jedem nett zu sein. Die Patientin kriegt meines Erachtens nicht einmal ihre eigene Situation voll mit, und das ganze, auch mein Gefühl oder meine Einstellung zu der ganzen Sache kriegt sie noch weniger mit, weil ich zeige es natürlich nicht offen, es spielt sich ja in mir ab und nicht in der Patientin. Und in einem selber spielt sich auch bei normalen Erkrankungen in der Routinearbeit sehr wohl etwas ab, womit man beschäftigt ist und das man dann auch irgendwie verarbeitet. Ich bin ein bißchen gespalten. Ich weiß nicht, ob diese Patientin praktisch für eine Therapie zufriedenstellend zugänglich ist. Und ich verstehe diese Leute immer mehr, die nicht mehr zum Arzt gehen. Ob sie mit Therapie in Wirklichkeit länger leben, weiß ich nicht, aber ich glaube, daß ihnen die Lebensqualität noch länger erhalten bleibt."

Diplomschwester bzw. -pfleger zum Thema „Beurteilung des eigenen Verhaltens“: „Man kann die Massen nicht so behandeln, wie man selber gerne behandelt werden möchte. Das stört mich, aber das ist nicht zum Aufarbeiten. Man kann sich nicht zwei Stunden zu einem Patienten setzen und mit ihm reden und dem seine ganze Angst nehmen, das ist einfach nicht drinnen.“ „Die viele bürokratische Arbeit befriedigt einen nicht. Man weiß, daß sie notwendig ist, aber man ist ausgebildet, um mit Leuten zu arbeiten, die Leute zu pflegen.“ „Im Sinne der Kollegialität schaut man natürlich, daß alles in Ordnung ist, wenn man nach drei Tagen Dienst z.B. geht, daß man nicht sagt, hinter mir die Sintflut, sondern daß man schaut, daß sämtliche Befunde da sind und es für die Leute, die nach einem Dienst haben, einfach leichter ist.“

„Daß ich einen Schlußstrich ziehe, wenn ich nicht mehr kann, das bringt zwar keine Änderung herbei, aber es bringt mir das, daß ich mich nicht mehr so fertigmachen lasse.“

„Wenn ein drogensüchtiger Patient seine Medikamente nicht nimmt, ist mir das auch egal. Was soll ich denn tun? Ich bin realistisch. Die leben in einer Traumwelt, ich werde ihnen immer zuhören, aber es berührt mich nicht, weil sie da mehr oder weniger Lügengeschichten erzählen, und ich habe einmal draufgezahlt.“

„Ich habe mich abgefunden, daß man diesen Arzt nicht ändern kann, man kann mit ihm (Arzt) nicht reden, das ist unmöglich.“

„Die Ärzte machen bei Klassepatienten oft Sachen, weil die Patienten es sich wünschen. Wir haben es dann zu machen, ob wir wollen oder nicht, das ist dann für uns belastend, weil wir uns denken, wozu sollen wir das machen, nur damit der Doktor seine Ruh hat vor dem Patienten?“

„Ich bemühe mich wirklich, mir kommt vor, wenn man älter wird, ist man noch viel vorsichtiger und tut viel mehr überlegen, hoffentlich ist da nichts oder kann man da nichts anstellen; habe ich das richtig gemacht. Ich glaube, es ist ganz schlecht, daß sie sagen, wenn man älter ist, dann bist du nicht mehr so. Ich glaube, das ist gerade das Gegenteil.“

„Es ist einfach interessanter, wenn ich nicht nur eine Tätigkeit für jeden Patienten mache, sondern einen Patienten insgesamt machen kann, wenn ich den von A bis Z betreuen kann.“

„Wenn ich mir jetzt vorstelle, ich hätte jetzt 2 Monate nur den Patienten, gerade solche Patienten, wo man eigentlich nicht weiß, wie er da herauskommt und ob er überhaupt herauskommt und ob es eigentlich etwas bringt, ob man ihn nicht einfach quält noch die nächsten Monate, wenn er im Bett drinnenliegt und sich überhaupt nicht rühren kann, vielleicht noch an der Maschine hängt, das wäre schon frustrierend für mich."

„Ich hätte lieber mehr Zeit, daß ich mich mit den Frauen eben mich mehr beschäftigen kann, die da sind. Weil so kann ich das nicht, da muß ich alles schnell, schnell machen, das ist unbefriedigend für mich."

„Wenn viel zu tun ist, wenn wirklich viel los ist, dann leiden die Patienten sicher drunter, weil man einfach nicht mehr die nötige Zeit hat für jeden. Das ist halt manchmal schon der Fall."

„Mich überrascht hier die Möglichkeit, zum Beispiel, daß die Angehörigen jederzeit hierbleiben dürfen, in der Nacht, am Tag, das wäre bei uns in meinem Land (Tschechien) nicht so einfach, das gefällt mir. Ich glaube, wenn jemand weiß, er wird bald sterben, will er nicht allein sein, und es ist für die Leute sehr wichtig, daß jemand da ist, und wir müssen für die Leute alles, was möglich ist, machen."

„Da erinnere ich mich z.B. an eine Sterbebegleitung. Ich war zu mehr fähig, als ich angenommen hatte, und da hätte ich mir nicht gedacht, daß ich so zufrieden war, daß ich mein Möglichstes getan habe, daß er in Ruhe hat sterben können."

„Das ist einfach so, daß die Zusammenarbeit oft nicht klappt zwischen Ärzten und Schwestern, Laborschwestern, Wärterschwestern. Daß es da immer wieder Differenzen gibt; vor allem auch von der Arbeitsauffassung her, betrachten die einen das als wichtig, die anderen nicht."

„Ja, ich meine den Druck, den ich dann noch dazukriege, der kommt sicher auch von den Arbeitskolleginnen, muß ich sagen ..., und vor allem ist das dann wirklich, wie es halt so schön heißt, die gefährliche Pflege, ich meine, wenn ich einen Patienten nur mehr als Hand oder Fuß oder Gesicht behandle und nicht mehr im ganzen, dann happert's eigentlich schon relativ viel, oder?"

Sanitätshilfsdienst zum Thema „Beurteilung des eigenen Handelns": „Ja, da hat mich eine Schwester gerufen, sie hat mich dringend gebraucht im Operationssaal, und das geht natürlich vor allem anderen vor, und da sollst die Instrumente holen, und das dauert oft ziemlich lang bei laparoskopischen Sachen – bis du das alles durchgespritzt hast – und da bist du halt eine Viertelstunde oder 20 Minuten aus, und da kommst du zurück und jeder sagt, ..., du bist nicht dag'wesen, oder draußen war praktisch niemand, wo immer jemand draußen sein sollte. Dann ärgerst dich natürlich auf der einen Seite, weil du sagst, vierteilen kannst du dich auch nicht, und du versuchst eh, dein Bestes zu geben und im Endeffekt wirst nur blöd ang'redt."

„Bei vielen Patienten passiert das. Ich habe immer geglaubt, ich kann nicht helfen, aber doch, meine Hilfe war beim Patienten sehr groß. Das habe ich bei Entlastungen z.B. gemerkt, die Patienten waren immer zufrieden, und ich dachte immer, meine Hilfe ist sehr klein, so daß ich beim Patienten nicht so wichtig bin, aber doch!"

„Ja, begünstigt wird man schon, weil das spürt ja der Patient, daß du ein sicheres G'fühl hast und daß du auch gern da bist irgendwie, am Arbeitsplatz. Weil da ist man auch freundlich zu den Patienten, und sonst hast einen Grant, und dann heißt's, ist das eine Beißzange ..., und ich meine, das hört man immer wieder von verschiedenen Stationen, und ich glaub, der spürt das dann schon, ob er auch erwünscht ist."

„Wenn es eine gute Kollegenschaft ist, alles zusammen, dann zieht der eine den anderen mit. Und sonst hat er sowieso keine Chance, daß er auf der Station bleibt, weil das gibt es bei uns nicht." „Wenn ich nicht gut beieinander bin und krank bin, dann tue ich mich natürlich etwas härter."

„Ich muß sagen, der Großteil geht sicher den bequemen Weg und macht gewissenhaft seinen Dienst, tut, was er kann, und schwimmt mehr oder weniger mit mit dem ganzen Betrieb. Und sehr viele engagieren sich auch, ja, teilweise umsonst, muß man sagen, weil es ein sehr eingefahrenes System ist und Neuerungen für Längerbedienstete immer eine Umstellung bedeuten und eine Umstellung immer etwas Neues ist. Davor hat man Respekt."

„Ich bin körperlich ausgelastet und geistig überhaupt nicht, und das ist genau der Punkt. Ich meine, da braucht man dann nicht mehr dazu sagen. Also körperliche Arbeit ist genug, aber geistige Arbeit ist null."

„Ja, überhaupt wenn man dann einen Fortschritt sieht, sagen wir, der Patient schläft besser, wenn er gebadet ist und gewaschen und all's. Die meisten schlafen dann schon besser, und man spürt das schon, daß man da dem Patienten g'holfen hat, und man sieht auch, manche sind z'frieden, die sagen's einem auch wohl."

„Ich finde unser Handeln, wie wir das aufbereiten eigentlich schon okay, weil wir sind gut eingeschult worden, wir wissen, was wir zu tun haben, und wir wissen, was für Folgen das sind, wir machen unsere Sache sicher gut und mit dem besten Gewissen, und da geht wirklich nichts schief." „Ja sicher, ob man jetzt beim Patienten nur vielleicht 20 Minuten ist oder 8 Stunden, ist doch ein Unterschied, da erlebt man sicherlich auch mehr mit." „Ja, da zum

Beispiel, in der einen Situation, die ich geschildert habe, in der negativen, glaub ich, wenn ich damals vielleicht selbstbewußter gewesen wäre in der Situation, hätte ich das vielleicht leichter weggesteckt, dann wär ich nicht so deprimiert gewesen, so gedemütigt und hätt mich anders g'fühlt. Also hängt das wieder von mir selber ab, deswegen glaub ich das. Ja, also ich glaub', wenn ich selber jetzt gut drauf bin, dann steck ich die Launen von meinem Chef leichter weg, ohne daß ich mich gleich gedemütigt fühle. Und deswegen glaub ich auch, daß das einmal das primär wichtigste ist für mich."

Diplomschwester bzw. -pfleger zum Thema „Beurteilung des Handelns der ÄrztInnen": „Wenn ich mich sicher weiß und das richtige tue und weiß, das wird gleich heilen, z.B. ein Decubitus, und dann holt der Doktor einen Konsiliararzt, der wieder alles umkrempelt, dann fühl ich mich überflüssig. Dann denk ich mir, wieso muß ich jetzt wieder von vorne anfangen, hätte er gleich machen können, oder er hätte erst warten können, daß man wirklich einem die Zeit gibt, irgend etwas fertigzumachen und nicht immer nach ein, zwei Tagen beginnt dreinzupfuschen."

„Wenn dann ein Kind stirbt und der Arzt sagt nur: ‚Ja, okay, das Arme', und das ist das ganze Gefühl, das er geben kann, dann meine ich, daß es schon schwierig ist für die Ärzte. Es ist klar, die sind schon so lange in diesem Metier, aber sie sind irgendwie total kalt geworden. Unser Oberarzt hat schon mehr Gefühl, glaube ich, es tut ihm sicher leid, aber er zeigt es nicht so."

„Es gibt eigentlich keine Rückmeldung. Ich habe eigentlich selten eine Rückmeldung erlebt in irgendeiner Form, schon von den Patienten vielleicht hin und wieder, aber von Kollegen oder Vorgesetzten oder sonstigen kriegt man eigentlich keine Rückmeldung."

„Es ist oft so, daß Sachen gemacht werden, wo wir nicht ganz einverstanden sind, z.B. oft ohne Narkose, wo man sagt, eigentlich müßte es nicht sein, daß das der Patient aushält. Ich meine, manchmal gibt es schon Sachen, wo wir uns denken, das muß nicht unbedingt sein, aber für das sind wir nicht kompetent, das muß ja der Arzt entscheiden, da können wir eigentlich in dem Sinn nichts dagegen machen, leider."

„Soweit ist das Verhältnis bei uns zwischen Arzt und Schwester schon, daß der Arzt eigentlich schon gerne auch einmal einen Rat oder irgendwas von einer Schwester hören möchte. Weil die sagen, ihr seid 24 Stunden am Tag bei den Patienten, ihr kennt sie besser. Und viel Zeit haben die Ärzte nicht bei der Visite, da rennen sie in der Früh durch, und am Nachmittag bleibt oft auch nicht viel Zeit für eine Visite."

„Der Arzt erklärt ihnen eigentlich alles, wie die Chancen stehen, was für eine Therapie das ist, Komplikationen; sie werden vollkommen und komplett aufgeklärt. Am Anfang ist das Gespräch mit den Eltern, dann erst mit dem Kind. Wenn die Kinder größer sind, machen wir es auch gemeinsam mit den Eltern. Dann wird eben mit den Eltern beraten, ob sie das dem Kind sagen, was es hat, oder ob es der Arzt sagen wird. Das ist halt immer ziemlich arg. Es wird halt so drauf losgeknallt von den Ärzten, es ist halt ein Weltzusammenbruch, für uns genauso. Da gibt es verschiedene Schicksale, das ist tragisch."

Sanitätshilfsdienst zum Thema „Beurteilung des Schwestern-Verhaltens": „Ja, da sind so heiße Aktionen. Angenommen z.B., Röntgenbilder holen. Oder auf der Blutbank Blut holen. Die Schwestern schicken mich hinunter mit dem Namen vom Patienten, 3 Konserven holen zum Beispiel. Ich gehe hinunter – 3 Konserven – unten wissen sie von nichts. Jetzt rufe ich hinauf zur Stationsschwester: ‚Die wissen da herunten nichts.' Und bekomme zur Antwort: ‚Ja mei, jetzt habe ich vergessen, hinunterzurufen.' Dann macht sie das – und was auch noch ganz entscheidend ist, daß die Schwestern, also nicht die Stationsschwestern, sondern die Schwestern auch manchesmal die Wärter piepsen. Und jetzt piepsen da 2 verschiedene Leute einen Wärter aus für das gleiche. Die wissen untereinander nicht Bescheid. Das ist auch ein Fehler."

Sanitätshilfsdienst zum Thema „Beurteilung des ÄrztInnen-Verhaltens": „Was mich bei dieser Aufnahme dann sehr stark bewegt hat, ist, daß der diensthabende Arzt sich damals an der Patientin abreagiert hat und einfach überhaupt kein richtiges Gespräch mit ihr geführt hat. Und das sind schon Eindrücke, die man von einem Betrieb bekommt, die dann negativ wirken. Da hat man dann den Eindruck, stell dir vor, wenn es dir selber einmal so lausig geht, wenn es mir auch so schlecht geht, es kann ja jedem einmal passieren – und das sind dann Sachen, das hat mich sehr bewegt. Ich werde das sicher nicht mehr vergessen."

„Wir haben dieses Leben nicht gerettet, ich meine, das haben die Ärzte zum großen Teil gemacht. Aber wir haben so schnell reagiert und waren auch beteiligt." „Ich bin nicht zu weit zum Patienten mit dem Herzstillstand hingegangen, aber es ist schon anstrengend. Ich muß ja die Ärzte dazulassen. Selber habe ich nichts tun dürfen, aber die Ärzte haben gut gearbeitet."

„Aber es kommt halt meistens erst im letzten Moment, wo schon praktisch der Tisch gedeckt ist und wo man schon praktisch, wo man sich schon praktisch auf die Operation eingestellt hat und schon sehr viel hergerichtet hat, wo der Arzt feststellt, es wird nicht operiert. Weil der erste im Operationssaal ist der Operationssaaldiener und der letzte auch. Ich finde das, ich finde, mich reut einfach die Zeit, daß man was macht, was praktisch nichts bringt, und das kostet alles zusammen Geld. Man muß wieder neu die Wäsche sterilisieren, Geräte sterilisieren zum Teil, schon wieder Geräte sterilisieren, was eigentlich praktisch sinnlos ist. Das läßt sich sicherlich nicht immer vermeiden, das möchte ich auch dazu sagen ... Aber es ist auch zum Teil aus organisatorischen Gründen, was sich vermeiden – es ließe sich sicherlich einiges vermeiden, auch keine Frage."

„Gewisse Ärzte schreiben das Operationsprogramm für den nächsten Tag so aus, die schreiben sehr, sehr viel aus – und die anderen schreiben eher weniger aus und gezielt, weil sie schon wissen, das geht durch. Andere schreiben zwar viel aus, wo sie vielleicht genau schon wissen, das wird schwierig durchgehen, es wird etwas abgesetzt, und es ist sicherlich auch nicht angenehm, wenn Leute von 7 Uhr in der Früh bis 1 Uhr oder halb 2 Uhr nachmittag nüchtern bleiben müssen, und dann erst drankommen."

„Die Ärzte sind, wie sie halt charaktermäßig sind. Ein lustiger Arzt wird immer lustig sein, und es gibt welche, die kaum grüßen oder dich kaum etwas fragen oder nur hin und wieder, wenn sie etwas brauchen."

„Bei uns sind viele, die monatelang da sind und mehr oder weniger Patienten sind, die wirklich ein Pflegefall bleiben werden, und es ist einfach auf einem Stillpunkt und einfach, daß sie immer gleich sind und keine Fortschritte machen, und wir genau wissen, es bleibt ein Pflegefall, natürlich für die Patienten, da müssen wir ... da wird natürlich die Pflege ... ja, sicher, wir machen das Beste draus, und die Angehörigen sind natürlich dementsprechend schlechter Laune und so weiter und glauben, der wird wieder ... der Professor sagt, er wird wieder, er wird wieder auf die Füße kommen, wo wir halt durch unsere Erfahrung sehen, es wird wirklich nicht mehr. Ja, sicher, der Arzt wird den Angehörigen den Mut nicht nehmen, aber zum Arzt selbst sagen die Angehörigen ja nichts, sie kommen ja zu uns. Vor dem Arzt selber haben sie soviel Respekt, daß sie das nicht fragen und daß sie das einfach nicht interessiert. Ja, da ist auf einmal eine Blockade, wo sie bei uns alles mögliche sagen, was ihnen nicht paßt, was ihnen Pflegerisches vielleicht nicht paßt, und das ist schon ein Problem!"

„Ein Arzt akutifiziert das nur, weil er das durchbringen muß. Natürlich, was will das Pflegepersonal machen, wenn der sagt, das ist akut, dann muß ich dem Glauben schenken. Aber wenn ich den Patienten frage: ‚Wie lange haben Sie das?', und der sagt zu mir: ‚30 Jahre' und ich frag: ‚Und wieso jetzt gleich, ist alles verschlechtert oder ist es schlimmer geworden oder so?' ‚Nana, weiß ich nicht, ob heute oder morgen oder nächste Woche ist mir gleich, nicht?' Aber der Arzt frägt nicht so, sondern behandelt den Patienten gleich wie einen Akutfall. Also, da macht man sich selber ein Bild."

„Weil wir halt Ärzte da haben, die gehen nicht auf den Patienten ein. Und manche, die reden halt und die tun langsam und alles fein, und nachher geht es halt, und die Untersuchung gelingt."

ÄrztIn zum Thema „Verhalten bei Aufklärungsgespräch": „Der Oberarzt hat einen jungen Patienten beschimpft, der niereninsuffizient ist, der schon einmal nierentransplantiert ist, Blutdruckprobleme hat und mit seiner Diät sicher zu dick ist, daß er ein Selbstmörder mit Messer und Gabel und völlig unkooperativ ist und daß es ohnehin zu schade für ihn ist, daß man ihn nach der jetzigen Abstoßung wieder auf die Transplantationsliste setzt."

„Ja, das ist schwierig, wenn der Patient vom Oberarzt gehört hat, daß Hopfen und Malz verloren sind, und ihn demotiviert hat, ihn wieder zu motivieren, und auf die richtige Bahn zu lenken."

„Wie sagt man einer Patientin mit Brustkrebserkrankung, die offensichtlich schon Absiedelungen in anderen Organen hat und aus diesem Grund nicht mehr zu heilen ist, das? Da hat man ein gewisses Problem, mit der Patientin zu sprechen und ihr beizubringen, daß man sie nach dem heutigen Wissen nicht mehr heilen kann, sodaß sie durch diese Erkrankung über kurz oder lang versterben wird."

„Ich habe mit den Eltern gesprochen, ihnen grob erklärt, um was es geht und letztlich halt die Entscheidung getroffen, daß nach allem, was bis jetzt an Befunden bekannt ist, das voraussichtlich darauf hinauslaufen wird, daß das Kind in der nächsten Woche operiert werden wird und daß man dann weiter zuwarten kann."

„Sie können heute alles aufklären, sie können das so steuern, daß jeder aufgeklärt ist und nichts versteht."

Beispiele zur interaktionistischen Form des Kontrollbewußtseins

Diplomschwester bzw. -pfleger zum Thema „Beschreibung des eigenen Verhaltens“: „Ja, ist klar, wir haben viele, wir haben sehr ausführliche Dienstübergaben, wo man wirklich sehr viel über einen Patienten redet, auch wie es einem selber geht und zusätzlich halt Supervision mit Psychologen, und das hilft einem schon, und da merkt man einfach auch, wie das kompliziert ist, die ganze Arbeit. Und man kann da nicht, man hat dann auch nicht den richtigen Abstand bzw. man sollte das eigentlich distanzierter sehen, aber es geht ja irgendwie nicht, weil man denkt, das ist so, bewußt tut man das nicht. Allein Lebensverlängerung, die qualvoll ist irgendwo...“

„Wenn eine Patientin z.B. zu uns transferiert wird, dann mußt du einmal schauen, was sie gehabt hat und auch selber mußt du schauen, wie die Befunde sind. Obwohl die Ärzte auch schauen, aber du mußt dich auch ein bißchen selber informieren, wie die Befunde sind, weil hie und da haben die Ärzte auch nicht Zeit, daß sie ganz genau hinschauen. Dann mußt auch auf die Kurve wegen der Medikamente schauen, z.B. wenn die Ärzte etwas aufschreiben, ob die Patienten das wirklich noch brauchen. Und dann fragst du bei der Visite die Ärzte, ob das wirklich noch sein soll.“

„Das war fürchterlich. Wir haben eine Tumorpatientin gehabt, die hat große Schmerzen gehabt, und uns ist es eigentlich unverständlich gewesen, warum die Patientin leiden muß. Aber der Doktor hat verboten, etwas zu spritzen, weil er Angst gehabt hat, das könnte der Patientin schaden. Und im Nachtdienst hab ich den diensthabenden Doktor angerufen, gefragt, ob die Patientin eine Schmerztherapie bekommen kann und dazugesagt, daß der zuständige Arzt uns das verboten hat. Und dann haben es die meisten erlaubt.“

Diplomschwester bzw. -pfleger zum Thema „Beschreibung eigenen Handelns und Gespräch mit PatientIn“: „Wenn man das Gefühl gehabt hat, er (Patient, der sterbenskrank war) will jetzt ein bißl reden, ist man drinnen geblieben, und manchmal hat man das Gefühl gehabt, jetzt möchte er lieber alleine sein, da ist man wieder gegangen. Man hat sich nicht aufgedrängt, man hat ihm die Freiheit gelassen, ob er jetzt in der Früh aufstehen will oder ob er noch länger schlafen will, weil er vielleicht in der Nacht nicht gut geschlafen hat. Und er hat so Zeichnungen gemacht, die hat er dann hergezeigt, und das hat man angeschaut, und er hat ganz gerne darüber geredet."

„Ich hab dem Bub (frisch querschnittgelähmter 18jähriger) schon gesagt, daß ein Patient zur Kontrolle kommt und daß er doch die Möglichkeit nehmen sollte, jetzt mit ihm zu reden. Und den anderen Patienten muß ich jetzt darüber noch aufklären, daß der Bub eben drinnen ist und ob er nicht so nett wäre, ihm ein bißl auf die Sprünge zu helfen? Das trifft sich ganz gut momentan, es ist leider selten, daß es so ist. Aber dann geht es dem Bub vielleicht besser, weil er weiß, was ihm bevorsteht, weil der andere jetzt doch schon ein Jahr mit dem lebt und so, wie ich den Eindruck habe, ist er ganz gut damit fertig geworden."

„Ich glaube, von der Behandlung her, wenn der Patient aufgeklärt ist, wenn man mit dem Patienten reden kann, dann sind die Patienten eigentlich kooperativ."

„Ich arbeite gerne hier, weil ich hier bei der Untersuchung mit den Leuten reden kann, weil die Leute mir auch ihre Sorgen sagen. Und wenn die mir ihr Leid sagen, dann horch ich ihnen zu, weil man auch zuhorchen muß und nicht immer nur reden, oder? Und dann tröste ich sie mit irgendeinem Wort, oder ich sage: ‚Morgen haben Sie die Operation, machen Sie sich's nicht so schwer.' Ich gebe ihnen ein Trostwort mit. Manche sagen dann: ‚Schwester, Sie haben mir geholfen', und das ist meine größte Freude."

„Aber das ergibt ja keinen Sinn, ich meine, wenn ich sage, ich bin zu der Frau X hineingegangen und habe mit der einfach über ihre Probleme geredet und habe ihr einfach irgendwelche Hilfen gegeben, daß sie ihre Probleme bewältigt. Sie merken das ja, daß es der Patientin überhaupt nicht gut geht, ich hab ja jahrelang auf der Psychiatrie gearbeitet und möchte den Patienten helfen."

Sanitätshilfsdienst zum Thema „Beschreibung eigenen Verhaltens und Gespräch mit PatientIn": „Ja, was mir für meine Arbeit wichtig ist, warum ich die Arbeit da mache, weil ich gerne mit Leuten arbeite, also mit kranken Leuten arbeite. Mir ist wahnsinnig wichtig, daß sich der Patient in der Zeit, in der ich ihn habe, wohlfühlt, darum bin ich auch in dem Durchleuchtungsbereich tätig, weil da die Patienten eigentlich schon ..., weil man mit ihnen ein bißl sprechen kann, weil man mehr Kontakt hat, weil man Stammkunden ..., was heißt Stammkunden... also Leute, die immer wieder kommen und ... ja, daß man das alles gut organisiert, damit die Leute nicht so lang warten müssen, weil ich meine, die Ärzte haben keine Zeit für solche Sachen, und das machen wir und ... ja, daß sich der Patient wohlfühlt, und da ist manchmal schon – es hängt eigentlich sehr viel dran, das hängt an uns."

„Also wenn man zum Operationssaal fährt, dann versuch ich eigentlich das so zu machen, daß ich mit den Leuten ins Gespräch komme, x-beliebig, sie ablenke und über Dinge spreche mit dem Patienten, wenn er in einer Situation ist, oft gibt es die Situation, wo der Patient sehr nervös ist, und ich versuche, ihn irgendwie aufzulockern."

„Ja, ich bin halt lieber im Operationssaal als auf der Station. Erstens kann man zu den Patienten auch sehr nett sein, weil da brauchen sie einen noch viel mehr, bevor sie schlafen, da hat ein jeder Angst bezüglich der Narkose oder vor der Operation, und nachher kann man sie wieder hinausgeben ins Aufwachzimmer, dann kann man sie da auch noch betreuen, dann hat man noch Interesse, dann kann man sie auch besuchen auf Station. Ich meine, wenn manche sagen, man hat vielleicht nicht so einen Kontakt im Operationssaal, aber im Gegenteil, man hat eigentlich mehr Kontakt."

„Ja, z.B. in der Früh, wenn man kommt, dann geht man ins Zimmer und begrüßt einmal die Kinder – und fragt sie, wie sie geschlafen haben, wie es ihnen ergangen ist? Und manchmal sind sie, manche sind in der Früh traurig, weil sie da am ehesten Heimweh haben, und manche sind wieder gut aufgelegt, und wie soll ich sagen, ja, und dann wird gewaschen." „Weil die Ärzte haben ja oft auch nicht die Zeit, sich irgendwie mit dem Patienten zu unterhalten, auf die psychische Situation einzugehen und all die Punkte. Und da haben wir an und für sich ja schon einen Vorteil, wenn wir grad' einmal beim Abstauben oder so Durchgehen oder beim Bettenmachen sind. Man unterhält sich mit dem Patienten, wie das körperliche Wohlbefinden ist, was er sonst hat, grad' z.B. bei Bandscheibenpatienten haben wir sehr viele Arbeiter, die eben auf einer Baustelle arbeiten, und die können nachher ihren Beruf nimmer zu hundert Prozent ausüben, und das ist halt schon oft eine schwere Belastung für die."

„In der Psychiatrie: Ich hab den ganzen Vormittag g'redet, ja, das ist wichtig, Gespräche und reden, reden und noch einmal reden. Mit Patienten. Also erst einmal muß ich ihn sicher motivieren zu irgendeiner Tätigkeit, eine Tätigkeit hat sicher den Sinn, daß er wieder ein bißl Selbstbewußtsein kriegt, oder die Stimmung, die er nicht hat, die vermittle ich nach Möglichkeit..., also ich kann nicht eine Stimmung vermitteln, aber ihn halt weiter wegbringen von diesem Untensein. Aber ich bin jetzt einfach völlig müde, weil ich vom Vormittag noch nicht abgeschalten habe. Wenn Sie mir konkrete Fragen stellen, aber daß ich jetzt dazu denken muß, das ist momentan unmöglich."

„Er fragt mich natürlich, ist es schmerzhaft, natürlich … er spürt da nichts, weil da wird ja Lokalanästhesie g'macht, und man kann ihn also beruhigen. Natürlich ist nicht jeder Patient gleich, dem einen macht das nix aus, der andere hat natürlich Angst und Fragen halt, z.B. bei einer Gastroskopie, wenn einer hergewiesen wird, hat der Großteil natürlich ein bißl Angst, wie wird das g'macht? Dann klärt man den Patienten auf, aber er wird dann sehr gut aufgenommen von den Schwestern rückwärts, also …"

ÄrztIn zum Thema „Handlungs- und Verhaltensmaxime": „Das Beste für den Menschen zu tun, d.h. med. Wissen und die menschliche Situation des Patienten." „Angenehme Atmosphäre, ohne Hektik, Bezug zum Patient." „Meiner Art entsprechend, nichts vorspielen." „Helfen wollen, Nicht helfen können, helfen durch Aufbau einer Beziehung zum Patienten, Kräfte mobilisieren, Person sehen." „Macht Patienten auf ihre Situation aufmerksam." „Will Kommunikation, will Auseinandersetzung." „Würde ich das auch bei mir selber machen lassen?" „Medizinischer Befund, Einstellung, Fingerspitzengefühl und inneres Gespür." „Den Patienten ausreden lassen, eine gute Anamnese, Hoffnung geben, Auseinandersetzung, Gespräch, Zuspruch." „Paßt Therapie an Krankheit an, ist nicht bereit, weiß Gott was alles hineinzupulvern." „Manche Sachen, die ich selber gut vertreten kann, und die mir richtig erscheinen." „Mit jemandem besprechen, der mehr Erfahrung hat." „Gemeinsame Entscheidung Arzt-Patient, Vertrauensbasis." „Bei schwierigen Patienten muß man sich schon manchmal zusammenreißen." „Man muß als Anästhesist aufpassen, daß man nicht irgendwelche künstlichen Freundlichkeiten mit dem Patienten macht, das kann einen Sicherheitsverlust bedeuten. Wir haben kurze und sehr intensive Kontaktzeiten, und es ist ein Phänomen, daß sich die Leute oft vor dem Messer des Chirurgen weniger fürchten als vor dem Kontrollverlust durch die Anästhesie. Man muß sich ausliefern, und das ist vielleicht oft der schwierige Schritt. Die Begegnung mit dem Patienten sollte schon am Vortag im Rahmen der Prämedikationsvisite erfolgen."

„In der Triageentscheidung geht es um die Überlebenswahrscheinlichkeit der Patienten, wer ist älter, wer ist jünger, wer hat die schwereren Verletzungen, wem geht es besser, oder sind die Verletzungen so schwer, daß die Chance auf ein gutes Aufkommen sehr, sehr minimal ist?"

„Ich richte mich vor allem nach dem medizinischen Befund, also nach dem, was ich objektiv sozusagen auf der Hand habe, weil es gibt eigentlich in der Medizin für fast alle Operationen irgendwelche Richtlinien, die Operationen in dieser und dieser Situation empfehlen, und der Spielraum ist da eigentlich nicht gar so groß."

„Das ist eigentlich der springende Punkt in der Notfallmedizin, daß man die Triage richtig setzt, d.h. möglichst schnell den Schwerstverletzten und den Bedrohtesten herauszufiltern, und der benötigt dann auch die meiste Kraft, und alles andere muß man dann separieren und beiseite schieben. Störende Einflüsse, wie auch immer sie geartet sein mögen, muß man dann immer zurückstellen, Telefonanrufe oder Fragen von jüngeren Kollegen z.B."

„Die Station kann nur leben, wenn alles zusammenspielt wie ein Räderwerk. Ich alleine kann da gar nichts machen, überhaupt nichts. Meine Aufgabe ist in erster Linie die der Integration, eine gewisse Integrationsfigur zu sein."

Diplomschwester bzw. -pfleger zum Thema „Allgemeine Handlungs- und Verhaltensmaxime": „Weil dann denkt man, ja, der (Patient) soll eigentlich gar nicht merken, wenn ich einen Fehler gemacht habe, wobei ich der Überzeugung bin, er kann es ruhig merken, wir sind auch Menschen, und dann ist das nicht so eine Distanzbeziehung zum Patienten; Arzt – Patient – Schwester so, das mag ich überhaupt nicht, wir sind alle auf einer Ebene, jeder hat seinen Teil zu erfüllen."

„Einfach die Angst, die Unsicherheit, wie soll ich mich jetzt verhalten gegenüber der Frau, weiß sie das, daß sie an Krebs erkrankt ist, ist sie aufgeklärt? Weiß sie, welche Lebenserwartung sie noch hat? Soll ich das jetzt, wenn sie mich fragt: ‚Was meinen Sie, was sagen Sie dazu?', soll ich jetzt sagen: ‚Ah, das wird schon besser', soll ich das abwerten, oder soll ich sagen: ‚Tut mir leid, ich kann Ihnen darüber nichts sagen, ich bin nicht kompetent', soll ich mich herausreden, also mein Verhalten ihr gegenüber als Mensch, nicht als Pflegeperson, als Mensch."

„Was mir vor allem was mir wichtig erscheint, ist,daß so ein Unfall ja meistens was Unvorhergesehenes ist, und das schockiert einen Menschen, und daß ich ihm irgendwie die Angst nehmen kann, daß er sieht, das ist jetzt eine, die kann ich fragen, oder der kann ich sagen, mir tut es jetzt weh, oder was passiert jetzt mit mir. Daß er das Gefühl hat – also um das bemühe ich mich – daß er das Gefühl hat, mit der kann ich reden, oder da werde ich ernstgenommen, und die ist einfach so wie du und ich und nicht irgendeine, die ihre Arbeit machen muß."

„Dinge, die der Wahrheit entsprechen, sind für einen anderen vielleicht nicht so fein zu hören, auch für mich manchmal nicht, wenn mich jemand mit irgendeiner Tatsache konfrontiert, mit der ich selber Probleme habe oder um diese Probleme weiß, ist es vielleicht für mich auch nicht so fein, wenn ich jetzt damit konfrontiert werde. Aber schlußendlich finde ich es wichtig, daß ich damit konfrontiert werde, oder daß jemand mir gewisse Dinge sagt, und so finde ich sie auch anderen gegenüber. Also eine gewisse Ehrlichkeit, eine gewisse Akzeptanz der Person, und ich finde es einfach auch wichtig, daß man miteinander in Beziehung tritt mit Achtung vor dem anderen Menschen, mit dem ich in Beziehung trete."

„Ich bemühe mich, mir einzureden, wenn ich da liegen würde, ob mir das auch gefallen würde, wenn ich so versorgt würde, ob ich mich wohlfühlen würde. Das ist im großen und ganzen, was ich gelernt habe, daß das das wichtigste wäre für den Patienten."

„Ich werde mich bemühen, für den Patienten das Beste zu tun, ich werde ihn nicht vernachlässigen. Aber ich wollte ja Krankenpflege machen, und Sekretärin wollte ich wirklich nicht werden."

„Eine gewisse Beobachtungsgabe gehört dazu, daß man vergleichen kann und kritisch beobachtet. Daß man dann auf der eigenen Station auch Vorschläge einbringt und sagt, ich habe das und das so gesehen, was haltet ihr davon?"

„Jeder muß selber entscheiden in der Krankenpflege, was er am besten findet. Ich meine, auf einem Prinzip, wie z.B. man sollte die Leute so behandeln, wie man selber behandelt werden möchte, auf diesen Prinzipien baut man irgendwo die ganze Pflege auf."

„Das wird auf unserer Station hochgeschrieben, daß es (mit den PatientInnen ein Gespräch zu führen) wichtig ist, weil vom Patientengut her sind es einfach Patienten, die in der Richtung auch eine Hilfe brauchen, nicht nur medizinisch, obwohl dies zwar drei Viertel ausmacht."

„Ich habe mir dann immer gesagt, ich weiß, wann ich meine Grenze ziehen muß. Ich habe mittlerweile herausgefunden: Stop – bis hierher und nicht weiter. Ich laß mich ein auf die Patienten, aber nicht weiter."

„Ich glaube, daß für viele, die hier arbeiten, einfach der technische Erfolg, bzw. daß sie da weiterkommen, technisch-organisatorisch in der Arbeit, wichtig ist. Ich hab das (Karriere zu machen) irgendwie schon längst abgeschlossen. Mir ist wichtig, daß ich den Patienten menschlich etwas mitgebe, daß ich sie im Rahmen eines

Gespräches unterstützen kann. Früher war es für mich ein Erfolg, wenn ich erkannt habe, daß ein Patient nachblutet. Das ist sicherlich sehr wichtig, daß man das erkennt, aber das befriedigt mich nicht mehr. Mir geht es mittlerweile darum, daß ich einen Patienten wirklich begleiten kann. Ich habe vor kurzem eine Patientin gehabt, die ist mit ihrer Krebsdiagnose konfrontiert worden, und da habe ich eine Stunde mit ihr geredet, und sie ist mir um den Hals gefallen und hat gesagt: ‚Danke, Sie haben mir jetzt geholfen.' Und das ist für mich ein Erfolg. Das andere, das Medizinisch-Technische ist für mich irgendwo jetzt am Rande."

„Ich finde halt unheimlich wichtig, daß man sich nicht drausbringen läßt, wenn viel auf einen zukommt, daß man da die Ruhe bewahrt und vor allem, daß man sich auch abgrenzen lernt, daß man viel nicht persönlich nimmt, gerade wenn jetzt z.B. ein Arzt mit einem schimpft und man hinten herum erfragt, daß derselbe Arzt vorher von einem Oberarzt zusammengeschimpft worden ist und das eigentlich so praktisch nach unten weitergibt."

„Ich versuche, je nachdem, was jetzt für ein Mensch auf mich zukommt – ich sage gar nicht ‚Patient' sondern ‚Mensch', auf seine Situation oder auf sein Niveau mich auch einzustellen, ihm in der Art und Weise entgegenzukommen, wie er das ungefähr erwartet, weil ein Patient ja das Recht hat, daß man ihm die Bedürfnisse, die er stellt, erfüllt. Wenn es Ansprüche sind – die muß man nicht erfüllen, aber die Bedürfnisse. Ich versuche zu erspüren, welche Informationen für ihn notwendig sind und welche er erwartet, damit die ganze Situation für ihn möglichst angenehm wird."

„Ich muß bei meiner Arbeit immer mich selbst einbringen, weil ich sonst gar nicht zum Patienten hinfinde und den Menschen überhaupt nicht erreichen kann."

„Ich würde sagen, daß einfach das Hauptmoment, der Patient, der auf uns angewiesen ist oder auf mich angewiesen ist, daß das das wichtigste Moment ist, und ich meine, daß der Patient, der jetzt mit einer Krankheit kommt, mit Schmerzen, daß der sozusagen in eine gewisse relative Ruhezone hineinkommt, wo er das Gefühl hat, angenommen und aufgenommen zu sein, und daß ich ein gewisses Bollwerk oder ein gewisser Prellbock sein muß, äußere Einflüsse von ihm abzuhalten."

Sanitätshilfsdienst zum Thema „Allgemeine Verhaltensmaxime": „Ich glaube, wenn der Patient, ich weiß nicht bei jedem Patienten, wie weit er informiert wird, und da muß man auch sehr vorsichtig sein, weil wenn einer von sich selbst herausgeht, dann kann man ja weitergehen, aber wenn ich sehe, daß der nicht vollständig aufgeklärt ist, dann ist es ja meine Schweigepflicht, hier nichts zu sagen oder nur Trostworte zu sprechen, es wird schon irgendwie gut gehen und so."

„Sicher, für mich ist in der Hinsicht der Patient noch immer das wichtigste, weil ich bin ja sozusagen für diesen verantwortlich, ich arbeite für ihn, bemühe mich, ihn zufriedenzustellen, das ist meine Einstellung. Aber natürlich ist oft die Möglichkeit gar nicht so gegeben, daß der Patient zufrieden ist. Man kann ihn nicht holen, weil man irgendwie eine andere Arbeit hat in der Zeit. Dadurch muß der Patient warten, und das ist auch nicht richtig. Er möchte sozusagen auch wieder auf die Station kommen, daß er nicht eine längere Zeit warten muß – und durch diesen Personalmangel, nach meiner Meinung, ergibt sich das auch."

„Ja, mein Handeln ist, in erster Linie einmal den Menschen in seiner Krankheit zu respektieren, also das ist ganz wichtig, damit er sich verstanden fühlt, eben … ihn in der Stimmung beachten, aber nicht sitzenlassen in der Stimmung, also versuchen, ihn da herauszuholen so gut wie möglich, ohne ihn zu überfordern, dann anhören können, dann gleich schauen, ob ich da kreativ was machen kann."

„Es geht ja nur über mich, über meine Person, also wenn ich jetzt für die urteil, dann kann ich das wieder nur über meine Person für die beurteilen, also wieder durch mein Licht das nur betrachten."

ÄrztIn zum Thema „Beurteilung des eigenen ärztlichen Handelns": „Ich helfe dem Patienten, wenn er die Krankheit (Krebs) erfaßt oder ein Bewußtsein dafür bekommt." „Realistisch, weil der Patient sich bei mir wehren kann." „Auf Fehler machen mich aufmerksam: KollegInnen, Professor, Schwestern, jemand anderer." „Ist man persönlich unsicher, handelt man medizinischer." „Mein Handeln ist eine gewisse Routinesache, die man gelernt hat, lernt." „Kann Organisation nur begrenzt beeinflussen und entschuldige mich ständig dafür, daß die Patienten warten müssen."

„Was einem der Patient gibt, das macht sehr viel wett an diesem Frustrationserlebnis, daß ich weiß, der Patient, den ich operiere, wird irgendwann an den Folgen dieses Melanoms sterben. Das ist nicht sehr vergnüglich, da ist die Medizin ein trauriges Thema. Wenn ich eine Maschine repariere, dann ist es halt irgendein Metall, das zu Bruch gegangen ist oder das ich halt nimmer reparieren kann, aber einen Menschen zu operieren, das ist ein ganz eigenes Kapitel."

„Wenn man ein gutes Verhältnis zu den Kollegen und zu denen hat, die man ausbildet, dann kann man voneinander sehr viel lernen. Dann sieht man, daß man in manchen Dingen wieder nicht so gut ist, daß man da noch was dazu lernen kann und in manchen Dingen vielleicht besser ist. Was sicher sehr wichtig wäre, das wäre das Beispiel von unseren Chefs, das bei uns nicht gegeben ist, das gute Beispiel, das fachliche und auch das ethische, aber ich glaube, solche Chefs müssen erst geboren werden, solche Persönlichkeiten fehlen sehr."

„Also ich find das ganz schade eigentlich, wenn ein Mediziner nicht mit Leuten umgehen kann, weil das ist eigentlich, wenn man das so verfolgt in der heutigen Zeit, das sind doch fast alles psychosomatische Fälle mit zumindest psychischen Beteiligungen, und diese Patienten brauchen eben jemanden, dem sie auch einmal ihren Kummer erzählen können, und oft kommt man dann über so ein Gespräch mit dem Patienten erst dahinter, wieso und warum und weshalb. Da kann auch was Organisches dahinterstecken oder steckt sogar oft was dahinter, aber oft eben nur eruierbar über ein Gespräch."

„Leute in leitender Position müssen auch Leute führen können, das ist wichtig, und sie sollten Managerqualitäten haben. Viele leitende Ärzte haben dies nicht, und dies wirkt sich sehr ungünstig auf das Arbeitsklima aus, auf die Arbeit und ihre Qualität."

„Es kommt schon irgendwie auf die Beziehung zwischen den beiden Menschen an. Vielleicht könnte ich mit einem anderen Patienten, der genau das gleiche Krankheitsbild hat, aber von seiner Art her irgendwie anders ist, mit dem halt, weil es eben unterschwellig eine andere Basis gibt, täte ich etwas anders behandeln. Oder nicht behandeln, aber etwas anders handeln, besprechen, erklären, – das ist schon ein sehr kommunikatives Verhalten. Oder auch bei Müttern von Kindern oder Eltern von Kindern, daß es dann schon sehr von der Reaktion der anderen abhängt, wie ich dann wieder reagiere oder wie ich spreche."

Diplomschwester bzw. -pfleger zum Thema „Beurteilung des eigenen Verhaltens": „Ich glaube, daß man sich sicher auch mitreißen läßt ab und zu, so unter Anführung ‚Der Patient ist lästig', ‚Der Patient ist schwierig'. Das ist nicht immer bewußt im Streß." „Bei den allgemeinen Bedingungen, bei Räumlichkeiten, wo man wirklich mit einem Patienten hineingehen kann und sich dem richtig widmen kann und man weiß, jetzt hat man Ruhe und jetzt konzentrieren sich die Schwester und der Arzt nur auf den Patienten, und der Patient hat als Einfluß nur uns, und man kann ihn beruhigen, das ist einfach auch ein schönes Erlebnis, und man ist dann einfach schon ganz anders motiviert. Und man kann dann auch am nächsten Tag wieder ganz anders hineingehen."

„Wir haben einfach zu wenig Zeit, mit den Patienten und Angehörigen zu reden. Es wäre vielleicht gut, wenn ein Psychotherapeut da wäre. Aber die Eltern lehnen das auch oft ab, sie sagen, sie werden selber damit fertig. Für uns wäre es auch gut, mehr Zeit für Gespräche mit den Angehörigen zu haben, weil wir sie dann besser kennen und dann auch mehr auf den Patienten eingehen können. Vollstopfen mit Medikamenten kann man sie nicht, weil sie müssen auch damit fertig werden (schwer verunfallte Patienten)."

„Der Patient ist oft nicht kooperativ, weil er geistig so inkompensiert ist, daß man dadurch – weil man einfach nicht die Zeit hat, dann sich die Zeit zu nehmen, mit dem Patienten eben in Ruhe zu reden. Sondern man geht hin zum Patienten, verrichtet oft routinemäßig die Arbeit, und das ist ja nicht richtig. Man soll arbeiten, soll mit dem Patienten in Ruhe reden können, man soll sich hinsetzen dürfen usw., und das geht halt nicht. Das ist ein bißchen ein Problem. Es ist situationsbedingt. Es gibt Patienten, die sind überhaupt nicht kooperativ. Man versucht ihnen zu helfen, mit ihnen zu reden, aber oft ist das natürlich auch nicht möglich."

„Ich finde mein Verhalten und Handeln bei der Arbeit wichtig. Entschuldigung, aber ich finde die Ärzte nicht wichtiger wie z.B. Krankenschwestern oder Verwandte oder Laborantinnen etc."

„Es gibt einfach praktisch Grenzen. Man kann als Schwester einen Menschen in seiner Lebenssituation nicht ändern, das kann vielleicht ein Psychologe, wenn er ihn immer wieder betreut. Aber man kann etwas tun, wenn jemand herkommt: Man kann ihm das Gefühl geben, er ist nicht der letzte Dreck. Gerade die Alkoholiker haben oft wirklich das Gefühl, sie werden von niemandem geachtet. Und wenn man ihn höflich behandelt und ihm vielleicht das Gefühl gibt, er ist doch ein Mensch, dann kann man ihm vielleicht für die nächsten Stunden ein bißl helfen."

„Ich habe mich zu sehr eingelassen auf diese Patientin, ich habe einfach meine Grenzen nicht ziehen können. Und von da her hat mich das wahnsinnig lang beschäftigt, das war vor einem dreiviertel Jahr. In der Nacht hab ich von der Patientin geträumt, und ich habe mich ganz schwergetan, das aufzuarbeiten. Wir haben zwar in unserem Team schon miteinander geredet, aber trotzdem einfach auch zu wenig Zeit gehabt, das ganze Problem zu besprechen. Ich hätte mir auch gewünscht, daß man mit den Angehörigen Kontakt gehabt hätte bzw. auch von seiten der Ärzte, daß sie uns mehr unterstützt hätten. Vor ein paar Tagen hab ich gerade wieder über die Patientin geredet, und das ist irgendwie ein Zeichen, daß ich das noch nicht ganz verarbeitet habe. Also das ist mir wirklich sehr, sehr im Magen gelegen. Ich habe einmal in einer Klinik gearbeitet, wo man einfach mehr mit dem Patienten, mit Angehörigen, mit Psychologen und den Ärzten miteinbezogen war. Das kann man anders gestalten als hier, speziell bei onkologischen Patienten, sterbenden Patienten, da passiert psychologisch einfach viel zu wenig, da spielt sich viel zu wenig ab."

„Ich finde schon wichtig, daß natürlich zuerst meine Verknüpfung mit dem Patienten ist und dann mit dem Arzt, daß man sich deswegen immer aufeinander verlassen kann und jeder versucht, das Beste zu geben, daß man eine Kommunikationsbasis schafft. Ich sehe mich auch oft als Vermittler zwischen Patient und Arzt, weil gerade bei uns die Leute sich oft eigentlich nicht getrauen, was zu sagen oder zu fragen, oder sie fragen nach der Visite mich, was hat er jetzt gemeint oder was. Für sie ist oft doch der Arzt etwas Unnahbares – hängt auch oft vom Arzt ab – ja, und da bemühe ich mich, daß man ein gutes Klima schafft, weil es auch viel feiner zum Arbeiten ist."

Sanitätshilfsdienst zum Thema „Beurteilung eigenen Verhaltens": „Daß die Patientin etwas sagen kann, daß sie Fragen stellen kann. Was passiert jetzt, wie geht's jetzt weiter, was ..., wann darf ich wieder heim ... oder wann kann ich wieder gehen – und das hat mir dann eigentlich schon sehr wohlgetan, daß ich sie da einfach informieren habe können, daß man ihr sagen hat können, was jetzt passiert, was wir jetzt machen, wie es jetzt einmal von unserer Seite her weitergeht. Das hat sie vorher scheinbar absolut nicht gekannt, daß man sie in einem Krankenhaus aufklärt, also in einer Station, wo man ja eigentlich hinkommt, damit man Hilfe bekommt, also absolut nicht informiert wird."

„Klar, grad am Anfang, wie ich auf die Station kommen bin, die Unsicherheit, die noch da ist, also man kann, im Grund genommen, sehr viel selber machen, auch eigenverantwortlich, man sagt das halt den anderen, da und da hab ich das g'macht usw., weil immer wieder doch eine Kontrolle irgendwo notwendig ist, also man macht irgendeine Maßnahme, es sollt aber doch dann auch jemand anderer wissen und das mitbeurteilen können, also man soll nicht eigentlich so eigenmächtig handeln."

Diplomschwester bzw. -pfleger zum Thema „Beurteilung des Handelns der ÄrztInnen“: „Das war wieder einmal ein ganz typischer Fall von Intensivmedizin. Das Kind war im Endstadium, aber man kann es nicht sterben lassen, weil man noch nicht weiß, was es hat. Man wollte zuerst wissen, was es hat, bevor man es in Ruhe sterben lassen kann. So ist mir das vorgekommen, und das hat mich eigentlich ziemlich genervt. Ich habe dann zu den Ärzten gesagt: ‚Das hat keinen Sinn mehr, warum läßt man das Kind nicht sterben?‘, und mir ist darauf gesagt worden, falls es jetzt noch das hätte, könnte man es ja nicht an dem sterben lassen und das müssen wir erst untersuchen. Und dann hat man eben noch eine Untersuchung gemacht, und da ist nichts herausgekommen, und dann hat man gesagt, jetzt können wir es sterben lassen.“

„Unsere Ärzte sind Gott sei Dank so, daß sie nicht beschönigen, sondern daß sie den Patienten die Diagnose gleich klipp und klar sagen. Das ist momentan natürlich ein Schock, aber uns kommt vor, daß sie es dann leichter verarbeiten, weil sonst machen sie sich immer Hoffnungen, und es ist nie etwas.“

Sanitätshilfsdienst zum Thema „Beurteilung des ÄrztInnen-Verhaltens“: „Die Ärzte kümmern sich eigentlich nicht um den ganzen Ablauf, die warten, bis wir ihnen praktisch den Patienten servieren – auf deutsch gesagt.“ „Dadurch, daß ich höflich bin und nett, anpacke und zugreife und ihnen helfe, möchte ich auch einen Erfolg sehen, zumindest einen Dank. Und das tun unsere Ärzte durchschnittlich schon, die meisten, daß sie, wenn sie gehen, sagen: ‚Schönen Dank.‘ Und das ist eben eine Anerkennung, und das freut mich persönlich und sicher viele andere auch, und die tun dann auch wieder gerne etwas oder bleiben länger da.“

„Ja, für mich ist auch wichtig, wie der Arzt mit dem Patienten umgeht, ich mein, da gibt's auch Unterschiede, es gibt Ärzte, die da relativ gefühlsmäßig eingehen können auf den Patienten, andere wieder, die – deutsch g'sagt – den Patienten behandeln wie ein Stück Vieh …, und das ist etwas, was ich gar nicht pack! Also, da sag ich nachher zum Arzt schon was, weil das seh ich einfach nicht ein! Das ist für mich auch wichtig, also einfach, wie man den Patienten behandelt. Weil ich denk mir immer, was wär, wenn ich jetzt an der Stelle wäre? Und so verhalt ich mich dann auch.“

„Die Ärzte hören es zwar nicht gerne, aber es entspricht der Tatsache, daß es so ist: Auch wenn wir nur die untere Kategorie sind, glaube ich, daß wir eine sehr große und sehr wichtige Rolle spielen, gerade in der Zahnheilkunde. Der Patient merkt das, der kriegt da sehr viel mit. Und sie sagen es uns ja auch immer wieder, die Patienten. Aber das führt dann zu weit." Intervention Interviewer: „Nein, es führt nicht zu weit, wenn Sie noch was sagen wollen." Interviewpartnerin: „Nein, möchte ich nicht, ich möchte mich nicht äußern." Interviewer: „Also daß die Patienten, auf deutsch gesagt, die Assistentin oft mehr loben als den Arzt. Das hab ich jetzt gesagt, okay?" Interviewpartnerin: „Sie haben das gesagt, drum ... es ist alles nicht so einfach."

ÄrztIn zum Thema „Verhalten bei Aufklärungsgespräch": „Versuche, mich in die Situation des Patienten zu versetzen; überlege, wie möchte ich, daß man mir dies mitteilt?" „Will nicht nur Diagnose mitteilen und dem Patienten den Schrecken nehmen, sondern auch realistische Hoffnung vermitteln." „Gespräch mit Patienten, dann Beiziehen eines Betroffenen von außen, z.B. vom Verein für kehlkopflose Menschen, der dem Patienten von seiner Lebenssituation erzählt." „Medizinisch deutlich sein, Zeit geben und verarbeiten lassen, reden, positive Reaktionen wahrnehmen." „Deutlich reden, Positiva und Negativa sagen gehört zum ärztlichen Gewissen." „Sich Zeit nehmen, ehrlich sein, über Gespräch nachdenken." „Daß man den Patienten über Risikofaktoren aufklärt, das gehört schon dazu."

„Da sind die Patienten wirklich von den Socken, weil sie wirklich nicht wissen, was das und das bedeutet und was sie eigentlich tun sollen, wenn denen ihre Krankheit nicht erklärt worden ist und noch nie so richtig bewußt gemacht wurde. Werden sie dann geschimpft, wenn sie nach Informationen fragen, verlassen sie fluchtartig das Krankenhaus und sagen, damit will ich nichts mehr zu tun haben. Die Leute sind völlig fertig, wenn der Oberarzt nur hereingeschossen kommt und auf sie herabdonnert."

„Ich glaube schon, im Durchschnitt, wenn man mit dem Patienten einmal ausführlich redet und nachher noch einmal alles in Ruhe erklärt, daß ich schon etwas erreichen kann."

„Die rückenmarksnahe Anästhesie hat die Patientin nicht gewollt. Sie hat Angst vor dem Spritzen gehabt, und sie hat auch beim Nadellegen schon gezuckt. Die rückenmarksnahe Anästhesie wäre für die Patientin nicht günstig gewesen, es hätte sicher Probleme gemacht, und sie hat es auch abgelehnt. Das war mein entscheidender Faktor. Wenn Patienten nein sagen, dürfen wir nicht drängen, das ist ganz klar. Die haben die letzte Entscheidung, wir informieren sie nur."

4.2 Analyse der Beispiele, die signifikant vom Kontrollbewußtsein abhängen

Die *Diplomschwestern und -pfleger mit deterministisch-additiver Form des Kontrollbewußtseins* sehen die Bedeutung ihrer Arbeit als gleichberechtigten Anteil am diagnostisch-therapeutischen Prozeß, und sie beschreiben auch, daß die OberärztInnen dies nicht so sehen und sie an diesem Prozeß nicht gleichberechtigt beteiligen. Sie haben den Eindruck, nicht mit den ÄrztInnen zu arbeiten, sondern für sie. Das Gespräch mit den PatientInnen während der Krankenpflege ist für die Diplomschwestern und -pfleger von großer Bedeutung.

Während der Pflegeaktivitäten haben die Diplomschwestern und -pfleger Gelegenheit zum freien Gespräch mit den PatientInnen. Dabei geht es um das gegenseitige bessere Kennenlernen, das Austauschen von Informationen, das Zuhören und Aufnehmen der Sorgen und Ängste der PatientInnen, das Trösten, Verstehen und Helfen.

Die Diplomschwestern und -pfleger – aber auch die *Sanitätshilfsdienste mit deterministisch-additiver Form des Kontrollbewußtseins* – reden auch während der Vorbereitung oder bei der Durchführung funktioneller medizinisch-diagnostischer oder therapeutischer Maßnahmen mit den PatientInnen, um ihnen die Problemsituation „Untersuchung" oder „Behandlung" zu erleichtern.

Die „Handlungsmaximen" der *ÄrztInnen mit deterministisch-additiver Form des Kontrollbewußtseins* stehen unter dem Einfluß; entsprechend wissenschaftlichen Erkenntnissen objektive Kriterien für ihr Handeln zu finden, sehr viel zu arbeiten, die ganze Verantwortung für die PatientInnen zu übernehmen und gleichzeitig die innere Distanz zu den PatientInnen zu wahren, eigene Zweifel nicht mitzuteilen und werden außerdem von der Angst beeinflußt, durch das Zulassen eigener Gefühle handlungsunfähig zu werden und den PatientInnen dadurch eventuell nur Schaden zuzufügen. Daß Lebensprozessen, wie z.B. dem Sterben, zu wenig Raum, Zeit und Aufmerksamkeit gewidmet wird, wird zwar kritisch beobachtet, aber nur für sich selbst und im Inneren festgehalten.

Die „Handlungsmaximen" der Diplomschwestern und -pfleger mit deterministisch-additiver Form des Kontrollbewußtseins betonen auf das neue die Bedeutung, die das Gespräch mit den PatientInnen für diese hat, aber auch den Anspruch, auftretende Probleme mit ÄrztInnen und KollegInnen nach Möglichkeit in einem Gespräch zu bereinigen. Als wichtig für dieses Gespräch wird auch die Fähigkeit erachtet, eigene Gefühle in die PatientInnenbeziehungen einzubringen. Mit der Sorge und der Mühe um Konfliktaussprache steht die Bedeutung einer guten Teamarbeit und eines guten Arbeitsklimas in Zusammenhang. Gegenüber Fehlern sind die Diplomschwestern viel offener und schneller bereit zu verzeihen, als es die ÄrztInnen sind, denen es um die Erfüllung der diagnostisch-therapeutischen Funktionen geht und die die Problemsituation „Fehler" nicht im Gesamtzusammenhang menschlichen Verhaltens und Fehlverhaltens deuten können.

Für die Sanitätshilfsdienste mit deterministisch-additiver Form des Kontrollbewußtseins, die ja am untersten Ende der Befehlshierarchie arbeiten müssen, ist es eine nur allzu verständliche Verhaltensmaxime, sich von den Vorgesetzten nicht ausnützen zu lassen. Gegenseitiger Respekt und Akzeptanz werden eingeklagt und ihr Fehlen – auch den PatientInnen gegenüber – beklagt und kritisiert. Im Gegenüber mit den PatientInnen ist auch das „harmonische" Gespräch von Bedeutung; und ein menschliches Maß an Gefühl und Verstehen im Umgang den PatientInnen wie ein gutes Arbeitsklima mit den KollegInnen.

Ein *Arzt mit deterministisch-additiver Form des Kontrollbewußtseins* ist beunruhigt, wenn das „ganze diagnostische Prozedere ... keinen einzigen pathologischen Befund ergibt". Es ist für ihn eine sehr unbefriedigende Situation, „nur mit dem Leiden einer PatientIn" konfrontiert zu sein. Dieser Arzt kann diese Situation des Leidensdruckes – des eigenen wie den der PatientInnen – nicht in ein Situationskreismodell einbinden und hat auch kein anderes Verhaltensmodell zur Verfügung als die PatientInnen an eine andere Klinik weiterzuleiten. Daß die Problemsituation der PatientInnen im Rahmen eines psychosomatischen Diagnose- und Therapieverständnisses verbessert werden kann, gehört zum Problembewußtsein dieses Arztes.

Eine *Ärztin mit deterministisch-additiver Form des Kontrollbewußtseins* erfaßt die Bedeutung des Situationskreises und benennt Elemente daraus mit großer Genauigkeit: Schicksalsschläge, psychische Einflüsse von Personen aus der Umgebung des Patienten, Beruf, MitpatientInnen, Familie, organisches Leiden zusammen mit persönlichen Sorgen. Es muß von der Ärztin aber festgestellt werden, daß zur Bedeutungserteilung und -verwertung für die PatientInnen manchmal „kein richtiger Ansprechpartner gefunden werden kann".

Die Standardisierung von PatientInnenleiden zu „Fällen" ermöglicht dem Arzt mit deterministisch-additiver Form des Kontrollbewußtseins im Falle von Unsicherheiten bzgl. der Diagnose und Therapie von „problematischen Fällen" zu sprechen. Es ist die Schuld oder das Pech des von der „Weltliteratur" noch nicht erkannten Objektes, daß es nicht mehr funktioniert. Mitgefühl, Verständnis, Aufmerksamkeit für die Sorgen und Ängste der Person oder des Subjektes, das hinter diesen Fällen versteckt wird, werden nicht als notwendig erachtet. „Gröbere Fehler" auf Seiten des Arztes in der diagnostisch-therapeutischen Beziehung werden als sysmtemunmöglich ausgeschlossen und folgerichtig auch nicht wahrgenommen. Erstaunlich ist auch die naive Vorstellung des Arztes mit deterministisch-additiver Form des Kontrollbewußtseins, die PatientInnen würden „sein Gefühl oder sein Stehen zur ganzen Sache" nicht spüren und er würde auch keine eigenen Gefühle auf die PatientInnen übertragen. Ganz geheuer ist ihm diese Gefühlsleere als idealer Therapiezugang aber auch wieder nicht, er ist „ein bißchen gespalten".

Die *Diplomschwestern mit deterministisch-additiver Form des Kontrollbewußtseins* erwähnen immer wieder die Goldene Regel: ‚Behandle so, wie du auch gerne behandelt werden möchtest!', die sie – anscheinend von ihrer Ausbildung her – als persönliche und dem ganzen Pflegeberuf zugrunde liegende Handlungsmaxime internalisiert haben, und sie leiden darunter, daß es die Arbeitsumstände und die Unverständlichkeit von Problemsituationen – „der drogensüchtig Patient lebt in einer Traumwelt" – nicht gestatten, die PatientInnen so zu behandeln, wie man als PatientIn selber gerne behandelt werden möchte.

Die Diplomschwestern und -pfleger mit deterministisch-additiver Form des Kontrollbewußtseins stellen viele Überlegungen an, um mit ihrer Arbeit besser zurecht zu kommen. Eine systematische und institutionalisierte Reflexion oder Arbeitswirklichkeitsüberprüfung steht ihnen aber nicht zur Verfügung, auch kein institutioneller Ort, um die verschiedenen Arbeitsauffassungen der verschiedenen in der Klinik zusammenarbeitenden Berufe aufeinander abzustimmen und derart die Arbeitsorganisation verbessern zu können.

Besonders die Sanitätshilfsdienste mit deterministisch-additiver Form des Kontrollbewußtseins klagen über die Schwierigkeiten der Arbeitsorganisation und sehen, daß die Diplomschwestern kein Instrumentarium zur Hand haben, um den Arbeitsablauf zusammen mit den ÄrztInnen zu regeln und sie selber in der Folge erhöhtem Streß, vermehrter Arbeitsbelastung und sich verschlechterndem sozialem Umgang ausgesetzt sind. Im Unterschied zum Arzt mit deterministisch-additiver Form des Kontrollbewußtseins weiß der

Sanitätshilfsdienst um den Zusammenhang, daß der Patient genau spürt, wenn der Sanitätshilfsdienst, der ihn betreut, „ein sicheres Gefühl hat und gerne beim Patienten ist".

In den „Beurteilungen des Handelns der ÄrztInnen" durch die Diplomschwestern und -pfleger mit deterministisch-additiver Form des Kontrollbewußtseins werden die Schwierigkeiten in der Zusammenarbeit mit den ÄrztInnen angesprochen. Informationen aus der Krankenpflege zum Gesundheitszustand der PatientInnen erhalten von den Diplomschwestern und -pflegern und ÄrztInnen – wenn auch mit zeitlicher Verschiebung durch das Informationsdefizit der ÄrztInnen – im allgemeinen die gleiche Bedeutung, unterschiedliche Auffassungen in der Bedeutungsverwertung werden jedoch hierarchisch entschieden, ohne daß die Folgewirkungen für die Pflegearbeit, die die ärztlichen Entscheidungen bewirken, von diesen mitbedacht bzw. mitverantwortet werden müßten.

Der Beitrag der Diplomschwestern und -pfleger an diesem Teil des diagnostisch-therapeutischen Zirkels wird von der Initiative des Arztes „schon gerne einmal einen Rat oder irgend etwas von einer Schwester hören zu wollen" bestimmt, nicht von einem institutionell geregelten Miteinander der Aufgabenbereiche im Hinblick auf das gemeinsame Anliegen das Kranksein der PatientInnen zum Gesundwerden und -sein zu führen. Ein weiterer Kritikpunkt der Diplomschwestern und -pfleger an den ÄrztInnen beschreibt deren Schwierigkeiten im Umgang und Verhalten mit eigenen Gefühlen. Die Sanitätshilfsdienste mit deterministisch-additiver Form des Kontrollbewußtseins beschreiben und beklagen die aus dieser Unfähigkeit resultierende Unfreundlichkeit der ÄrztInnen gegenüber den PatientInnen.

Die Schwierigkeiten der Sanitätshilfsdienste mit deterministisch-additiver Form des Kontrollbewußtseins liegen in der Zusammenarbeit mit den ÄrztInnen – entsprechend dem viel geringeren medizinischen Ausbildungsstand der Sanitätshilfsdienste im Vergleich zu den Diplomschwestern und -pflegern – weniger im Pflege- als im Arbeitsorganisationsbereich.

Die Seiten mit den Beispielen der *ÄrztInnen, Diplomschwestern und -pfleger und Sanitätshilfsdienste mit interaktionistischer Form des Kontrollbewußtseins* zu den Themen „Beschreibung des eigenen Verhaltens", „Beschreibung eigenen Handelns und Gespräch mit PatientIn", „Handlungs- und Verhaltensmaxime", „Beurteilung des eigenen Handelns" und „Beurteilung des Handelns der anderen" unterstreichen und dokumentieren die Bedeutung der Erkenntnis von Uexküll und Wesiack: „Es wird Zeit, aus der Heilkunde selbst die ethischen Richtlinien zu entwickeln, die in ihr angelegt sind."[3] Die wiedergegebenen Beispiele beschreiben, was im modernen Klinikalltag unter ethischen Richtlinien zu verstehen ist und bezeugen die faktische Möglichkeit ihrer Verwirklichung auch unter den heutigen immer komplexer werdenden technisch-sozialen Bedingungen. Sie zeigen auch, wie alle voneinander etwas lernen können. Würden die ÄrztInnen von den Diplomschwestern und -pflegern z.B. kommunikatives Verhalten lernen, könnte sich die Weisungshierarchie langsam von selbst in eine partnerschaftliche Zusammenarbeit verwandeln.

Diese sprechenden Beispiele sollen nicht durch viel Kommentar und Interpretation zerredet werden. An dieser Stelle soll auf die große Menschlichkeit, die sich in diesen Sätzen ausspricht, mit Respekt aufmerksam gemacht werden, und der Ethiker soll hinter dieses Zeugnis bescheiden zurücktreten. Seine Aufgabe ist es, Verständnis und Anerkennung für die menschlichen Leistungen dieser ÄrztInnen, Diplomschwestern und -pfleger und Sanitätshilfsdienste einzufordern.

Die Diplomschwestern und -pfleger mit interaktionistischer Form des Kontrollbewußtseins beschreiben die Überwindung der Schwierigkeiten in der Zusammenarbeit mit den ÄrztInnen, machen auf die Bedeutung der Informationsweitergabe und -verwertung aufmerksam und benennen den institutionalisierten Ort, an dem dies auch stattfinden kann und beschreiben die Bedeutung der psychologischen Supervision für das Gleichgewicht der humanen Distanz in der Arbeit mit den PatientInnen.

Die Beispiele der Diplomschwestern und -pfleger mit interaktionistischer Form des Kontrollbewußtseins, die die Gespräche mit PatientInnen und die Sorge um deren Wohlbefinden ausdrücken, sind eindrucksvoll und zeigen jene Elemente von Menschlichkeit, die im Arbeitsleben der Klinik auch Wirklichkeit sind und Hoffnung und Beispiel für die Verwirklichung einer Humanmedizin in der Zukunft sind. Auch die Beschreibung der Sanitätshilfsdienste mit interaktionistischer Form des Kontrollbewußtseins sind eindrucksvolle und überzeugende Beispiele tatsächlich gelebter Menschlichkeit im Arbeitsleben der Klinik.

---

[3] Uexküll, Th. von, Wesiack, W., Theorie der Humanmedizin, Grundlagen ärztlichen Denkens und Handelns. München 1991. 23.

Beeindruckend sind auch die angegebenen Verhaltensmaximen der ÄrztInnen mit interaktionistischer Form des Kontrollbewußtseins. Dieses Verhalten als Modellverhalten systematisch zu reflektieren und derart den jungen KollegInnen helfen zu können, daß sie sich dieses Verhalten in ihrer Berufssozialisation zur Ärztin und zum Arzt zu eigen machen können, bleibt eine große Herausforderung für die humanmedizinische Ausbildung. Das Ansprechen der Dilemmata der Triageentscheidungen, des Behandlungsabbruches, der richtigen Sterbebegleitung, das Respektieren des Sterbeprozesses und das richtige Verhalten im Umgang mit schwer krebskranken PatientInnen durch die Diplomschwestern und -pfleger mit interaktionistischer Form des Kontrollbewußtseins benennt die aktuellen Punkte einer notwendigen Konkretisierung kognitiver, emotionaler und ethischer Modelle, um diese Problemsituationen meistern zu können.

4.3 Beschreibung und Beurteilung der Sanitätshilfsdienste, deren Schilderung signifikant vom Kontrollbewußtsein und dem Geschlecht abhängt

Die folgende Tabelle gibt die Anzahl der Sequenzen wieder, in denen die genannten Themen vorkommen:

Thema	Sequenzen	Thema	Sequenzen
Beschreibung des eigenen Handelns	224	Beurteilung der Diplomschwestern und -pfleger	38

Das Thema „Beschreibung des eigenen Handelns“ kommt bei den weiblichen und männlichen Sanitätshilfsdiensten in folgender Interviewanzahl und Verteilung auf das Kontrollbewußtsein (KB) vor:

Schicht	KB external	KB internal	KB det.-add.	KB interakt.
SHD Frau	2	4	25	7
SHD Mann	7	4	44	25

Das Thema „Beurteilung der Diplomschwestern und -pfleger“ kommt bei den weiblichen und männlichen Sanitätshilfsdiensten in folgender Interviewanzahl und Verteilung auf das Kontrollbewußtsein (KB) vor:

Schicht	KB external	KB internal	KB det.-add.	KB interakt.
SHD Frau	0	0	6	0
SHD Mann	0	0	11	7

Beispiele zur deterministisch-additiven Form des Kontrollbewußtseins

Sanitätshilfsdienst/Frau zum Thema „Beschreibung des eigenen Handelns“: „Weil zur Unterstützung der Schwester bin ich ja da. Das ist ja meine Grundarbeit eigentlich. Also die geht in jedem Fall vor.“ „Ja, sagen wir, ich arbeite an der Leitstelle. Einflüsse in dem Sinn … wir haben sehr viel mit dem Patienten, der ambulant zu uns herkommt, zu tun. Die endoskopischen Untersuchungen, natürlich die Aufnahme vom Patienten, Weiterleitung an den behandelnden Arzt mit der Zuweisung, Vorbereitungen zu machen, sprich Labor usw. Am Freitag ist große Ambulanz, Beginn 7 Uhr früh, da kommen natürlich die Patienten schon sehr reichlich, auch wieder Aufnahme, Telefon, Vorbereitung mit Labor, endoskopische Untersuchungen, Aufklärung des Patienten, was gemacht wird.“

„Ich hole den Patienten herein, kläre ihn auf, was in der Untersuchung passiert, was gemacht wird und richte ihm das Kontrastmittel her, richte ihm eine Spritze her, wenn heute der Arzt die Spritze braucht. Lasse den Patienten ausziehen, sage ihm, er muß das Patientenhemd anziehen, und nachher kommt der Arzt, fängt mit der Untersuchung an. Dann lassen wir das Kontrastmittel ein, geben bei der Untersuchung Luft dazu, wenn es der Arzt braucht.“ „Ja, da habe ich gerade Nachtdienst gehabt. Und dann muß man halt schauen, daß er gut liegt, daß er nicht offen wird, daß er es halbwegs bequem hat, daß die Schmerzen erträglich werden, daß er etwas zu trinken hat, daß er sich nicht einsam fühlt, daß die Nacht nicht zu schwarz ist.“

Sanitätshilfsdienst/Mann zum Thema „Beschreibung eigenen Handelns“: „Ja, es ist eigentlich alle Tage irgendwie das gleiche. Ich bin in der Universitätsklinik Innsbruck beschäftigt und fahre mit der Herz-Lungen-Maschine, das heißt, der Herz-Lungen-Maschinist im technischen Sinne ist ein Kabeltechniker, der während der Operation am offenen Herzen – da übernimmt ja die Herz-Lungen-Maschine die Funktion des Herzens und der Lunge. Da unsere Aufgabe mit viel Streß verbunden ist, muß man natürlich immer viel lernen, also auf dem neuesten Stand bleiben, es gibt viele Neuerungen, Kongresse usw. und Änderungen, Verbesserungen, wie es halt überall ist."

„Zum Beispiel einmal ausziehen, die Schuhe, den Helm oder ob was ein'klemmt ist, oder – überhaupt einmal ausziehen überhaupt und … ja, dann zu den Untersuchungen fahren und die Kleinigkeiten, wie zudecken und so, aber sonst habe ich eigentlich mit dem Patienten nicht viel zu tun."

„Ja, zum Beispiel kommen die mit den Herzangios, mit Angiographien, Herzkatheder – wie wir sagen – da kann's schon sein, daß du heute mit einem Schrittmacherpatienten unterwegs bist, also g'rad herüber vom Operationssaal zurück auf die Station, und wo unterwegs der Piepser geht, wo es eigentlich heißt, du mußt sofort da und da sein, weil dem Patienten geht's nicht gut, auf den warten sie, weil sie auf die Intensiv fahren müssen, und wenn du sagst, ja, du bist jetzt grad mit dem Patienten unterwegs, dann heißt's einfach, du mußt sofort da sein, egal, wie Du das anstellst, das ist den Schwestern eigentlich egal."

„Ja, es ist einmal so jetzt, überhaupt wenn jetzt von der Arbeit her, die Arbeit, die wir haben, also als Sanitätshilfsdienst – sagen tun sie zu uns Wärter – wir tun halt das, was sie auf Station brauchen, die ganzen Sachen. Also, was sie für den Schriftverkehr brauchen und die Fassungen von Medikamenten und das, das besorgen wir. Und dann die Patienten zu den verschiedenen Ambulanzen und Operationssälen bringen – und in der Früh hat man halt die Möglichkeit zum Koordinieren, wenn man sich mit der Stationsschwester gut versteht oder wenn die super Fähigkeiten hat, dann geht das total gut. Die sagt heute zu mir, die Stationsschwester, da, hast du die und die Arbeit, und das teilst du dir ein, und nachher geht das, nicht? Und das ist dann fein zum Arbeiten dann, weil dann bin ich da irgendwo mein eigener Herr. Nach der Visite schreiben die Ärzte die Zuweisungen aus, dann schaue ich mir das an, da zu der und der Zeit – wenn ich das und das zu tun habe, kann ich mir das selber einteilen, das ist eine gewaltige Sache."

„Ich bin Springer. Ich bin im ganzen Haus. Ich bin auf jeder Station bis jetzt gewesen. Also, es gibt nichts, wo ich noch nicht war. Einmal ist mehr los, einmal weniger. Von dem hängt die Arbeit ab.

Generell kann man sagen, am Montag ist immer am meisten los, da sind die meisten Aufnahmen und nach dem Wochenende. Ja, das ist aber nur auf den Stationen so. Im Operationssaal z.B. ist wieder eine ganz andere Situation. Da ist es am Montag, Dienstag eher ruhiger und aufs Wochenende hinaus versuchen sie noch alles hinauszuhauen. Daß sie da alles noch hineinschmeißen. Es ist eine Katastrophe da unten, das kannst du dir nicht vorstellen. Die schreiben Programme auf, 60 Patienten haben die im Durchschnitt am Tag. Wir sind zu dritt oben – das sind 60 Patienten, da kommen auf jeden 20 Patienten, d.h. vierzigmal gehen. Und das ist noch lange nicht alles. Dann kommen noch die ‚Außertourlichen', die sie sich untereinander abmachen, wenn sie das Programm fertig haben. Einschieben – Patienten."

„Ich darf nur im Labor putzen, die Röhrln und das ganze Zeug und die Tische."

„Nehmen wir also an, es kommt ein Patient zu uns auf Station, der grad' frisch operiert ist, das ist eine der häufigen Situationen, wie wir's oft haben, grad am Nachmittag, wo der Personalstand reduziert ist, dann is es natürlich meine Aufgabe, den Patienten zu übernehmen, da haben wir also jetzt im speziellen Vitalfunktionen zu überprüfen und so. Davon ausgehend, also maßgeblich für meine Arbeit sind da einmal ... einmal das Befinden des Patienten, vor allem einmal, das ist der erste Punkt."

„Es ist so, daß du selbständig arbeiten kannst, d.h., du mußt dir selbst deine Termine einteilen. Du hast bei gewissen Abrufterminen in der Terminplanung ein Mitspracherecht, und es kommt immer auf das Stationsgefüge an, wie die Station geführt wird. Dann läuft das natürlich ganz anders, wenn es eine gut organisierte Station ist, dann hast du mehr Handlungsfreiheit, wirst auch mehr tun, weil du ja mehr Freude hast. Es ist ganz verschieden, es kommt immer drauf an, wie die Schwestern zusammenhängen, wie die Ärzte zusammenhängen, was natürlich immer ein großes Problem ist, weil die Turnusärzte wechseln, dann ist natürlich immer wieder ein Neuanfang sozusagen, die wissen nicht, wie du es am liebsten hast."

„Ja, also wenn man mit dem Patienten zu den Ambulanzen fahren muß, da braucht man natürlich schon eine Kraft, mit dem Bett, und man muß auch viel denken, wohin, was ist jetzt, was ... und es geht halt den ganzen Tag, es geht den ganzen Tag dahin, und viele laufen halt ca. 25 Kilometer bis 30, das ist ganz verschieden. Ja, das ist ganz verschieden. Und nachher, wenn man auf Station arbeitet, dann muß man den Patienten drehen, die ganze Pflege machen, Bett, Mundpflege, heraussitzen – mit Hilfe vom Kran jetzt seit neuestem, und ... ja, wie gesagt, körperlich ist es schon eine Belastung auch. Und psychisch sicher auch, wenn da so Schwerkranke da sind, und die mit Gehirntumoren, die verlangen schon viel von einem ab."

„Ja, weil das ist ja an und für sich ganz klar, weil das äußere ... weil mir ja hauptsächlich das ang'schaffen wird, nicht. Ich bin ja nicht in einer dominanten Situation, sondern praktisch in einer untergebenen Situation, nicht. Und ich muß natürlich das so gut wie möglich ... dabei muß ich schon sagen, also ich kann ..., ich muß nur meine Arbeit anständig machen und schauen, daß ich sie dermach in der Zeit. Es gibt eben Situationen, da is's ein bißl ruhiger, nicht, ja, da tu ich mich eben leichter, da kann ich auch einmal Kaffee trinken gehen. Es gibt aber Situationen, wo ich schauen muß, daß ich mit der gesamten Arbeit fertig werd, daß ich froh bin, daß ich bis halb vier eben mit meiner Arbeit fertig werd."

„Die hole ich von der Station, da kriege ich den Auftrag vom Stationsarzt, also vom Vorlesungsassistenzarzt, da kriege ich einen Zettel, das sind aber nur solche Patienten, die nicht operiert sind, ja, weil die Studenten müssen anhand der Vorlesung vom Professor, müssen die die Krankheit herausfinden, also was dem fehlen könnte oder was der hat, und dann wird diskutiert. Wenn der Patient draußen ist wieder vom Hörsaal, wird diskutiert, was der hat."

„Na, es ist nur z.B., wenn jetzt z.B. das Küchenmädl, ist jetzt wurst jetzt, ja, einen Fehler macht, oder es ist ein Fehler, wenn sie jetzt z.B. von einem Patienten das Essen vergißt aufzuschreiben, zum Bestellen, wer es macht, das ist immer der Wärter, der dann mehr arbeiten muß, z.B. in die Küche gehen Essen holen. Wir haben genug andere Sachen zum Erledigen. Und das ist oft ein Trauerspiel."

Sanitätshilfsdienst/Frau zum Thema „Beurteilung der Diplomschwestern": „Dann haben wir die eine und andere Schwester, der eher immer langweilig ist, ich will da keine Namen nennen, aber die kommen mit Nebensächlichkeiten daher, die absolut nicht wichtig sind und wollen, daß du sofort hupfst und weil sie halt meint, es ist das absolut wichtigste von der Welt, daß da jetzt eine Papierrolle da hineinkommt, oder was weiß ich. Da kann sie in derselben Zeit die Papierrolle zehnmal selber hineintun, und das, da kommen natürlich Aggressionen auf."

„Daß du es diplomatisch angehst, ich kann dir das sagen – du kannst sicherlich nicht drauflos sagen: ‚So, jetzt bin ich das!' Du mußt dich erst einmal einspielen mit dem ganzen, man sieht ja selber die Lage, wie sie ist, und ich bin froh, weil da sind doch alles junge Schwestern auf der Station, und da kann ich echt gut kooperieren mit den ganzen Leuten, im Gegensatz zu früher wieder, von den alten Schwestern jetzt her gesehen, da könnte ich jetzt ein Beispiel sagen von früher, echt, jetzt da die alten Schwestern, die haben noch die Einstellung gehabt von der alten Schule noch hergesehen, du bist Sanitätshilfsdienst, und das machst du jetzt da, und das machst du, und da wird nie gefragt, magst jetzt einen Kaffee oder was, das hat sich doch jetzt innerhalb von eineinhalb Jahren da richtig – die sind jetzt alle in Pension gegangen, die meisten – und das ist für mich natürlich auch feiner."

Sanitätshilfsdienst/Mann zum Thema „Beurteilung des Handelns der Diplomschwestern bzw. -pfleger": „Das kommt auf die Stationsschwester darauf an – es gibt Stationsschwestern, die sind vielleicht ein bißl überarbeitet da oben. Die haben so viel zu denken, die ‚derklauben' sich halt nicht so richtig zusammen. Und nachher ist das ganz lästig, wenn man eine solche erwischt, die denkt nicht, wenn sie dich heute auf die Hals-Nasen-Ohren-Klinik schickt, daß du auf dem Weg zurück etwas mitnehmen kannst, was du brauchst. Also, da fehlt es bei der Koordination."

„Es gibt auch feine ältere Schwestern, aber die meisten sind halt noch aus dem alten Holz, wie es früher vor 20 Jahren gewesen ist, da ist einfach alles dringend, auch wenn es überhaupt nicht dringend ist. Wenn ein Zettel für den nächsten Tag gebraucht wird, dann sagt sie einfach, das ist dringend. Dann muß der jetzt weg von der Station, und dann mußt du gehen. Wenn sie sagt, du mußt den Zettel wegtun und vertragen, dann mußt du gehen, du kannst nicht sagen, nein, ich lasse ihn liegen und trage ihn am Nachmittag weg. Wenn du das sagst, dann hast du gleich eine Beschwerde laufen."

„Oft haben die Schwestern auf der Station sehr viel Arbeit und sind eher nervös. Da ist es halt besser, wenn man ein bißl die Ruhe bewahrt. Und dann beruhigen sie sich auch ein bißl mehr. Heut ist das ohnehin schon besser als früher. Früher war es eher schlechter, weil da haben die Schwestern wenig Verständnis gehabt, wenn man etwas gesagt hat. Weil früher ist man, wenn man mittagessen gegangen ist, oft geschimpft worden. Die haben geglaubt, wir haben kein Recht zum Mittagessen zu gehn; wir gehen heute auch nur zum Mittagessen, wenn es die Arbeit erlaubt."

„Ich bin fünf Jahre jetzt da, und soweit ich die Leute kenne, sind sie alle selber überzeugt von sich und sollen es auch sein, Gott sei

Dank. Sie sind sicher davon überzeugt, daß sie das Bestmögliche beim Patienten machen, da bin ich sicher, ich seh es jeden Tag, ich hör es jeden Tag, das ist für sie nicht eine Arbeit, sondern es ist einfach eine Berufung, eine innere Berufung, und das, was sie machen, glauben sie."

Beispiele zur interaktionistischen Form des Kontrollbewußtseins

Sanitätshilfsdienst/Frau zum Thema „Beschreibung des eigenen Handelns": „Ja, wir haben vor zwei Tagen wieder einen neuen Fall gekriegt. Das ist ein Kind – einjähriges Kind – Verdacht auf … Tumor – und die Mutter ist total verzweifelt, und ich habe sie dann versucht zu beruhigen, soweit das halt in meiner Situation möglich ist dann. Und – gerade die ersten paar Tage sind schlimm – alles ist neu fürs Kind, für die Mutter. Und daß man da wirklich mit viel Geduld bei der Arbeit ist."

„Ja, ich bin praktisch – bin da als Sanitätshilfsdienst angestellt, und wir haben da eben Zimmerpflege. Und ich bin da in einem Zimmer eingeteilt zu einer Diplomschwester dazu, also ich bin praktisch dazu da, in der Pflege mitzuhelfen – und ja, ich mache praktisch alle Arbeiten mit, was die Pflege betrifft."

Sanitätshilfsdienst/Mann zum Thema „Beschreibung des eigenen Handelns": „Mein Arbeitsbereich ist der Operationssaal, daß wir die Leute von der Station zum Operationssaal bringen und wieder zurück. Und ich sehe den Arbeitsbereich eigentlich schon so, daß das schon eine Sache ist, nicht nur eine Abwicklung, eine Tätigkeit, sondern vollständig zum Patienten das Verhältnis. Das Verhältnis – weil jeder Patient halt irgendwie doch in der Situation, wenn er zur Operation geht, daß das schon ein Gang ist, wo ein jeder eine gewisse Überlegung und eine gewisse Angst eigentlich in sich hat."

„Ja, das kenne ich natürlich im Laufe der Zeit, ich arbeite natürlich jetzt schon 27 Jahre hier. Ich habe mich in der letzten Zeit immer mehr – und je älter man wird – und auch in die Situation hineindenken können, wie's dem Patienten geht, und man ist selber schon in solchen Situationen gewesen, da kann ich jeden verstehen, und da versuche ich eben, das Beste mit dem Patienten noch zu sprechen und einfach das Beste draus zu machen."

„Man hat wirklich zuwenig Kontakt, und ich meine herunten, erstens haben sie alle großteils eine Angst vorm Hörsaal, weil wenn es heißt, in den Hörsaal, jetzt meinen sie alle, sie haben eine besondere Krankheit. Jetzt meinen sie alle, sie haben so eine Krankheit und da, eben damit werde ich am meisten konfrontiert. Ist meine Krankheit, habe ich so eine schlimme Krankheit – und da tue ich sie dann halt vom Lift bis da her beruhigen, also das ist … ja, ich weiß, ah, das war voriges Jahr eine Frau, da bin ich oben gewesen auf Station, da bin ich um viertel nach sieben hinaufgekommen, ich weiß es nicht mehr genau, dann bin ich hinein, dann hat sie geweint, dann habe ich gefragt, was sie hat? Ja, sie muß in den Hörsaal, und sie hat eine besondere Krankheit, und sie hat nur eine Magenoperation gehabt. Dann habe ich zu ihr gesagt: ‚Das ist ein Blödsinn, das ist alles zusammen nicht wahr, das ist nur ein Fall.' Dann habe ich ihr es erklärt, wie das ist. Ja, die Nachbarin hat gesagt, diejenigen, die hinunterkommen, die haben alle eine so schwere Krankheit, dann habe ich gesagt: ‚Frau', habe ich gesagt: ‚Ich sage Ihnen eines, Sie müssen nicht runtergehen, aber ich täte Sie nur bitten, wenn Sie sich das zuerst anhorchen würden und dann die, also dann die Feststellung machen, was jetzt wirklich war.' Dann habe ich sie beruhigt, und dann sind wir hereingefahren, und dann hat sie beim Herausfahren gesagt, also Hinauffahren: «Bin ich blöd, bin ich eine alte Kuh, ich glaubte ja alles'. Dann sind wir in das Zimmer hineingefahren und dann hat sie gesagt: «Und ihnen glaube ich überhaupt nichts mehr, gar nichts ist dabei!' Ein Riesenglachter haben wir gehabt. ‚Und der Professor hat mir versprochen, daß ich keinen Magenkrebs habe!' Hat sie ja auch keinen gehabt, und das war eigentlich wirklich interessant, und sie war halt so begeistert, und eine Gaudi hat sie gehabt, das hat mir auch wohl getan, daß sie dann so ein Gefühl gehabt hat, also sie ist nicht angelogen worden, weil viele meinen ja, man lügt sie an, und das ist, habe ich gesagt, nein, ich verspreche Ihnen das und das, und mehr passiert nicht, und viele haben eine Angst, weil sie sich ausziehen müssen vor den Studenten. Dann habe ich gesagt, ich verspreche Ihnen das, Sie werden weder das noch das."

Sanitätshilfsdienst/Mann zum Thema „Beurteilung des Verhaltens der Diplomschwestern bzw. -pfleger": „Aber manchmal tun die Schwestern auch unüberlegte Sachen. Genauso am Wochenende, da hocken sie, wo wir echt viel zu tun haben, oben auf den Stationen, piepsen einen wegen einem Blut aus, das ins Zentrallabor hinunterzugeben ist, ein Notfallblut, okay, das sehe ich ein, das muß gemacht werden, aber ich sehe nicht ein, daß die vier Schwestern alle frei beim Kaffeetrinken sind und zu faul, um herunterzugehen, während wir einen Haufen Streß haben und nicht mehr wissen, wo anfangen und aufhören. Wenn solche Sachen öfters vorkommen, braucht man sich nicht zu wundern, wenn wir einmal auch zornig werden gegenüber den Schwestern und sie auch ein bißl schief anreden, so wie wir ab und zu schief angeredet werden. Aber da kann man nicht viel sagen. Wenn uns eine Schwester einmal 5 Minuten auf einer Station hocken sieht, dann werden wir schon blöd angeredet. Ich kann da jetzt als einzelner nicht viel sagen, so ein Gespräch wäre in Gruppen von uns jetzt gut, die daran beteiligt sind, für den ganzen Pool unserer Wärter."

„Wenn ich noch so viel Sachen zu tun habe, dann ist so etwas wie am Wochenende für mich eine Schikaniererei. Es kann vorkommen, daß irgendwas verwurschtelt wird oder von den Schwestern vergessen wird auszurichten, aber mir ist lieber, wenn sie das bei Dienstende ausmachen in den Besprechungen, was noch zu machen ist. Oft ist es schon so, daß ich sagen kann, okay, das war jetzt eine Arbeit, die muß ich machen, dazu bin ich da, da gibt es kein Meckern mehr."

„Das ist praktisch eigentlich ständig, da rufen sie an, zum Beispiel ‚Ich brauch das und das'. Ja, ich hab's nicht. ‚Ja, aber ich brauch's aber!' Und ‚Du mußt mir das bringen!' Und dann hab' ich g'sagt: ‚Ja, wenn ich es nicht hab, ich kann's nicht vom Ärmel außerbeuteln!' ... und so geht's ständig. Wobei das natürlich, ich mein, man darf da jetzt nit alle Schwestern in den gleichen Topf schmeissen, nicht, die eine ist eben feiner, und die andere ist eben aggressiver, nicht. Und bei manchen, da sollst schon da sein, bevor's ang'schaffen worden ist. Wie gesagt, ja, und manche, wenn man oft im Raum draußen etwas tut, da fragt einen eine Schwester was, zugleich kommt noch einer, der fragt dich auch was, die andere Schwester sagt dir was ..., und das soll man sich dann all's z'samm' merken ..., und da muß ich schon sagen, da werd ich ungehalten, da hab ich schon einmal g'sagt, jetzt hoppla, Moment mal, ich bin kein Computer! Jetzt der Reihe nach ..., weil wenn ich mit jemandem red, dann muß ich auch still sein und warten, bis der ausg'redet hat und kann dem auch nicht hineinreden. Ich mein, das ist auch ganz eine normale Anstandsregel. Ja, dann sind sie halt ..., aber ich kann ja an und für sich ... was soll ich denn machen, nicht? Und da entsteht der Druck, da kriegt man selber Druck. Und mir ... ja, vielleicht nehme ich das all's zusammen zu ernst, das kann auch sein. Ich bin halt einmal einer, ich kann auch nicht aus meiner Haut heraus, nicht, daß ich vielleicht lieber genaue Arbeiten mach und nicht so Larifari, weil da kommt man ins Schwimmen, wenn man dauernd dann solche Situationen hat, ... und so geht das dauernd."

4.4 Analyse der Beispiele zum Sanitätshilfsdienst, die signifikant vom Kontrollbewußtsein und dem Geschlecht abhängen

Die Beispiele der Frauen im Sanitätshilfsdienst mit deterministisch-additiver Form des Kontrollbewußtseins machen die Grenzen deutlich, die eigenes Handeln nach bestem Wissen und Gewissen und mit dem persönlichen Bemühen, den PatientInnen zu helfen, aufweisen, wenn für die komplexen Problemsituationen in der Berufsausbildung keine Verhaltens- bzw. Verwertungsmodelle angeboten werden. Wird den PatientInnen z.B. nur – und sei es noch so freundlich – mitgeteilt, „was gemacht wird", und die Reaktion der PatientInnen auf diese „Information" kann jedoch nicht mehr wahrgenommen werden, weil dies dem Sanitätshilfsdienst z.B. in der Ausbildung niemand gelernt hat, so ist das Beziehungsgleichgewicht zwischen Sanitätshilfsdienst und PatientInnen schon zu ungunsten letzterer verschoben. Aus den Beispielen ist auch ersichtlich, daß die Frauen im Sanitätshilfsdienst mehr in den Ambulanzen und auf den Krankenstationen arbeiten, während die Männer im Sanitätshilfsdienst mehr mit der Bedienung von technischen Geräten betraut sind und weniger direkten PatientInnenkontakt haben oder als sogenannte „Wärter" PatientInnen transportieren und Botendienste zwischen den Kliniken, Labors, Untersuchungen, etc. zur Aufgabe haben.

Die Hierarchie der Diplomschwestern untereinander ist im Vergleich zu früher schon sehr viel partnerschaftlicheren Verhaltensformen im Miteinander der Kolleginnen gewichen. Die Sanitätshilfsdienste erwarten von den Diplomschwestern und -pflegern jedoch mehr Anpassung, Verständnis und Partnerschaftlichkeit in der jeweiligen Problemsituation und ihrer gemeinsamen Bewältigung.

5. Erfolgsdefinitionen der ÄrztInnen, Diplomschwestern und -pfleger und Sanitätshilfsdienste

5.1 Erfolgsdefinitionen, deren Schilderung signifikant vom Kontrollbewußtsein und der Schicht abhängt

Die folgende Tabelle gibt die Anzahl der Sequenzen wieder, in denen die genannten Themen vorkommen:

Thema	Sequenzen	Thema	Sequenzen
Medizinischer bzw. pflegerischer Erfolg	126	Persönlicher Erfolg im Team	35
Karriereerfolg oder wissenschaftlicher Erfolg	22	Medizinischer Erfolg und Kariereerfolg	11
Verdienen	3	Familie, Privatleben	3

Die Themen „Medizinischer bzw. pflegerischer Erfolg und Persönlicher Erfolg im Team“ kommen zusammen durchschnittlich in folgender Interviewanzahl und Verteilung auf das Kontrollbewußtsein (KB) und die Schicht vor:

Schicht	KB external	KB internal	KB det.-add.	KB interakt.
Ä	0	4	20	10
Dip	1	6	17	10
SHD	0	2	8	2

Die Themen „Karriereerfolg bzw. wissenschaftlicher Erfolg, Verdienen, Medizinischer Erfolg und Karriereerfolg, Familie und Privatleben" kommen zusammen durchschnittlich in folgender Interviewanzahl und Verteilung auf das Kontrollbewußtsein (KB) und die Schicht vor:

Schicht	KB external	KB internal	KB det.-add.	KB interakt.
Ä	0	2	4	1
Dip	0	0	1	1
SHD	0	1	1	0

Beispiele zur internalen Form des Kontrollbewußtseins

ÄrztIn zum Thema „Medizinischer Erfolg": „Begabung, mit Menschen gut umgehen zu können, das Gefühl, ich kann gut behandeln plus Rückmeldung vom Patienten, daß er gerne kommt, sich gut behandelt fühlt." „Erfolg ist, daß man sich erfolgreich fühlt, nicht daß die Verwaltung sagt, sie haben glorreich 3000 Patienten gesehen."

„Wenn der Patient wieder entlassen werden kann, wenn es ihm gut geht und er seiner Krankheit entsprechend, entweder in einem guten oder akzeptablen Zustand ist oder geheilt ist."

ÄrztIn zum Thema „Karriereerfolg": „Wenn man die Karriereleiter, Erfolgsleiter, hochkommt, Freiraum für wissenschaftliche Arbeit hat und der Patient nicht in den Vordergrund gestellt wird, wenn man Durchsetzungsvermögen hat."

ÄrztIn zum Thema „Familie": „Die Karriere kostet ja auch Familie, Kraft, Zweisamkeit. Es nützt mir heute nichts, wenn ich der große Professor in Erlangen bin und die Familie dableibt, weil die Kinder hier in die Mittelschule gehen."

Beispiele zur deterministisch-additiven Form des Kontrollbewußtseins

ÄrztIn zum Thema „Medizinischer Erfolg": „Wenn man es so schafft, wie man sich das vorgestellt hat, der Patient zufrieden und schmerzfrei ist." „Nähe zum Patienten." „Kollegen wissen, auf den kann ich mich verlassen; ein stiller Erfolg, kein Profilierungserfolg."

„Wenn man merkt, daß der Patient mit Arzt oder Behandlung zufrieden ist. Wenn Patient Vertrauen hat.“ „Wenn ich höre, daß es dem Patienten gut geht, wenn sie vorbeikommen und zeigen, daß es ihnen gut geht und erzählen, was sie machen.“ „Erfolgreicher wäre es, hätte man anders – entsprechend der eigenen Vorstellung – behandelt. Es ist nicht sinnlos, aber es bringt nicht das, was man sich erhoffen würde.“ „Das Wesentliche ist sicher, daß man sieht, daß die eigene Arbeit auf den Patienten gut wirkt und man ein positives Echo zurückkriegt, daß man sieht, daß das, was man anpackt, etwas bringt.“ „Erfolg heißt, daß wir von den bis zu 100 Patienten, die wir in der Ambulanz haben pro Tag konkret die drei bis fünf aufnehmen, die auch einer stationären Behandlung bedürfen und niemanden übersehen. Erfolgreich sein heißt in erster Linie Patientenbetreuung.“

Diplomschwester bzw. -pfleger zum Thema „Pflegerischer Erfolg“: „Erfolg ist für mich nicht einzig und allein die Heilung eines Patienten, sondern daß er ein gutes Leben weiterführen kann, daß er heimgehen kann.“

„Erfolg haben, also die Anerkennung vom Patienten, also das ist mir eigentlich wichtig, daß ich da positiv angenommen werde, das ist eben oft so schwierig, weil man die Zeit für das nicht hat. Wenn man oft tageweise keine Zeit hat, weil so vieles Administratives war, das hat mich irgendwie am meisten gestört.“

„Erfolgreich finde ich schon, wenn einer auf das Sterben zugeht, daß der einigermaßen zufrieden ist, obwohl er in der Klinik sein muß.“

Sanitätshilfsdienst zum Thema „Pflegerischer Erfolg“: „Erfolg ist für den Patienten, das ist meine vollständige und ehrliche Meinung, nur für den Patienten, daß ich das Beste tue und daß ich den wirklich psychisch irgendwie betreuen kann, und das seh ich als Erfolg, das ist von mir Erfolg.“ „Ich bin zufrieden, wenn's ihm wieder gut geht, dem Patienten, aber ich kann wenig dafür tun eigentlich, also im weiteren Sinne jetzt gemeint. Ich bin da mehr der letzte Mann eigentlich in dem ganzen Spiel.“

ÄrztIn zum Thema „Persönlicher Erfolg im Team“: „Mit dem System fertigwerden und meine Frustration möglichst klein halten.“ „Erfolg ist für mich, anerkannt zu werden. Daß man ein gutes Feedback hat, vom Vorgesetzten, von Kollegen, daß man gut gesehen wird, das ist wichtig, daß man einen guten Stand hat.“

„Dann gehört zum Erfolgreich-Sein eine gewisse Anerkennung in den eigenen Reihen, in seinem Arbeitsumfeld, auch von Seiten des Pflegepersonals, ja, daß die eigentlich das Gefühl haben, daß man sich um einen Patienten gut bemüht und daß man mit ihnen selber ordentlich umgeht, daß man da ein gutes Verhältnis hat. Was man sicher nicht kann, ist Erfolg mit Einkommen direkt messen."

Sanitätshilfsdienst zum Thema „Persönlicher Erfolg im Team": „Ja, Erfolg bedeutet halt eine bestimmte Befriedigung im Leben: Ich meine, jeder wird das wahrscheinlich anders empfinden. Aber es ist recht angenehm, wenn man weiß, man ist von mir aus beliebt oder geschätzt oder was auch immer im Kollegenkreis – oder auch von den Patienten, daß sie sagen, man kann Vertrauen haben, oder man kann auch Wünsche äußern, wenn man vielleicht zuerst ein bißl gehemmt ist und wenn man das so spürt, daß die Patienten offen werden und freundlich werden und die Hemmungen oder die Scheu verlieren."

ÄrztIn zum Thema „Karriereerfolg": „Sich in der Klinik z.B. durch Operationen einen Namen machen; wissenschaftliche und persönliche Auftritte, sich in den Vordergrund stellen." „Habilitation." „Die Karriere an der Klinik für einen Bundesassistenten ist in erster Linie von seiner wissenschaftlichen Tätigkeit abhängig, die läuft eigentlich fast automatisch, die heißt: Universitätsassistent – Universitätsdozent – Professor. Diese Karriere ist mit dem Ansehen in der Klinik in gewisser Weise verbunden. Aber die ärztliche Tätigkeit, die Position ist so, daß ich meine Ausbildung mache, irgendwann Facharzt werde, und dann hängt es nur davon ab, ob man eine Station übernimmt und ob ich innerklinisch einen höheren Teil an Verantwortung übernehme oder nicht, aber das ist mit Karriere nicht direkt verbunden."

Diplomschwester bzw. -pfleger zum Thema „Karriereerfolg bzw. Weiterbildung": „Die Möglichkeit der Fortbildung, das ist mir wichtig, daß man das hat. Daß man eben zwischendurch einen Vortrag anhorchen kann, daß man da dienstfrei kriegt oder irgendeine Fortbildungsreise oder auch Kurse. Ich mache im Herbst jetzt den Stationsschwesternkurs und werde in der Ferne vielleicht eine Station führen."

„Ich will in der Klinik keine Karriere machen, ich will nicht Oberschwester werden, und ich will auch nicht Stationsschwester werden." „Es gibt auf der Intensivstation viele Schwestern, die sich sehr viel weiterbilden, die zu vielen Kongressen fahren, Kurse besuchen, Intensivkurse machen; man kann sich hier von den Stationen sicher am meisten weiterbilden und kann am meisten Erfolg haben."

Sanitätshilfsdienst zum Thema „Karriereerfolg": „Natürlich sind heute auch die ganzen Dinge vorgegeben. Wir sind alle in Gruppierungen, und da ist der Aufstieg in gewisse Dinge, ob das Diplom etc. ist oder Sanitätshilfsdienst oder Pflegehelfer, wie das heute genannt wird, ist natürlich das, da kommst nicht viel weiter."

ÄrztIn zum Thema „Medizinischer Erfolg und Karriereerfolg": „Ist nur in persönlicher Aufopferung möglich." „Erstens, daß man die richtige medizinische Entscheidung trifft, daß man nichts falsch macht, sondern die Leute richtig behandelt, zweitens, daß man gleichzeitig neben den objektiven Sachen versucht, eine gewisse Beziehung auch herzustellen, ein relativ gutes Gesprächsklima, und drittens kann man natürlich mit dem Patienten eine gute Beziehung herstellen und gleichzeitig alle Umgebenden tyrannisieren, also das würde ich nicht als optimal finden. Berührungspunkte und Kollisionen sind immer da, aber wenn sich das im wesentlichen im Rahmen hält; ein erträgliches Arbeitsklima erzielen, find ich das als Erfolg."

Sanitätshilfsdienst zum Thema „Pflegerischer- und Karriereerfolg": „Durch die Hierarchie und durch den ganzen Betrieb ist Erfolg nicht. Erfolg in dem Sinn, daß man mit sich selber zufrieden ist und daß man von den anderen anerkannt wird. Erfolg ist durch dauernde Anstrengung, ich mache meine Arbeit gewissenhaft, nicht launisch, bin umgänglich, bin verträglich mit den anderen, bin hilfsbereit da herinnen am weitesten."

ÄrztIn zum Thema „Verdienen und Lebensstandard": „Erfolg haben bedeutet eine sichere Stellung. Sichere Stellung bedeutet Habilitation. Das zweite ist sicherlich ein finanzieller Aspekt. Erfolg haben heißt sicherlich auch verdienen und das bedeutet wiederum einen entsprechenden Lebensstandard sich halten zu können. Und das dritte wäre auch eine innere Befriedigung."

ÄrztIn zum Thema „Familie": „Dann gehört zum Erfolg, daß man auch meines Erachtens außerberuflich, z.B. im familiären Bereich auch zu Rande kommt." „Wenn für die Forschung nur die Freizeit bleibt, belastet man die Familie und die Kinder. Hier spielt die Absprache in der Familie, das Familienproblem, in die Arbeit herein. Wenn es Frau und Kindern nichts tut, dann ist es gut. Wenn da aber Probleme sind, muß ich sagen, dann entscheide ich mich für die Familie."

Beispiele zur interaktionistischen Form des Kontrollbewußtseins

ÄrztIn zum Thema „Medizinischer Erfolg": „Meine Therapie führt zur Besserung des Gesundheitszustandes des Patienten und gute Kommunikation mit Patienten." „Vertrauensebene, Patienten begleiten können, daß Patient merkt und annimmt, daß man da ist." „Medizinisch und der Patient ist glücklich." „Vertrauen des Patienten, daß der spürt, die kann was; dazu Menschlichkeit, Patient sollte sich begleitet fühlen." „Daß man Menschen begleitet, heilt, daß sie keine Angst vor dem Tod haben." „Ich habe nach bestem Wissen und Gewissen gehandelt, Mitarbeit Patient." „Die Arbeit machen, Wissen für den Patienten haben, Auftreten gegenüber dem Chef." „Dem Patienten helfen, seine Krankheit zu beherrschen. Therapieerfolg, daß Patient zu Hause sterben kann." „Mein Erfolg ist, Bilder interpretieren zu können. Ich bin ein räumlicher Typ." „Erfolg ist, wenn alles zusammen stimmt. Mir ist die Hauptsache, daß der Patient zufrieden ist." „Erfolgreich sein heißt für mich eben erstens, daß man einmal eine ordentliche Fachkompetenz hat, daß die Patienten durch mich gut behandelt sind."

„Wenn ich in einer Woche 20 Leute operiere, und alle 20 können mit per primam verheilter Wunde nach Hause gehen, dann ist das Erfolg für mich. Es ist kein Erfolg, wenn zwei Drittel schlecht heilen und Nachblutungen haben und vereitern und sich infizieren und was es alles gibt."

„Der Erfolg, den ich mir wünsche, ist, daß ich tagsüber, wenn ich die Arbeit mache, mich ausgefüllt fühle und das Feedback bekomme von den Patienten. Daß ich weiß, daß da eine Antwort ist, und das wäre im Prinzip der Erfolg, mit dem ich mich zufriedengebe. Aber in dieser Klinik ist das nicht so einfach, nicht nur in der Klinik, sondern wahrscheinlich überall ist es so, daß halt Erfolg bedeutet, Karriere zu machen."

Diplomschwester bzw. -pfleger zum Thema „Pflegerischer Erfolg": „Beruflicher Erfolg ist für mich nicht, daß ich irgendeinen Titel erreiche, sondern einfach, das Gefühl zu haben, einen Weg zum Patienten gefunden zu haben, den Patienten motivieren zu können, und das Gefühl, in dieser Situation, in der er sich gerade befindet, ein gewisses Geborgenheitsgefühl und ein Wohlbefinden zu geben. Das bedeutet für mich, in meinem Beruf Erfolg zu haben, insofern auch das seelische Wohlbefinden, also das Ganze, d.h. Geist und Körper, daß er sich da in einer gewissen Weise wohlfühlt in dieser Situation, in der er sich befindet."

„Wenn ich viel beobachte und z.B. weiß, der Patient trinkt nicht viel, und dann mit der Mundpflege sehr aufpasse und sie konsequent durchführe und auch die Kollegen mithelfen und der Patient wirklich keine Pilzinfektion bekommt und dann nicht kranker nach Hause geht als er hereingekommen ist, dann ist das wohl ein Erfolg." „Ja die Patienten sind sehr dankbar, immer wenn sie auf uns warten und jemand kommt und alles macht, dann sind sie wirklich dankbar."

Sanitätshilfsdienst zum Thema „Pflegerischer Erfolg": „Für mich ist es eine Genugtuung, wenn ich sehe, daß der Mensch dann seine Dankbarkeit, das sieht man ja, er bedankt sich und auch seine Ausstrahlung, wenn ich's so nennen darf, wirklich, und dann ist es für mich eine Genugtuung, weil ich selber in so Situationen war, wo es sehr ernst war. Und zu diesem Zeitpunkt noch einige Worte zu bekommen, das ist ausschlaggebend für den Patienten."

ÄrztIn zum Thema „Persönlicher Erfolg im Team": „Integrative Fähigkeit im Team, wie komm ich mit Vorgesetzten und Kollegen aus, mit den Schwestern?" „Mit Kollegen offen reden können, gute Erfahrungen, dazulernen, bestärkt werden, Verhalten ändern."

ÄrztIn zum Thema „Karriereerfolg": „Der richtige Freund am richtigen Ort im Klinikbereich, da gibt es Leute, die mit irgend etwas Pech gehabt haben und auf der Strecke bleiben, und umgekehrt."

ÄrztIn zum Thema „Medizinischer Erfolg und Karriereerfolg": „Erfolg im Labor ist die Publikation. Zufriedenheit, Erfolg auf der Station ist, Patienten mit Therapie und Lebensqualität zu helfen." „Daß es dem Patienten wieder gut geht, der wissenschaftliche Stellenwert und die Möglichkeit oder die Fähigkeit der Kommunikation, d.h. mit anderen Mitarbeitern gut auszukommen und zumindest in einem fachlichen guten Verhältnis zu sein."

5.2 Analyse der Beispiele, die signifikant vom Kontrollbewußtsein und der Schicht abhängen

Die ÄrztInnen mit deterministisch-additivem Kontrollbewußtsein beschreiben großteils den medizinischen Erfolg. D.h., daß die PatientInnen mit der Behandlung, die sie erhalten haben, zufrieden sind. Die „Behandlung“ hat medizinische Bedeutung. Zufriedenheit, Vertrauen, positive Rückmeldungen, etc. verweisen auf weitere wichtige Elemente des Erfolges. Der Wunsch nach Anerkennung durch Vorgesetzte, KollegInnen und das Pflegepersonal verweist auf den Wunsch nach einem funktionierenden Arbeitsteam.

Zum Erfolg gehört für die ÄrztInnen mit deterministisch-additiver Form des Kontrollbewußtseins natürlich auch die wissenschaftliche Karriere, für die die Habilitation einerseits Voraussetzung aber auch Garant ist. Im Zusammenhang mit dem medizinischen Erfolg ist für den Karriereerfolg, mit dem das gute Einkommen gesichert ist, auch das Gesprächs- und Arbeitsklima von Bedeutung. Für die Diplomschwestern und -pfleger sind die entsprechenden Fortbildungsmöglichkeiten für die Karriere von Bedeutung.

Die *Diplomschwestern und -pfleger mit deterministisch-additiver Form des Kontrollbewußtseins* beschreiben ihre pflegerischen Erfolge auch ausdrücklich mit ethischen Motiven, wie z.B. „ein gutes Leben führen“ oder „annehmen können der Krankheit“. Daß es den PatientInnen „wieder gut geht“, beschreibt auch der Sanitätshilfsdienst als seinen pflegerischen Erfolg. Anerkanntsein und eine gewisse Beliebtheit unter den KollegInnen ist wichtig, auch freundliche PatientInnen und ihre Offenheit und ihr Vertrauen zum Sanitätshilfsdienst sind von Bedeutung.

Die ÄrztInnen mit interaktionistischer Form des Kontrollbewußtseins beschreiben den medizinischen Erfolg, die „gute Behandlung“ und „Besserung des Gesundheitszustandes“ vermehrt im Zusammenhang mit Kommunikation und Begleitung der PatientInnen. Freilich gehen die Diplomschwestern und -pfleger noch viel weiter in dieser Beschreibung, der „Weg zum Patienten“, sein Geborgenheitsgefühl und seelisches und körperliches Wohlbefinden werden im Zusammenhang mit dem pflegerischen Erfolg genannt. Die Rückmeldung der PatientInnen wird auch von den *Sanitätshilfsdiensten* mit interaktionistischer Form des Kontrollbewußtseins – als „Dankbarkeit“ bezeichnet.

6. Mißerfolgsdefinitionen der ÄrztInnen, Diplomschwestern und -pfleger und Sanitätshilfsdienste

6.1 Mißerfolgsdefinitionen, deren Schilderung signifikant vom Kontrollbewußtsein und dem Geschlecht abhängen

Das Thema „Mißerfolg" wird in 22 Sequenzen definiert.

Das Thema „Mißerfolg" kommt in folgender Interviewanzahl und Verteilung auf das Kontrollbewußtsein (KB) und das Geschlecht vor:

Schicht	KB external	KB internal	KB det.-add.	KB interakt.
Ärztinnen	0	0	3	2
Ärzte	0	0	3	1
Dip. Sch.	0	1	4	3
Dip. Pfl.	0	0	1	0
SHD Frau	0	1	2	0
SHD Mann	0	1	0	0

Beispiele zur internalen Form des Kontrollbewußtseins

Diplomschwester zum Thema „Mißerfolgsdefinition": „Mißerfolg? Zu gut sein und sich ausnützen lassen." „Wenn ich einmal schlampig bin, wenn ich vergeß, wen einzutragen, mit dem ich aber ausgemacht habe, er kann kommen, das ist dann natürlich ein Mißerfolg."

Beispiele zur deterministisch-additiven Form des Kontrollbewußtseins

Ärztin zum Thema „Mißerfolgsdefinition": „Das Gefühl, auf allen oder auf einer Ebene – medizinisches Wissen, pharmakologisches Wissen, psychotherapeutisches Wissen – keine Idee mehr zu haben und dem Patienten nichts mehr anbieten zu können. Das macht unheimlich hilflos."

„Mißerfolg ist, daß wir viel zu wenig Zeit für die Patienten haben, daß die Technik eigentlich und die ganzen Untersuchungen und das alles eigentlich den Kontakt zum Patienten ziemlich einschränken."

Arzt zum Thema „Mißerfolgsdefinition": „Vielleicht kann ich aus dem Mißerfolg auch etwas lernen." „Wenn man es noch nicht selber machen kann – oder wenn ich es richtig mache, und dem Patienten geht es schlecht."

„Wir haben zum Teil ganz intensive Beziehungen zu unseren Patienten und dadurch doch auch die Mißerfolge, wir führen die Patienten oft noch jahrelang ambulant, kriegen seine Lebenskrisen mit, seine Verzweiflung, das ist auf Dauer ein vielbeherrschender Mißerfolg. Dem Chirurg ist der ganze Mensch nicht mehr so präsent, nur ein Operationsfeld. Wenn der Chirurg versagt oder es halt nicht mehr zu reparieren ist, dann stirbt der Patient, aber er wird dann weggebracht und ist ihm aus den Augen."

„Wenn eine Patientin in die Ambulanz kommt und ich schaue sie ein bißchen oberflächlich an, weil ich aus irgendeinem Grund keine Lust habe, und schicke sie wieder nach Hause, und dort hat sie dann einen Herzinfarkt und kommt zu Schaden, würde ich das als schweren Mißerfolg einschätzen."

„Angenommen es kommt ein Patient nach einem Verkehrsunfall, er ist sehr schwer verletzt, vielleicht am Verbluten, es wird das Optimalste versucht zu machen, aber der Patient verstirbt, man verliert ihn und niemand kann etwas dafür. Dann ist es im Endeffekt doch ein Mißerfolg, das muß man ehrlich sagen, weil es ein junger Mensch ist, der hätte Chancen zu leben, aber die Krankheit selber hat ihn überrollt."

Diplomschwester zum Thema „Mißerfolgsdefinition": „Daß der Patient nicht den Zuspruch findet, daß er zu kurz kommt insofern, daß er sich nicht ausredet, vielleicht auch, daß man zu oberflächlich ist mit der Überwachung."

„Mißerfolg ist nicht nur der Tod. Mißerfolg ist, daß der Patient zu mir überhaupt kein Vertrauen hat, das tut mir wahnsinnig schlecht. Und jegliche Pflegetätigkeit, die ich verhaue, ist für mich ein Mißerfolg." „Es ist schwierig, jetzt einfach erfolgreich zu sein, weil wir haben jetzt die letzten sieben Wochen an die 20 Sterbefälle gehabt. Das sind Patienten, die schon lange bei uns bekannt sind und obwohl wir von der Pflege das Bestmöglichste gemacht haben. Man könnte sicher sagen, wir waren insofern erfolgreich, daß wir ihnen das Sterben so schön wie möglich gemacht haben und so human wie möglich, aber erfolgreich weiß ich nicht, ob man in dem Beruf erfolgreich sein kann, auf so einer Station mit so vielen unheilbaren Sachen." „Wenn man das Gefühl hat, daß manche Dinge wichtig sind und man immer wieder gegen eine Mauer stößt, das ist wahnsinnig deprimierend. Man kann noch so sehr positiv in den Tag hineingehen, aber wenn man dann ständig gegen Mauern rennt, obwohl jeder sagt, das wäre besser und letzten Endes auch günstiger und einfach idealer, das ist deprimierend. Und das ganze nur, weil es – was weiß ich – aus organisatorischen Gründen und aus Machtkämpfen anders gemacht wird, dann wird einfach letzten Endes ein jeder launisch."

„Für mich ist Mißerfolg ... Kleinigkeiten, wenn ich heute heimgeh, wenn ich mir denk ..., das hast du jetzt nicht erreicht, das hättest du anders tun sollen ... und komischerweise eben ..., komisch ist es nicht, es ist einfach so, ... mich belastet nachher am meisten, wenn ich unzufrieden bin, wenn etwas mit einem Patienten nicht hingehaut hat, weil ich das nicht organisiert hab oder weil das und das jetzt nicht gemacht werden hat können, weil ich das zu spät bestellt hab oder schlampig gewesen bin mit ..., das hab ich übersehen, daß das ausgeht, und das müßte man jetzt verschieben, also bleibt der wieder zwei Tage länger da, oder ... das ist für mich ein Mißerfolg."

Beispiele zur interaktionistischen Form des Kontrollbewußtseins

Ärztin zum Thema „Mißerfolgsdefinition": „Mißerfolg ist für mich, wenn ich hinterher draufkomme, das war völlig falsch, das hätte ich so und so machen müssen. Das ist mir unangenehm, das macht mich nervös. Es gibt sicher andere, denen das völlig egal ist und die das wegstecken, so eine Fehldiagnose."

Arzt zum Thema „Mißerfolgsdefinition": „Wenn Patienten trotz jahrelanger Bemühungen nicht kapieren, was los ist und andauernd verdrängen."

Diplomschwestern zum Thema „Mißerfolgsdefinition": „Mißerfolg, ja, Mißerfolg ist irgendwie, ja vielleicht Mißerfolg am ehesten, wenn man im Team was bespricht, das man durchbringen will, und es geht halt nicht, obwohl es extrem wertvoll für das ganze Team wäre und egal, mit vereinten Kräften, mit, wer ansetzt, und man kommt einfach nicht weiter, und es wäre wirklich extrem wichtig, und man kommt nicht weiter, es wird einfach abgeblockt."

„Wenn der Patient sich in einer gewissen Weise nicht wohlfühlt und sich nur abgefertigt vorkommt und nur so, wie in einem Selbstbedienungsladen, wo man das ihm gibt, was er gerade an Ansprüchen stellt, dann wird wenig Freude bei einem entstehen, weil man mit dem Menschen keinen Kontakt hat, keinen menschlichen Kontakt und das, glaube ich, ist Mißerfolg."

„Wenn ein Patient durch mein Verschulden zu Schaden kommt, wenn er z.B. ein Druckgeschwür bekommt, weil ich nicht aufgepaßt habe, oder eine Pilzinfektion im Mund, wo ich besser hätte aufpassen müssen, dann ist das für mich ein Mißerfolg."

6.2 Analyse der Beispiele, die signifikant vom Kontrollbewußtsein und dem Geschlecht abhängen

Mißerfolg wird von den *ÄrztInnen mit deterministisch-additiver Form des Kontrollbewußtseins* im Zusammenhang mit Fehldiagnosen und nicht zur Genesung oder Gesundheit führenden therapeutischen Maßnahmen und mit der Hilflosigkeit gegenüber den PatientInnen und ihrem Versterben thematisiert. Die *Diplomschwestern* beschreiben Mißerfolg als das Zu-kurz-Kommen der PatientInnen, Vertrauenslosigkeit und Tod der PatientInnen trotz bestmöglicher Pflege, aber auch als organisatorische Schwierigkeiten in der Krankenpflege.

Diplomschwestern mit interaktionistischer Form des Kontrollbewußtseins beschreiben ebenfalls Fehler in der Pflege. Dazu werden die wie in einem „Selbstbedienungsladen" und daher als unbefriedigend gestalteten PatientInnenbeziehungen und das Scheitern im Verwirklichen von wichtigen Anliegen im Arbeitsteam als Mißerfolg erlebt.

7. Erfolgsursachen der ÄrztInnen, Diplomschwestern und -pfleger und Sanitätshilfsdienste

7.1 Erfolgsursachen, deren Beschreibung signifikant vom Kontrollbewußtsein abhängt

Die folgende Tabelle gibt die Anzahl der Sequenzen wieder, in denen die genannten Themen vorkommen:

Thema	Sequenzen	Thema	Sequenzen
Eigene Fähigkeiten und Anstrengung	132	Persönliche Beziehungen	8
Unbehindert sein	5	Richtlinien, Fragen	4

Die Themen „Eigene Fähigkeiten, Unbehindert sein, Persönliche Beziehungen, Richtlinien und Fragen“ kommen zusammen durchschnittlich in folgender Interviewanzahl und Verteilung auf das Kontrollbewußtsein (KB) vor:

Interviews	KB external	KB internal	KB det.-add.	KB interakt.
Anzahl	1	17	13	13

Beispiele zur internalen Form des Kontrollbewußtseins

ÄrztIn zum Thema „Eigene Fähigkeiten, Anstrengung und Engagement“: „Qualität, sorgfältig arbeiten, nicht pfuschen, fragen. Diplomatisches Glück und persönlicher Einsatz, Ehrgeiz und Arbeit.“ „Geschicktheit.“

„Bei uns muß man in die Arbeit sehr viel Zeit investieren und ich glaube, daß das nur dann wirklich funktionieren kann, wenn man da auch einen Spaß hat.“

„Wenn ich möglichst lange am Abend im Haus bin und praktisch immer verfügbar bin, wenn ich möglichst viel Einsatz zeige, dann geht es einem über kurz oder lang sicher besser als einem, der eben um halb fünf das Haus verläßt und nach dem Nachtdienst auch heimgeht, wie es an sich vorgesehen ist." „Ellbogen oder Diplomatie." „Man muß schon die Zähne zeigen, es nützt nichts. Die Leute schauen dann auf ihre eigenen Sachen und lassen die anderen zurück."

„In der Klinik braucht man zum Überleben sehr viel Selbstbewußtsein, Ellbogenpolitik, Aggressivität, Durchsetzungsvermögen. Natürlich auch Interesse, Freude an der Arbeit und dementsprechende Intelligenz."

Diplomschwester bzw. -pfleger zum Thema „Eigene Fähigkeiten": „Wer will, kann alles schaffen oder kann lernen, und jeder kann gut arbeiten. Und wer ein guter Arbeiter sein will, der muß alles machen und nett sein und geduldig. Das ist das erste, was man haben muß."

„Je präziser man selber ist und je genauer, wie gut man das koordiniert hat alles und eingeteilt, desto größer der Erfolg." „Wenn man sehr ehrgeizig ist und wenn man das absolut will, daß man einfach weiterkommt. Viele Möglichkeiten gibt es nicht."

Sanitätshilfsdienst zum Thema „Eigene Fähigkeiten, Anstrengungen und Engagement": „Was ich heute kann, hab ich mir eigentlich alles während meiner Berufszeit selber angeeignet. Also ich hab mir das alles müssen sehr hart erkämpfen, und deswegen sage ich durch eigene Kraft und Anstrengung und vielleicht auch durch technische Hilfsmittel, organisatorische, so irgend etwas dem Zufall überlassen tu ich sehr selten."

„Meine Einstellung ist das, ich habe vielleicht die Erfahrung, daß man sozusagen sich bemüht, den Dienst gewissenhaft zu machen und sozusagen – die Meinungen nicht äußern sondern hinunterschlucken, mit einem Wort gesagt. Und so den Dienst vollenden und so schauen, daß man durchkommt. Das ist meine Einstellung."

„Wenn man wenig Rücksicht auf andere nimmt, wenn man so Ellbogentechnik hat."

„Ich sehe das wieder ganz von mir aus. Ich glaub schon, daß man gern arbeiten geht und daß es einem Spaß macht, ich glaub schon, weil wenn ich am Montag schon nicht erwarte, bis es Freitag ist, da kann nicht viel Erfolg dahinter sein."

„Mit einer positiven Einstellung, eine positive Einstellung braucht man unbedingt, weil wenn man einmal eine negative hat, dann geht's von vornherein nicht. Und wenn du eine negative Einstellung hast, dann mußt du dir halt einreden, es geht gut, es paßt alles."

„Ja, benachteiligt möchte ich vielleicht nicht sagen, wenn einem alles gleich ist, täte ich sagen, aber er wird nie so gut fahren, schätze ich, als wie wenn ich mich immer ein bißl weiterinformiere und darum kümmere, daß ich eine Weiterbildung habe, da hat man sicherlich eine zufriedene Einstellung."

Beispiele zur deterministisch-additiven Form des Kontrollbewußtseins

ÄrztIn zum Thema „Eigene Fähigkeiten, Anstrengung und Engagement": „Ellbogenarbeit für den Titel, man muß über Leichen gehen, hart erkauft." „Selbstdisziplin, Fleiß, persönliches Engagement, Kommunikationsfähigkeit, Konzentration, Aufgeschlossenheit gegenüber den Menschen, Ehrgeiz."

„Habilitation wie Professur spricht die persönliche Machtausübung und Eitelkeit sehr an. Das ist sehr menschlich. Das System unserer Klinik macht es sehr schwer weiterzukommen, weil einem im Endeffekt die Patienten ja im Wege sind. Psychiatrisch Kranke brauchen Zeit, Zuwendung, in einer Stunde kann ich auch Wissenschaft produzieren und Studien machen. Will man sich in diesem System wohlfühlen und es beibehalten, ist es besser, sich nicht allzu persönlich-menschlich zu engagieren." „Das eigene Können."

„Eine bekannte Sache mit der man an der Klinik Erfolg hat, ist die Klappe ständig offen zu halten und lauthals herumzuschreien, wie schlecht es einem geht und wieviel Überstunden man macht und wieviel man zu wenig verdient und wie viel Streß man ausgesetzt ist und so weiter. Und je lauter man das schreit, daß man ungerecht behandelt wird, desto mehr wird man in den Vordergrund treten und kommt zu dem, was man will."

„Durch die Größe des Systems und durch die wenigen Möglichkeiten, die es im Grunde gibt, ist es am besten, wenn man sich langsam und leise vorwärts kämpft."

„Wenn keine Motivation für irgend etwas da ist, fehlt über kurz oder lang auch das Gefühl des Erfolges, das Gefühl des Gebrauchtwerdens."

„Das Prinzip, das im System begründet ist, heißt, man muß schauen, nach oben zu kommen. Nach oben kommt man nur, wenn der Weg frei ist, und da muß man logischerweise Konkurrenten überholen. Das heißt nach oben bücken und nach unten treten, das Radfahrerprinzip."

„Man muß viel gesehen haben, viel Erfahrung haben, um erfolgreich sein zu können."

„Es fordert einen enormen persönlichen Einsatz, großes Wissen, Aktivität, Entscheidungsfreudigkeit in meiner Position, gewisses Organisationstalent, Mut, Eigenverantwortlichkeit." „Ein junger Mensch weiß noch nicht, was er machen will, Universitätskarriere mit Ellbogentechnik oder in einem peripheren Krankenhaus arbeiten. Und jetzt werden die Studenten schon im Studium so getrieben, daß sie schon sehr gut vorbereitet in den Klinikbetrieb eintreten, nämlich mit einer gewissen Dosis an überheblichem Selbstvertrauen gemischt mit Ellbogenarroganz, die ihnen schon vom ersten Tag an sehr viel besser weiterhilft, als das vielleicht vor 10 Jahren war."

„Man muß nach außen hin ein devotes Verhalten haben, die meisten Chefs wollen absoluten Gehorsam und immer Konformität spüren, auch wenn das nicht stimmt. Gehorchen muß man als erfolgreicher Mann in einer Klinik. Frauen haben es viel schwieriger, das ist allgemein bekannt."

Diplomschwester bzw. -pfleger zum Thema „Eigene Fähigkeiten": „Am weitesten kommt man, wenn man nicht alles auf die anderen schiebt, wenn nur die anderen schuld sind oder diese Situation, sondern wenn man soweit ist und sagt, ja, ich stehe dazu, ich bin mitbeteiligt. Ich muß auch an mir arbeiten, daß das alles funktioniert."

„Die Erfolgsstufenleiter führt durch Schmeichelei hinauf." „Wenn man was erreichen will, ja nicht nachgeben. Ich hab ein Erfolgserlebnis gehabt: Immer wieder nachhaken, immer wieder nachhaken und nicht aufgeben. Also das ist im Moment, was ich sagen kann, der einzige Schritt. Es ist sehr mühsam, es ist zermürbend, aber es geht, es geht."

Sanitätshilfsdienst zum Thema „Eigene Fähigkeiten": „Ja, also Erfolg, das sind einmal Leute selber mit dem Charakter. Es ist ganz normal, daß man heut' ein bißl höflich ist und grüßt und nicht wegen jedem Ding gleich in der Höhe ist oder schimpft oder schreit oder sonst etwas. Das soll man überhaupt nicht tun, man soll schon schauen, daß es so ruhig wie möglich geht."

„Ja, schon einmal erstens Gewissenhaftigkeit, Pünktlichkeit und halt all die Grundvoraussetzungen, die man überhaupt einmal haben muß. Die Einstellung sollte man haben, wenn man überhaupt ein Dienstverhältnis in einem Krankenhaus antritt. Also schon einmal ein gutes Benehmen und nicht überall rauchen,... oder wenn ich ein Raucher bin, da müßt ich mich vielleicht ein bißl zurückhalten ..."

„In der heutigen Zeit, in der wir leben, da mußt du auf dich selber schauen, weil sonst bist weg. Es ist traurig, aber es ist so. Da können wir lange herumreden, um das zu versuchen, was das beste wäre und Ding, aber so ist das Leben einfach."

„Ich kann sagen nach jahrelanger Tätigkeit, daß man sehr flexibel sein muß und gute Nerven haben muß."

„Ja, daß vielleicht von oben herab, daß da doch mehr eben die Leute, die direkt bei der, den Arbeiten sind, daß die vielleicht ein bißl mehr mitzureden haben und mitzubestimmen haben auch, weil sie direkt in der Praxis viele Sachen erleben. Ich will niemandem die Fähigkeiten absprechen, aber ich glaube, daß oft ein Kleiner, der direkt in dem Ding drinenn ist, daß der da oft bessere Sachen hätte oder Ideen hätte, was direkt mit dem immer zu tun hat – als einer, der das nur von weitem sozusagen mitbekommt."

„Sich echt um den Patienten kümmern und eine gute Kollegenschaft und ein bißl ein Wissen haben, das ist wichtig."

„Man braucht viel eigene Kraft und Ausdauer und muß sich sehr bemühen." „Wenn man auf den Menschen eingeht, dann kommt man am ehesten zu Erfolg. Und ihm weitgehend seinen Willen lassen, weil sonst hat man sicher Schwierigkeiten."

ÄrztIn zum Thema „Von Einflüssen unbehindert sein": „Am leichtesten fährt man, je weniger man sich selber antut, gewissensmäßig, und je mehr man auf seinen eigenen Vorteil schaut. Speziell im universitären Bereich ist es wichtig, daß man sich möglichst viel absetzt und schaut, irgendwo etwas zu publizieren, und die anderen die klinische Arbeit machen läßt und man sich nicht übermäßig darum kümmert, was mit den Leuten passiert."

ÄrztIn zum Thema „Objektive Richtlinien": „Wartelisten, Zeit absitzen, Bürokratie und Vorrücken auf Listen abwarten."

Diplomschwester bzw. -pfleger zum Thema „Richtlinien befolgen": „Erfolg hat man sicher am meisten, indem man viel arbeitet und nicht zuviel Kritik übt, mehr oder weniger Gegebenes als gegeben ansieht, und so, wie andere Leute meinen, daß es läuft, sollte man auch selber meinen, daß es läuft. Und man soll sehr viel Engagement zeigen, wobei man eben die eigene Persönlichkeit, die eigene Meinung zurückschalten muß, und dann hat man viel Erfolg."

Diplomschwester bzw. -pfleger zum Thema „Persönliche Beziehungen“: „Leute, die Erfolg haben möchten, müssen Bekannte haben in der Klinik, man muß da einen Chef kennen oder eine Tante und einen Onkel haben. Ich bin Ausländerin und habe zwei Jahre auf meine Nostrifizierung warten müssen und konnte keinen Operationssaalkurs machen, weil wir keine Staatsbürgerschaft hatten.“

Beispiele zur interaktionistischen Form des Kontrollbewußtseins

ÄrztIn zum Thema „Eigene Fähigkeiten, Anstrengung und Engagement“: „Ich glaube, daß mich Patienten und Kollegen aufgrund meiner eigenen Persönlichkeit akzeptieren können, durch meine eher fröhliche Art, das heißt nicht, daß ich immer sehr fröhlich bin, ich kann auch einmal nicht besonders gut aufgelegt sein. Ich merke, daß die Patienten deshalb auf mich zukommen, weil ich auf sie zukomme. Ich sehe das auch an anderen Kollegen, die nicht so viel von sich hergeben, weil sie verschlossener sind, weil sie nicht so extrovertiert sind wie ich, daß die mehr Probleme haben mit Patienten.“

„Du mußt dir Zeit nehmen, das führt zum Erfolg, du mußt deine Freizeit dafür opfern.“

Diplomschwester bzw. -pfleger zum Thema „Eigene Fähigkeiten“: „Indem ich mich anstrenge, kann ich gewisse organisatorische Notwendigkeiten eben abschwächen, indem ich dem Patienten die Freiheit lasse, wann er gewaschen werden will, wann das Bett gemacht wird und daß er das selber bestimmen kann. In dem Fall – man kann es nicht bei allen – aber in solchen Fällen kann ich das schon machen. Und daß man eben doch versucht, seine eigenen Launen und Stimmungen nicht in die Krankenzimmer mitzunehmen, daß man da also davor schon abschalten sollte, weil meine Probleme sicher die kleineren sind und nicht so wichtig in dem Fall. Und es ist ja niemandem geholfen damit.“

Sanitätshilfsdienst zum Thema „Eigene Fähigkeiten“: „Ich glaube, wenn man den eigenen Sachen nachgeht, mir selbst und eigenen Einflüssen, daß man da sehr viel aneckt, daß man da eben mehr Probleme hat, als wenn man sich anpaßt. Also, wenn man sich nach dem weniger hält, glaube ich, hat man mehr Probleme. Das ist ja wie überall im Leben so, wenn man eine eigene Meinung hat und eigene Ideen und eigene Sachen, daß du da dann mehr Probleme hast, als wie wenn man sich anpaßt, und das finde ich sicher nicht gerecht, aber ich glaube, es ist überall eine bestimmte Hierarchie da. Und wenn man sich da halt nicht so einfügt und wenn das schon jahrelang läuft wahrscheinlich, daß man sozusagen Probleme macht, auf deutsch gesagt, daß man da nicht so sehr beliebt ist, oder wie ein Mensch, der recht gibt und sozusagen selber nicht sehr viel dazu sagt, sich mehr oder weniger anpaßt. Der ist problemloser als so ein Mensch, der eine eigene Meinung hat und eigene Ideen und die auch vertritt und nicht zu allem Ja und Amen sagt."

Diplomschwester bzw. -pfleger zum Thema „Objektive Richtlinien": „Unabgesprochene Sachen führen zum Mißerfolg. Richtlinien wären wichtig, daß, woran man sich hält in der Situation, in den gemeinsamen Dienstbesprechungen abgesprochen wird und das dann so gemacht wird und eingehalten wird."

7.2 Analyse der Beispiele, die signifikant vom Kontrollbewußtsein abhängen

Die *ÄrztInnen mit internaler Form des Kontrollbewußtseins* betonen die eigenen Fähigkeiten – Selbstbewußtsein, Interesse, Freude an der Arbeit, Intelligenz, Geschicktheit, etc. – und das große persönliche Engagement – immer verfügbar sein, möglichst viel Einsatz zeigen, etc. – besonders stark und im Zusammenspiel von Umwelt und Person sehr einseitig.

Auch für die *ÄrztInnen mit deterministisch-additiver Form des Kontrollbewußtseins* haben die persönlichen Anstrengungen und Eigenschaften – Ehrgeiz, Engagement, Fleiß, Selbstdisziplin, etc. – ein sehr starkes Gewicht, es wird aber auch die Kommunikationsfähigkeit – gegenüber den PatientInnen oder dem Kliniksystem überhaupt und der Grundkonflikt zwischen PatientInnenbetreuung und wissenschaftlicher Arbeit angesprochen und die gerade für die jungen ÄrztInnen steigende Bedeutung unsolidarischer Verhaltensweisen, über die allein der Weg zum wissenschaftlichen Erfolg führt, kritisch kommentiert.

Die *Diplomschwestern und -pfleger* sehen die eigenen Fähigkeiten auch im Zusammenhang des gemeinsamen Teamerfolges und der Beteiligung der einzelnen daran und die Mühen, die es kostet, sich immer wieder zum klärenden Gespräch zusammenzufinden.

Der *Sanitätshilfsdienst* muß sehr hart arbeiten, er weiß aber auch um die Bedeutung seiner Informationen, die ihm sein Basiskontakt und der Blick von unten ermöglichen. Eigenes großes Engagement bedeutet für die Diplomschwestern und -pfleger und die Sanitätshilfsdienste weniger – wie dies für die ÄrztInnen der Fall ist – selbstverantwortliches Handeln und persönliche Befriedigung durch den erlebten Erfolg als Zurück- und Hintanstellen der eigenen Meinung und Persönlichkeit.

Partnerschaftliches Verhalten und offenes Auftreten gegenüber den PatientInnen und ihren Bedürfnissen erfordern auch von den *ÄrztInnen und Diplomschwestern und -pflegern mit interaktionistischer Form des Kontrollbewußtseins* das Opfern von Freizeit, Verzicht auf eigene Bedürfnisbefriedigung und für die *Sanitätshilfsdienste,* so sie nicht „anecken" wollen, Zustimmung zur Meinung der Vorgesetzten – „Anpassung", „JA und AMEN sagen" – in der Klinik wie auch im Gesellschaftsleben.

7.3 Erfolgsursachen, deren Schilderung signifikant vom Kontrollbewußtsein und der Schicht abhängt

Die folgende Tabelle gibt die Anzahl der Sequenzen wieder, in denen die genannten Themen vorkommen:

Thema	Sequenzen	Thema	Sequenzen
Teamarbeit	53	Förderung	9

Die Themen „Teamarbeit und Förderung" kommen zusammen durchschnittlich in folgender Interviewanzahl und Verteilung auf das Kontrollbewußtsein (KB) und die Schicht vor:

Schicht	KB external	KB internal	KB det.-add.	KB interakt.
Ä	1	2	3	2
Dip	0	1	5	5
SHD	0	2	9	2

Beispiel zur internalen Form des Kontrollbewußtseins

ÄrztIn zum Thema „Förderung durch Vorgesetzte": „Aber selber braucht man auch eine gewisse Bestätigung. Daß man gelobt wird, ist bei uns sehr selten, meistens kriegt man eine auf den Deckel."

Beispiele zur deterministisch-additiven Form des Kontrollbewußtsein

ÄrztIn zum Thema „Teamarbeit": „Ich habe mit den anderen Kollegen noch nicht darüber gesprochen, wie man in der Klinik am besten fährt. Darum möchte ich jetzt niemandem unrecht tun, aber sinnvoll wäre es sicher, wenn die eigene Entscheidung wirklich die eigene Entscheidung ist." „Eine Stationsarbeit ist nicht durchzuführen ohne Schwestern, ohne Kollegen, ohne Turnusärzte, also nur im Einklang mit anderen ist es möglich, erfolgreich zu sein."

Diplomschwester bzw. -pfleger zum Thema „Teamarbeit": „Wenn wir alle miteinander arbeiten würden, nicht nebeneinander her, die ganzen Berufsgruppen, wenn sich die Ärzte und Schwestern wirklich einmal gemeinsam überlegen würden, wie organisieren wir das durch, daß es besser wird."

Sanitätshilfsdienst zum Thema „Teamarbeit": „Ja, das wichtigste ist eigentlich für uns sowieso die gute Zusammenarbeit mit den Ärzten, also das ist das Um und Auf, und da muß man natürlich auch sehr diplomatisch und geschickt und freundschaftlich, manchmal dienstlich schroff vorgehen, man muß die Leute sehr gut kennen, ich bin jetzt doch schon 6 Jahre auf der Station und ... ja, zu jedem den richtigen Faden finden. Und das ist schon wahnsinnig wichtig, und ich glaub schon, daß ich eigentlich zu allen einen ganz guten Faden gefunden hab und so kann man gut arbeiten."

„Mit einer positiven Einstellung zum Arbeiten, ganz einfach ist das erklärt und zwar, wenn eine gewisse Zusammenarbeit herrschen täte, vom Kleinsten bis zum – ich meine, die Akademiker schließe ich da aus, die sitzen in einem anderen Boot drinnen – aber vom, rein vom Personal her, wenn da eine andere Zusammenarbeit wäre, weil es sind teilweise solche Fronten dazwischen und wenn das einmal aus dem Weg geräumt wäre, glaube ich sicher, daß das Arbeiten, daß die Leute lieber arbeiten würden wieder, ganz andere Einstellung hätten, und die Motivation wäre sicher auch besser. Weil wenn man weiß, es paßt der ganze Hintergrund, dann arbeitet man auch. Also bei mir ist es jedenfalls der Fall so, aber allgemein täte ich sagen, wenn ein besseres Betriebsklima wäre und nicht manche eher ihre Machtpositionen oder leitenden Positionen so ausnützen und die Angestellten unter Druck setzen oder, je nachdem, wie man halt sagt, dann wäre es sicher einfacher zum Arbeiten, und auch für das Betriebsklima allgemein, es geht ja auch ums Image der Klinik – ich meine, es sickert sicher überall etwas durch, und wie … es dann da, wenn man sagt, man arbeitet in der Klinik, dann stellen teilweise die Leute so die Ohren auf, weil sie wahrscheinlich negative Erfahrungen gemacht haben damit, und ich muß sagen, es geht rein um die Zusammenarbeit, weil wenn das verbessert ist, dann ist das der Grundstein für viele andere Sachen."

ÄrztIn zum Thema „Förderung durch Vorgesetzte": „Es ist wichtig, daß einem ein Lehrer sagt, was man falsch macht. Man braucht auch Leute, die fachlich gewissermaßen die Vorbildfunktion übernehmen, man muß sich ja an jemandem orientieren, und ein gewisses Feedback ist da schon notwendig."

Beispiele zur interaktionistischen Form des Kontrollbewußtseins

ÄrztIn zum Thema „Teamarbeit": „Erfolg wird es dort geben, und dort wird es funktionieren, wo die Einstellung in Richtung Teamwork geht. Und es wird schiefgehen, wo die einzelne Person so richtig als strahlender Held in den Vordergrund gestellt wird, weil damit kann keine Kontinuität gewahrt werden. Das System wird nämlich durch die Gruppe getragen, durch die Eigenverantwortlichkeit im Team, nicht durch eine Person."

Diplomschwester bzw. -pfleger zum Thema „Teamarbeit": „Wenn ein Team da ist, das gut zusammenarbeiten kann und sich versteht und aufeinander abgestimmt ist." „Erfolg basiert darauf, daß man einfach das ausdiskutiert und vielleicht auch einmal ausprobiert und dann sieht, ob es etwas bringt oder nicht, und dann kann man es wieder lassen, oder es bringt echt etwas."

„Ich habe die Erfahrung gemacht, daß ich am besten damit fahre, wenn ich die Dinge offen darlege, wie sie sind. Es fehlt mir zwar manchmal der Mut dazu, und es gelingt mir sicher nicht immer, es gelingt mir manchmal im zweiten Anlauf erst, aber ich vertrete eigentlich schon die Meinung, daß man am besten fährt, wenn man ein Gespräch und Kommunikation miteinander sucht, daß man in Beziehung zu den Leuten tritt, mit denen man in Kontakt steht, daß man sich bemüht um ein Miteinander."

„Daß man mehr miteinander redet, daß man einfach sagt, man setzt sich einmal im Monat zusammen – oder so – und bespricht die Dinge, weil es sind ja oft nicht gravierende Sachen, sondern oft Sachen, die einen aber persönlich stören, oder wo jeder einfach das Gefühl hat, da kann ich das, was ich zu sagen habe, objektiv besprechen und nicht nach dem Maßstab, der ist mir sympathisch, und der kann das tun, und der darf das tun, sondern daß man sich da bemüht. Da gehören die Hausmädchen genauso dazu, und dann werden gewisse Sachen besprochen, von jedem Arzt, jeder Schwester und so."

Sanitätshilfsdienst zum Thema „Teamarbeit": „Ja, das ist so das Team, mit dem muß man zusammenarbeiten. Und wir haben wirklich fein zusammenarbeiten, wir verstehen uns alle gut, es gibt keine Hektik und keine Streitereien und gar nix, und das ist natürlich das ganze Um und Auf, wo auch die Leute durchschnittlich gern bleiben. Ich bin ja lang genug da, es gibt keinen Positionsneid oder sonst etwas, Gott sei Dank haben wir das nicht, das ist einfach wirklich ein hervorragendes Betriebsklima, was man sich heut' in jedem Betrieb wünschen könnte, samt dem, daß man durch den Streß und durch die Ausdauer und so weiter – man muß natürlich mit den Jungen schon ein bißchen Anteil an deren Schicksal nehmen und denen vielleicht einmal gut zureden, weil mit dem Schimpfen erreicht man nix. Der Junge sagt schon und seine Frau hat ja zu mir g'sagt, jetzt was ist denn, jetzt kommst du überhaupt nicht mehr heim! Was möchtest denn, du bist ständig in der Arbeit? Da muß ich den Jungen schon aufmuntern und ihm sagen, daß er gut arbeitet."

„Wenn man eine gute Zusammenarbeit hat und über alles mit jedem reden kann, fährt man am besten. Wenn man einen guten Vorgesetzten hat, mit dem man die Probleme besprechen kann, und wenn irgend etwas ist, daß der die Dinge in die Wege leiten kann, da fährt man am besten. Und wenn man seine eigene Meinung auch aussprechen kann und richtig besprechen kann."

7.4 Analyse der Beispiele, die signifikant vom Kontrollbewußtsein und der Schicht abhängen

ÄrztInnen, Diplomschwestern und -pfleger und Sanitätshilfsdienste mit deterministisch-additiver Form des Kontrollbewußtseins betonen die Bedeutung einer guten Teamzusammenarbeit, beklagen jedoch den Mangel an Thematisierung dieser Problemsituation, die die Voraussetzung für eine gemeinsame Lösung der Koordinierungsprobleme in der Arbeit darstellen würde.

ÄrztInnen und Diplomschwestern mit interaktionistischer Form des Kontrollbewußtseins geben sogar genaue Problemlösungsstrategien an: Verantwortung für das Team und im Team; das Miteinander; Mut, die Dinge offen darzulegen, miteinander reden; das Gespräch institutionalisieren und anteilnehmende Vorgesetzte. Der Sanitätshilfsdienst mit interaktionistischer Form des Kontrollbewußtseins gibt ein Beispiel gelingender Zusammenarbeit in einem guten Betriebsklima.

8. Gerechtigkeit in den Schilderungen der ÄrztInnen, Diplomschwestern und -pfleger und Sanitätshilfsdienste

8.1 Schilderungen, die signifikant vom Kontrollbewußtsein abhängen

Das Thema „Gerechtigkeit" kommt in 169 Sequenzen vor.

Das Thema „Gerechtigkeit" kommt in folgender Interviewanzahl und Verteilung auf das Kontrollbewußtsein (KB) vor:

Interviews	KB external	KB internal	KB det.-add.	KB interakt.
Anzahl	2	40	92	18

Beispiele zur externalen Form des Kontrollbewußtseins

Sanitätshilfsdienste zum Thema „Gedanken zu Gerechtigkeit“: „Die ganze Welt ist schlecht! Nein, es wird sich nichts ändern, ich sag ja, es ergibt sich, es wird wohl manchmal versucht, etwas zu ändern, aber es ergibt sich ja fast alles von selber. Und wenn eine Änderung irgendwie von oben oder von unten irgendwie eingeführt wird, wenn es ein Blödsinn ist, dann verläuft es sich ja früher oder später sowieso, das verläuft sich alles, dann geht es wieder den normalen Weg. Es ergibt sich fast alles von selber. Das ist nur oft so – es wird hin und wieder versucht, was zu ändern, aber ich glaube, das ergibt oft die Situation. Da läßt sich wenig ändern.“

Beispiele zur internalen Form des Kontrollbewußtseins

ÄrztIn zum Thema „Gedanken zu Gerechtigkeit“: „Das Aussiebesystem ‚Klinik‘ ist gerecht. Das persönliche Verhalten bzgl. der Klinikstruktur als ganzem: Was mich nichts angeht oder nicht meine Sache ist, da steck ich meine Hand und Nase nicht hinein.“ „Im großen und ganzen ist es schon einigermaßen gerecht, wie es auf der Klinik zugeht – zumindest nicht ungerecht. In Einzelbereichen ist die Klinik sicher ungerecht, in der Summe aber und in erster Linie kommt es darauf an, was man aus sich selber macht.“

„Wenn jemand Wissenschaft und Patientenbetreuung kombiniert, wenn er beides gleichermaßen betreut, da ist es sicher gerechtfertigt, wenn er etwas erreicht, weil er dann sicher einen sehr großen Einsatz im Krankenhaus hat, und der sollte in jeder Hinsicht belohnt werden. Wenn jemand aber von 7 Uhr in der Früh bis 22 Uhr am Abend am Patienten arbeitet und für den Patienten da ist und jedesmal eines auf den Deckel kriegt, dann ist das ungerecht.“

„Es ist nicht ideal dieses System, aber mir würde spontan auch nichts Besseres einfallen, zumindest nichts besser Finanzierbares. Besseres gäbe es sicher, aber das wird nicht finanzierbar sein.“

„Ich weiß nicht, ob das gerecht ist. Das muß der einzelne für sich selber entscheiden. Ich gehe meinen Weg und tue niemandem etwas, ich nehme niemandem etwas, und ich mache meine Arbeit und mag auch nicht, wenn man mir etwas wegnimmt, und so gehe ich eigentlich.“

„Man kann nicht sagen, die eine Wertordnung ist richtig, die andere ist falsch. Jeder hat seine Wertordnung, weil für den einen ist eben diese Ordnung richtig und für den anderen die andere.“

„Ich finde es gerecht, wenn man was leistet, dann kommt man auch hinauf, es gibt da keinen anderen Weg mehr.“ „Es hat keinen Wert über ‚gerecht‘ oder ‚ungerecht‘ nachzudenken. Es wäre absurd, wenn wir jetzt diskutieren würden, ob es gerecht ist, daß ein Löwe die arme Gazelle frißt. Es sind einfach gegebene Situationen, daß sehr fähige, wissenschaftlich und ärztlich sehr gute Kollegen sich nicht durchsetzen, nicht die notwendigen Eigenschaften haben, Strukturen zu organisieren und erfolgreich zu sein.“

„Ich habe persönliche Erfahrungen gemacht, die haben nichts mit Gerechtigkeit zu tun. Besser machen kann man einfach, daß die oberen Herren einfach sich ein bißchen Menschlichkeit bewahren würden. Das wäre sicher gut, und nicht aus dieser Position einfach das für die anderen denken und für sich das Beste aussuchen, das würde ich für sinnvoll finden. Ich bin ja bestimmt qualifiziert und das ist sozusagen auch wichtig für mich.“

Diplomschwester bzw. -pfleger zum Thema „Gedanken zu Gerechtigkeit“: „Ich könnte mir vorstellen, was ich mitkriege von Freunden, die in der Privatwirtschaft oder sonstwo arbeiten, die fahren immer wieder auf Kurse, auf Seminare, aber auch psychologische Sachen, daß sie einfach geschult werden, wie sie mit Leuten umgehen, daß sie miteinander darüber reden und so, ich habe in den 12 Jahren als Krankenschwester an der Klinik nie etwas erlebt in dieser Richtung. Es gibt sicher Sachen, aber da muß man sich bemühen, da irgendwie hinzukommen, und ich habe mich da nie bemüht.“

„Ganz gerecht geht es sicher nicht immer zu. Das, glaub ich, ist nicht möglich, daß jedem alles recht ist und paßt. Manchmal ist es auch persönlich, daß man halt jemanden nicht so gerne mag, und dann ist man sicher nicht ganz gerecht.“

„Wenn man das eine oder andere erkannt hat, kann man persönlich versuchen, das zu verändern, Konsequenzen zu ziehen. Aber das System kann man nicht verändern, das muß von oben her passieren, und das wird nie passieren.“

Sanitätshilfsdienst zum Thema „Gedanken zu Gerechtigkeit“: „Daß man in der Lage ist mitzubestimmen, daß das auch bis an die Spitze hinkommt, daß das richtig so ein homogenes Arbeiten ist, das wäre das Richtige, wenn eine bessere Koordination wäre, daß besser zusammengearbeitet würde.“

„Ja, weil ich das Gefühl hab, da heraußen, es interessiert eigentlich niemanden, was ist das für ein Mensch, was kann der, für was ist er begabt, das ist absolut uninteressant, so werden die Leut' leider beurteilt, aber ich find's auch nicht in Ordnung, aber mir ist es eben schon oft aufgefallen, daß es leider halt so ist!"

„Die Sanitätshilfsdienste werden ja nur angeschaut, als ob sie nichts wären. Es werden nur die besseren gezählt, die Ärzte und die Schwestern. Das ist eh klar, aber die Sanitätshilfsdienste, die werden oft wie der letzte Dreck behandelt. Daß wir nicht spritzen oder sonst was dürfen, das seh ich vollkommen ein. Aber nur die Dreckarbeit machen, das seh ich nicht ein."

Beispiele zur deterministisch-additiven Form des Kontrollbewußtseins

ÄrztIn mit Thema „Gedanken zu Gerechtigkeit": „Kann nicht sagen, ob das System gerecht ist oder nicht." „Der Patient wird von den Chefs und dem System etwas vernachlässigt." „Ich möchte das ganze System verändern, weil es bei uns den psychisch Kranken nicht besonders gut geht." „Die Gerechtigkeit allein ist sicher nicht der Weg, mit dem man immer Erfolg haben wird."

„Ich glaub, im wesentlichen kann man schon von einem gerechten System sprechen, der eine oder andere Fehler passiert, aber die meisten Leute, die hier arbeiten, probieren, gerecht zu agieren und gerecht zu handeln."

„Es ist falsch gewichtet und problematisch, weil mit Universitätsklinik und Landeskrankenhaus eine Zweiseitenmedizin, die Versorgung und die Wissenschaft und Lehre, da ist und dies nicht unter einen Hut zu bringen ist. Das ist aufgrund des Zeitfaktors und der Einteilung der Zeit nicht möglich. Das ist vor allem für die Patienten nicht günstig, ich weiß nicht, ob die das merken."

„Das wird nicht immer gerecht sein, denn es wird Kollegen geben, denen der Erfolg der Arbeit genommen wird, auch wenn sie noch so gut arbeiten. Entweder schmückt sich jemand anderer mit ihren Lorbeeren, oder durch Unachtsamkeit wird bereits Erreichtes wieder verdorben. Und es wird Kollegen geben, die mit ihrer Arbeit vom Technischen oder vom Können her weiß Gott nicht an der Spitze stünden, aber trotzdem wieder sehr erfolgreich sind."

„Ob das für die breite Bevölkerung soviel Gewinn hat, wenn man sich das Gesundheitssystem anschaut, ob das notwendig ist, die vielen Kapazitäten, weiß ich nicht. Für die breite Öffentlichkeit sind die wichtig, die nicht so im Vordergrund stehen, sondern die im Hintergrund sehr engagiert und gut arbeiten. Aber das ist immer so."

„Die Hierarchie ist prinzipiell in Ordnung. Was nicht so fein ist, ist, daß sich die Vorgesetzten nicht sehr kümmern um einen, daß es im wesentlichen so dahinläuft. Solange man keine groben Fehler macht, geht das Ganze irgendwo unter. Und es wäre sicher wünschenswerter, wenn einfach öfter Besprechungen sind. Oder daß man konkret erfährt, was man anders machen soll oder was man besser machen könnte."

„Für den wissenschaftlichen Erfolg ist der eigene Einsatz entscheidend. Und ich finde es auch gerecht, wenn man sich selber einsetzt, daß man dann Karriere macht."

„Dieses hierarchische System ist mir höchst unsympathisch. Es ist sicher notwendig, die Institution Klinik durchzustrukturieren und bestimmte Kompetenzen zu verteilen. Nur müßte das durchsichtiger geschehen und bedeutend mehr abhängig von tatsächlichen Leistungsmerkmalen als von irgendwelchen persönlichen Sympathien und solchen Dingen."

„Gerecht ist, daß man mit dem Aufstieg in der Hierarchie den äußeren Einflüssen weniger ausgesetzt ist, wenn das Wissen auch vermehrt worden ist."

„Das ist sehr schwer für mich zu beurteilen, ich bin erst ein halbes Jahr hier und war vorher an einem anderen Krankenhaus. Ich habe noch nicht so den Einblick in die höheren Dinge, die da laufen und dergleichen."

„Ob es gerecht ist, glaub ich, steht mir kein Urteil zu." „Ich finde diese starke Einschränkung der Freizeit durch die Forschung nicht gerecht. Es ist momentan so, daß die Familie nur mehr einen Bruchteil des Lebens ausmacht. Das kann man kurzfristig machen, kurz vor der Habilitation, dann sagt man, gut, das nimmt man in Kauf, das spricht man ab, und nachher wird es wieder lockerer."

„Ob der junge Arzt überhaupt eine Vorstellung hat, oder ob er einfach nur in den Klinikbetrieb hereinkommt, weil er schon als Student in diese Richtung getrieben wird, weil das die einzige Möglichkeit ist, nachher eine Stelle zu bekommen, und er dann einfach drinnen bleibt und ganz flott weiterschwimmt in der Richtung Karriere. Aber daß das Bewußtsein gar nicht ausgebildet worden ist, sich ethische Fragen zu überlegen, sich selber gegenüber auch zu fragen, ob ich patientengerecht bin, ob er sich selber gerecht wird oder ob er das überhaupt hat, eine Gerechtigkeit, das wird von den einzelnen nicht mehr gefordert. Nur mehr die Ellbogentechnik."

„Ich denke nicht darüber nach, ob das System gerecht ist oder nicht gerecht, im gesamten gesehen. Ich beurteile die Dinge nur für mich. Wenn ich was erreichen will, da weiß ich, was zu tun ist, um das zu erreichen, aber es spielt dann auch keine Rolle, ob das gerecht ist oder nicht. Ich bin anpassungsfähig, aber es gibt auch Richtlinien, wo ich sagen muß, dann verzichte ich auf den Erfolg, das will ich nicht machen, weil, nur um etwas zu erreichen, für irgendwen den Trottel spielen, das ist nicht meine Sache."

„Wenn ein Vorstand bestellt wird oder ein Oberarzt eingesetzt wird hier, dann muß man eine gewisse Punktezahl aus wissenschaftlichen Veröffentlichungen haben. Für Patientenmanagement, wie der mit Patienten umgeht, wie er Probleme handhabt, ob er Verantwortung auf sich nimmt, für Personalumgang, wie kann ich mit den Schwestern zusammenarbeiten, wie kann ich mit dem anderen Personal zusammenarbeiten, wie führe ich einen Patienten, usw., wie sind die zufrieden, das sind alles keine Kriterien."

„Ich finde das grundsätzlich gerecht, wie man hier an der Klinik Karriere macht. D.h. die Leute, die aktiv sind, sie sich für etwas interessieren und etwas in die Hand nehmen, die etwas tun, die sind klarerweise auch oben und die Mehrzahl, die weniger Aktiven, die sich ruhig und still verhalten und sich immer so durchschlängeln und dahinschlendern, es halt so gehen lassen und mehr unter Druck arbeiten als unter Selbstmotivation, die stehen an der unteren Palette, das sieht man auch an der Pyramide."

„Ich finde es nicht gerecht, wenn Leute, die mit Patienten und Mitarbeitern nicht erfolgreich sind, Karriere machen, d.h. führende und leitende Positionen erhalten. Aber unser System ist so, leider."

„Die Struktur an der Universitätsklinik ist nicht gerecht und nicht mehr zeitgemäß. Das stammt aus dem Mittelalter. Der Ordinarius hat alles Sagen. Er sagt, er trägt auch alle Verantwortung, aber das stimmt nicht. Für meine Patienten trage ich die Verantwortung. Es ist eine Art Unfehlbarkeitsdogma, der Ordinarius kann auch nicht abgesetzt werden, wenn er nichts taugt. Das ist wie in der Kirche, vergleichen Sie, der Rektor wird mit ‚Magnifizenz' angesprochen, der Dekan mit ‚Spektabilis', das sind kirchliche Strukturen." „Ich glaube, daß man sich mit den jüngeren Leuten, die hier die Arbeit beginnen, mehr individuell befassen müßte. Ich habe das Gefühl, daß so viele junge Kollegen da sind, die eigentlich niemanden haben, an den sie solche Fragen richten könnten, wie sie sich orientieren können etc.."

Diplomschwester bzw. -pfleger zum Thema „Gedanken zu Gerechtigkeit": „Ich finde es nicht gerecht, daß ich zwei Jahre als Diplomkrankenschwester gearbeitet habe und mein Monatslohn der eines Sanitätshilfsdienstes war, nur weil ich Ausländerin bin.

Als die tschechischen Schwestern kamen, wurden sie nach 3 Monaten schon nostrifiziert."

„Ich find es deshalb ungerecht, weil z.B. manche Stationsschwester schon gar nicht geeignet ist zur Stationsschwester, aber es einfach wird, nur weil sie die Jahre hat oder weil sie mit anderen quatscht. Oder z.B. Lehrschwestern, die in der Schule außen keine Ahnung haben von ihrem Fach, das sie unterrichten, aber das irgendwie bekommen, ich weiß nicht warum, aber bestimmt nicht, weil sie qualifiziert sind. Und für solche Stellungen muß man doch ein bißchen qualifiziert sein."

„Ich find es nicht gerecht." „Ich finde es gerecht im großen und ganzen."

„Also ich finde, ein Betriebsrat, der irgend etwas macht zum Nachteil von den hier Bediensteten, dessen Existenz stelle ich ja in Frage, und ich frage, aus welchen Gründen handelt der so? Also er ist gewählt und ist jetzt, hat die Machtposition und jetzt erinnert er sich nicht mehr an die Basis."

„Ja, da müßte schon einmal das ganze System geändert werden, aber das ist einfach ein viel zu großer Komplex, und so die Leute, die eigentlich unsere Vorgesetzten sind, oder was in der Verwaltung drüben ist, die wissen über die Patienten überhaupt nicht Bescheid, und ich glaube, die können das überhaupt nicht beurteilen, wie das ist, und die sehen das auch nicht, wie wir mit den Patienten tun, wie wir die Patienten pflegen, das sehen sie nicht, sie sehen die Statistik, wieviel Leute da sind, wieviel operiert werden, aber recht viel mehr sehen sie nicht. Die sehen die Pflegekategorien, wenn es noch weitergeht, aber das hat eigentlich mit unserer Arbeit am allerwenigsten zu tun. Und sie können irgendwie gar nicht anders, weil ich könnte mir nicht vorstellen, daß da jemand von Station zu Station geht und da einmal einen ganzen Tag zuschaut, was wir tun. Das ist sicher auch nicht möglich, d.h. es wird unmöglich gemacht. Gehen täte es schon, aber es wird halt nicht getan. Da gehörte es schon von oben herunter eher geändert, mehr auf Stationen geschaut, was die da machen überhaupt."

„Es ist ja meistens im kleinen Bereich, wo man Kritik übt, weil über das Große zu reden hat schon keinen Sinn, weil man da ohnehin nichts ändern kann. Aber es ist doch sehr oft so, daß man, wenn man auf einer Station versucht, irgendwas zu ändern, daß die Leute, die schon länger eingesessen sind, das absolut unterdrücken wollen. Das passiert auf der Klinik besonders oft, daß man, kommt man irgendwo neu dazu, sich einfach dem unterwerfen soll, was da ist. Ich glaube, daß es da jedem so geht, ob das eine Krankenschwester ist, ein junger Arzt oder sonst wer. Man soll soviel wie möglich arbeiten, aber ja nicht versuchen, zu viel zu ändern. Und es ist sicher nicht richtig so, denn zum Teil hat man mit seinen Vorstellungen ja recht. Ein bißl mehr Kritik sollte man auf der Klinik schon vertragen, aber das tut es nicht."

„Ich glaube, daß einfach mehr Zeit für Gespräche sein sollte und das gezielt gefördert werden sollte. Es gibt Dienstbesprechungen, aber auf manchen Stationen kommt die einmal im Jahr vor, und da wird gerade das Allernotwendigste besprochen und fertig. Es sollte gefördert werden, nicht daß nur Schwestern mit Schwestern reden, sondern daß auch noch die höheren Vorgesetzten und die, die denen vorgesetzt sind, und die Sanitätshilfsdienste sich regelmäßig zusammensetzen sollen, daß man die Arbeit durchbespricht und daß da einfach mehr Gespräch miteinander ist, weil da läßt sich das ja sicher leichter regeln. Aber das ist auf der Klinik nicht vorgesehen."

„Was geändert gehört, ist wieder die Grundeinstellung, daß jeder das Gefühl hat, wichtig zu sein, und jeder nicht einfach ersetzbar ist und dann kommt aus dem auch viel Kreativität und Wille, etwas zu tun und zu verändern. Daß die Persönlichkeit herauskommt auch, daß man sich einfach mehr einbringen kann und sich selbst mehr bewußt ist, daß man mehr Spaß hat an der Arbeit und nicht arbeitet, um vielleicht später einmal Spaß zu haben."

„Ich bin eine ausländische Schwester und habe mit einer österreichischen Schwester telefoniert. Und die hat gesagt, mit einer ausländischen Schwester wird sie nicht reden. Sie hat nicht mit mir geredet. Das ist ein Fehler."

„Von den ausländischen Schwestern ist die Hälfte unzufrieden, weil sie von der Verwaltung aus die Station, auf der sie arbeiten, nicht wechseln dürfen. Aber was sollen sie machen, sie brauchen das Geld für die Familie, das Geld macht viel aus. Das ist sicher ein Fehler von der TILAK."

„Die Honorierung der Krankenschwester und des Krankenpflegers ist super, sagen die Leute, weil sie ja froh sind, daß sie die Leute abschieben können ins Ghetto, weil sie selber mit Krankheit und Tod nichts zu tun haben wollen. Die Medien sind auch viel schuld, weil sie alles Schöne und Gesunde haben wollen, und da wird viel falsch gemacht. Aber ich hab nichts davon, wenn sie dann den Pflegeberuf etwas aufwerten."

„Gesellschaftliche Dinge gehören geändert. Die Leute werden älter, und es wird immer mehr Pflegefälle geben und immer mehr Krankheiten und kranke Leute. Und wenn wir schon wollen, daß wir älter werden, wenn man den Wohlstand will und daraus die Erkrankungen, dann muß man auch irgend etwas tun, daß es Leute gibt, die dann die Leute pflegen oder behandeln. Man kann nicht nur alles auf das Soziale im Menschen schieben, ich muß ja auch leben, ich brauche ja das Geld, und wir sollten gut verdienen und gute soziale Leistungen haben."

„Ich meine, das wird ausgenützt: Wenn man den kleinen Finger reicht, dann nimmt man die ganze Hand." „So wie ich die Sozialberufe kennengelernt habe, laufen die einfach dadurch, daß man das soziale Gewissen der einzelnen ausnutzt. Gerechtigkeit gibt es da, so gesehen, keine". „Ändern können wir immer etwas. Technische Sachen können wir ändern, und auch ein bißl mehr Personal können wir haben."

Sanitätshilfsdienst zum Thema „Gedanken zu Gerechtigkeit":
„Da kommen welche herein oder hinauf, wo du dich wirklich oft fragen mußt, wo haben sie da hing'schaut, wie sie den ang'stellt haben, oder aber er hat halt irgend jemanden, kennt jemanden, und jetzt ist er halt herinnen und super und Traum, und andere Leut', fähige Leut', gute Leut' stehen auf den Wartelisten, und die kommen nicht herein. Es gehört halt an die Stelle, wo die Einstellungsgespräche g'führt werden und die das beurteilen sollen, g'hört wirklich ein unparteiischer, gerechter Mensch hin, der sich von niemandem beeinflussen läßt, ob da heute der Professor kommt und sagt, den will ich drinnen hab'n, weil der gut ist, das g'hört komplett weg. Die sollen auf die Referenzen gehen, die irgendeiner hat, von mir aus, ja, der hat schon einmal in dem Metier gearbeitet, der ist vielleicht wirklich ein bißl talentiert oder so, aber nicht alles nehmen, was von irgendwoher hereingedrückt wird, und leider ist es auch so."

„Ja, was heißt gerecht? Es ist halt so, ein Arzt sagt halt, was weiß ich, ich hab studiert und ich arbeit 60, 70 Stunden in der Woche, und du machst halt nur 40 und meint halt so einfach, daß er halt mehr leistet und mehr bringt und – aber ich meine, es ist ein Unterschied, ich meine, ich hab auch schon gesagt zu einem Arzt, ja gut … ich kann ja auch sagen, ich tät vielleicht auch ganz gern einmal das Wochenende arbeiten, weil ich vielleicht gerne ein bißchen mehr Geld hätte, das kann ich aber nicht, oder? Und ich glaub, da hängt schon viel dran, weil manche rennen ja dem Schilling nach, so ist es ja nicht! Und jammern aber dann, ja, sie haben soviel Arbeit und sozusagen …, du mußt mich auch verstehen, ich habe das ganze Wochenende Dienst g'habt, ja … ist nicht umsonst, glaube ich, oder? Weil sie verdienen ja alle nix, sie sind ja alle so arm, oder?"

„Ja, es müßte schon etwas geändert werden, daß man alles eigentlich nicht neu, sondern moderner macht, es ist alles ein bißchen hinten, es wird mehr gemanaget, aber es kommt nicht so viel heraus."

„Ja, ich finde eigentlich schon richtig, wenn auf den Menschen geschaut wird, ja. Ich würde überhaupt sagen, daß man eher, sagen wir, von der Vorgesetztenseite her eher auf sowas Augenmerk legen sollte als auf ... Wie weit ist das Interesse von meinen Mitarbeitern oder von meiner Mannschaft usw., wie arbeitet der, wie geht der das an, wie spricht der mit den Leuten, wie verhält sich der, was hat der jeden Tag für eine Laune, ist der immer schlecht drauf ..., oder ist er immer gut drauf, oder ist er einmal gut und einmal schlecht drauf usw. Ich glaub, ich glaub schon eher, daß das gerecht ist, daß man so demnach dann auch irgendwo dann einmal ein Urteil findet ... über einen Mitarbeiter."

„Mein Einfluß auf das Ganze ist überhaupt nicht nennenswert. Aber wenn mich heute jemand vernichten will, dann paßt das sehr wohl, denn als Sanitätshilfsdienst habe ich keine Möglichkeit, irgend etwas zu tun."

„Da gehört ein Punkteschema eingeführt auch vom Vorgesetzten. Da soll nach den einzelnen Leistungen dann gefragt werden, und danach sollen sich die Versetzungen richten."

„Es ist so nicht, sicher finde ich das gut, daß das heute anerkannt wird, wenn einer aus der Masse heraussticht oder wenn er sich mehr engagiert oder wenn er mehr Zeit investiert und Liebe in den Beruf, als einer, der absolut nichts tut. Daß der Anerkennung bekommt, finde ich gut. Es ist eine so gefährliche Situation, nicht. Kommt mir vor. Weil ich war in der Privatwirtschaft früher auch, und da ist das genauso gewesen. Je mehr du arbeitest oder je besser du bist, desto mehr hast du verdient. Also, da hast du deine Aufträge gehabt und 100 % hast du müssen machen und alles, was darüber war, war dein Geld. Aber, das wird dann zu einem Strudel. Immer noch mehr, noch mehr, noch mehr, ob das gut ist, das weiß ich dann auch nicht. Irgendwann ist dann aus, und nachher wird die Situation immer noch ärger, glaube ich, da herinnen, es wird dann immer noch angespannter."

„Ja, ich habe schon einmal gesagt, sagen wir z.B., ich täte mir das so vorstellen – mehr Personal führt vielleicht zu besserem Erfolg – man könnte die Arbeit gewissenhafter machen, erfolgreicher mit Patienten, weil man da sozusagen mit dem immer in Verbindung ist, und es würde auch für den Patienten ein Vorteil werden. Er fühlt sich nicht sozusagen, wie sollte ich das ausdrücken, so unpersönlich, weil man hat ja keine Zeit mehr für den Patienten. Man stellt ihn hin – und du nur mehr ein Produkt bist, nicht mehr ein Mensch, weil man keine Zeit mehr hat dafür. Mir tut das oft weh im Inneren, weil das ist genauso ein Mensch zu mir, wie ich zu ihm, und das sollte man auch sein, auch in der Sparte, wo ich jetzt arbeite. Das wäre richtig."

„Ich glaube, man kann da von der Gesetzeslage her, soweit ich informiert bin, ja sowieso nicht viel ändern. Es gibt sicherlich verschiedene Personen, wie man sieht, die sind halt einfach kränklich – und eine Dienststelle ist eine Dienststelle. Und wenn heute einer 2 Monate oder eineinhalb Monate ins Bad geht, und dann geht er drei Wochen in Urlaub, dann kommt man natürlich selber sehr stark dran. Und wenn zehn sind, werden vielleicht acht gut sein und ein-zwei sind immer drunter, das wird heute so sein und wird vielleicht in 100 Jahre genauso sein. Das ist eine reine Charaktersache."

„Ja, das Personal hab ich eh schon ang'sprochen, daß wir wenig Leut' sind, grad' um die Urlaubszeit, zuviel Schüler haben wir, weil jetzt is wieder das Blocksystem, da kommt auf einmal ein Schwall Schüler daher, anstatt schön kontinuierlich gleichmäßig, daß man auf die auch eingehen könnte auf ihre Fragen und Probleme. Und an und für sich, es wird ja momentan sehr viel g'macht, auch wenn geschimpft wird oder was, aber ich sehe, es wird draußen gebaut, man bemüht sich doch, Platz zu schaffen, man bemüht sich, mehr Personal herzubringen, auch qualifiziertes."

„Das ist von der Grundeinstellung her auch schon eine viel bessere Voraussetzung, wenn du bereits auf der Klinik mit den Menschen gearbeitet hast und weißt, worum es geht, weil da einfach derjenige, der sich wirklich als Sanitätshilfsdienst noch motiviert genug fühlt, ein Diplom zu machen, das wäre auf jeden Fall ..., also da sehe ich sicher einen Sinn darin und sicher auch die Investition eben, die drei Jahre, es ist teuer natürlich, aber die Investition, glaube ich, ist an und für sich schon gerechtfertigt irgendwo. Und grad', wenn ich mir anschau, welche ehemaligen Sanitätshilfsdienste, also wir haben auch welche heroben, ehemalige Sanitätshilfsdienste, die dann eben auch durch den Paragraphen eben das Diplom g'macht haben, also die sind an und für sich schon sehr, sehr gut."

„In diesem Riesenbetrieb etwas zu verändern, das ist Sache vom Land Tirol, wie jetzt dieser Riesenbetrieb gemanaget gehört,... das müssen andere Leute entscheiden."

„Das mit der Einfahrtgenehmigung in die Klinik finde ich nicht in Ordnung, da sind so viele begünstigt. Und uns lassen sie nicht einmal 20 Minuten herein, wenn man irgend etwas zu erledigen hätte. Und auch das mit der Garage finde ich nicht in Ordnung. Die Professoren haben ja doch alle zwei Parkplätze, oben einen und unten, dazu die Einfahrtgenehmigung, und wir fahren alle mit dem Bus, und das ist für uns eine Strafe!"

„Ja, gerade wenn man sagt, von den Räumlichkeiten her, sagen wir, man soll das schon vorher richtig überlegen, bevor man sowas plant, nicht so große Stationen in einer Leitstelle zusammenpferchen, das ist unzumutbar für das Personal und auch für den Patienten."

„Wenn ein Kollege nicht arbeiten will, können wir ihm sagen, du paß auf, so geht das nicht weiter, entweder sind wir in einem Team, oder wir sind in keinem Team, und sonst mußt du es halt lassen und mußt gehen. Mehr können wir zu ihm nicht sagen, wenn er sich nicht bessert, dann werden von der Chefin die Konsequenzen gezogen daraus."

„Gerecht ist das nicht, daß jemand begünstigt wird, der den Ärzten in den Hintern hineinkriecht, aber heut ist das so, bei der heutigen Arbeitsplatzsituation mußt du schauen, daß du deinen Platz erhalten kannst, daß du deine Arbeit machst, und alles andere rundherum, das ist heute einmal so, das ist eben die Traurigkeit, das ist uninteressant. Ich muß meine Arbeit zur Zufriedenheit machen, dann habe ich meinen Platz sicher, und wenn es der andere nicht schafft, wenn eine gute Kollegenschaft ist, so wie bei uns, dann wird ihm geholfen, und wenn keine gute Kollegenschaft ist, dann sagt man, das interessiert mich nicht."

„Ich glaube nicht, daß man begünstigen sollte. Nein, weil da kommt das gleiche wieder heraus, weil dann sind nämlich sofort wieder zwei Fronten da, dann spaltet sich das Lager, sondern ich glaube eher, daß sie da probieren sollten, einen Weg zusammenfinden, die die benachteiligt sind, und die die bevorzugt werden, daß die da auf irgendeiner Linie zusammenkommen, weil sonst, wenn da wieder so ein Lager ist, auf gut deutsch gesagt, die Guten und die Bösen, dann wird es wahrscheinlich noch schlimmer, wie's ist? Ändern sollte man auf alle Fälle was. und ich muß auch sagen, so wie es teilweise ist mit leitenden Angestellten – und zwar sollten die ein bißl mehr Menschenkenntnis haben, nicht nach dem Motto, ich bin jetzt euer Vorgesetzter, sondern die Leute sollten mitreden können, speziell was Arbeit anbelangt. Ja, also Vorschläge machen können, einfach zusammenarbeiten, ich glaube, daß das dann wesentlich besser geht, als wenn einer seine Position ausnutzt, und das und das und das wird gemacht, da mache ich mir nur einen Unfrieden und sonst gar nichts. Sicher, es gehört einer her, der das ganze leitet, aber er sollte halt ein bißl ein Fingerspitzengefühl haben und eine Menschenkenntnis haben. Weil man kann nicht alle Leute gleich behandeln, andere sind in der, andere nehmen Sachen einfach langsam auf, die anderen sind natürlich wieder um das doppelt schneller, und wenn man die irgendwo auf eine gleiche Basis bringt, glaube ich, daß das..."

„Ich komme nicht sehr gut damit zurecht. Weil ich gegen ein Zweiklassensystem oder Mehrklassensystem bin, komme ich vielleicht nicht so gut damit zurecht wie andere. Ja, ich kriege halt mit alten Weiberlen, die sozial nicht so gut gestellt sind, sprich keine Privatversicherung haben oder so, mit denen kriege ich irgendwie Mitleid, oder ich fühle mich solidarisch – und die Frauen, die, was weiß ich, vielleicht durch eigene Kraft, durch ihren Beruf oder durch ihre Ehemänner oder was auch immer, bestimmte Stellung und Geld haben, um sich das eher kaufen zu können, da bin ich halt nicht damit einverstanden, das stört mich schon ein bißl. Nur es soll nicht heißen, daß die bei uns besonders gut behandelt, gut, ich meine jetzt, besonders hofiert werden, das glaube ich nicht. Ich glaube gleich wie jede Frau, die ein Sozialfall ist. Aber mich stört halt die Art von diesen Damen, die glauben, mit Geld geht eben alles. Aber das ist kein großes Problem."

„Da kann man nichts ändern, tät ich sagen. Die Personen, die kann man sicher nicht ändern, weil die so sind, wie sie sind, stur und fertig."

„Ja, ändern, es ist sicher schwierig, weil wir nicht die Möglichkeit haben, an sich da dahinter zu schauen. Wir sehen nur oberflächlich und können heute sagen, ja, das ist ungerecht gewesen, daß der jetzt die Stellung bekommen hat, die er gar nicht verdient hätte, oder daß er überhaupt auf dem Platz jetzt sitzt, daß er heute die Arbeit machen darf, das ist ungerechtfertigt, weil dafür ist er nicht geeignet. Der dafür geeignet gewesen wäre, der wird heute niedergedrückt, nur weil halt der, der nicht dafür geeignet ist, ein guter Freund von jemandem war. Also das ist sicher nicht richtig. Es ist sicher schwer zu ändern, läßt sich aber in dem Größenverhältnis, in dem die Klinik heute ist, sicher nicht ändern. Auf der einen Seite würde ich gar nicht sagen, daß es zu ändern ist, weil wenn ich heute in die Situation komme, wo es heißt, du bist mein guter Freund, bekommst den Posten, ob ich dann sag, nein, ich will ihn nicht, nur weil ich dein Freund bin, ich will lieber arbeiten? Ich wäre heute wahrscheinlich auch der, der sagt, ja, ist in Ordnung, ja, warum nicht, sind wir uns ehrlich, oder?"

„Vielleicht ein bißchen mehr anerkannt werden, ja, das schon. Ich meine, es wird dann schon anerkannt, die Leute sehen das schon, daß man sich bemüht und daß man arbeitet. Aber vielleicht eine offenere Anerkennung, ja, vielleicht auch von den Vorständen oder was, ein bißchen mehr Lob oder, das würd schon reichen, daß man sieht, aha, es wird schon gesehen, was man leistet, das schon. Und sonst, das ist schwierig zu beantworten, es kommen sicher viele, die eine andere Einstellung haben am Anfang und sich dann ändern müssen oft, um mit den Kollegen auszukommen."

„Das Hauptproblem oder ein sehr großes Problem sind die Arbeitszeiten, weil familienfreundlich ist der Beruf nicht. Also das gehörte, müßte man irgendwie ändern, aber es wird schwer zum Realisieren sein, aber ich täte schon finden. Wenn jemand verheiratet ist und Kinder hat, und die kommt dann erst um 8 Uhr heim, also das ist sicher nicht sehr ideal. Wenn man weiß, warum der unzufrieden ist, dann kann man das ja ändern."

„Das ist natürlich für die ganze Arbeitsstelle von Vorteil, wenn interessierte Leute bevorteilt werden, auch wieder zum Guten für alle, aber hauptsächlich glaube ich, sind es die Leute, die sich mehr für die Arbeit interessieren, die tun sich selber was Gutes, weil dann die ganze Arbeit nicht so eintönig abläuft, weil sonst kann ich mich gleich an ein Fließband stellen ..., wenn ich mich näher damit befasse, habe ich selber mehr davon, finde ich." „Die Vorgesetzten? Bei den Vorgesetzten muß man immer aufpassen, was man sagt, aber ich – das ganz, das ganz das Schwierige ist heute einmal, einen Akademiker und einen Nichtakademiker beruflich unter eine Haube zu bringen, weil das ein ganz ein großer Unterschied ist. Der Akademiker auf der Universität, ja, der hat heute einen Beruf, dem Patienten, dem er verpflichtet ist, und er hat eine Wissenschaft, der er verpflichtet, ist und für den gibt es halt keinen 40-Stunden-Tag, und da gibt's halt Leute, die was heute sagen, ich arbeite die Woche hundert Stunden, und dann wirst du auch hundert Stunden arbeiten, nur der kommt ja in seiner Art und Weise, ja, nicht, jetzt finanziell, das auch einmal, aber der kommt einmal irgendwann einmal weiter, weil der schreibt heute Arbeiten, der wird veröffentlicht, der hat für sich irgendwie ein Erfolgserlebnis dann, ja. Zumindest hat er dann einmal seinen Titel, dann kommt er durch das irgendwie weiter und kann einmal in einer anderen Klinik einmal weiterkommen. Für mich gibt's das ja nicht, weil ob ich jetzt Tag und Nacht arbeite, für das bin ich immer der gleiche

Trottel, unter Anführungszeichen. Für das bin ich immer der gleiche, ich habe nichts und wenn ich 50 Jahre so tue, ich werde immer auf der gleichen Stufe bleiben, für mich gibt es kein Weiterkommen nicht. Für mich gibt's eine zufriedenstellende Arbeit, wo ich sage, ja, die gefällt mir, die Arbeit, und das mache ich auch, ja. Wenn ich von einer Arbeit überzeugt bin, dann tut man auch mehr als man normalerweise tun sollte, ja. Also ich kann nur von mir sagen, weiterkommen, ich sicher durch meine Arbeit, was ich geleistet habe bis jetzt, ich glaube, ich kann sagen, daß ich viel getan habe und mehr, als ich tun habe müssen – das hat mir persönlich, hat's mir was gebracht. Das ist einfach, es gilt halt eine Meinung von mir etwas – wenn ich heute gewisse Leute, mit denen ich zusammenarbeite, die halten was von mir, nur herunterbeißen kann ich von dem nicht. Also da, daß ich heute sage, daß ich da deswegen besser gezahlt kriege oder was, ob ich jetzt viel oder wenig tue, das ist eh – ich muß sagen, mir geht's nicht schlecht, aber es kommt immer darauf an, was einer für einen – aber, wie gesagt, ich kann nur als Idealist, und mir kann eine Arbeit taugen, da kann ich viel tun, aber bringen tut mir das im Prinzip null und gar nichts. Ich verstehe Leute z.B., die heute sagen, nein, du, was bringt mir denn das, wieso soll ich das tun, also ich verstehe sie … Da gehört mit Sicherheit was geändert, ja. Naja, gut, wenn ich heute, wenn du das Diplom hast, dann hast du Aufstiegsmöglichkeiten jede Menge, da kannst du dort einen Kurs besuchen, dort einen Kurs besuchen, ob's was bringt, das ist wurst, das kostet … einen Haufen Geld, auf jeden Fall, da gibt es die Möglichkeiten, daß man Kurse besucht, da kann ich einen Intensivkurs machen, da kann ich heute einen technischen Kurs machen, da habe ich alle Möglichkeiten, da kann ich auch schauen, wenn ich das Diplom habe, dann kann ich heute Herz-Lungen-Techniker werden und alles, da habe ich viel eine breitere Masse, da kann ich viel mehr weiterkommen als wie – die Möglichkeiten habe ich nicht. Ich meine, ich sage immer so, ‚ein Diplomierter', ich möchte nicht den Diplomierten heruntertun, aber es ist halt so eine Spalte zwischen den Sanitätshilfsdiensten und Diplomierten drinnen – es gibt viele Sanitätshilfsdienste, die gut sind, und es gibt viele Diplomierte, die schlecht sind. Und da wird halt kein Unterschied gemacht. Weil ein schlechter Diplomierter wird immer mehr Ansprache haben als ein guter Sanitätshilfsdienst, und da gehörte einmal sicher grundsätzlich was geändert, nach dem Prinzip, nach dem Leistungsprinzip oder etwas, ich meine, woanders gibt es das, in Amerika z.B. geht alles nach Leistungsprinzip. Ich bin sicher nur so weit gekommen, weil ich einen

Chef habe, der heute sagt, der hält sehr viel von Leistung und nicht von der vorhergehenden Schulausbildung oder etwas, weil es kommt ja wieder drauf an, was der Mensch im späteren Leben, in seinem Beruf leistet und nicht wie – gut, es ist ein gewisses Schema einfach so, man kann sich bewähren schon auch, nur im Landesschema komme ich mit dem nicht weiter, ..."

„Sicher das wichtigste einmal, daß vielleicht die Schwestern auch nachdenken täten ... und die Sanitätshilfsdienste und daß man sich vielleicht intern wie umgeht. Das ist sicherlich wichtig, also wenn man da von den Stationen einmal die Schwestern – na, das ist sicherlich eine Geschichte, weil ich sehe es so, weil von anderen Kollegen her, die kommen mit so einem Gesicht herunter, das müßten sie machen, und das wäre sicherlich wichtig, ja, einfach die Kooperation, daß das einfach paßt. Das verstehen nicht viele Schwestern, kommt mir vor. Ich täte sagen, das ist für uns auf jeden Fall einmal das wichtigste, daß wir gut kooperieren können und vielleicht ein bißl auch selber mitarbeiten können, das wäre überhaupt kein Problem, sonst kann ich nicht viel sagen."

„Es gehört geändert, daß man wirklich einmal die Meinung sagen kann und nicht grad nur zum Beispiel dem Gleichrangigen, sondern einmal ein bißchen auch dem Höheren. Aber das darfst du nicht tun, im Grunde genommen. Wir haben in der Schule schon so viel diskutiert, aber da wird sich wahrscheinlich nix ändern lassen, vermutlich. Das wird ewig so bleiben. Und es gehört auch schon ein bißchen untereinander geredet, so auch unter den Pflegern, Ärzten, Schwestern, ganz egal, wer das ist."

Beispiele zur interaktionistischen Form des Kontrollbewußtseins

ÄrztIn zum Thema „Gedanken zu Gerechtigkeit": „Ich find es nicht ganz richtig, wenn einer, der 10 Papers geschrieben hat, dafür aber auf der Station nur einmal bei der Visite vorbeischaut und den Rest den anderen Kollegen aufbürdet, an der Spitze mehr angesehen ist als einer, der sich mehr um die Patienten kümmert und die Routine macht. Da sollte es für alle gültige Regeln geben, daß jeder für eine Zeit freigestellt wird zum Forschen."

„Ein spezielles Problem, das in unserer Klinik und überhaupt in Österreich auch nicht geregelt ist, daß Frauen nach wie vor benachteiligt sind. Aber das ist ohnehin ein alter Hut. Was dann höhere Posten für Frauen betrifft, da ist sowieso Sendepause. Es ist auch nicht gerecht, wenn der Prügel in den Weg gelegt werden, wenn die Kommissionen kriegen, die lästig sind, und andere, deren wissenschaftliche Aktivitäten nicht so hervorragend sind, wegen Günstlingswirtschaft oder Zugehörigkeit zu bestimmten Vereinen oder Gruppierungen besser behandelt werden."

„Natürlich gehört einiges geändert. Z.B. gibt es sehr wenig Möglichkeiten in puncto Mitspracherecht, da entscheidet der klinische Leiter. Und der Ausbildungskatalog ist nicht sehr verpflichtend für Fachärzte. Die sollen die Operationen, die da drinnen stehen, wirklich machen, und der Klinikvorstand soll sich überlegen, wie er das organisiert."

„Die Geld mobilisiert haben, die etwas weitergebracht haben im wissenschaftlichen wie auch im organisatorischen Bereich, die bringen es in diesem Sinne weiter an der Klinik wie in der gesamten westlichen Welt. Das ist das Leistungsprinzip, eine rein materialistische Größe. Die Patientenbetreuung unterliegt aber nicht dem Leistungsprinzip, sondern ist eine menschliche Dimension. Und da gibt es wieder ganz andere Leute, die es zu überhaupt nichts bringen, die völlig unbekannt in Pension gehen und trotzdem einer ganzen Reihe von Leuten geholfen haben und sehr geschätzt sind. Und gerecht ist dies natürlich nicht, weil die Leute auch arbeiten, sich auch einsetzen und oft wahnsinnig fleißig sind. Im üblichen Denkmuster haben sie aber keinen Platz. Deshalb sollte man an diesem Denkmuster kratzen, man sollte es relativieren."

Diplomschwester bzw. -pfleger zum Thema „Gedanken zu Gerechtigkeit": „Es müßte mehr Absprachen zwischen Ärzten und Pflegepersonal geben und seitens der Verwaltung. Also alle, der ganze Krankenhauskomplex, in dem Fall jetzt, müßte mehr miteinander reden." „Das Politische interessiert mich nicht in gewissem Sinne. In erster Linie möchte ich immer mit dem Patienten arbeiten. Mich interessiert z.B. auch nicht die Schule, daß ich da als Lehrschwester hingehe, also ich möchte nach wie vor mit Menschen zu tun haben. Was mir wichtig ist, daß auf der Station ein Team ist, daß man sich aussprechen kann und daß also nicht so eine extreme Hierarchie ist. Das ist bei uns Gott sei Dank nicht der Fall."

Sanitätshilfsdienst zum Thema „Gedanken zu Gerechtigkeit": „Ja, mir kommt halt vor, wenn man das irgendwie anders einteilen würde, den ganzen Ablauf, würde das für jeden einzelnen eine Erleichterung sein, die ganzen Arbeitsbedingungen. Ja, da man sagt, ja bitte, man stellt noch sozusagen ein paar Leute an, daß diese

Arbeit dadurch den anderen auch erleichtert wird. Weil es ist ja so, wenn die Station voll ist, und es ist ein Mann, jetzt kann man sich ja vorstellen, daß da derart viel Arbeit anfällt."

„Ja, ändern könnte man sicherlich eine ganze Menge. Das geht beim Arbeitsklima schon los. Und na, ich finde es halt wichtig, also wenn ich jetzt selber Patient bin oder mit Kindern in die Klinik komme, also daß man es schon mit freundlichen Leuten zu tun hat. Das finde ich schon unheimlich wichtig. Ja, die unfreundlichen Personen sind halt vielleicht vom Charakter her – oder so, daß sie halt einfach – oder sie glauben einfach, sie haben eine sichere Stelle. Und es kann eh nichts mehr passieren, weil es gibt ja wirklich manche, die sind sehr unfreundlich."

8.2 Analyse der Beispiele, die signifikant vom Kontrollbewußtsein abhängen

Der *Sanitätshilfsdienst mit externaler Form des Kontrollbewußtseins* erwartet Änderungen nur von außen und ist dementsprechend skeptisch, daß sich tatsächlich etwas ändern wird.

Auch die *ÄrztInnen mit internaler Form des Kontrollbewußtseins* können sich Änderungen im System schlecht vorstellen. Ihr Bildungsstand ermöglicht ihnen eine gedankliche Rechtfertigung ihres Bewußtseins, und sie sagen: „Im großen und ganzen geht es auf der Klinik einigermaßen gerecht zu". Dies ist in dem Sinne gemeint, daß es auf den einzelnen ankommt, sich mit seiner Leistung durchzusetzen. „Ungerecht" erhält dann die Bedeutung, daß die Leistung des einzelnen nicht entsprechend gewürdigt wird.

Die *Diplomschwestern und -pfleger mit internaler Form des Kontrollbewußtseins* können sich auch nicht vorstellen, daß das System „Klinik" verändert werden kann. Sie gehen daher den Weg, persönliche Fähigkeiten – z.B. in Fortbildungskursen – zu entwickeln, um dadurch im System persönliche Veränderungen versuchen zu können. „Gerecht" bedeutet, „daß es jedem paßt", ungerecht ist es, die persönliche Schulung – z.B. in Kursen – an der Klinik nicht zu erhalten.

Für die *Sanitätshilfsdienste mit internaler Form des Kontrollbewußtseins* ist es ungerecht, in der Klinik nur die „Dreckarbeit" machen zu müssen, mit den eigenen Fähigkeiten und Interessen nicht ernst genommen und in der Problembewältigung in der Arbeit nicht gehört zu werden.

Die Bedeutung von Gerechtigkeit wird von den *ÄrztInnen mit deterministisch-additiver Form des Kontrollbewußtseins* im Zusammenhang mit der persönlichen Verantwortung, die eine reibungslose Funktionserhaltung des medizinischen Betriebes sicherstellt, gesehen. Mehr Kommunikation innerhalb der Hierarchie wird zwar gefordert, die Bedeutung der eigenen Arbeit wird aber im Hinblick auf ihre Funktion für die „breite Öffentlichkeit" gesehen und ohne nähere Argumentation gerechtfertigt. Die Bereitschaft, über diesen behaupteten Zusammenhang zwischen bestehenden Strukturen und der besonderen Bedeutung der eigenen Arbeit für die Menschen in Diskussion zu treten, ist nicht zu erkennen. Gerechter wäre das System, würde der eigenen Leistung mehr Bedeutung zugemessen und würde sie objektiv bewertet werden. Gerechtigkeit erhält auch in der persönlichen Abwägung von Forschungsarbeit für die Habilitation, die für die Familie keine Zeit mehr läßt und daher begrenzt werden muß, Bedeutung. Im Zusammenhang mit Gerechtigkeit wird kritisiert, daß der Anspruch der Hierarchieobersten, für die Basis der hierarchischen Pyramide die Verantwortung zu tragen und dadurch die Hierarchie funktionell zu legitimieren, in der Praxis nicht eingelöst wird und gerade die jungen KollegInnen diese Unterstützung durch die Älteren notwendig bräuchten.

Die Frage nach der Gerechtigkeit führt bei den *Diplomschwestern und -pflegern mit deterministisch-additiver Form des Kontrollbewußtseins* zu Beispielen mit Kritik an der Kompetenz von Stations- und Lehrschwestern, am Maßstab der Klinik, „die Leute nicht entsprechend ihres Umgangs mit den Menschen zu beurteilen", und am Betriebsrat, der die Interessen der Arbeitenden nicht genug vertritt. Die Kritik, daß zu wenig Zeit für die Gespräche mit den PatientInnen und KollegInnen zur Verfügung steht, hat nicht viel Sinn, „weil man da ohnehin nichts ändern kann".

Im Unterschied zu den ÄrztInnen zeigen die Diplomschwestern und -pfleger mit deterministisch-additiver Form des Kontrollbewußtseins auch gesellschaftliche Zusammenhänge auf und kritisieren, daß „die Leute und die Gesellschaft mit Krankheit und Tod nichts zu tun haben wollen, ältere Menschen ins Ghetto Krankenhaus abschieben", und sie verlangen, daß diese „gesellschaftlichen Dinge" geändert werden.

Der *Sanitätshilfsdienst mit deterministisch-additiver Form des Kontrollbewußtseins* verlangt unabhängige Entscheidungsverfahren bzgl. der Vergabe von Stellen und Posten. Die Problematik, daß weniger Arbeit auch weniger Verdienst bedeutet, und die zwiespältige Haltung der ÄrztInnen, die weniger Arbeit aber gleich oder mehr verdienen möchten, wird beschrieben. Der Zusammenhang von Personalmangel und Qualität der Arbeit – d.h. z.B. Zuwendung für die PatientInnen – führt zum Vorschlag, mehr Personal einzustellen und dadurch die PatientInnen mehr Mensch sein lassen zu können und weniger ein „Produkt“ oder eine „Nummer“. Gerechtigkeit hat mit der Bereitschaft zur Teamarbeit zu tun, mit der Mitbeteiligung in baulichen Entscheidungen, die alle betreffen, und der „Menschenkenntnis“ von Vorgesetzten. Mehr persönliche Anerkennung für die eigene Arbeit an sich, aber auch im Vergleich mit der Leistung der Diplomschwestern und -pfleger und die Möglichkeit, „wirklich einmal die eigene Meinung sagen zu können“, werden eingeklagt. Auf die schwierige Arbeitsmarktsituation wird aufmerksam gemacht und ungünstige Arbeitsbedingungen – z.B. durch Personalmangel – der noch schlimmeren Situation einer drohenden Arbeitslosigkeit vorgezogen. Das Problembewußtsein, eine durch das Vermögen bzw. die Armut der PatientInnen bestimmtes, unterschiedliches Betreuungsverhalten aufzubauen, wird angesprochen. Familienfeindliche Arbeitszeiten werden thematisiert, und als gesellschaftsrelevanter Zusammenhang wird aufgezeigt, daß dem Akademiker gesellschaftlicher und beruflicher Aufstieg und damit eine gewisse Entlohnung für seinen Arbeitseinsatz selbstverständlich sind, die der dem Sanitätshilfsdienst, der wenig oder keine Aufstiegsmöglichkeiten hat, versagt bleiben.

Die *ÄrztInnen mit interaktionistischer Form des Kontrollbewußtseins* formulieren Gedanken zur Gerechtigkeit im Zusammenhang der einseitigen Konfliktlösung zwischen PatientInnenbetreuung und wissenschaftlicher Arbeit zugunsten der institutionellen Belohnung wissenschaftlicher Leistungen. Ein Umdenken in der Bewertung der PatientInnenarbeit soll einsetzen. Die Unerreichbarkeit „höherer Posten für Frauen“ wird kritisiert. Ein Mitspracherecht bei den die Klinikorganisation betreffenden Fragen und eine verbindliche Kontrolle der Ausbildung, entsprechend der Ausbildungsordnung, werden eingeklagt.

Die *Diplomschwestern und -pfleger wie die Sanitätshilfsdienste* fordern die Verbesserung der Zusammenarbeit aller in der Klinik arbeitenden Menschen, bessere Arbeitsbedingungen und ein freundlicheres Arbeitsklima.

IV. Ethische Werturteile in der Medizin

Die Inhaltsanalyse der von den ÄrztInnen, Diplomschwestern und -pflegern und Sanitätshilfsdiensten geschilderten Probleme führt zurück zu den Wurzeln der Medizin als positivistischer Wissenschaft und deren Reorganisation des kulturellen Systems des Lebens, des Krankseins, Gesundwerdens und Sterbens. Hat die Medizin ihre Aufmerksamkeit bisher zu sehr – oder fast ausschließlich – auf die kognitive Ebene der Arzt-Patient-Beziehung gerichtet und läuft die Kommunikation und damit der diagnostisch-therapeutische Prozeß latent ständig Gefahr, durch die hierarchische Weisungsgebundenheit institutionell unterbrochen zu werden, so wird in der Folge nicht nur das Subjekt „Patient" verobjektiviert, sondern gleichfalls die Fähigkeit der ÄrztInnen, Diplomschwestern und -pfleger und Sanitätshilfsdienste, als autonome Instanzen und selbstverantwortliche Subjekte antworten zu können, in Mitleidenschaft gezogen. Da die Arzt-Patient-Beziehung beide Seiten betrifft, wird auch von den ÄrztInnen verlangt, die affektiven, kognitiven und ethischen Probleme zu berücksichtigen.

Es ist nun Aufgabe der Ethik in der Medizin, die Rücknahme der Vertauschung des Subjektiven mit dem Objektiven zum Ausgangspunkt ihrer Reflexionen zu machen und das Schicksal der Individualität, stets in der Objektivität Gestalt annehmen zu müssen, in der Wiederherstellung der ursprünglichen Einheit von Subjekt und Objekt in einer Person zu überwinden. Die Ethik in der Medizin hat ihrerseits die Aufgabe der Theorie der Humanmedizin von Uexküll und Wesiack ernstzunehmen, die Einheit von Bezeichnendem und Bezeichnetem zu erhalten, die wechselseitige Bedingtheit von Objektivität und Subjektivität im Individuum zu berücksichtigen und den Sinn des gesprochenen Satzes im Diskurs zu respektieren.[1]

---

1 Uexküll, Th. von, Wesiack, W., Theorie der Humanmedizin. 91f.

Sinn ist nur im Zusammenhang von Sätzen, d.h. im Zusammenhang mit einem sprechenden Subjekt zu finden. Dieses stiftet mit dem Gebrauch seiner Worte Sinn, verwirklicht dadurch seine Autonomie, Freiheit und erhält – damit untrennbar verbunden – auch seine Gesundheit. Das Subjekt, welches innerhalb der Sprachgemeinschaft und anhand deren Regeln und Grammatik das Wort ergreift, um zu sagen, was es sagen will, ist Ausgangspunkt der philosophischen Untersuchung der Ethik.

Ludwig Wittgenstein untersucht in seiner Philosophie die Grammatik des Sprachgebrauches der sprechenden Subjekte. Seine Philosophie gibt keine ethischen Inhalte vor, sie will nur feststellen und aufzeigen, welche Einstellungen und Aussagen mit Hilfe der Sätze ausgedrückt werden. Um die Aussagen der Interviews mit den ÄrztInnen, Diplomschwestern und -pflegern und Sanitätshilfsdiensten zu untersuchen, ist der Ausgangspunkt des sinnvollen Satzes, wie ihn Wittgenstein unterstreicht, für die Ethik hilfreich. Es geht nicht darum, die privaten Empfindungen der Interviewpartnern, die der Untersuchung nur schwer zugänglich sind, in den Aussagen zu ergründen. Der Versuch dieser Art von Deutung würde den Rahmen dieser Arbeit überschreiten.

Die sprachphilosophischen Überlegungen Wittgensteins sind in diesem Beitrag zur Ethik in der Medizin auch deshalb so wertvoll, da sie helfen, die begriffliche Kontinuität mit der Theorie der Humanmedizin von Uexküll und Wesiack beizuhalten. Die Semiotik des Modelles der Humanmedizin von Uexküll und Wesiack teilt das philosophische Apriori des sinnvollen Satzes, der auf die freie und autonome Leistung seines Subjektes verweist, mit der Sprachphilosophie Ludwig Wittgenstein. Die Übereinstimmung in den philosophischen Voraussetzungen macht es an dieser Stelle aber auch notwendig, den Unterschied zwischen Sprachphilosophie und naturwissenschaftlichem Modell klarzustellen. Auch um den Unterschied zwischen Naturwissenschaft und Philosophie darlegen zu können, sind die Überlegungen Wittgensteins eine große Hilfe.

In der Sprachphilosophie Ludwig Wittgensteins geht es um die Untersuchung des Satzes als Satz, der als Bild der Wirklichkeit in dem Sinne aufzufassen ist, wie auch die Partitur oder die Schallplatte ein Bild für die erklingende Symphonie darstellen.[2] Wie wir unsere Welt verstehen, bringen wir in Sätzen zum Ausdruck. Unser

---

[2] Wittgenstein, L., Tractatus logico-philosophicus. Frankfurt am Main 1963, Nr. 4.014.

Leben in dieser Welt, was in dieser Welt geschieht, das Reich der gemachten und möglichen Erfahrungen, unsere Sicht der Ereignisse, unsere Weise, die Welt zu sehen, drücken wir in den Bildern der Sprache aus. Es wird von einer Interpretation der Bildtheorie des Satzes ausgegangen, die sich gegen das positivistische Mißverständnis der Bildtheorie als empirischer Abbildmethode wendet.[3]

„Die Welt ist alles, was der Fall ist" lautet die Nummer 1 des Tractatus logico-philosophicus von Wittgenstein. Was der Fall ist, sind die Tatsachen, erfahren wir in der Nummer 2. Das logische Bild der Tatsachen, mit denen ich die Welt beschreibe, ist der Gedanke, Nummer 3 des Tractatus. Und „Der Gedanke ist der sinnvolle Satz", Nummer 4. Wenn ich die Welt, vielleicht meine Welt, beschreiben will, und es gelingt mir nicht, ist dies möglicherweise unsinnig, jedoch niemals sinnlos, und „worüber man nicht reden kann, darüber muß man schweigen", Nummer 7 des Tractatus. Auch das Schweigen ist zu respektieren.

Wird das, was der Fall ist, in sinnvollen Sätzen ausgedrückt, gibt es, wenn ein Ich spricht, keine sinnlosen Sätze. Auch unsinnige Sätze sind ein Bild der Wirklichkeit, wenn auch vielleicht ein falsches, verzerrtes, verzeichnetes. Jeder Satz soll als Bild der Wirklichkeit ernst genommen werden. Es gibt keine privilegierten Sätze.[4] Es gibt weder privilegierte politische Sätze noch religiös, ethisch, wirtschaftlich, wissenschaftlich oder philosophisch privilegierte Sätze. Alle Sätze sind Sätze, jeder Satz kann zumindest bejaht oder verneint werden.

Das Gesagte heißt auch, daß die Sprache in Ordnung ist, wie sie ist, und wir nicht so zu tun brauchen, als müßten wir über den hervorragenden Sinn unserer Sätze hinaus noch nach einem hehren Ideal streben, als müßten wir uns erst daransetzen, eine vollendete Sprache zu bauen.[5]

Ziel der philosophischen Untersuchung ist, sich darüber klarzuwerden, was gesagt worden ist. Es geht nicht um die Vermehrung oder Erweiterung von Wissen, es geht nicht um das Erstellen von

---

[3] Leher, S., Begründung ethischer Normen bei Viktor Cathrein und Wahrheitstheorien der Sprachphilosophie. Innsbruck 1992. 154–166.

[4] Habermas, J., Vorbereitende Bemerkungen zu einer Theorie der kommunikativen Kompetenz, in: J. Habermas u.a. (Hg.), Theorie der Gesellschaft oder Sozialtechnologie. Was leistet die Systemforschung? Frankfurt 1971, 101–141.

[5] Danford, J. W., Wittgenstein and Political Philosophy. A reexamination of the Foundations of Social Science. London 1978, 195–197.

Modellen und der Wirklichkeitskontrolle ihrer Anwendungen. Der Gewinn an philosophischer Klarheit, die beschreibt, welchen Sachverhalt der Satz ausdrückt, was sich im Satz zeigt und wie es sich verhält, reicht dem Philosophen Wittgenstein. Sätze sind für ihn Darstellungen von Sachverhalten und werden als solche ernstgenommen. Ein System von Sätzen, eine Rede, ein Buch, eine Lehre, eine Abhandlung, ein Gespräch, ein Interview, etc., sind immer aus einzelnen Sätzen, die Sachverhalte darstellen, aufgebaut und werden durch den Sprecher, der sie gebraucht, gerechtfertigt. Jeder Satz kann verneint oder bejaht werden, die Sprachphilosophie Ludwig Wittgensteins kennt aber kein etabliertes Entscheidungsverfahren, um festzustellen, ob es sich nun tatsächlich so verhält, wie der Satz aussagt, daß es der Fall ist. Hier liegt der grundlegende Unterschied zwischen philosophischem und naturwissenschaftlichem Vorgehen. Die Naturwissenschaft ist ihrerseits auf die Sprache angewiesen. Auch wenn sie die Sprache selbst untersucht, kann sie in der Reflexion über das, was sie tut, dies aber nicht tun, ohne sich als Erzeuger von Sätzen, die ihren Sinn haben, zu begreifen.

Die Sprachphilosophie Wittgensteins hilft nicht nur, die ethischen Aspekte und immanenten Werthaltungen der ÄrztInnen, Diplomschwestern und -pfleger und Sanitätshilfsdienste in der weltanschaulichen Pluralität der vorliegenden Werturteile als sinnvolle Ausdrücke von sprechenden Subjekten zu verstehen. Medizinische Ethik soll auch entfalten helfen, was sich hier im Ansatz, wenn auch in der Vielfalt der beteiligten Personen zeigt. Die Ethik hat dabei rational zu argumentieren, jedoch auch immer empathisch zu versuchen, die angesprochenen Probleme im Hinblick auf ihre Bedeutung für die GesprächspartnerInnen zu verstehen und bewältigen zu helfen. Wittgenstein liefert in der Untersuchung der ethischen Fragen als freie Antworten des Subjektes das denkerische Instrumentarium zum Gebrauch der Wörter „gut“ und „richtig“. Die Offenheit der Ethik für das Verstehen und Bewältigen von Lebenszusammenhängen und Problemen bringt sie unweigerlich mit den Ausdrücken von Emotionen und psychologischen Begriffen in Kontakt. Auch hier hilft Wittgenstein mit seinen Überlegungen zur Philosophie der Psychologie, die dem Ethiker begriffliche Klärungen und Unterscheidungen für seinen Beitrag zur Ethik in der Medizin zur Verfügung stellt. Sachverhalte und Hypothesen, die nach empirischer Überprüfung verlangen, sind von Geltungsansprüchen zu unterscheiden, die der selbstverantwortlichen Einsicht des Subjektes entspringen und nach einem sinnvollen Leben und einer gelungenen Lebensbewältigung fragen.

1. Die immanenten Werthaltungen der ÄrztInnen, Diplomschwestern und -pfleger und Sanitätshilfsdienste am Landeskrankenhaus/Universitätskliniken Innsbruck

Wie recht Uexküll und Wesiack mit ihrer Forderung haben, „es wird Zeit, aus der Heilkunde selbst die ethischen Richtlinien zu entwickeln, die in ihr angelegt sind,"[6] machen die Beschreibungen des eigenen Handelns und Verhaltens der ÄrztInnen, Diplomschwestern und -pfleger und Sanitätshilfsdienste mit interaktionistischer Form des Kontrollbewußtseins selbstredend deutlich. Einige Zitate aus den Interviews sollen den Reichtum an immanenten Werthaltungen der ÄrztInnen, Diplomschwestern und -pfleger und Sanitätshilfsdienste noch einmal beispielhaft verdeutlichen.

„Das Beste für den Menschen zu tun und medizinisches Wissen mit der menschlichen Situation des Patienten zu verbinden, in einer angenehmen Atmosphäre und ohne Hektik und Streß in Beziehung zum Patienten zu treten, ihm nichts vorzuspielen, helfen wollen, nicht helfen können, helfen durch Aufbau einer Vertrauensbeziehung zum Patienten, seine körperlichen, seelischen und sozialen Kräfte und Ressourcen mobilisieren helfen, die Person und nicht das medizinische Objekt sehen, den Patienten ausreden lassen, das Arbeitsleben im Krankenhaus als Räderwerk eines Zusammenspieles zu sehen, dessen Integration im partnerschaftlichen Miteinander aller Beteiligten ständig aufgebaut und erhalten werden muß", sind sprechende Beispiele für die Berücksichtigung des ethischen Aspektes im alltäglichen Arbeitsleben der ÄrztInnen. *„Eigene Fehler einzugestehen, Unsicherheiten zu ertragen, das Erkennen psychosomatischer Zusammenhänge"* sind weitere Beispiele für die ethische Kompetenz der heute konkret in der Klinik arbeitenden ÄrztInnen.

Das gleiche gilt für die Diplomschwestern und -pfleger mit interaktionistischer Form des Kontrollbewußtseins. *„Ausführliches Weitergeben der Informationen der PatientInnen in den Dienstübergaben, psychologische Supervision des eigenen Erlebens und Handelns als Verarbeitungshilfe des Erlebten, partnerschaftliche Zusammenarbeit mit den ÄrztInnen und verständnisvolle Organisation des Sanitätshilfsdienstes, Auseinandersetzung mit dem Lei-*

[6] Uexküll, Th. von, Wesiack, W., Theorie der Humanmedizin. 23.

den der PatientInnen, der Sinnfrage des Lebens und der Bedeutung von Therapien im Hinblick auf das Nicht-mehr-gesund-werden-Können, Trösten der PatientInnen und solidarisches Verhalten in der Sterbebegleitung, dem Patienten die Freiheit lassen, sich nicht aufdrängen, wenn er lieber alleine sein will, bei ihm bleiben, wenn er Angst hat davor, alleine zu sein, den Sorgen der Angehörigen offen begegnen, die Achtung vor dem anderen Menschen, auch wenn er als im Augenblick kranker Mensch auf Hilfe angewiesen ist", sind wiederum Beispiele aus dem Klinikalltag, aus denen die Menschlichkeit des Umganges miteinander für sich spricht. Die Aufgabe des Ethikers ist es, diese Beispiele zu hören, sie aufzunehmen und darauf hinzuweisen, wie wertvoll und wichtig dieser Schatz an Menschlichkeit für unsere Gesellschaft ist.

Die Sanitätshilfsdienste, die kein Gymnasium, keine Akademie, Fachhochschule oder Universitätsstudium absolviert haben, werden bzgl. ihrer menschlichen und ethischen Kompetenz nur allzuleicht übergangen oder abqualifiziert und sollen deshalb mit ihren Beschreibungen auch zu Wort kommen. *„Gerne mit Patienten zu arbeiten, darauf zu achten, daß diese sich wohlfühlen, versuchen, ihnen auf dem Weg zu den Untersuchungen und Operationen im Gespräch ihre Sorgen und Angst zu erleichtern, Trostworte zu sprechen, auf das Selbstbewußtsein der Patienten zu achten, den Stationsschwestern bei der Arbeitsorganisation zu helfen, den Menschen in seiner Krankheit so zu respektieren, daß er sich verstanden fühlt, die Kenntnis der eigenen Grenzen im Wissen und Beurteilen-Können von Problemsituationen und Hilfe bei Schwestern und ÄrztInnen suchen, Maßnahmen kontrollieren lassen, nicht eigenmächtig handeln und den ÄrztInnen Zeit für die PatientInnen und deren Probleme abverlangen"*, sind einige wenige Beispiele des Handelns und Verhaltens der Sanitätshilfsdienste mit interaktionistischer Form des Kontrollbewußtseins.

Es kann in der Ethik in der Medizin daher nicht darum gehen, daß „Moraltheologen, Moralphilosophen und Juristen … sich dazu berufen … fühlen, den Ärzten Ratschläge und Vorschriften zu erteilen und ihnen damit ihre Ideologie aufzuzwingen".[7] Dasselbe gilt für die Diplomschwestern und -pfleger, die Sanitätshilfsdienste und sämtliche anderen Gesundheitsberufe. Und es stimmt auch, daß es „die falsche Vorstellung von einer Realität, die wir vorfinden und die von den wissenschaftlichen Theorien nur ‚aufgedeckt' wer-

[7] Ebd. 23.

den müsse", ist, die die Ärzte daran hindert, eine praktische Ethik für ihre Wissenschaft, die Medizin, zu entwickeln.[8]

Die erkenntnistheoretischen Voraussetzungen der Medizin als klinischer Wissenschaft, wie sie im ausgehenden 18. und frühen 19. Jahrhundert historisches Faktum wird, machen es möglich, um das Individuum herum eine rationale Sprache zu organisieren, wobei das Objekt des Diskurses ebensogut eine Person sein kann, d.h. ein Subjekt, ohne daß die Gestalten der Objektivität dadurch verändert würden.[9] Aber nicht nur die PatientInnen werden von den ÄrztInnen wie sachliche Objekte behandelt. Die ÄrztInnen selbst können ihre Existenz, Tod und Krankheit immer weniger in der eigenen Lebensgeschichte bewältigen. Dieser Umstand hat verheerende Auswirkungen auf die Handlungssicherheit und damit -fähigkeit der ÄrztInnen, denn Schmerz, Leid und Tod sind Bedrohungen, die die PatientInnen und ÄrztInnen gemeinsam treffen.

Die soziologische Inhaltsanalyse der Interviews zeigt, daß der Arzt mit deterministisch-additiver Form des Kontrollkonzeptes in dem Augenblick beunruhigt ist und sich in einer sehr unbefriedigenden Situation befindet, wenn er nur mehr mit dem Leiden des Patienten konfrontiert ist, diese aber nicht z.B. in ein Situationskreismodell einbinden kann und ihm auch kein Verhaltensmodell zur Verfügung steht, um mit Leid, Hilflosigkeit und Ohnmacht umgehen zu können.

Die Auswirkungen der erkenntnistheoretischen Voraussetzungen der Medizin als klinischer Wissenschaft können bei der deterministisch-additiven Formen des Kontrollbewußtseins im Augenblick des unheilbar erkrankten Menschen und des Sterbenden beobachtet werden. Schwierigkeiten im Umgang mit den PatientInnen werden im Zusammenhang mit deren Sorgen, Ängsten und Leiden, besonders aber während der Zeit, da der Tod vor der Tür steht, beschrieben und beklagt. Auf eigene Erfahrungen als PatientIn wird verwiesen, auf die mangelnde Ausbildung, mit diesen Schwierigkeiten umgehen zu lernen, wird hingewiesen. Die ÄrztInnen leiden darunter, in diesem Augenblick von der Effektivität ihrer diagnostisch-therapeutischen Methoden im Stich gelassen zu werden und alleine mit sich selbst die Konflikte austragen zu müssen, die sie in ihrem Inneren belasten und quälend begleiten. An den ÄrztInnen kann derart beobachtet werden, daß die Vergegenständ-

---

[8] Ebd.

[9] Foucault, M., Die Geburt der Klinik. 16.

lichung der PatientInnen auch das eigene Erleben zunehmend versachlicht, daß die Verobjektivierung der anderen in das Gefängnis der Selbstversachlichung führt. Die ÄrztInnen werden mit ihrem wachsenden Leidensdruck alleine gelassen, die Diplomschwestern und -pfleger und Sanitätshilfsdienste sind enttäuscht, von ihnen keine Hilfe in der Problembewältigung zu erhalten, und das gemeinsame Gespräch über die Sinnfragen des Lebens, die Existenzbedrohung in Krankheit und Tod und über die Lebensgeschichten der Beteiligten verstummt allzu regelmäßig in Resignation und lähmender Anpassung an die als unveränderbar hingenommenen Strukturen und Verhältnisse.

Die Analyse der geschichtlichen Bedingungen der naturwissenschaftlichen Medizin sowie der sozial-empirische Befund gegenwärtigen Verhaltens und Handelns in einer modernen Großklinik unterstreichen die für eine Theorie der Humanmedizin grundlegende Forderung: „Die physiologisch-objektive Beobachtung des Organismus und des Verhaltens muß offenbar durch das subjektive Erleben der Patienten und ihre sozialen Beziehungen ergänzt werden, um das Krankheitsgeschehen voll erfassen und wirksam helfen zu können“[10].

Dabei hat die Analyse die Grundprobleme einer Theorie der Humanmedizin mit Hilfe des Instrumentariums der Philosophie begrifflich zu klären. Die Beziehung von Patient und seiner Objektwelt sowie die Beziehung zwischen physikalischen, physiologischen, psychologischen und sozialen Vorgängen sind Gegenstand dieser Klärung. Die Sprachphilosophie Ludwig Wittgensteins hat als Ausgangspunkt das Apriori des sinnvollen Satzes, das im Satz das Zeichen in seiner untrennbaren Einheit von Bezeichnendem und Bezeichnetem wiederfindet. Wittgensteins Methode, Philosophie zu betreiben, will die Philosophie zur Ruhe bringen, d.h. im Urteil, die philosophischen Begriffe genügend geklärt zu haben, die Untersuchung zu beenden.[11]

War es bei der Erstellung des Modelles der Humanmedizin für Uexküll und Wesiack schon zwingend gewesen, viele gebräuchliche Termini genau zu definieren, da „die kritiklose Übernahme von Begriffen aus anderen wissenschaftlichen Disziplinen … in der Medizin eine terminologische Konfusion erzeugt … hat“[12], stehen

---

[10] Uexküll, Th. von, Wesiack, W., Theorie der Humanmedizin. 30.
[11] Wittgenstein, L., Philosophische Untersuchungen. 133.
[12] Uexküll, Th. von, Wesiack, W., Theorie der Humanmedizin. 91.

wir im philosophischen Bemühen, begriffliche Klarheit und Übersicht zu schaffen, zwar nicht vor demselben, aber vor einem sehr ähnlichen Problem. Es gilt, die Beziehung der Philosophie zur Naturwissenschaft klarzustellen: Die Philosophie ist keine der Naturwissenschaften.[13] Mit Hilfe einer Philosophie der Psychologie soll ausgehend vom selbstverantwortlichen und freien Subjekt die begriffliche Kontinuität von Anthropologie, Soziologie, Ethik und Theologie gewährleistet werden. Auf diese Weise versucht die Philosophie – „Es gibt nicht eine Methode der Philosophie, wohl aber gibt es Methoden, gleichsam verschiedenen Therapien"[14] – in der begrifflichen Klärung der Problemstellung, einen Beitrag zur Überwindung falscher Übersetzungen und undeutlicher Interpretationen, von Verständnisschwierigkeiten, Fehldeutungen und Irrtümern leisten zu helfen.

2. Die rationale und die empathische Perspektive der Ethik

Die Entpersönlichung in den ethischen Reflexionen zurückzunehmen, mußte auch die Ethik lernen. Aufgrund ihres stark von der Entwicklung der modernen Naturwissenschaften beeinflußten Selbstverständnisses, nimmt man eher eine nur rationale Perspektive als die dominante Perspektive eines Problems wahr und leugnet, daß es auch eine andere, eher empathische Perspektive des Problems gibt. Beide Perspektiven sind wahrzunehmen, jede hat ihre Aufgabe. Die eher rationale Sicht kümmert sich um die Probleme des Unterscheidens, des Konsenses und der Neutralität, die Perspektive des „Care" sorgt sich um die Probleme des Verstehens, der Bewältigung und der Beziehung.[15]

Auch die Ethik in der Medizin hat beide Perspektiven zu berücksichtigen. In den Krankengeschichten des Hippokrates ist stets zu lesen, wo der Kranke gelebt hat, z.B. in welchem Teil der Stadt, und dies führt nicht nur zur Lebenswelt des Kranken, son-

---

[13] Wittgenstein, L., Tractatus logico-philosophicus. Nr. 4.111.

[14] Wittgenstein, L., Philosophische Untersuchungen. 133.

[15] Illhardt, F. J., „Lebenswelt" und „Biomedizin". Wie kann man Medizin verstehen? in: Illhardt, F. J., Effelsberg, W. (Hrg.), Medizin in multikultureller Herausforderung. Workshop der Akademie der Wissenschaften und der Literatur, Mainz am 4./5. Dezember 1992. Stuttgart 1994, 11–28, 18.

dern auch zur Erkenntnis, daß jede Gruppe, Gesellschaft und Kultur ihr eigenes Regel- und Wertesystem für das beste hält.[16] Die Ethik mußte auch zur Kenntnis nehmen, daß das Verhalten und die Verhaltensregeln der Menschen sehr vielfältig sind. Verstehen-Wollen hat zur Voraussetzung, auch dem eigenen Wertesystem völlig widersprechende Ansichten und Überzeugungen tolerieren zu können. Gerade in der multikulturellen Gesellschaft der USA z.B., von der die Betonung der Autonomie ausging, mußte zur Kenntnis genommen werden, daß Selbstbestimmung von den Schwarzen, Hispanics oder Asiaten anders gesehen wird als von ihren weißen mittelständischen Vordenkern, daß Selbstbestimmung also kontextabhängig ist.[17]

Für die kulturanthropologische Reflexion der medizinischen Anthropologie ist es eine traurige Erkenntnis, daß die Vertreter der modernen Medizin seit Beginn der Kolonialisierung überall versuchten, sich in den Sprachen fremder Kulturen verständlich zu machen, indem sie vorwiegend traditionelle Krankheitsbezeichnungen aus dem kulturellen Umfeld für ihre Übersetzung benutzten, in Unkenntnis der kulturellen, lebensweltlichen Bedeutung der benutzten Begriffe für den kulturellen Umgang mit Krankheit und ihrer Bewältigung und für kulturelles Heilen. Weltweit werden in den Entwicklungsländern in der kulturreduktionistischen „modernen" Gesundheitsversorgung medizinisch-kulturelle Kommunikationsstörungen beobachtet. Die psycho-sozial und die sozio-kulturelle Fähigkeit zum Coping – unter Coping versteht man das individuelle Umgehen-Können mit der Krankheit – und die zugrunde liegenden kulturellen Bedeutungssysteme von Krankheiten können von der internationalen medizinischen Krankheitsklassifikation völlig unterschiedliche Krankheitskonstruktionen beinhalten.[18]

Ein besonderes Problem in dem Bemühen um Verständnis tritt in den Beziehungen der EthikerInnen mit den ÄrztInnen und umgekehrt zu Tage. Der französische Arzt und Wissenschaftler J. Bernard z.B. ist von der Ethik zweifach enttäuscht. Zuerst war für die Philosophen die Medizin von der Antike bis in das 19. Jahrhundert

---

[16] Ebd. 17.

[17] Ebd.

[18] Sich, D., Überlegungen zu Aufgaben einer kulturvergleichenden medizinischen Anthropologie, in: Illhardt, F.J., Effelsberg, W. (Hrg.), Medizin in multikultureller Herausforderung. Workshop der Akademie der Wissenschaften und der Literatur, Mainz am 4./5. Dezember 1992. Stuttgart 1994, 119–140, 132ff.

machtlos und deshalb uninteressant. Als es dann 1937 mit den Sulfonamiden gelingt, nach Jahrtausenden der Machtlosigkeit und Ohnmacht über die Tuberkulose, die Syphilis und die großen Septikämien zu triumphieren, nimmt die Ethik die Wirklichkeit des medizinischen Fortschrittes nicht wahr. Als mit der biologischen Revolution der Entdeckung des genetischen Kodes ganz neue Probleme entstehen, die die gesamte Medizin zu beherrschen beginnen, begegnet die Ethik diesen mit den alten Denkmustern einer Gesetzesethik.[19]

ÄrztInnen fühlen sich von den EthikerInnen nicht verstanden, die EthikerInnen haben ihre Schwierigkeiten mit den ÄrztInnen. Für den spanischen Ethiker D. Garcia war die Wissenschaft bis in die 30er Jahre unseres Jahrhunderts „interessenlos", „rein" und „stand jenseits von gut und böse". Die Wissenschaft galt als wesentlich gut und war daran, langsam aber sicher die weltlichen Probleme der Menschheit zu lösen. Warum von einer Ethik der Wissenschaft sprechen? Wenn die Wissenschaft an sich gut ist, ist die Frage nach ihrer Ethik redundant. Diese Art ursprünglicher Unschuld verlor sie in den 30er Jahren, die Wissenschaft entdeckte die Sünde. In Hiroshima und Nagasaki verlor die Atomphysik ihre Unschuld, die Medizin verlor sie kurz zuvor in Dachau und Auschwitz. Die reine Wissenschaft gibt es nicht – war die bittere Erkenntnis – sie kann sich als solche nicht einmal denken, denn sie ist untrennbar mit wirtschaftlichen, sozialen und politischen Interessen verbunden. Erkenntnis ohne Interesse gibt es nicht. Aufgrund dieser Diskussion hat die Ethik heute wieder eine neue Wichtigkeit erlangt. Und tatsächlich begegnet Garcia – wie viele seiner KollegInnen – dieser Anfrage an die Ethik zuerst mit einem neuen Imperativ: Die Ethik hat heute am Ende des 20. Jahrhunderts „die Verteidigung und den Schutz des Lebens auf der Erde" zu sichern. Dabei ist die Ethik von den Naturwissenschaften und ihren Möglichkeiten nach wie vor fasziniert, sie fühlt sich aber auch gleichzeitig von ihnen bedroht: Atomenergie, Überbevölkerung, die Erschöpfung der natürlichen Ressourcen, die Vernichtung der Erdatmosphäre, die Vergiftung des Erdbodens und die Verschmutzung des Wassers sowie der pflanzlichen und tierischen Ökosysteme und die ungleiche Aufteilung des Reichtums machen klar: Die Wissenschaft ist heute Bedrohung und Hoffnung zugleich.[20]

---

[19] Bernard, J., De la biologie à l'Éthique. Paris 1990, 23ff.

[20] Garcia, D., Fundamentos de Bioética. Madrid 1989, 11.

Die rationale Perspektive der Ethik und ihr Bemühen, für die Gesellschaft nützlich zu sein und die damit verbundene Schwierigkeit mit der Perspektive des Verstehens und der Bewältigung der Probleme der Lebenswelt sind der Ethik aus ihrer eigenen Geschichte erwachsen.

Für Ludwig Wittgenstein ist die Sprache in Ordnung, so wie sie ist.[21] Diese Auffassung steht in einer gewissen Spannung zur Philosophie in der Moderne und hat die Postmoderne mit vorbereitet. Plato ist Skeptiker. Die Sprache ist wichtig, sie ist jedoch beileibe nicht der Schlüssel zur Welt. Wissen ist wichtig für Plato, er möchte die Dinge in sich selbst untersuchen. Die Widersprüche des vielfältigen Sprachgebrauches freilich möchte Plato gelöst wissen.[22] In der Sprache Hegels würde das heißen, die Widersprüche werden aufgehoben, Marx hat gehofft, sie überwinden zu können.

Die Sprache ist in Ordnung, wie sie ist. Das reicht Wittgenstein gegen Plato und jedweden Idealismus. Wir brauchen nicht so zu tun, als müßten wir über den hervorragenden Sinn unserer Sätze hinaus noch nach einem hehren Ideal streben, als müßten wir uns erst daransetzen, eine vollendete Sprache zu bauen.[23]

Wittgenstein und Plato ist gemeinsam, den Gesprächspartner überzeugen zu wollen, und ihn nicht zu zwingen, eine bestimmte Wahrheit anzunehmen. Sokrates ist hierfür das Modell.[24]

Aristoteles beginnt sein Philosophieren mit der Allgemeinsprache, mit allgemeinen, oft mit zwei sich widersprechenden Meinungen. Die Endpunkte seines Philosophierens sind jedoch nicht Klarheit und Untersuchung des Gebrauches der Worte, sondern Definitionen. Auch Aristoteles geht es in der Philosophie um Wissen und Erkenntnis, freilich in dem Maße, als es seinem Ziel entspricht. Das Ziel, der Sinn und Zweck der philosophischen Wissenschaft ist für Aristoteles nun nicht das Gute an sich, sondern die Frage, wie er selbst gut und besser werden kann.[25]

Für Plato und Aristoteles war das Philosophieren die beste Art zu leben, Philosophie war eine politische Wissenschaft – das Beispiel Sokrates macht dies deutlich – und als solche gefährlich und subversiv. Die Philosophie der Alten war subversiv, Plato macht sie

---

21 Wittgenstein, L., Philosophische Untersuchungen. Frankfurt 1979, I 98.

22 Danford, J. W., Wittgenstein and Political Philosophy. A reexamination of the Foundations of Social Science. London 1978, 195.

23 Ebd. 196.

24 Ebd. 197.

25 Ebd. 126–153.

in der Republik dann auch zur Privatsache. Die Gesellschaftsethik der Alten war subversiv, in der Moderne wird sie zunehmend funktionell.[26]

Einige individuelle Beispiele, die als Netzpunkte der sich neu gestaltenden Struktur, die Welt zu sehen und darin zurechtzukommen, verstanden sein wollen, sollen diese Entwicklung veranschaulichen.

Wenn um 1512 Kopernikus die Grundlagen des Heliozentrischen Weltbildes entwickelte und Paracelsus, der ebenfalls an der Universität zu Ferrara studierte, 1527 die Medizin auf die Erfahrung hin orientierte[27], wenn Erfahrung und eigene Erwägung 1583 Galilei die Beobachtung und Beschreibung der Pendelbewegung ermöglichen und Harvey 1629 den Blutkreislauf entdeckt, wenn 1638 Galilei die Fallgesetze aufstellt, Pascal 1639 seine Abhandlung über die Kegelschnitte schreibt und 1642 die erste mechanische Rechenmaschine baut[28], dann verwundert es nicht mehr, wenn 1651 Hobbes im Leviathan mit dem Anspruch auftritt, die Gesellschaftsethik, die Ethik überhaupt, die politische und die Staatswissenschaft mit derselben Methode zu begründen, mit der die Naturwissenschaft begründet wurde, d.h. mit der Geometrie und Mathematik. Der Gesellschaftsvertrag, die Konvention, wird naturwissenschaftliches Faktum. Die Naturwissenschaft ist nützlich, also hat auch die Ethik nützlich zu sein.[29]

Das philosophische Apriori bestimmt auch das Problembewußtsein der Philosophie. Die Philosophie muß sich gesellschaftsrelevant als nützlich legitimieren. Hobbes drückt dies sehr schön aus, indem er der Philosophie vorschreibt, daß sie zum Frieden führen soll. Mit der Nützlichkeit als Kriterium des Philosophierens werden Sicherheit, Gewißheit und Klarheit wichtig, allgemeingültige Gesetze und universell definierte Begriffe werden zur Regel.[30]

---

[26] Ebd. 199.

[27] In der Intimatio zu seiner pragmatischen Schrift des Jahres 1527 kündigt Paracelsus an, wie er seine Bücher zu schreiben gedenkt: Sie ... „sind nicht etwa aus Hippokrates und Galenos oder irgendwelchen anderen Lehrbüchern zusammengebettelt, sondern vermitteln das, was mich die höchste Lehrerin Erfahrung und eigene Arbeit gelehrt haben. Demnach dienen mir als Beweishelfer Erfahrung und eigene Erwägung statt Berufung auf Autoritäten". Siehe: Kaiser, E., Paracelsus. Hamburg 1969, 89.

[28] Meyers Kleines Lexikon. Philosophie. Mannheim 1987. 482–486.

[29] Danford, J. W., Wittgenstein and Political Philosophy. 20.

[30] Ebd. 201.

Dieses Ethikmodell war sehr erfolgreich. Wittgenstein steht in der Erfolgsgeschichte von Hobbes.[31] Die Epistemologie, im weitesten Sinne die Erkenntnistheorie, die Frage nach der Grundlegung des Wissens und Erkennens, löst die politische Wissenschaft als Königin der Philosophie ab[32]. Die Ethik ist positives Konstrukt mit naturwissenschaftlicher Grundlegung und die Fragen, wie kann ich am besten leben, wie kann ich mein Leben verstehen usw., diese Fragen werden sinnlos.

Es ist aber auch wahr, daß viele Menschen, die in die Gesundheits- und Sozialberufe gehen, dies mit einem außergewöhnlich hohen Anspruch an ethischer Selbstverpflichtung tun. In der Arbeitswelt, in Wissenschaft und Gesellschaft erleben sie dann, daß das eigene persönliche Wertesystem mit zum Teil völlig verschiedenen oder konträren Wertesystemen politischer, wirtschaftlicher, wissenschaftlicher, ethischer, religiöser und vieler anderer Geltungsansprüche in Konkurrenz und Konflikt gerät. Persönliche Geltungs- und Gestaltungsansprüche laufen dann Gefahr, in der Mühle der Wirklichkeit zermahlen zu werden. Der Handlungsspielraum und die Herausforderung, eigene Handlungsvorstellungen in die Wirklichkeitsgestaltung einzubringen, sind aber für eigenverantwortliches Handeln wesentlich.

Die Selbstverpflichtungen sind immer wieder auch so hoch, daß sie regelmäßig und unausbleiblich zu Überforderungen führen. Auch dieses Problem ist kein individuelles, es ist Teil der geschichtlichen Situation unserer Gesellschaft, in der der einzelne lebt. Der Wert freier selbstverantworteter Entscheidungen des einzelnen ist im weltanschauungsfreien Staat der pluralistischen Gesellschaft zu unterstreichen. Es sind dies Entscheidungen, die Verantwortlichkeit erlebbar machen. Universell abstrakten Geltungsansprüchen moralischer Gesetze hingegen gelingt es erfahrungsgemäß nicht, den legitimitätsbegründenden Verfassungskonsens unserer modernen Demokratien mitzugestalten, d.h. es gelingt nicht, zu konkreten Problemen konkrete Lösungsvorschläge anzubieten.[33] In positivistischer Manier und mit dem Nützlichkeitsargument für eine bessere Gesellschaft vorgebrachte universale Moralgesetze haben ihren ideengeschichtlichen Platz deshalb im Kontext einer längst vergangenen Zeit.

---

[31] Ebd. 200.

[32] Ebd. 199.

[33] Baier, H., Ehrlichkeit im Sozialstaat. Gesundheit zwischen Medizin und Manipulation. Zürich 1988, 119.

Abgesehen von der sprachphilosophischen Kritik an kategorischen „Du-sollst"-Imperativen als Versuch, wiederum privilegierte Sätze und damit Herrschaft zu schaffen, zeigt meine bescheidene 3jährige ärztliche Erfahrung an der Klinik Innsbruck, daß die Regelungs- und Normendichte, die Wirtschaft, Politik und Recht mit Hilfe von Management, Organisation und Bürokratie dem Medizin- und Gesundheitswesen aufdrücken, derart hoch ist, daß sie nach Entlastung und Solidarität und nicht nach Erhöhung der Zwänge verlangt.

Das Apriori bestimmt das Problembewußtsein. Wenn die Welt der Fall ist, was der Fall ist, wenn den Tatsachen zugestanden wird, in den logischen Sprachbildern der Gedanken auf dem Tisch zu liegen, wenn die Sprache in Ordnung ist, wie sie ist, dann ist das rationale Problembewußtsein um die Perspektive des Verstehens erweitert. Diese Perspektive steht offen, wenn die Wirklichkeit der Welt, so wie sie in den Sätzen der Menschen Asudruck findet, gehört wird, und die Anliegen und Nöte der Menschen in die Ethik aufgenommen werden.

Die Nützlichkeitskritik der Wissenschaften und ihrer Ethik kann nicht übersehen, daß die Naturwissenschaften den Menschen Sicherheit, Gewißheit und Gesundheit in einem Maße geschenkt haben, wie wir es bis dahin nicht besessen haben. Die Kritik an den Naturwissenschaften öffnet auch den Raum für die eigenen und persönlichen Worte der Unsicherheit, des Zweifels und der Angst in der Lebensbedrohung, auch den Raum zum Schweigen, der erst bewältigt sein will: „Wovon man nicht sprechen kann, darüber muß man schweigen."[34] Zum Schweigen gehören die Trauer, der Schmerz und das Weinen, das Loslassen, das Hergebenkönnen und das Alleinsein mit der eigenen Lebensbedrohung in der Krankheit.

Wenn der sinnvolle Satz Schlüssel zum Lebenssinn und Hilfe in der Lebensbewältigung wird, geht es nicht mehr um Kausalitäten, nicht darum, Ursachen zu entdecken, sondern es geht um den Versuch, Lebensgeschichte zu verstehen und das Leben gut zu leben.

Wenn eine Person spricht, die versucht, mit ihrem Leben, das z.B. durch eine schwere Erkrankung bedroht ist, zurecht zu kommen, und sie ihre Überlegungen, Verlangen, Wünsche, Ängste und Hoffnungen mitteilt, geht es nicht um das Erkennen von Ursachen und Wissen, sondern es geht um Verstehen und Verständnis.

---

[34] Wittgenstein, L., Tractatus logico-philosophicus. Frankfurt 1963. 7.

Will der Zuhörende den Grund wissen, warum sein Gegenüber dies oder das gesagt und getan hat, will er ihn verstehen, dann fragt er ihn nach seinen Gründen.[35] „Wenn man aber den Grund für eine bestimmte Aussage, für eine bestimmte Art zu handeln usw. wissen will, dann ist keine Anzahl übereinstimmender Erfahrungen notwendig, und deine Begründung ist keine Hypothese."[36] Es ist immer eine Person, die die Gründe angibt, warum sie etwas tut, warum sie zustimmt oder nicht zustimmt, redet oder schweigt.[37] Die Frage nach dem guten und richtigen Leben – die klassische Frage der Ethik – führt zur Untersuchung der Gründe für das persönliche Verhalten und Handeln der Person.

Erstes Ziel der sprachphilosophischen Untersuchung dieses Problems ist für Wittgenstein zu helfen, eine klare Sicht des Lebensbereiches zu erhalten, indem er eine zutreffende Darstellung der betroffenen Begriffe anbietet und auf diese Weise die Unsicherheiten über die Natur der Ethik auflöst, aus denen die philosophischen Schwierigkeiten zuallererst kommen.[38] In der Ethik wie in der Philosophie ist es Wittgensteins Ziel, eine „Übersicht" zu gewinnen, aus der Klarheit entspringt; diese bringt keine neuen Antworten mit sich, sondern vielmehr eine geordnete Darstellung dessen, was wir schon wissen.[39]

Äußerungen werden nicht als Berichte über innere Prozesse verstanden, sondern spielen eine bestimmte Rolle als Ausdrücke des Innenlebens eines Individuums. Wenn wir jemanden fragen, warum er schlecht gelaunt ist, bitten wir nicht um eine Hypothese, und wenn jemand sagt, er hätte sich mit dem Arzt oder der Krankenschwester gut unterhalten, erwarten wir nicht, daß er diese Antwort auf Grund einer Theorie gibt. Die grammatischen Beziehungen, die dabei im Spiel sind, werden am besten veranschaulicht, wenn wir Ausdrücke des Gernhabens und Vorziehens untersuchen. Denn es ist ein Teil unseres Begriffes „gernhaben", daß das Individuum autorisiert ist zu äußern, was es mag.[40]

Wittgenstein weist nicht den Versuch zurück, menschliches Verhalten in ursächlichen Termini zu analysieren. Was verworfen wird,

---

35 Johnston, P., Wittgenstein and Moral Philosophy. London 1991, 49ff.

36 Wittgenstein, L., Das Blaue Buch. Frankfurt 1984, 34.

37 Wittgenstein, L., Wittgenstein's Lectures, Cambridge 1932–1935, ed. A. Ambrose Oxford 1979, 35.

38 Johnston, P., Wittgenstein and Moral Philosophy. 17.

39 Ebd. 18.

40 Ebd. 47.

ist die begriffliche Verwirrung, die entsteht, wenn das Sprach-Spiel mit „Gründen“ mit implizite ursächlichen Behauptungen verwechselt wird. In einer Kultur, in der die Wissenschaft eine bestimmte gesellschaftliche Herrschaft erreicht hat und kausalen Begriffen am meisten vertraut, wird es wichtig, in Erinnerung zu rufen, daß wir uns im allgemeinen beim Sprechen nicht damit beschäftigen, Ursachen zu entdecken, sondern den Versuch unternehmen, die Tat als Handlung eines denkenden Wesens zu verstehen, d.h. als eine Handlung, die aufgrund bestimmter Überzeugungen, Verlangen und Absichten gewählt wurde.[41]

3. Die ethische Verantwortung für „gut“ und „richtig“ als Antwort des Subjektes

Wittgenstein beginnt seinen Vortrag über Ethik[42], indem er darlegt, was er unter Ethik versteht. Er beruft sich auf Moores Definition: „Ethik“ ist die allgemeine Untersuchung dessen, was gut ist. Wittgenstein fügt hinzu, er möchte „Ethik“ in einem weiteren Sinn als Moore verstehen. Er verwendet das Wort „Ethik“ so, daß es auch den wichtigsten Teil dessen, was allgemein „Ästhetik“ genannt wird, umfaßt, und bietet eine Reihe anderer Definitionen in der Hoffnung an, daß sie denselben Effekt erzeugen, den Galton hervorrief, als er eine Anzahl von Fotos verschiedener Gesichter auf dieselbe fotografische Platte aufnahm, um jenes Bild zu erhalten, das die allen Gesichtern gemeinsamen typischen Merkmale enthält.[43]

In derselben Weise beschreibt Wittgenstein die Ethik als die Untersuchung dessen, was wertvoll ist oder wirklich wichtig; dabei sagt er auch, daß Ethik mit dem Sinn des Lebens zu tun hat, mit dem, was Wert hat, bzw. mit dem, was das Leben lebenswert macht, oder mit der rechten Art zu leben.[44]

Wittgenstein stimmt Moore bei[45], daß jeder der Ausdrücke – „gut“, „wichtig“, „wertvoll“, „rechte Art“, etc. – in zwei verschiede-

---

41 Ebd. 49.

42 Wittgenstein, L., Vortrag über Ethik, in: Schulte, J. (Hrg.), Wittgenstein. Vortrag über Ethik und andere kleine Schriften. Frankfurt 1989, 9–19.

43 Ebd. 10.

44 Ebd. 11.

45 Johnston, P., Wittgenstein and Moral Philosophy. London 1991, 75.

nen Bedeutungen gebraucht werden kann: einer relativen und einer absoluten Bedeutung. Die relative Bedeutung ist unproblematisch: ein guter Sessel ist einer, der einen festgesetzten Zweck erfüllt; zu sagen, ein bestimmter Weg ist der richtige Weg, heißt, daß es der richtige Weg relativ zu einem bestimmten Ziel – d.h. im Hinblick auf ein bestimmtes Ziel – ist.[46] Auch das Wort „muß" kann auf diese Weise gebraucht werden. Die Aussage: „Sie müssen diesen Weg nehmen" kann durch die Tatsachenaussage ersetzt werden: „Dies ist die schnellste Route nach X"; oder durch eine Bedingung für ein bestimmtes Ziel, etwa: „Sie müssen diesen Weg nehmen, wenn sie in der kürzesten Zeit nach X kommen wollen". Werden die Ausdrücke in dieser Art gebraucht, stellen sie keinerlei Schwierigkeiten dar. Aber gerade die Ethik gebraucht sie nicht in dieser Art und Weise.[47]

In der Ethik sagen wir, daß etwas gut ist, ohne einen bestimmten Zweck, für den es gut ist, anzugeben; und wenn wir sagen, dies zu tun, ist das Richtige, sieht das aus, als wollten wir sagen, dies ist absolut das Richtige zu tun, unabhängig von jedem Ziel. Ähnlich kann im Zusammenhang zur Ethik „Du sollst X tun" nicht in Tatsachenbegriffe übersetzt werden.[48] Die sprachphilosophische Untersuchung hält uns auch in der Ethik die Problematik von Übersetzungsfehlern vor Augen. Durch den absoluten Gebrauch der Begriffe der Ethik wird diesen ihre Bedeutung genommen. Die Fragen „Warum ist das das Richtige?" und „Warum muß ich X tun?" scheinen unbeantwortbar, da kein Ziel angegeben wird, dem zugestimmt oder das abgelehnt werden kann. Deshalb sieht der Versuch, die Begriffe „gut" und „richtig" absolut zu gebrauchen, auch sehr inkohärent aus. Wittgenstein zieht daraus die Folgerung, daß der absolute Gebrauch dieser Begriffe den Versuch beinhaltet, das Unsagbare zu sagen.

Aus sehr ähnlichen Gründen sagt G. E. M. Anscombe, der absolute Gebrauch von „muß" hat nur Sinn auf dem Hintergrund eines Glaubens an Gott und einer göttlichen Sanktion des moralischen Gesetzes. Ob der absolute Gebrauch dieser Begriffe z.B. aus einem historischen Mißverständnis kommt, das den ursprünglich relativen Charakter des Gebrauches dieser Begriffe nicht mehr versteht oder aus anderen Gründen entstanden ist, soll hier nicht

---

[46] Wittgenstein, L., Vortrag über Ethik. 11.

[47] Ebd.

[48] Ebd. 12.

geklärt werden. Es bleibt aber festzustellen, daß es entweder keinen spezifisch ethischen Gebrauch dieser Begriffe gibt, oder daß der Versuch, solche Begriffe absolut zu gebrauchen, verwirrend ist.[49]

Der absolute Gebrauch ethischer Begriffe als „absolute Werturteile“ behandelt das Gute so, als wäre es ein beschreibbarer Sachverhalt, den jedermann, „unabhängig von seinen jeweiligen Vorlieben und Neigungen, notwendig herbeiführen könne oder sich schuldig fühlen … müßte, weil er ihn nicht herbeiführt. Ein solcher Sachverhalt, möchte ich behaupten, ist ein Hirngespinst. Es gibt keinen Sachverhalt, der – wie ich es einmal nennen möchte – die Zwangsgewalt eines absoluten Richters besitzt“[50].

Um diesen logischen Gegensatz zwischen Tatsache und Wert zu überwinden, kehrt Wittgenstein zur alltagssprachlichen Bedeutung der Sätze unserer Sprache zurück. Wir reden von der Verwendung von Worten, Begriffen und Ausdrücken so „wie von den Figuren des Schachspiels, indem wir Spielregeln für sie angeben, nicht ihre physikalischen Eigenschaften beschreiben. Die Frage ‚Was ist eigentlich ein Wort?‘ ist analog der Frage ‚Was ist eine Schachfigur?‘ “[51]. Folgerichtig wird daher nun der Begriff der menschlichen Handlung selbst zum Ausgangspunkt der philosophischen Untersuchung gemacht. „Die Betrachtung muß gedreht werden, aber um unser eigentliches Bedürfnis als Angelpunkt“, denn „die Philosophie der Logik redet in keinem anderen Sinn von Sätzen und Wörtern, als wir es im gewöhnlichen Leben tun, wenn wir etwa sagen ‚Hier steht ein chinesischer Satz aufgeschrieben‘, oder ‚Nein, das sieht nur aus wie Schriftzeichen, ist aber ein Ornament‘ etc.“[52]

Wären wir auch sicher, daß das Wissen um eine bestimmte Tatsache die Menschen immer zu einem bestimmten Handeln führte, sollten wir doch darauf bestehen, daß zwischen der Tatsache und der ihr folgenden Handlung ein Spalt ist, d.h. daß die Reaktion auf die Tatsache von dieser unterschieden ist. Der Hinweis auf die Reaktion ist in diesem Zusammenhang wichtig, weil die Behauptung der Bedeutung einer Tatsache ja zeigt, daß und wie ich auf diese reagiere, daß ich ihr in meinem Denken und Handeln eine bestimmte Rolle zuweise. Was also inkohärent ist an der Idee, daß die

---

49 Johnston, P., Wittgenstein and Moral Philosophy. London 1991, 76.
50 Wittgenstein, L., Vortrag über Ethik. 13f.
51 Wittgenstein, L., Philosophische Untersuchungen. 108.
52 Ebd.

Tatsache in sich eine Bedeutung habe, ist die Meinung, daß dieses Reagieren irgendwie in die Tatsache selbst eingebaut werden könne. Wir könnten dann auch sagen, das Reagieren wäre notwendig.[53]

Parallel dem logischen Spalt zwischen Tatsache und Handlung ist der Spalt zwischen Handlungsgrund und Handlung. Ebenso wie die Verbindung zwischen Gründen und Handlung nicht von einem besonderen Grund geschmiedet wird, sondern von unseren Gründen der Weg zu unserem Handeln führt, so ist auch die Behauptung, daß eine Tatsache Bedeutung hat oder wichtig ist, durch unsere Reaktion darauf offenbar. Die Antwort auf eine Tatsache ist in der Rolle, die wir ihr in unseren Gedanken und Handlungen geben, zu finden. Weiters hat, da eine derartige Behauptung immer das Reagieren eines Individuums einbezieht, eine Tatsache immer Bedeutung für eine Person, die das Wort ergreift. Genau deshalb, weil die Behauptung ein Reagieren darstellt und in einem sprachlichen Ausdruck vorgestellt wird, ist es logisch immer für einen anderen möglich, die Behauptung zurückzuweisen und entsprechend anders zu handeln. Dies wiederum schließt die Behauptung einer Person, es gibt ein richtiges und ein falsches Reagieren – und damit auch Handeln – nicht aus, sondern ein.[54]

Die ethische Verpflichtung ist letztlich nicht etwas, was von Tatsachen abgeleitet werden kann, sondern sie stellt eine besondere und entschiedene Reaktion des Individuums dar. Der Versuch, das Gute eines Objektes oder einer Handlung an einem Merkmal desselben zu beschreiben, bringt mehr Verwirrung denn Klarheit. Denn wenn ein bestimmtes Merkmal eines Objektes benannt wird, macht es immer noch Sinn zu fragen, ob das Objekt insgesamt gut ist. Diese Frage führt wiederum dazu, genau erklären zu müssen, um welche Art von „gut" es sich handelt. Und diese Erklärung ist wiederum Ausdruck eines sprechenden Subjektes, welches das Wort „gut' gebraucht.[55]

Folgerichtig kommt Wittgenstein zur Einsicht, was wir wissen möchten, worüber wir eine Übersicht gewinnen wollen, „ist der Gebrauch des Wortes ‚gut' ...".[56] In den Vorlesungen über Ästhetik

[53] Johnston, P., Wittgenstein and Moral Philosophy. 82.

[54] Ebd. 83.

[55] Ebd. 97f.

[56] Wittgenstein, L., Bemerkungen über die Philosophie der Psychologie. Frankfurt 1988, 160.

ist dieser Gedanke ausgeführt: „Wenn wir über ein Wort sprechen, fragen wir immer, wie es uns beigebracht worden ist. Damit wird einerseits eine Vielzahl von Mißverständnissen ausgeschaltet, und andererseits erhältst du eine primitive Sprache, in der das Wort benutzt wird.“[57]

In diesem Zusammenhang ist es wichtig, festzustellen, daß das Wort „gut“, anders als „gelb“, nicht anhand von Beispielen gelernt wird, sondern eher als Ersatz oder Erweiterung einer natürlichen Reaktion.[58] „Wenn du dich fragst, wie ein Kind Ausdrücke wie „schön“, „gut“, etc. lernt, wirst du feststellen, daß es sie, grob gesagt, als Ausrufe lernt. ... Übertriebene Gesten und Gesichtsausdrücke sind für das Lernen ungeheuer wichtig. Das Wort wird als Ersatz für einen Gesichtsausdruck oder eine Geste gelehrt. Die Gesten, Tonlagen etc. sind in diesem Fall Ausdrücke der Zustimmung. Was macht das Wort zu einem Ausruf der Zustimmung? Es ist das Spiel, in dem es auftaucht, nicht die Form der Wörter.[59]

Beim Lehren des Gebrauches des Wortes „gut“ werden die natürlichen Ausdrücke der Zustimmung später in Sprache übersetzt. Das nichtverbale Verhalten wird durch ein Sprachspiel ersetzt, das neue Möglichkeiten des Ausdruckes „gut“ ermöglicht. Wenn jemand fragt, was ein Wort – oder ein bestimmtes vorverbales Verhalten – zu einem Ausdruck der Zustimmung macht, so lautet die einfache Antwort, es ist das Spiel, in dem es auftaucht. Das Wort – oder die Geste – hat nur innerhalb dieses Kontextes Bedeutung. Der Begriff ist nicht anhand einer Definition gelehrt worden. Deshalb ist es auch fruchtlos und müßig, den Begriff durch abstrakte Gebrauchsregeln definieren zu wollen, die nicht dem umgangssprachlichen Gebrauch des Wortes unterliegen. Der Kontext, der den Hintergrund des Gebrauches liefert, ist deshalb so entscheidend, da außerhalb des Kontextes seiner Anwendung der Begriff unsicher wird, d.h. er wird unverständlich.[60]

Was das Wort „gut“ zu einem Ausdruck der Zustimmung macht, ist nicht etwas, was gleichzeitig mit oder hinter dem Ausdruck liegt, wie z.B. ein mentaler Prozeß. Vielmehr treten Ausdrücke dieser Art – „Es ist gut“ – im Kontext eines besonderen menschlichen Verhal-

---

[57] Wittgenstein, L., Vorlesungen über Ästhetik, in: Wittgenstein, L., Vorlesungen und Gespräche über Ästhetik, Psychoanalyse und religiösen Glauben, Parega 1994, 9–62, 10.

[58] Johnston, P., Wittgenstein and Moral Philosophy. 98.

[59] Wittgenstein, L., Vorlesungen über Ästhetik. 10.

[60] Johnston, P., Wittgenstein and Moral Philosophy. 99.

tens auf. Das Wort „gut“ wird im Kontext der Zustimmung gebraucht. Der springende Punkt und die Wichtigkeit dieser Darlegung ist darin zu sehen, daß Wörter nur im Zusammenhang ihres Kontextes und der sie begleitenden Handlungen untersucht werden können. In den Vorlesungen sagt Wittgenstein gegen Moores linguistische Untersuchungen: „Wenn ich den Hauptfehler der Philosophen der jetzigen Generation, einschließlich Moores, benennen sollte, würde ich sagen, er besteht darin, daß sie beim Betrachten der Sprache die Form der Wörter betrachten und nicht den Gebrauch, der von der Form der Wörter gemacht wird.“[61]

Was bei der Untersuchung des Wortes „gut“ wichtig ist, ist nicht seine adjektivische Form, sondern die Gelegenheit, bei der es gebraucht wird, die Rolle, die es in unserem Leben spielt. Hier wie bei anderer Gelegenheit geht Wittgensteins Untersuchung nicht von bestimmten Wörtern, sondern von bestimmten Gelegenheiten, Tätigkeiten oder Handlungen aus. „Die Sprache ist ein charakteristischer Teil einer großen Gruppe von Handlungen – sprechen, schreiben, Bus fahren, einen Mann treffen etc.“[62] Wittgenstein beschäftigt sich mit den Gelegenheiten, bei denen die Wörter „gut“, „Es ist richtig“, etc. benützt werden, er beschäftigt sich „mit den ungeheuer komplizierten Situationen“[63] ihres Gebrauches.

Was das Wort „gut“ betrifft, zeigt diese Untersuchung die Verbindung auf, die in bestimmter Art und Weise zwischen dem Gebrauch des Wortes durch den Sprechenden und seinem Handeln besteht. Dieser Zusammenhang unterstreicht die Tatsache, daß der Gebrauch eines Wortes eine Reaktion des Individuums beinhaltet.[64]

Eine Folge daraus ist, daß es für den Gebrauch des Wortes keine festgesetzten Kriterien gibt. Zu beschreiben, worin die Zustimmung besteht, wenn jemand „gut“ sagt, ist nicht nur schwer, es ist unmöglich. Diese Beschreibung bestünde in der Beschreibung der ganzen Umwelt.

Daher zeigt die Aufmerksamkeit eines Menschen für einen bestimmten Aspekt eines Gegenstandes – oder einer Handlung – die Reaktion des Menschen darauf an. Die Einstellung, die dieser Mensch gegenüber diesem Aspekt einnimmmt, wird sichtbar. Wird das Wort „gut“ als Ausdruck der Zustimmung gebraucht, so hängt die Bedeutung eines bestimmten Ausdrucks der Zustimmung – die

---

[61] Wittgenstein, L., Vorlesungen über Ästhetik. 10.
[62] Ebd. 11.
[63] Ebd.
[64] Ebd. 100.

Gründe für diesen bestimmten Gebrauch, seine Vernetztheit mit der Lebenswelt der Sprechenden, den Folgen für diese, etc. – von dem bestimmten Kontext ab, in dem es vorkommt. Deshalb sind die Kriterien der Anwendung des Wortes auch nicht festgelegt.

In einem bestimmten Kontext hängt darüber hinaus die Grammatik des Wortes „gut" nicht nur vom Gegenstand ab, für den es verwendet wird, sondern auch von den Gründen, die eine Person angibt, warum sie etwas „gut" nennt; denn, indem das Individuum seine Gründe für den Gebrauch des Wortes „gut" angibt, buchstabiert es die Praxis für den Gebrauch des Wortes. Deshalb „fixiert jede verschiedene Art, in der eine Person A eine andere Person B überzeugen kann, daß das so-und-so gut ist, die Grammatik dieser Diskussion.[65]

Das Wort „gut" legt keine geheimnisvolle Qualität fest, in der es in den vielfältigsten Formen vorkommt. Vielmehr spielen wir in den verschiedensten Kontexten verwandte Spiele mit demselben Wort. Die Spiele haben bestimmte Ähnlichkeiten – z.B. in der Verbindung mit den Handlungen oder durch die Ausdrücke und Gesten, die seinen Gebrauch begleiten – aber es gibt kein einziges Element, das allen Spielen gemeinsam ist. Jedes kann als Fall ausgedrückter Zustimmung beschrieben werden, aber was dies bedeutet – die Gründe dafür, etc. – wird von Fall zu Fall verschieden sein.[66]

Das Wort „gut" erfüllt seine besondere Funktion genau aufgrund der Tatsache, daß wir mit seiner Anwendung nicht übereinstimmen, nicht einverstanden sein können. Die Sehnsucht z.B. nach einer bestimmten Definition von Gerechtigkeit, die richtig ist und korrekt und über alle Zweifel erhaben, wirft ein interessantes Licht auf unsere Beziehung zur Sprache. Sie zeigt nämlich, wie wir manchmal unsere moralischen Meinungsverschiedenheiten in die Sprache selbst projizieren. So können wir behaupten, daß das, was jemand, der mit uns nicht übereinstimmt, Gerechtigkeit nennt, nicht wirklich Gerechtigkeit ist. Wittgenstein beschreibt dieses allzu menschliche Verhalten folgendermaßen: „Wir verleihen Wörter, wie wir, bereits vorhandene, Titel verleihen."[67]

In empirischen Dingen ist die Meinungsverschiedenheit in den Kontext eines Spiels eingebunden, den wir alle akzeptieren, d.h.

---

[65] Ebd. 101f.

[66] Ebd. 103.

[67] Wittgenstein, L., Bemerkungen über die Philosophie der Psychologie. Frankfurt 1988, I 116.

wir stimmen Prozeduren zu, den Disput zu führen. Für die Ethik gilt, daß die Meinungsverschiedenheiten in der Tatsache gründen, daß wir verschiedene Spiele spielen, ohne daß es bestimmte Mittel gibt, denen wir zugestimmt hätten, um die Meinungsverschiedenheiten zu harmonisieren. Verschiedene Dinge „gut" nennen heißt, auf verschiedene Arten zu handeln, und das kann beinhalten, andere als unsere eigene Handlungsweise zu verurteilen.[68]

Wittgenstein hat seinen Vortrag über Ethik in der ersten Person Singular beendet. Wenn es zu den Fragen kommt, was wertvoll ist, was gut und richtig ist, ist auch der Philosoph an den Punkt gelangt, wo er nur mehr für sich selbst sprechen kann:[69] „Ist der Wert ein bestimmter Geisteszustand? Oder eine Form, die an irgendwelchen Bewußtseinsdaten haftet? Ich würde antworten: Was immer man mir sagen mag, ich würde es ablehnen, und zwar nicht darum, weil die Erklärung falsch ist, sondern weil sie eine Erklärung ist", sagt Wittgenstein.[70] In den Diskurs um das Wertvolle, das Gute und Richtige treten Subjekte, die ihre Überzeugungen vorbringen und diese Geltungsansprüche mit ihren Argumenten verteidigen. „Ich habe in meinem Vortrag über Ethik zum Schluß in der ersten Person gesprochen: Ich glaube, daß das etwas ganz Wesentliches ist. Hier läßt sich nichts mehr konstatieren; ich kann nur als Persönlichkeit hervortreten und in der ersten Person sprechen",[71] sagt Wittgenstein seinem Freund Waismann.

Die philosophische Untersuchung der Grundlegung der Ethik ist zunächst die Untersuchung des Gebrauches des Wortes „gut". Dieser Gebrauch führt zur Persönlichkeit, die in der ersten Person zu sprechen begonnen hat, und somit zur Philosophie der Psychologie.

4. Der Gebrauch psychologischer Wörter in den ethischen Reflexionen

Im Tractatus, der 1921 in Ostwalds „Annalen der Naturphilosophie" erschien, finden wir das Subjekt, das sich im sinnvollen Satz zeigt

---

[68] Johnston, P., Wittgenstein and Moral Philosophy. 105.

[69] Ebd. 97.

[70] McGuinness, B., F., (Hrg.), Ludwig Wittgenstein und der Wiener Kreis. Gespräche, aufgezeichnet von Friedrich Waismann. Frankfurt 1987, 116.

[71] Ebd. 117.

und das, was der Fall ist – die Tatsachen der Welt und der Gedanken – ausdrücken kann. Im Vortrag über Ethik spricht Wittgenstein am Ende, wie Friedrich Waismann in einer Gesprächsnotiz vom 17. Dezember 1930 festhält, in der ersten Person, die Persönlichkeit tritt in das Zentrum der Betrachtungen.[72] Wittgenstein hat auf seine Weise die untrennbare Subjekt-Objekt-Einheit zum Mittelpunkt seiner Untersuchung gemacht.

Im Vorwort zu den Philosophischen Untersuchungen, das vom Jänner 1945 datiert, gibt Wittgenstein die Themen an, die ihn seit 1929 beschäftigt haben. Es sind dies vor allem die Begriffe der „Bedeutung", des „Verstehens", des „Satzes", der „Logik, der Grundlagen der Mathematik" und der „Bewußtseinszustände".[73] Es geht Wittgenstein nicht mehr nur um die Betrachtung der Tatsachen als Tatsachen, seine Betrachtungen verlassen die konstativen Beschreibungen und interessieren sich für den tatsächlichen Gebrauch der Begriffe und für die Spielregeln, die es dem Subjekt erlauben, die Wörter der Sprache in vielfältigem Reichtum zu gebrauchen.

Im Sommer 1939 hält Wittgenstein in Cambridge vor einem privaten Kreis die Vorlesungen über Ästhetik.[74] Die Untersuchung des Gebrauches der Sätze „Es ist gut", „Es ist richtig", etc. führt zur Erkenntnis, daß sie vom Sprechenden als Antwort, d.h. als eine Art der Reaktion, gebraucht werden und Zustimmung ausdrücken. Die Vielfalt der Sprachspiele, die diese Art der zustimmenden – oder ablehnenden – Antworten ermöglicht, ist Gegenstand der Untersuchung der Ethik. Die Sätze der Ethik – aufgefaßt als Antworten des Individuums auf die Fragen „Was ist gut?", „Was ist der Sinn des Lebens?", „Was hat Wert, bzw. was ist wirklich wichtig?", „Was macht das Leben lebenswert?" – stellen somit jene Fragen, die auch die Humanmedizin, wie sie Uexküll und Wesiack definieren, zu stellen ermöglichen soll. Die Antworten auf die Frage „Was ist gut?" fallen unter die Untersuchung, die die Antworten als Symptome, d.h. Übersetzungsfehler, des Patienten auf pathogene Situationen deutet. Die Theorie der Humanmedizin von Uexküll und Wesiack

[72] Schulte, J., Vorwort, in: Schulte, J. (Hg.), Wittgenstein. Vortrag über Ethik und andere kleine Schriften. Frankfurt 1989, 7.

[73] Schulte, J., Wittgenstein. Eine Einführung. Stuttgart 1989, 49.

[74] Barrett, C., Vorwort, in: Barrett, C., (Hrg.), Ludwig Wittgenstein. Lectures and Conversations on Aesthetics, Psychology and Religious Belief. Compiled from Notes taken by Yorick Smythies, Rush Rhees and James Taylor. Oxford, 1966, VII.

zeigt damit der Ethik in der Medizin die Aufgabe, der sie sich anzunehmen hat. Die Theorie der Humanmedizin und die Ethik in der Medizin stellen verschiedene Fragen und untersuchen verschiedene Antworten. Sie bedienen sich dabei auch unterschiedlicher Methoden. Dem diagnostisch-therapeutischen Prozeß in der Humanmedizin von Uexküll und Wesiack einerseits und der Untersuchung des Gebrauches der Begriffe in der Philosophie andererseits ist aber das Bemühen um die Wiederherstellung der Subjekt-Objekt-Einheit, der Einheit von Bezeichnendem und Bezeichnetem im Zeichen und Symbol gemeinsam.

Von Mai 1946 bis Mai 1949 schrieb Wittgenstein Bemerkungen nieder, die fast ausschließlich die Natur der psychologischen Begriffe erörtern. Sie wurden 1980 von G. E. M. Anscombe und G. H. von Wright unter dem Titel „Bemerkungen über die Philosophie der Psychologie“ veröffentlicht.[75]

4.1 Der Begriff der „Philosophie der Psychologie“

In der Philosophie der Psychologie geht es um die Lösung der philosophischen Probleme mit psychologischen Begriffen im Zusammenhang mit der Klärung der Natur des Verstandes. Auch die Philosophie der Psychologie beschreibt und will nicht erklären. Das Ziel der Philosophie der Psychologie ist die klare Darstellung alltäglicher psychologischer Begriffe. Dieses wird in der Entfaltung der Grammatik der psychologischen Wörter erreicht. Auch die Antwort auf die Frage nach dem Gebrauch der psychologischen Wörter muß, will sie erleuchten, anschaulich sein.[76]

Die Grundlage von Wittgensteins Denken besteht auch in der Philosophie der Psychologie darin, daß philosophische Untersuchungen begriffliche und nicht sachliche Untersuchungen darstellen.[77] Die begriffliche Untersuchung ist keine Analyse in dem Sinne, daß sie etwas im Begriff Verstecktes ans Tageslicht brächte und wir aus dieser Entdeckung neue Informationen erhalten würden. Im Gegenteil, alles, was von philosophischem Interesse ist, ist

[75] Anscombe, G. E. M., Wright, G. H. von, Vorwort, in: Anscombe, G. E. M., Wright, G. H. von (Hrg.), Wittgenstein. Bemerkungen über die Philosophie der Psychologie. Werkausgabe Band 7. Frankfurt 1984, 6.

[76] Budd, M., Wittgenstein's Philosophy of Psychology. New York 1991, 1.

[77] Wittgenstein, L., Bemerkungen über die Philosophie der Psychologie. Anscombe, G. E. M., Wright, G. H. von (Hrg.), Frankfurt 1984, I 949.

offen sichtbar, und alle für den Begriff relevanten Tatsachen sind schon bekannt. Es gibt also nichts, für das eine Erklärung gesucht werden braucht:[78] „Nochmals: Von einer Analyse dessen, was geschieht, ist hier nicht die Rede. Bloß von einer Analyse – und dieses Wort ist sehr irreführend – unserer Begriffe."[79] Die begriffliche Untersuchung ist die Untersuchung der Grammatik der Wörter, und: „Grammatik sagt nicht, wie die Sprache gebaut sein muß, um ihren Zweck zu erfüllen, um so-und-so auf Menschen zu wirken. Sie beschreibt nur, aber erklärt in keiner Weise den Gebrauch der Zeichen."[80]

Die Philosophie der Psychologie ist für Wittgenstein eine Beschreibung, die auf den Gebrauch der psychologischen Wörter begrenzt ist, und es geht darum, die Verbindungen zwischen den psychologischen Wörtern zu sehen: „Uns interessiert eine Erklärung der Wirkungsweise der Sprache als psychophysischer Mechanismus nicht. Diese Erklärung ist selber eine Beschreibung von Phänomenen (der Assoziation, des Gedächtnisses, etc.) in der Sprache; sie ist selber ein sprachlicher Akt und stellt sich außerhalb des Kalküls; während wir eine Erklärung brauchen, die ein Teil des Kalküls ist."[81]

Sich ein Modell vom denkenden Geist zu machen, ist Aufgabe der Naturwissenschaft, ist Psychologie nicht Philosophie. Es geht nicht um Kausalverbindungen. Die Tätigkeiten des Geistes liegen in der Weise vor, in der psychologische Wörter gebraucht werden. Das Ziel einer solchen Untersuchung ist nicht Exaktheit, sondern eine synoptische Zusammenschau – eine Sicht des Ganzen – die mit Hilfe einer „übersichtlichen Darstellung" erreicht wird, d.h. es geht um die Beschreibung eines bestimmten Sprachspieles, in dem das Wort gebraucht wird.[82] Das Ideal ist, jene Meisterschaft in der Beschreibung der Ähnlichkeiten und Unterschiede des Gebrauchs der psychologischen Begriffe zu erlangen, die mit der Meisterschaft des Musikers verwandt ist, der von Tonart zu Tonart zu wechseln versteht: „Die Schwierigkeit ist, sich unter den Begriffen der „psy-

---

[78] Budd, M., Wittgenstein's Philosophy of Psychology. New York 1991, 2.

[79] Wittgenstein, L., Bemerkungen über die Philosophie der Psychologie. I 413.

[80] Wittgenstein, L., Philosophische Untersuchungen. Frankfurt am Main 1971, 496.

[81] Wittgenstein, L., Philosophische Grammatik. Frankfurt am Main 1984, 33.

[82] Budd, M., Wittgenstein's Philosophy of Psychology. 3.

chologischen Erscheinungen" auszukennen. Sich unter ihnen zu bewegen, ohne immer wieder gegen ein Hindernis anzurennen. D.h., man muß die Verwandtschaften und Unterschiede der Begriffe beherrschen. Wie einer den Übergang von jeder Tonart in jede beherrscht, von der einen in die andere moduliert."[83]

Die Fähigkeit, eine Technik richtig zu gebrauchen – z.B. die Technik, ein Wort richtig zu verwenden – ist allein noch kein Garant dafür, diese Technik auch beschreiben zu können, bzw. die Beschreibungen jemandem anderen zu lehren. Ein Beispiel, an dem Wittgenstein diesen Unterschied veranschaulicht, ist, daß sich einer in einer Stadt zurechtfinden kann, ohne von ihr aber einen Stadtplan zeichnen zu können[84]. Ein anderes Beispiel zeigt diesen Unterschied anhand eines Gesichtes, das ich klar vor Augen habe, dessen Gesichtszüge mir wohl bekannt sind, aber nicht malen kann[85].

Ein besonderes Problem, die Grammatik psychologischer Begriffe richtig darzulegen, besteht in der Schwierigkeit, auf Theorien zu verzichten und bloßen Beschreibungen des Gebrauches der Wörter nachzugehen. Wir sind versucht, zu erklären, anstatt zu beschreiben. Der Grund liegt nach Wittgenstein darin, daß die Beschreibung offenkundig als unvollständig erscheint und wir uns genötigt sehen, die Tatsachen zu ergänzen, um sie verstehen zu können[86]. Offenbar erscheint die Beschreibung als unvollständig, und trotzdem muß man sie als etwas Vollständiges auffassen[87]. Eine zweite Schwierigkeit liegt darin, daß der Gebrauch psychologischer Begriffe, d.h. von Wörtern wie „glauben", „erwarten", „fürchten", „hoffen", „beabsichtigen", „denken" oft sehr weitverzweigt ist.[88]

Es geht auch nicht darum, die erhoffte Übersicht und Klarheit der psychologischen Begriffe in der Anstrengung von Definitionen zu suchen. Wir würden in einer Definition nur einen bestimmten Gebrauch eines Begriffes festlegen können, aber niemals die Vielfalt der Verwendungsmöglichkeiten der Wörter in der Sprache beschreiben können. Definitionen geben keine Einsicht in die Rolle eines Wortes in der Sprache und beschränken die Untersuchung

---

[83] Wittgenstein, L., Bemerkungen über die Philosophie der Psychologie. I 1054.

[84] Ebd. I 556.

[85] Ebd. I 944.

[86] Ebd. I 257.

[87] Ebd. I 723.

[88] Budd, M., Wittgenstein's Philosophy of Psychology. 5f.

auf die Frage: „Was ist?“[89] Es kann in der Philosophie der Psychologie aber auch nicht darum gehen, durch Selbstbeobachtung – Introspektion – das zu beschreiben, was beim Bewußtwerden eines psychologischen Begriffes in unserem Verstand vorgeht. Auch was bei den Anwendungen des Begriffes im Verstand passiert, führt zu psychologischen Aussagen über das Subjekt, macht aber keine Aussage über das Wesen eines psychologischen Prädikates und stellt nicht einmal eine Definition dar.[90] Die Selbstbeobachtung führt zu einer psychologischen Aussage über den, der sich selbst beobachtet; er fühlt z.B. anders, wenn er ein Wort versteht, als er fühlt, wenn er ein Wort nicht versteht. Oder ein anderer fühlt oder erlebt etwas ganz anderes, wenn er ein Wort versteht. Das Wesen des „Verstehens“ liegt nach Wittgenstein im richtigen Gebrauch des Wortes „verstehen“, nicht im Bericht über die verschiedenen Erfahrungen des Gebrauches.[91]

Zwei weitere Kennzeichen von Wittgensteins Philosophie der Psychologie sind seine Ablehnung einer gewissen Idee über die Natur psychologischer Zustände – oder zumindest von Bewußtseinszuständen – und seine Kritik daran, wie die Wörter dieser Zustände gelernt werden müssen. Wenn Wittgenstein die Auffassung kritisiert, daß Bewußtseinszustände wesentlich privater Natur seien, die ausschließlich vom Subjekt des Bewußtseinszustandes wirklich jemals gewußt und erkannt werden können, so zielt er damit auf die verbreitete Ansicht, daß der Name eines Bewußtseinszustandes, d.h. die Zuordnung von Wort und Zustand und daher die Einheit von Bezeichnendem und Bezeichnetem, nur dann verstanden werden könne, wenn sich das Subjekt der jeweiligen Natur des Zustandes bewußt sei.[92]

Im Blauen Buch gibt Wittgenstein eine „Daumenregel“ an, um sich über das Wesen von Wörtern wie „denken“, „glauben“, „hoffen“, „wünschen“ etc. klar werden zu können: „... ersetze den Gedanken durch den Ausdruck des Gedankens“.[93] Dieser Ausdruck ist ein Satz, der nur in einem Sprachsystem, in einem „Kalkül“ Sinn hat. Das Kalkül der Wörter, der Sätze und Begriffe – auch der psychologischen – ist die Sprache und nicht ein Bewußtseinszustand

---

89 Ebd. 8.

90 Ebd.

91 Wittgenstein, L., Bemerkungen über die Philosophie der Psychologie. I 212.

92 Budd, M., Wittgenstein's Philosophy of Psychology. 16.

93 Wittgenstein, L., Das Blaue Buch. Frankfurt 1984, 71.

oder Bewußtseinsakt, der notwendig den Gebrauch der Wörter begleiten müßte. Ob und wie die Ausdrücke unserer Gedanken von besonderen Bewußtseinsakten begleitet werden, ist die Frage nach einer Erklärung des Kalküls. Wittgenstein richtet sich nicht gegen den Versuch, die Seelenzustände zu erklären, seelische Fähigkeiten und ihre Funktionen kausal zu begründen. Eine Person benötigt für ihr Sprechen über einen Zustand, in dem sie sich befindet, aber nicht das Wissen um das Vorhandensein und Zusammenwirken verschiedener Mechanismen im Sinne von „Hypothesen; Modellen zur Erklärung, zur Zusammenfassung dessen, was du wahrnimmst"[94]. Die Erstellung von Kriterien zur Überprüfung von Hypothesen ist Aufgabe der Naturwissenschaften.

Die Untersuchung des Gebrauches der Wörter befreit von der Versuchung, für jedes Wort nach einer Denkhandlung Ausschau zu halten, die hinter ihr steht, sie begleitet und notwendig mit ihr verbunden sei.[95] Die Versuchung lautet: Warum sollten die psychologischen Wörter wie „denken", „glauben", „hoffen", „wünschen", etc. nicht „die Muskelempfindungen, Sehempfindungen, Tastempfindungen beim Schreiben oder Sprechen … sein?"[96] Wittgenstein lädt zu einem Gedankenexperiment ein, um die Verwirrung zu klären: „Sollte es der Fall sein, daß die Tätigkeit zu denken, daß es morgen regnen wird, die Tätigkeit zu sagen, daß es morgen regnen wird, begleitet, dann tue das erste, und lasse das zweite. Wenn Denken und Sprechen sich zueinander verhielten wie die Worte und die Melodie eines Liedes, dann könnten wir das Sprechen lassen und nur denken, ebenso wie wir die Melodie ohne die Worte singen können."[97] Die Fragen: „Besteht die Tätigkeit, einen Satz zu denken, ohne ihn zu sprechen, einfach darin, mit dem fortzufahren, was die Worte begleiteten, und die Worte auszulassen?" und die Aufforderung: „Versuche, die Gedanken eines Satzes ohne den Satz zu denken, und sieh, ob es das ist, was geschieht?" führen Wittgenstein zu dem Schluß: „Wir werden durch die gebräuchlichen Ausdrucksformen nicht mehr gehindert zu erkennen, daß die Erfahrung des Denkens lediglich die Erfahrung des Sagens sein kann, oder daß sie aus dieser Erfahrung und anderen, die diese begleiten, bestehen kann."[98]

---

[94] Wittgenstein, L., Philosophische Untersuchungen. 156.
[95] Wittgenstein, L., Das Blaue Buch. 72.
[96] Ebd.
[97] Ebd.
[98] Ebd. 73.

Liegt die Bedeutung eines Wortes in seinem Gebrauch durch die Sprache, so ist es auch eine unleugbare Tatsache, daß wir die Bedeutung eines Wortes verstehen, wenn wir dieses hören oder aussprechen. Diese Tatsache bringt die Frage mit sich, ob mir mit dem Verstehen der Bedeutung eines Wortes beim Hören oder Sprechen der ganze Gebrauch dieses Wortes – etwa noch in einem einzigen Augenblick – zu Bewußtsein kommt oder nicht? Die allgemeine Form dieser Frage ist die Beziehung zwischen Anwesendem und Abwesendem. Wittgenstein erläutert seine negative Antwort auf diese Frage anhand des Schachspieles. Wenn ich beschließe schachzuspielen, laufen nun tatsächlich wirklich nicht sämtliche Schachspielregeln durch meinen Geist. Und ein derartiger Prozeß oder Bewußtseinszustand würde in keiner Weise mein Verstehen des Schachspieles erklären, das ja aus der Tatsache kommt, daß ich die Regeln des Schachspieles gelernt habe und weiß, diese korrekt anzuwenden.[99]

Die Beherrschung einer Sprache beinhaltet die Fähigkeit, Zeichen regelgeleitet und regelfolgend zu verwenden. Ein Zeichen richtig zu verwenden, heißt deshalb nichts anderes, als einer Regel zu folgen. Einer Regel folgen ist etwas anderes als eine Deutung. Eine Regel äußert sich „von Fall zu Fall der Anwendung, in dem ..., was wir ‚der Regel folgen', und was wir ‚ihr entgegenhandeln' nennen"[100]. Einer Regel folgen ist die Fähigkeit, von einem Wort einen bestimmten Gebrauch zu machen, eine Reihe fortzusetzen, eine Melodie wiederzugeben, ein Spiel zu spielen. Für das Verstehen folgt hieraus, daß diese Fähigkeit wohl einen Zustand bezeichnet, aber nicht eine Begleitung meiner Worte durch ihn[101], d.h. in einer bestimmten Weise zu handeln. Die Fähigkeit, einen Satz zu verstehen, eine Sprache zu verstehen, „heißt, eine Technik beherrschen"[102]. Die Bedeutung kann vom Gebrauch nicht getrennt werden. Ich kann nicht etwas meinen und über dessen Gebrauch keine Ahnung haben.[103]

Regelbefolgung hat mit einer Praxis zu tun und kann nicht mit einmaligen Ereignissen erklärt werden: „Und, der Regel zu folgen

---

99 Wittgenstein, L., Philosophische Grammatik. Frankfurt am Main 1984, 108.

100 Wittgenstein, L., Philosophische Untersuchungen. 201.

101 Wittgenstein, L., Bemerkungen über die Philosophie der Psychologie. I 675.

102 Wittgenstein, L., Philosophische Untersuchungen. 199.

103 Budd, M., Wittgenstein's Philosophy of Psychology. 38.

glauben, ist nicht: der Regel folgen. Und darum kann man nicht der Regel ‚privatim' folgen, weil sonst, der Regel zu folgen glauben, dasselbe wäre, wie der Regel folgen."[104] Ich weiß, daß ich die Regel in einem bestimmten Fall befolge, genauso wie ich auf eine bestimmte Situation reagiere und keinen Zweifel habe, was zu tun ist. Ich antworte auf die Regel, indem ich handle und an nichts weiter appelliere. Interpretation besteht nach Wittgenstein darin, daß ein Zeichen durch ein zweites ersetzt wird, d.h. ein Ausdruck der Regel durch einen anderen ersetzt wird.[105] Dies geschieht z.B., wenn ein Zeichen in eine andere Sprache übersetzt wird. Dies kann vielleicht der Beweis des richtigen Verständnisses des ersten Zeichens sein; das Zeichen, mit dem die Interpretation zu einem Ende kommt, ist jedoch ein psychologischer, nicht ein logischer Begriff, d.h. die Interpretation ist eine Erklärung von Zusammenhängen und nicht deren Beschreibung.[106]

Wie jemand eine Regel versteht, zeigt sich im Gebrauch, den er davon macht; d.h. es hängt davon ab, was er zu einem bestimmten Zeitpunkt in einer bestimmten Situation macht. Handelt er in der Überzeugung, das ist es, was zu tun ist, in einer bestimmten Art und Weise, wird man sagen, er versteht die Regel auf diese Weise. Handelt er anders, wiederum in der Überzeugung, dies ist es, was die Regel verlangt, wird man sagen, er versteht die Regel auf diese verschiedene Weise. Daraus folgt, tut er nicht, was wir tun, folgt er einer anderen Regel, als wir dies tun[107]. Um uns verständigen zu können, brauchen wir also nicht diesselbe Interpretation, sondern dasselbe Verständnis der Wörter. Wir müssen dieselben Begriffe formen.[108]

4.2 Einige psychologische Begriffe und ihre Verzweigungen

Die Untersuchung des Begriffes der „Empfindung" beginnt Wittgenstein mit einer Kritik an folgendem Mythos des Gegebenen: Meine Urteile, Behauptungen und meisten anderen subjektiven Aussagen mögen mehr oder weniger gut begründet sein, wahr oder falsch, vielleicht auch unbegründet, sie werden jedoch von

---

[104] Wittgenstein, L., Philosophische Untersuchungen. 202.
[105] Wittgenstein, L., Philosophische Untersuchungen. 201.
[106] Wittgenstein, L., Philosophische Untersuchungen. 220.
[107] Wittgenstein, L., Philosophische Untersuchungen. 237.
[108] Budd, M., Wittgenstein's Philosophy of Psychology. 44.

mir vertreten. Nun gibt es aber eine Art subjektiver Aussagen, für die ich immer nur die perfekte Rechtfertigung und keine Fehlermöglichkeiten meiner Urteile und Behauptungen besitze. Dies sind meine gegenwärtigen Empfindungen, Sinneseindrücke und ähnliche Daten intrinsischen Charakters zu meinen gegenwärtigen sinnlichen Erlebnissen. Die nicht hinterfragbare Evidenz meiner Erlebnisse erlaubt Urteile, deren Begründung absolut sicher ist. Dieser privilegierte Standpunkt steht natürlich nur mir allein zur Verfügung. Ein anderer hat nie so gute Gründe, wie ich sie habe, um über meine Bewußtseinszustände zu sprechen.

Wittgenstein lehnt diesen Begriff einer absolut sicheren Begründung unserer Überzeugungen und unseres Glaubens, was die gegenwärtigen Empfindungen betrifft, ab. Es ist für ihn natürlich, daß wir uns von unseren Empfindungen, von denen wir sicheres Wissen zu haben glauben, Bilder formen.[109] Diese Bilder sind ein Weltmodell, und unser Zugang zu dieser Welt ist die Wahrnehmung. Von hierher rührt unsere Überzeugung, unsere Bewußtseinszustände bilden eine eigene, nur uns zugängliche Welt, die „Welt des Bewußtseins“[110]. Dementsprechend gibt es eine äußere und viele innere Welten.[111]

Sind die Empfindungen private Gegenstände der inneren Beobachtung, müssen die Wörter für sie indirekt gelehrt werden. Der innere Sinn muß der Person aber sagen, was ein „Schmerz“ etc. ist. Dazu gibt es zwei Möglichkeiten:

1. Für jede Person, die das Wort „Schmerz“ gebraucht, um sich selbst Schmerz zuzuschreiben, gibt es eine bestimmte Art von privatem Gegenstand, auf den sich die Person beim Gebrauch des Wortes „Schmerz“ bezieht.

2. Es gibt einen privaten Gegenstand der Art, daß jede Person, die das Wort „Schmerz“ gebraucht, um sich selbst Schmerz zuzuschreiben, das Wort gebraucht, um sich auf so einen Gegenstand zu beziehen.[112] Anhand des Beispieles vom Käfer in der Schachtel zeigt Wittgenstein, daß beide Lösungen nicht überzeugen:

„Angenommen, es hätte Jeder eine Schachtel, darin wäre etwas, was wir ‚Käfer‘ nennen. Niemand kann je in die Schachtel des An-

---

109 Ebd. 47.

110 Wittgenstein, L., Bemerkungen über die Philosophie der Psychologie. I 720.

111 Budd, M., Wittgenstein's Philosophy of Psychology. 48.

112 Ebd. 49.

dern schaun; und Jeder sagt, er wisse nur vom Anblick seines Käfers, was ein Käfer ist. – Da könnte es ja sein, daß Jeder ein anderes Ding in seiner Schachtel hätte. Ja, man könnte sich vorstellen, daß sich ein solches Ding fortwährend veränderte. – Aber wenn nun das Wort ‚Käfer' dieser Leute doch einen Gebrauch hätte? – So wäre er nicht der der Bezeichnung eines Dings. Das Ding in der Schachtel gehört überhaupt nicht zum Sprachspiel; auch nicht einmal als ein Etwas: denn die Schachtel könnte auch leer sein. – Nein, durch dieses Ding in der Schachtel kann ‚gekürzt' werden; es hebt sich weg, was immer es ist. Das heißt: Wenn man die Grammatik des Ausdrucks der Empfindung nach dem Muster von ‚Gegenstand und Bezeichnung' konstruiert, dann fällt der Gegenstand als irrelevant aus der Betrachtung heraus."[113]

Da also weder 1. noch 2. überzeugen, bleibt uns nur das einfache Wissen: Wenn ich mir Schmerz zuschreibe, gebrauche ich das Wort „Schmerz", um mich auf eine bestimmte Art eines privaten Gegenstandes zu beziehen. Niemand kann wissen, wie ein anderer dann private Gegenstände benennt, ein gemeinsames Verständnis der Wörter der Empfindungen ist unbegründbar[114]. Um diese Schwierigkeit zu überwinden, wird eine Methode benötigt, deren Anwendung die Antwort auf die Fragen „Wie weißt Du, daß es ... ist?" oder „Welches Argument hast Du zu sagen, daß es ... ist?" gestattet, das private Bild anhand eines Kriteriums identifizieren zu können.[115]

Da es dieses Argument, diese Methode und ihre Kriterien und dieses Wissen nicht gibt, sind Empfindungen keine Gegenstände. Lautet die Frage: Wie weiß er, daß es wirklich Schmerz ist, was er empfindet? so heißt die Antwort: Durch überhaupt nichts. Ich kann ohne Methode, ohne Rechtfertigung, ohne Argument, ohne Wissen und ohne wissenschaftliche Entdeckung sagen: Ich habe Schmerzen. Meine Aussage gründet in keinem Beweis und benötigt keine Rechtfertigung. Der verbale Ausdruck einer Empfindung gründet nicht in Selbstbeobachtung.[116]

Wenn ich meine Empfindungen in Worten ausdrücke und dabei nicht einen privaten Gegenstand beobachte und genauso sehe, wie er ist, und ich ihn in Worten wiedergebe, wenn ich meine Empfin-

---

[113] Wittgenstein, L., Philosophische Untersuchungen. 293.
[114] Wittgenstein, L., Philosophische Untersuchungen. 408.
[115] Budd, M., Wittgenstein's Philosophy of Psychology. 53.
[116] Ebd. 54.

dungen nicht anhand von Kriterien identifizieren kann, worin besteht dann die richtige Grammatik der Namen der Empfindungen? Wittgenstein gibt folgende Antwort: „Zur Verständigung durch die Sprache gehört nicht nur eine Übereinstimmung in den Definitionen, sondern (so seltsam dies klingen mag) eine Übereinstimmung in den Urteilen."[117] Darüber hinaus sind Wörter, die Empfindungen ausdrücken, mit einem Verhalten verbunden. Vom gemeinsamen Verhalten kommt auch die Rechtfertigung für den richtigen Gebrauch dieser Wörter füreinander. Wie beziehen sich Wörter also auf Empfindungen? „Die Frage ist die gleiche wie die: wie lernt ein Mensch die Bedeutung der Namen von Empfindungen? Z.B. des Wortes „Schmerz". Dies ist eine Möglichkeit: Es werden Worte mit dem ursprünglichen, natürlichen, Ausdruck der Empfindung verbunden und an dessen Stelle gesetzt. Ein Kind hat sich verletzt, es schreit; und nun sprechen ihm die Erwachsenen zu und bringen ihm Ausrufe und später Sätze bei. Sie lehren das Kind ein neues Schmerzbenehmen. So sagst du also, daß das Wort „Schmerz" eigentlich das Schreien bedeute? – Im Gegenteil; der Wortausdruck des Schmerzes ersetzt das Schreien und beschreibt es nicht."[118]

Zusammenfassend kann gesagt werden: Will Sprache Kommunikationsmittel sein, muß in den Urteilen Übereinstimmung herrschen. Der Gebrauch bestimmt die Bedeutung eines Wortes, nicht das, was einer Person beim Gebrauch in den Sinn kommt. Die Wörter der Empfindungen sind mit Verhalten verbunden. Die Empfindungen wurden von einer Person nicht mit Hilfe von Kriterien identifiziert.[119]

Wittgenstein drückt sich in seinem Werk immer wieder und mit vielen gezeichneten Beispielen aus. Wie schon bei der Erörterung der Aspekte eines Gesichtes im Vortrag über Ethik fällt Wittgensteins Interesse in den späten Schriften über die Philosophie der Psychologie immer wieder auf die Frage: „Was heißt das, einen Aspekt bemerken?" Sein Interesse kam vielleicht daher, daß dieses Sehen in enger Verbindung zur Erfahrung der Bedeutung – „der erlebten Bedeutung" eines Wortes steht[120]: „Der Fall der „erlebten Bedeutung" ist verwandt dem des Sehens einer Figur als dies, oder

---

[117] Wittgenstein, L., Philosophische Untersuchungen. 242.

[118] Ebd. 244.

[119] Budd, M., Wittgenstein's Philosophy of Psychology. 69.

[120] Ebd. 78.

jenes. Wir müssen diese begriffliche Verwandtschaft beschreiben; daß eigentlich beidemal das Gleiche vorliege, sagen wir nicht."[121]

Die Versuchung liegt auch beim Begriff „Sehen" darin, ein bestimmtes Ereignis zu postulieren, welches das Phänomen – die Wahrnehmung des Aspektes oder die Erfahrung der Bedeutung – erzeugen soll. Die Erfahrung der Bedeutung an sich ist von geringem philosophischem Interesse; sie hilft nicht viel bei der Klärung des Wesens der Bedeutung.[122] Außerdem gilt, daß „das Interesse hier nicht auf dem Begriff der ‚Bedeutung' eines Wortes ... liegt, sondern auf der Reihe ähnlicher psychologischer Erscheinungen, die, im allgemeinen, mit Wortbedeutung nichts zu tun haben"[123]. Der Begriff der Wahrnehmung eines Aspektes diente Wittgenstein zur Kritik sowohl der reduktionistischen empiristischen Neigung, nur von Sinneseindrücken zu sprechen, als auch der nicht minder reduktionistischen Neigung des Rationalisten, der von einer Vielzahl von Gedanken ausgeht.

„Es gibt sehr verschiedene Arten der ‚Aspekte'. Eine Art könnte man ‚Organisationsaspekte' nennen."[124] Wittgenstein unterscheidet die verschiedenen Arten der Aspekte, indem er sich auf die verschiedenen Arten der Beschreibung, die zur Erzählung des Aspektes gebraucht werden, bezieht. Es geht ihm nicht darum, Modelle der Wahrnehmung zu erstellen, da dies zu einer falschen Auffassung des Begriffes „einen Aspekt bemerken" führen würde. Dennoch führt die Überlegung, daß nach einem Wechsel des Aspektes Teile des Bildes zusammengehören, die früher nicht zusammengehörig waren, zur Frage, ob die neue Zusammenstellung aufgrund eines Wechsels der sinnlichen Wahrnehmung oder der intellektuellen Erkenntnis erfolgt ist. Und Wittgenstein übernimmt aus der Gestaltpsychologie Wolfgang Köhlers die Theorie, daß der Wechsel der Gesichtsfeldorganisation eine sinnliche Tatsache ist. Dies deshalb, da ihre Wahrnehmung nicht gelernt wird, indem die Organisation dem Gesichtsfeld vorgestellt wird. Es ist nicht verwunderlich, daß dieser Ausflug Wittgensteins in das Gebiet der psychologi-

---

[121] Wittgenstein, L., Bemerkungen über die Philosophie der Psychologie. I 1064.

[122] Ebd. II 242, 245.

[123] Ebd. I 358.

[124] Wittgenstein, L., Letzte Schriften über die Philosophie der Psychologie, in: Wittgenstein, L., Bemerkungen über die Philosophie der Psychologie. Anscombe, G. E. M., Wright, G. H. von (Hrg.), Frankfurt 1984, 530.

schen Theorien – der entgegen seinen sämtlichen Vorsätzen erfolgt – philosophisch wenig hilfreich ist.[125]

Wichtig ist jedoch der Zusammenhang von „Sehen“ und „Interpretieren“. Interpretieren heißt, daß ein „Akt des Interpretierens“ vorliegt, es geht dabei nicht um den Aspekt, sondern den Wechsel der Deutung, d.h. es geht ums Deuten. „Die zaghafte Behauptung ist nicht eine Behauptung der Zaghaftigkeit“[126], es geht dabei nicht um die Deutung, sondern um ein Deuten. Deuten heißt Vermutungen anstellen oder Hypothesen aussprechen. Der Zusammenhang von „Sehen“ und „Interpretieren“ wird, wenn „Interpretieren“ eine Art „Denken“ darstellt, der Zusammenhang von „Sehen“ als eine Art „Deuten“. Wittgensteins Antwort lautet, daß das Wahrnehmen eines Aspektes zwischen Interpretieren und Sehen liegt. Die traditionelle Unterscheidung von „Sehen“ und „Denken“ verstellt die Untersuchung des Aspektes und des Erlebnisses.[127] Es gibt so viele Begriffe der Wahrnehmung, die alle ineinander übergehen, und für den Philosophen ist es schwer, zu verstehen und gleichzeitig die Begriffe nachzuzeichnen. Der Begriff des „Sehens“ z.B. ist polymorph, weder rein sinnlich noch rein intellektuell reduzierbar. Unter der Voraussetzung, daß diese Reduktionismen vermieden werden, zieht Wittgenstein – aller verbleibenden Unklarheit um den Begriff des „Sehens“ zum Trotz – wiederum den Schluß, daß der Sprachgebrauch eines Wortes in Ordnung ist, wie er ist: „Warum soll nicht die überwältigende Neigung, ein gewisses Wort in unserer Äußerung zu gebrauchen, bestehen? Und warum sollte dies Wort nicht dennoch irreführend sein, wenn wir über unser Erlebnis nachdenken? Ich meine: Warum sollen wir nicht ‚sehen‘ sagen wollen, obwohl der Vergleich mit dem Sehen in mancher Weise nicht stimmt. Warum sollen wir nicht von einer Analogie beeindruckt sein, zum Nachteil aller Verschiedenheiten. Aber darum kann man sich auch nicht auf die Worte der Äußerung berufen. Die physiologische Betrachtung verwirrt hier nur. Weil sie von dem logischen, begrifflichen Problem ablenkt.“[128]

Wittgensteins Weg, der versucht, die Verwirrung um den Begriff der Erfahrung einer Wahrnehmung oder anderer Begriffe im Zu-

---

125 Budd, M., Wittgenstein's Philosophy of Psychology. 85.

126 Wittgenstein, L., Letzte Schriften über die Philosophie der Psychologie. 522.

127 Ebd. 542.

128 Wittgenstein, L., Bemerkungen über die Philosophie der Psychologie. I 1038.

sammenhang mit den verschiedenen Wahrnehmungsweisen – z.B. den Begriffen der Einbildungs- oder Vorstellungserfahrung – philosophisch zu enträtseln, besteht immer wieder darin, den verwirrenden Begriff mit anderen Begriffen in Beziehung zu bringen, dabei die Kriterien seiner Anwendung zu klären und ein Bild des Begriffes zu entwerfen, d.h. seinen Sprachgebrauch zu beschreiben. Das Bild, das den Begriff einer Vorstellung klären hilft, kann nach Budd anhand der Bemerkungen über die Philosophie der Psychologie[129] folgendermaßen gezeichnet werden:

1. Vorstellungen sind Vorgänge: Sie haben Dauer und eine Richtung; sie haben eine Stärke und sind nicht Eigenschaften von Gedanken.
2. Vorstellungen unterscheiden sich von Empfindungen nicht durch die Lebhaftigkeit.
3. Empfindungen lehren uns über die Außenwelt, Vorstellungen lehren uns darüber nichts; sie sind dennoch keine Halluzinationen.
4. Vorstellungen unterliegen dem Willen.
5. Eben weil sie eine willentliche Tätigkeit sind, lehren sie uns nichts über die Außenwelt.
6. Vorstellungen sind nicht die Wirklichkeit, und gesehene Dinge sind nicht eingebildet.
7. Betrachte ich einen Gegenstand, kann ich ihn mir nicht vorstellen. Sehe ich einen Gegenstand ganz klar, kann ich mir gleichzeitig etwas anderes vorstellen.
8. Unterschied im Sprachspiel: „Betrachte diese Figur!“ und „Stell dir diese Figur vor!“
9. Vorstellungen sind keine Bilder. Die Ähnlichkeit zwischen Vorstellung und Bild sagt nichts über den vorgestellten Gegenstand aus.[130]

Sind Vorstellungen willentlich, so heißt dies weder, daß Vorstellungen nicht auch gegen den Willen entstünden, noch, daß der Wille eine Maschine sei, die das Vorgestellte erzeugen würde. Einen Sachverhalt rein aus der Vorstellung und ohne Sinneseindrücke anzunehmen, ist auch sinnlos. Dies weist den Willen in seine Schranken. Vorstellungen – so Wittgensteins Grundgedanke – sind gemacht, sind Handlungen und kein Geschehen. Will ich hingegen

---

[129] Wittgenstein, L., Bemerkungen über die Philosophie der Psychologie. I 836 und II 63.

[130] Budd, M., Wittgenstein's Philosophy of Psychology. 101f.

etwas sehen, dann sehe ich, was passiert. Ich sehe dann nicht, was ich tue oder tun will.[131] Nach Wittgenstein sind wir uns beim Vorstellen bewußt, daß wir unsere Fähigkeit zu erkennen, nicht dazu ausüben um herauszufinden, was um uns herum in der Welt vorgeht. Wir vollziehen vielmehr eine schöpferische Handlung, deren Ergebnis von unserer Aufmerksamkeit abhängig ist.[132] Wie in der Behandlung alltäglicher psychischer Wörter, so führt auch bzgl. des Begriffes der „Seele" der Versuch, ein Bild des inneren Prozesses zu erstellen, zu keiner richtigen Darstellung der Grammatik. Das ist und bleibt der tiefste Grund, warum Wittgenstein das Modell „Gegenstand-Bezeichnung" für psychologische Wörter verwirft.[133]

Wittgensteins Kritik richtet sich gegen die Voraussetzung, daß sich der Begriff des psychischen Zustands auf einen Zustand bezieht, dessen Bedeutung unabhängig vom Verhalten und unabhängig von Umständen der Verhaltensäußerung bestimmt werden kann. Der Skeptizismus bezüglich des Fremdpsychischen legt den Gedanken nahe, psychische Zustände und Verhalten stünden lediglich in kontingenter Beziehung zueinander, und es sei durchaus möglich, daß es das eine ohne das andere gebe. Russell fand das gesuchte Postulat, um unser Vertrauen in Fremdpsychologisches rational zu begründen, in der induktiven Verallgemeinerung des folgenden Analogieargumentes: Wenn ich im eigenen Fall festgestellt habe, daß zwischen bestimmten psychischen Zuständen und Verhaltensweisen eine Verbindung besteht, und später merke, daß es fremde Körper gibt, die meinem eigenen ähnlich sind und ähnliches Verhalten an den Tag legen, bin ich dazu berechtigt, den Analogieschluß zu ziehen, daß psychische Zustände, ebenso wie die von mir selbst erfahrenen, mit diesen fremden Körpern verbunden sind. Dieses Analogieargument läßt die Überlegung des Skeptizismus bzgl. des Fremdpsychischen zwar gelten, weigert sich aber, die Schlußfolgerung zu ziehen, wonach hier kein Wissen möglich sei. Wittgensteins Strategie zielt auf den Nachweis ab, daß beide Auffassungen der Bedeutung – der Skeptizismus wie das Analogieargument – psychischer Zustände verfehlt sind.[134]

---

[131] Wittgenstein, L., Bemerkungen über die Philosophie der Psychologie. II 78–94.

[132] Budd, M., Wittgenstein's Philosophy of Psychology. 110ff.

[133] Ebd. 164.

[134] Hark, M. ter, Wittgenstein und Russell über Psychologie und Fremdpsychisches, in: Savigny, E. von, Scholz, O. R. (Hg.), Wittgenstein über die Seele, Frankfurt 1995, 84–196, 87.

Ter Hark beginnt seine Interpretation des Begriffes der „Seele“ mit dem Begriff der „Einstellung“.

Der „Einstellung“ steht die „Meinung“ gegenüber. Die Behauptung, daß der Begriff der „Einstellung“ nicht auf eine „Meinung“ hinausläuft, die wie eine wahre oder falsche Ansicht mitgeteilt werden kann, impliziert nicht, daß das, wovon man überzeugt ist, nicht kritisiert werden kann. Entscheidend ist, daß die Kritik von Einstellungen etwas anderes ist als die Kritik von Meinungen. Bei der Kritik von Einstellungen geht es nicht darum, Widersprüche aufzuzeigen, sondern man bekämpft etwas und überredet den anderen.[135]

Wittgenstein möchte die Dichotomie zwischen dem Inneren und dem Äußeren überwinden. Die Aussage „Meine Einstellung zu ihm ist eine Einstellung zur Seele“ heißt ja nicht soviel wie „zu ihm und zur Seele“; es ist keine Einstellung zu zweierlei Sachen, sondern zu einer einzigen „Sache“. Überdies wird mit der Formulierung „Der menschliche Körper ist das beste Bild der menschlichen Seele“[136] angedeutet, daß die Seele etwas Sichtbares sei.[137] Wittgenstein meint, wenn er vom „Körper“ spricht, nicht den Körper im anatomischen oder physiologischen Sinne, sondern er meint das Verhalten des Körpers, insbesondere den Gesichtsausdruck, die Gestik und die subtilste aller Verhaltensformen, nämlich die Sprache. Der menschliche Körper ist insofern das beste Bild der menschlichen Seele, als der im Anschluß an einen Blick auf ein bestimmtes Gesicht gegebene Bericht „Er war verstimmt“[138] nicht die Schilderung des Gesehenen, sondern der Ausdruck einer Einstellung ist. In der Sprachphilosophie wird der Versuchung widerstanden, Sätze über Psychisches in Sätze über Verhalten zu übersetzen. Der philosophische und psychologische Behaviorismus lassen außer acht, daß Aussagen über psychische Zustände eine andere Art von Sprachspiel bilden – „eine unmittelbare Erfahrung beschreiben“ – als Aussagen über das Verhalten, die dem Sprachspiel – „naturwissenschaftliche Hypothesen und Theorien aufstellen“ – ähnlich sind. Wittgenstein gibt hierzu folgende Veranschaulichung: „Wenn man nun von einem Menschen sagt, er habe ein Seelen-

---

[135] Wittgenstein, L., Über Gewißheit. 609–612.

[136] Wittgenstein, L., Philosophische Untersuchungen. II iv. Und Bemerkungen über die Philosophie der Psychologie. I 281.

[137] Hark, M. ter, Wittgenstein und Russel über Psychologie und Fremdpsychisches. 93.

[138] Wittgenstein, L., Bemerkungen über die Philosophie der Psychologie. I 288.

leben: Er denke, wünsche, fürchte, glaube, zweifle, habe Vorstellungen, sei traurig, lustig etc. – ist das analog dem: er ißt, trinkt, spricht, schreibt, läuft, – oder analog dem: Er bewegt sich bald schnell, bald langsam, bald auf ein Ziel zu, bald ohne Ziel, bald stetig, bald ruckweise?"[139]

Nun ist nicht zu leugnen, daß Wittgensteins Versuch, den cartesianischen Dualismus von res extensa und res cogitans, von Innerem und Äußerem, zu überwinden, die verschiedenen Sprachspiele mit den Begriffen „Benehmen" oder „Verhalten" und „Seelenzustand" in der Einheit eines „Durcheinander" verknüpft.[140] In der Ausdrucksweise von M. Foucault würde dies heißen, daß sich die Subjekt-Objekt-Einheit als „Durcheinander" zeigt. Das Durcheinander-Modell der Beziehung beider Sprachspiele verdeutlicht Wittgenstein an folgendem Beispiel: „Der Arzt fragt: „Wie fühlt er sich?" Die Krankenschwester sagt: „Er stöhnt."[141]

Bei diesem Sprachspiel handelt es sich zwar um einen Bericht über das Benehmen des Patienten. Dennoch geht es in diesem Sprachspiel auch um so etwas wie Gefühle, es muß nicht mehr eigens gefragt werden, ob dem Patienten etwas fehlt oder ob sein Benehmen echt ist, etc.[142] Das Benehmen wird im Sinne des „Durcheinanders" als ursprüngliche Einheit von Benehmen und Emotion aufgefaßt. Der Bericht der Krankenschwester soll beim Arzt auch eine Reaktion hervorrufen, nämlich die Verordnung eines Schmerzmittels, da der Patient offensichtlich wiederum an Schmerzen leidet.[143]

Arzt und Schwester treffen zu ihrem gegenseitigen Verständnis keine „stillschweigende Voraussetzung". Sie verstehen einander durch nichts anderes als das, was jederzeit auch sprachlich artikuliert werden könnte. Eine „stillschweigende Voraussetzung" zwischen Arzt und Schwester ist auch deshalb nicht nötig, da der Arzt schon weiß, wie er reagieren soll.[144] Und es macht aus dem Grund

---

[139] Wittgenstein, L., Bemerkungen über die Philosophie der Psychologie. I 284.

[140] Lütterfelds, W., Das „Durcheinander" der Sprachspiele, in: Savigny, E. von, Scholz, O. R. (Hrg.), Wittgenstein über die Seele, Frankfurt 1995, 107–120, 107.

[141] Wittgenstein, L., Philosophische Untersuchungen. Frankfurt am Main 1971, II v.

[142] Lütterfelds, W., Das „Durcheinander" der Sprachspiele. 114.

[143] Ebd.

[144] Wittgenstein, L., Philosophische Untersuchungen. II v.

keinen Sinn, von einer „stillschweigenden Voraussetzung" zu sprechen, da es keinen Sinn macht, eine solche in Zweifel zu ziehen.[145] Dennoch ist damit keineswegs gesagt, daß für diese Benehmens-Sprachspiele absolute Gewißheit und Sicherheit geltend gemacht werden könnte. Über das Fundament, das sich in den Benehmens-Sprachspielen über die „Seele" ausdrückt, können wir nicht im cartesianischen Sinne sicher sein. Mit unseren „Weltbild-Sätzen", die zwar unsere gemeinsame „Lebensform" ausmachen, da ihr Gebrauch die Regeln unseres Wirklichkeitsverständnisses zeigen, treffen wir auf „das „Ende" in unseren Überlegungen, Vermutungen, Zweifeln und generell Argumentationen", und man kann „schließlich auch nicht mehr sinnvoll sagen, daß sie (letzt-)begründet" sind.[146] Sie sind auch nicht unbegründet, das „Ende" aller Begründungen müssen wir aber hinnehmen.

„Das Hinzunehmende, Gegebene – könnte man sagen – seien Lebensformen."[147] Und wenn jemand glaubt, „begründen" zu müssen, daß fremdes Benehmen „Ausdruck von Seelischem" sei, bringt er sich um das Verstehen des anderen Menschen. „Wenn ein Löwe sprechen könnte, wir könnten ihn nicht verstehen."[148] Einen „Löwen", der deutsch spricht, könnten wir nicht verstehen – wir teilen nicht seine „Lebensform".[149] Es geht uns wie mit den Menschen in einem fremden Land, mit gänzlich fremden Traditionen. Wir verstehen die Menschen nicht, „und zwar auch dann, wenn man die Sprache des Landes beherrscht".[150]

Mit diesen Überlegungen sind wir an einem Punkt angelangt, der das Schwerste im philosophischen Bemühen um die Klärung der Begriffe verlangt: „Das Schwerste ist hier, die Unbestimmtheit richtig und unverfälscht zum Ausdruck zu bringen."[151] Die Unbestimmtheit verweist auf das sprechende Gegenüber, dessen Lebensform und auf eigene und fremde Urteile. Urteilen ist wiederum ein Handeln, und das Nachdenken über das Urteilen-Können bringt Wittgenstein zu einer völlig neuen Fragestellung: „Kann man Menschenkenntnis lernen? Ja; Mancher kann sie lernen. Aber nicht durch einen Lehrkurs, sondern durch ‚Erfahrung'. – Kann ein An-

---

[145] Lütterfelds, W., Das „Durcheinander" der Sprachspiele. 118.
[146] Ebd. 120.
[147] Wittgenstein, L., Philosophische Untersuchungen. II xi.
[148] Ebd.
[149] Lütterfelds, W., Das „Durcheinander" der Sprachspiele. 120.
[150] Wittgenstein, L., Philosophische Untersuchungen. II xi.
[151] Ebd.

derer dabei sein Lehrer sein? Gewiß. Er gibt ihm von Zeit zu Zeit den richtigen Wink. – So schaut hier das ihm ‚Lernen' und das ‚Lehren' aus. – Was man erlernt, ist keine Technik; man lernt richtige Urteile. Es gibt auch Regeln, aber sie bilden kein System, und nur der Erfahrene kann sie richtig anwenden."[152]

5. Die Ethik in der Theorie der Humanmedizin

Zu Beginn der „Philosophischen Untersuchungen" vergleicht Wittgenstein unsere Sprache mit einer alten Stadt: „Unsere Sprache kann man ansehen als eine alte Stadt: Ein Gewinkel von Gäßchen und Plätzen, alten und neuen Häusern, und Häusern mit Zubauten aus verschiedenen Zeiten; und dies umgeben von einer Menge neuer Vororte mit geraden und regelmäßigen Straßen und mit einförmigen Häusern."[153] Die Infinitesimalrechnung und die chemischen Formeln, sagt Wittgenstein, seien darin junge Häuser; „dies sind, sozusagen Vorstädte unserer Sprache".[154] Zu diesen Vorstädten gehört auch das Modell einer Humanmedizin von Uexküll und Wesiack.[155]

Die Frage nach der Ethik in einer Theorie der Humanmedizin zu beantworten, heißt zunächst, die Beziehung von Ethik als einem Gebiet der Philosophie mit der Humanmedizin als einem Modell der Naturwissenschaften darzulegen. Ist es der Zweck des humanmedizinischen Modelles von Uexküll und Wesiack, die Beziehung zwischen physikalischen, physiologischen, psychologischen und sozialen Vorgängen zu verstehen, so handelt es sich dabei um ein Modell; seine Wirklichkeitsprüfung ist deshalb anhand von Entscheidungsverfahren der empirischen Methodik möglich. Aufgabe eines Modelles ist es weiters, Struktur-, Funktions- oder Verhaltensmerkmale in Form von Hypothesen zu einer Theorie zusammenzufassen. Gegenstand der Überlegungen, die zum Modell der Humanmedizin geführt haben, ist die Beziehung von Krankheit und Symptom. Diese Beziehung wird von Uexküll und Wesiack als Übersetzungsarbeit – bzw. als Übersetzungsfehler – von Zeichen, die der Patient aus seinem Körper und von seiner Umgebung emp-

[152] Ebd.
[153] Ebd. I 18.
[154] Ebd.
[155] Uexküll, Th. von, Wesiack, W., Theorie der Humanmedizin.

fängt, verstanden. Der Arzt deutet die Übersetzungen und gibt in den Deutungen pragmatische Ziele und Konsequenzen für den Patienten, womit Diagnostik und Therapeutik zusammenfallen und ein neues Modell der gesamten Heilkunde sichtbar wird, das den Menschen nicht bloß als biochemisch-physiologisches Objekt betrachtet sondern sich mit ihm als Person in ihrer Lebenswelt auseinandersetzt.[156]

Die Hypothesen, aus denen dieses Modell erstellt und zu einer Theorie der Humanmedizin zusammengefaßt wurde, unterliegen den verschiedenen Entscheidungsverfahren der natur- und sozialwissenschaftlichen Methoden zur Überprüfung der Übereinstimmung oder Nichtübereinstimmung der im Modell aufgestellten Theorie mit den Tatsachen der Wirklichkeit. Das Modell der Humanmediz von Uexküll und Wesiack spricht also von Informationsverarbeitung als Interpretation bzw. Bedeutungserteilung, die eine Aktivität der Phantasie darstellt, und somit haben wir es mit einem Erklärungsmodell von Wirklichkeit zu tun, das auf die Frage „Wie kann ich meine Diagnose und Therapie verbessern?" Antwort gibt. Wenn wir uns in der Ethik mit derartigen Begriffen befassen, geht es darum zu zeigen, was gesagt worden ist. Sich eine Sprache vorzustellen, heißt, „sich eine Lebensform vorstellen".[157]

Im Beschreiben der Lebensform geht es um das Beschreiben von Handlungen und um den Gebrauch der Wörter und Begriffe in den Sprachspielen, die unsere Überlegungen klären sollen, um einen Überblick zu bekommen, denn: „Die unsägliche Verschiedenheit aller der tagtäglichen Sprachspiele kommt uns nicht zum Bewußtsein, weil die Kleider unserer Sprache alles gleichmachen. Das Neue (Spontane, „Spezifische") ist immer ein Sprachspiel"[158]. Das Neue, Spontane und Spezifische im Modell der Humanmedizin von Uexküll und Wesiack ist immer die Aufnahme von Einwirkungen, deren Interpretation, d.h. Umwandlung, Deutung oder Übersetzung in Informationen anhand eigener Kriterien erfolgt; mit dem Ziel erfolgt, daraus Entscheidungsgrundlagen für Verhaltensweisen zu bilden, um die Integrität des Systems zu gewährleisten. Die Fähigkeit zum Erhalt dieser Integrität wird Autonomie genannt und hängt mit der Fähigkeit zusammen, in einer gewissen Unabhängigkeit von kausal einwirkenden Vorgängen selbstbestimmte Pro-

[156] Ebd. 238.
[157] Wittgenstein, L., Philosophische Untersuchungen. I 19.
[158] Ebd. II xi.

blemlösungen verwirklichen zu können.[159] Mit der Theorie der Humanmedizin von Uexküll und Wesiack liegt also eine Theorie vor, die Wirklichkeitszusammenhänge in einer Art erklären will, die sich nicht auf streng kausale Zusammenhänge beschränkt. Trotzdem handelt es sich um eine naturwissenschaftliche Theorie. Das erkenntnisleitende Interesse bleibt die Verbesserung diagnostischer und therapeutischer Methoden und Verfahren.

Insofern steht dieses neue Modell der Humanmedizin auch in der von Descartes eingeführten und von Locke und anderen weiterentwickelten empirischen Tradition. Sie liefert Beschreibungen davon, wie der Informations- und Begriffserwerb verlaufen sein könnte, und analysiert die Erkenntnis zum einen mit der Begrifflichkeit der „mentalen Anschauung“ und zum anderen in der Wahrnehmung der Übereinstimmung und Nicht-Übereinstimmung von Vorstellungen mit der Wirklichkeit.[160] Uexküll und Wesiack folgen einer Semiotik, die der Tätigkeit der Phantasie Zeichenprozesse zuschreibt, die den Strom der Zeichen von außen mit Hilfe von Zeichenprogrammen oder Kodes verarbeiten. Diese ermöglichen es dem Subjekt, die eigene Welt und Umwelt aufzubauen, indem sich das Subjekt mit seiner psychischen Welt als selbständiges Individuum mit den Grenzen des Selbstes von der Welt abgrenzen kann und derart seine Gesundheit erhält.[161]

Vorstellungen mögen Empfindungen oder mentale Bilder sein, Begriffe aber sind das nicht, ist die Auffassung Wittgensteins. Die Untersuchung des Gebrauches der Wörter ist eine logische, die Gleichsetzung von Vorstellungen, Zeichen und Interpretationen mit Begriffen ist eine psychologische Methode. Diese arbeitet mit Definitionen, in der Sprachphilosophie Wittgensteins geht es um die Klärung der Sprachspiele. Wird jedoch ein Begriff – z.B. der Begriff der Seele – mit Hilfe der Gleichsetzung mit bestimmten Vorstellungen oder Fähigkeiten definiert – wir verstehen z.B. „unter Psyche gar nichts anderes … als die Summe der Programme (der Kodes), über die ein Lebewesen verfügt, um seine (subjektive) Welt, die Welt seines Selbsts oder seine Umwelt mit Hilfe seiner Sinnes- und Bewegungsorgane aufzubauen“[162] – so ist dies in der Theorie der

---

[159] Uexküll, Th. von, Wesiack, W., Theorie der Humanmedizin. 187.

[160] Hacker, P., M., S., Einsicht und Täuschung. Wittgenstein über Philosophie und die Metaphysik der Erfahrung. Frankfurt 1978, 47.

[161] Uexküll, Th. von, Wesiack, W., Theorie der Humanmedizin. 215ff.

[162] Ebd. 230.

Humanmedizin von Uexküll und Wesiack eine durchaus sinnvolle Definition für Psyche. Sie ist sinnvoll im Hinblick auf ein geeignetes Modell, das den diagnostisch-therapeutischen Prozeß der Medizin entscheidend verbessern hilft.

Die Philosophie ist keine empirische Wissenschaft, ihr geht es um eine Beschreibung der Art, wie wir die Dinge sehen, d.h. um eine Art Weltanschauung. Die Hauptquelle der Unverständnisse, wie sie für die Philosophie charakteristisch sind, ist die Schwierigkeit, unseren Gebrauch der Sprache zu überblicken. Es geht nicht um das Festlegen eines Sprachspieles mit Hilfe einer Definition. Es geht um die Vielfalt der möglichen Sprachspiele. Die Sprache ist das Mittel der Darstellung. Ihre innere Struktur, die durch die Regeln gebildet wird, welche den Gebrauch und damit die Bedeutung von Wörtern und Sätzen bestimmen, ist die Form der Darstellung, das Gewirr begrifflicher Verbindungen, mittels derer wir uns die Welt denken. Wir erreichen eine geeignete Übersicht unserer Form der Darstellung, wenn wir die Grammatik der Sprache verstehen:[163] „Die übersichtliche Darstellung vermittelt das Verständnis, welches eben darin besteht, daß wir die ‚Zusammenhänge sehen'. ... Der Begriff der übersichtlichen Darstellung ist für uns von grundlegender Bedeutung. Er bezeichnet unsere Darstellungsform, die Art, wie wir die Dinge sehen. (Ist dies eine ‚Weltanschauung'?)"[164]

Philosophie als Ordnen von philosophischen Problemen ist nicht Naturwissenschaft. Dennoch bleibt zu fragen: Wenn die Sprachphilosophie rein deskriptiv unseren Gebrauch der Sprache beschreibt, indem sie einfach und klar die Regeln des Gebrauches der Wörter, die wir unwissentlich gebraucht haben, tabellarisiert und ausdrückt, macht das nicht die Philosophie zu einer empirischen Sache, die den letzten Schiedsspruch roher Faktizität erfordert? Könnte nicht die Philosophie mit unrichtig tabellarisierten Regeln des Gebrauchs der Wörter durchsetzt sein? Die Fragen beruhen auf einem Mißverständnis. Philosophische Probleme sind begriffliche, nicht empirische. Die sprachliche Untersuchung erhält ihren Zweck von begrifflichen Problemen der Philosophie, nicht von empirischen Problemen der Sprachwissenschaft:[165] „Die Probleme werden gelöst, nicht durch Beibringen neuer Erfahrung,

---

[163] Hacker, P., M., S., Einsicht und Täuschung. 159.

[164] Wittgenstein, L., Philosophische Untersuchungen. I 122.

[165] Hacker, P., M., S., Einsicht und Täuschung. 167.

sondern durch Zusammenstellung des längst Bekannten. Die Philosophie ist ein Kampf gegen die Verhexung unseres Verstandes durch die Mittel unserer Sprache."[166]

Die begrifflichen Klärungen und Zusammenstellungen des Sprachphilosophen werden in der Kommunikationsgemeinschaft der Philosophierenden besprochen, Meinungskonflikte, verschiedene Auffassungen und Meinungen werden im Dialog zur Sprache gebracht. Das Interesse der daran Beteiligten ist wechselseitiges Verstehen; Mißverständnisse und Unverständnis gehören aber auch zur Wirklichkeit dieser Diskussion.

Die Darstellung, daß die Beziehung Gegenstand-Bedeutung für Begriffe abgelehnt wird, sowie der Primat der Logik des Gebrauches der Wörter vor der Psychologie sind wichtig, um die Frage der Ethik als Ausdruck von Zustimmungen zu Handlungen und Vorgängen in das anthropologische Modell der Humanmedizin einbringen zu können. Das Wissen um den grundlegenden Unterschied in der Verwendung psychologischer Begriffe ist für die Ethik in der Medizin von Bedeutung. Im Modell der Humanmedizin sind dies Erklärungen für empirische Vorgänge, in der Sprachphilosophie versteht man darunter die Klärung des alltäglichen Gebrauches von Begriffen durch das sprechende Subjekt. In der Ethik geht es um die Zustimmung oder Nichtzustimmung zu bestimmten Handlungen oder Vorgehensweisen aufgrund einer Entscheidung des Individuums. Es gilt Hypothesen, die empirisch überprüft werden können, von Geltungsansprüchen und Antworten auf die Frage nach einem sinnvollen Leben zu unterscheiden. Letztere bedürfen der Zustimmung oder Ablehnung eines selbstverantwortlichen Subjektes bedürfen. Dieses Anliegen soll von der Ethik, die ihren Teil in einer Theorie der Humanmedizin zu leisten hat, aufgenommen werden.

6. Sachverhalte, Hypothesen und ethische Werturteile

Zwei Konzepte der Ethik versuchen, die Reduktion auf „Du sollst"-Sätze und damit die Entpersönlichung in den ethischen Reflexionen zurückzunehmen: das Konzept der moralischen Haltung – tra-

[166] Wittgenstein, L., Philosophische Untersuchungen. I 109.

ditionell als „Tugend“ bezeichnet – und das narrative Story-Konzept, in dem es um den Entwurf von Lebenswelten geht.[167]

Ethisches Handeln wird im Ethikkonzept der Haltung als Antwort des freien Individuums auf die Fragen, was wertvoll oder wirklich wichtig ist, was mit dem Sinn des Lebens zu tun hat und mit der rechten Art zu leben bzw. mit dem, was das Leben lebenswert macht, verstanden. Verpflichtungen werden in diesem Konzept an die konkreten sozialen Erfahrungen des Individuums – z.B. an die individuelle Entwicklungsstufe des ethischen Urteils – gebunden sowie an seine Bereitschaft zur Selbstgestaltung. Eine Entscheidung nach diesem Konzept richtet sich nicht mehr nur nach Normen oder Prinzipien, die für das Problem angemessen sind, sondern es ist ebenso eine persönliche Entscheidung, ein bestimmtes Verhalten oder Handeln als „gut“ zu beurteilen und damit anderen Handlungsmöglichkeiten vorzuziehen. Die Bereitschaft zu solchen Entscheidungen und persönlichen Werturteilen, die aufgrund der gemachten Erfahrungen und in konkreten Lebenssituationen nach sinnvollen Problemlösungen suchen, verlangt eine grundsätzliche Bereitschaft des Individuums, die Haltung zu entwickeln, seine ethische Kompetenz wahrzunehmen.[168]

Das Ethikkonzept der Haltung, in der die Person ihre Gründe für den Gebrauch des Wortes „gut“ angibt, derart die Praxis für den Gebrauch des Wortes selbst „buchstabiert“ und in einer „Grammatik“ des Dialoges andere Personen zu überzeugen versucht, daß das so-und-so gut ist, wird im Ethikkonzept der Story um die Perspektive der „Sorge“ und des „Verstehens“ ergänzt. Ethik reflektiert in diesem Verständnis nicht nur darüber, warum bestimmte Handlungen als gut oder schlecht beurteilt werden können, sondern kümmert sich um Biographien und Geschichten von Menschen, die sie zu verstehen und interpretieren versucht. Die Interpretation verdeutlicht natürlich auch die involvierten Werte und normativen Angebote, es geht aber auch um die sozialen Interaktionen, Institutionen und Handlungsstrukturen.[169]

Die vorgelegte Inhaltsanalyse der sozial-empirischen Untersuchung von Handlungsmodellen und Kontrollkonzepten an der Universitätsklinik Innsbruck legt in den Beispielen aus den 243 Interviews mit ÄrztInnen, Diplomschwestern und -pflegern und Sa-

---

[167] Illhardt, F. J., „Lebenswelt“ und „Biomedizin“. 18.
[168] Ebd. 19.
[169] Ebd. 21.

nitätshilfsdiensten kleine Ausschnitte aus gelebten Arbeitsweltgeschichten vor, die die Ethik im Sinne des Ethikkonzeptes der Story zu Verständnis, Respekt und Hilfe bei der Bewältigung der Probleme in der Arbeitswelt Klinik herausfordern. Zu diesem Verständnis gehört zunächst die Darstellung der Werthaltungen, die in den Beschreibungen des eigenen Verhaltens und Handelns der ÄrztInnen, Diplomschwestern und -pfleger und Sanitätshilfsdienste mit der interaktionistischen Form des Kontrollbewußtseins dargelegt wurden.

Dem empirischen Sachverhalt folgt ein Werturteil: Die externalen, internalen und deterministisch-additiven Formen von Kontrollbewußtsein werden vom Standpunkt der interaktionistischen Form von Kontrollbewußtsein, die sich in 20% der Interviewsequenzen ausdrückt, beurteilt. Die Klärung des philosophischen Standpunktes, wonach das Individuum im Gebrauch des Wortes „gut" seine Antworten auf die Frage, wie es handeln möchte, gibt, führt zum ethischen Urteil, der Wertentscheidung und dem Werturteil.

Werturteile werden im Alltag von den Menschen laufend gefällt, und niemand verlangt von ihnen, sich dessen bewußt zu sein oder über jedes gefällte Urteil eine philosophische Diskussion zu eröffnen. Es ist aber auch in der Ethik in der Medizin eine immer wieder hilfreiche Übung, nicht gekennzeichnete Werturteile als solche zu kennzeichnen und zu behandeln. In den Veröffentlichungen zum Thema Krankenhauspersonal werden gelegentlich psychologische und soziologische Sachverhalte als Tatsachen ausgewiesen, obwohl es sich doch nur um zu überprüfende Hypothesen handelt. Das hängt mit jener Kleingruppenforschung zusammen, die ohne empirisches Kalkül von Geltungsanspruch und Gültigkeitsbedingungen Untersuchungsergebnisse verallgemeinert und so unreflektiert unüberprüfte Aussagen über ganze Berufskollektive vorlegt.[170]

Kathan legt einen Untersuchungsbericht vor, der auf 16 ausgewerteten Gesprächen mit diplomierten Krankenschwestern basiert.[171] Er kommt zu dem Urteil, daß Krankenschwestern am leichtesten über jene Belastungen sprechen können, die von ihrer Person abgekoppelt sind, wie z.B. über Arbeiten unter Zeitdruck, Personalmangel, mangelnde technische Ausstattung, fehlende Personalräume, Nachtdienst, unregelmäßige Dienstzeiten, etc.[172] Es dürf-

170 Hoefert, H.-W., Der Mensch in der Organisation. Gießen 1985, 264.

171 Kathan, B., Mein sozialer Tick ist geheilt. Krankenschwestern sprechen über ihre Belastungen. Innsbruck 1991.

172 Ebd. 47.

te für jeden Menschen gelten, daß er leichter über versachlichte Probleme spricht als über persönliche Konflikte, Gefühle und Unsicherheiten. Kathan will aber einen anderen Zusammenhang herstellen. Er will sagen, daß die hierarchisch strukturierte Klinikorganisation regressive Verhaltensformen unterstützt, die sich in Depersonalisierungsphänomenen äußern und im Dienste der Konfliktvermeidung und Angstabwehr stehen.[173]

Die Erzählungen in den Interviews unserer Untersuchung sprechen z.B. von dem Druck, Nachtdienste zu machen, immer bereit für Überstunden zu sein, das Privatleben den vermeintlichen PatientInnenbedürfnissen nachzuordnen und ständig für die Klinik zur Verfügung zu stehen. Unbestreitbar können diese Verhaltensformen insofern als regressive interpretiert werden, als sie eine geordnete Arbeitszeit- und Lebensplanung, den notwendigen Wechsel von Arbeit und Entspannung, von Routine und Weiterbildung, von Forderung und persönlicher Förderung behindern bis unmöglich machen. Es bleibt zu untersuchen, inwieweit z.B. der hohe Prozentsatz von deterministisch-additiven Formen von Kontrollbewußtsein im Sinne Kathans als Depersonalisierungsphänomen gewertet werden kann, welches die Entwicklung von interaktionistischen Formen von Kontrollbewußtsein stark beeinträchtigt.

Die von der Sozialstruktur unterstützte Depersonalisierung führt nach Kathan zu Problemen, die von der Institution „Krankenhaus" nicht als strukturelle, sondern persönliche gesehen würden. Die Institution „Krankenhaus" neige im Umgang mit den ihr anvertrauten Personen – ÄrztInnen wie Krankenpflegepersonal – zur Depersonalisierung, im Umgang mit ihren „Versagern" neige sie zur Personalisierung.[174] In diesem Zusammenhang wäre es z.B. interessant zu untersuchen, inwieweit chronische Krankheiten und regelmäßige Krankenstände des Pflegepersonals und von ÄrztInnen mit dem Druck, als „gute Schwester" und „guter Arzt" selber nicht krank sein zu dürfen und immer für die PatientInnen zur Verfügung stehen zu müssen, miteinander in Verbindung gebracht werden können bzw. als Konfliktvermeidungsverhalten interpretierbar sind. Derartige Fragestellungen verlangen nach den entsprechenden empirischen Methoden ihrer Klärung. Die Kleingruppenforschung legt allzu selbstverständlich die Vermutung nahe, die Merkmale der Gruppe – im Falle Kathans handelt es sich um eine Gruppe von 16 Di-

---

[173] Ebd. 31.
[174] Ebd. 70.

plomkrankenschwestern – müßten kennzeichnend für das gesamte Krankenpflegepersonal sein ebenso wie für den Organisationsrahmen „Klinik“ im ganzen.

In den Beschreibungen der Probleme mit den ÄrztInnen sprechen die Diplomkrankenschwestern in der vorliegenden Untersuchung von ihren unbefriedigten Wertschätzungsbedürfnissen. Das Bedürfnis nach Anerkennung und Zuwendung, das sich nach Kathan mit dem Bemühen der Diplomschwestern um mehr Professionalität und berufliche Autonomie vermischt, läßt das traditionelle Rollenmodell brüchig werden, das den Schwestern geschlechtsspezifisch die Rolle der „aufopfernd pflegenden Frau“ und dem Mann die Rolle des „aktiv und mächtig produzierenden Arztes“ zuweist.[175] Es ist richtig, daß die Beziehung zu den ÄrztInnen von den Diplomschwestern und Diplompflegern geschlechtsspezifisch beschrieben werden. Die Diplompfleger sind viel freier, gegenüber den ÄrztInnen ihre Meinung zu sagen und zu vertreten. Die Diplomschwestern leiden darunter, die eigene Meinung und sich selbst zurücknehmen zu müssen. Krankenschwester ist ein traditioneller Frauenberuf. Krankenpfleger gibt es vergleichsweise noch sehr wenige, und um sich zu diesem Beruf zu entschließen, der so gar nicht der hergebrachten Männerrolle entspricht, bedarf es eines gründlichen und sehr persönlich motivierten Entscheidungsprozesses.

Den Bemühungen der Krankenschwestern und -pfleger, die eigene Arbeit nicht alleine über die Abhängigkeit von den ÄrztInnen zu definieren, sind durch ihre Weisungsgebundenheit an die ÄrztInnen und deren Hierarchie feste Grenzen gesetzt. Es steht deshalb zu erwarten, daß junge Krankenschwestern, die nach einer erfüllenden Arbeit suchen, in der ihre Fähigkeiten in partnerschaftlichen Arbeitsprozessen erst genommen werden, den Pfegeberuf verlassen werden. Im Augenblick werden die Sterbenden an der Universitätsklinik Innsbruck von den Diplomschwestern und -pflegern nicht alleine gelassen. Die jungen Schwestern werden diese Sterbebegleitung aber eines Tages aufgeben, wenn sie in die schwierigen Entscheidungen im Umgang mit Schwerstkranken und Sterbenden nicht mitverantwortlich eingebunden werden. Der hohe Unsicherheitsgrad, wie sie sich – eingespannt zwischen ÄrztInnen und PatientInnen – wirklich verhalten sollen, verlangt nach Verhaltensmodellen und Entscheidungsprozessen.

---

[175] Ebd. 145.

Entscheidungsprozesse benötigen geeignete Strukturen, wie Termine, Zeit, Besprechungen und die Kommunikation der Ergebnisse.[176] Die interprofessionelle Entscheidungsvorbereitung zwischen ÄrztInnen und Pflegekräften ist in allen Fragen des Umgangs mit Sterbenden und ihren Angehörigen ein zentrales Erfolgskriterium.[177] Grossmann fordert für die Organisation der medizinischen und pflegerischen Arbeit, daß sie die informellen und personenzentrierten Regelungsversuche zugunsten formell anerkannter Arbeitsstrukturen aufgibt; auch Organisationen entwickeln sich über Kommunikation. Ausgehend davon, daß Krankenhäuser zu den komplexesten modernen Organisationen zählen, sind darin die Kommunikationsstrukturen für bestimmte wichtige Funktionen sehr schwach entwickelt. Dies gilt für die soziale Integration und Unterstützung auf Teamebene, die Konfliktbewältigung, gemeinschaftliche Planungsprozesse, die Entwicklung von Regeln und Standards für schwierige Arbeitssituationen, für die Selbstbeobachtung und Auswertung der Arbeit, für systematische Personalentwicklung, bereichsübergreifende Planungs- und Entscheidungsprozesse und organisationsbezogene Selbstbeschreibung und Strategieentwicklung. Fach-, berufsgruppen- und bereichsübergreifende Fragen kommen dabei tendenziell zu kurz. Fachspezifische Dinge werden eher geregelt als sozial-organisatorische, was häufig auf die Umsetzung der fachlichen Ziele zurückwirkt.[178]

Im Zusammenhang der Arbeitsorganisation verweist Siegrist auf das sg. Ulmer Modell-Projekt. Köhle und Joraschky haben gezeigt, daß gute Teamatmosphäre und Bereitschaft zur konsequenten Teamarbeit wichtige Voraussetzungen einer konsequent patientenzentrierten therapeutischen Arbeit bilden. Schulung von Kooperationsfähigkeit zwischen medizinischen Berufen ist daher ein wesentliches Ausbildungsziel. Teamarbeit setzt darüber hinaus aber auch eine Umgestaltung der Arbeitsorganisation, mehr Autonomie im Tätigkeitsspektrum nachgeordneter Berufe und mehr Partizipation voraus. Je höher das Ausmaß an Partizipation und patientInnenbezogener Information, desto höher ist auch die Arbeitszufrieden-

---

[176] Grossmann, R., Organisationsentwicklung im Krankenhaus, in: Heller, A. (Hrg.), Kultur des Sterbens. Bedingungen für das Lebensende gestalten. Freiburg 1994, 83–110, 93.

[177] Ebd.

[178] Ebd. 97f.

heit, desto weniger sind berufliche Resignation und Leiden unter arbeitsspezifischen Belastungen ausgeprägt.[179]

Weidmann macht darauf aufmerksam, daß in den Ausbildungs- und Aufgabenbeschreibungen für das Krankenpflegepersonal in keinem Punkt erwähnt wird, daß es wichtig sei, sich mit den PatientInnen unterhalten zu könne.[180] Interaktive Leistungen werden nicht als Bestandteil des Berufsbildes betrachtet, obwohl die Diplomschwestern und -pfleger und Sanitätshilfsdienste das Gespräch mit den PatientInnen suchen und darunter leiden, wenn es ihnen nicht möglich ist, mit den PatientInnen zu sprechen.

Wird die Kommunikation von der Sozialstruktur der Hierarchie geprägt – wie das zwischen ÄrztInnen und Krankenpflegepersonal der Fall ist[181] – steht zu erwarten, daß sich die Menschen gegenseitig zuerst unter Nützlichkeits- und Hierarchieaspekten wahrnehmen. Das bedeutet, daß der jeweils andere danach eingeschätzt wird, ob er eher nützlich oder eher hinderlich bei der Verfolgung eigener Ziele erscheint bzw. ob er in der Lage ist, Anweisungen zu geben oder Anweisungen entgegenzunehmen.[182] Hoefert macht deshalb mit Recht darauf aufmerksam, daß die Diskussion um Veränderungen einer gegebenen Arbeitsorganisation die Interessen nach Erhaltung von Macht und Einfluß berücksichtigen muß. Die feste Einbindung in die Hierarchie ist nicht nur Druck, sondern auch ein angenehmer Schutz; es wird für einen gesorgt. Veränderungsprozesse in der Organisationsentwicklung, die auf die Verbesserung der Leistungsfähigkeit der Organisation und der Qualität des Arbeitslebens abzielen, sind nur langfristig zu erreichen. Dies in einem Prozeß des Lernens und der Persönlichkeitsentfaltung der beteiligten Menschen.[183] Es ist auch hilfreich zu berücksichtigen, daß Menschen sich faktisch anders verhalten, als Maschinen dies tun. Hoefert lädt deshalb ein, die Unzulänglichkeiten und die Irrationalität menschlicher Entscheidungen nicht zu beklagen, und sogenannte sachfremde Interessen, wie z.B. Karriere, Macht oder persönliche Zwecksetzungen nicht von vornherein als „Störgrößen“ zu qualifizieren, sondern sie als mögliche fördernde Variablen ins

---

[179] Siegrist, J., Medizinische Soziologie, München 1988, 238f.

[180] Weidmann, R., Rituale im Krankenhaus. Eine ethnopsychoanalytische Studie zum Leben in einer Institution. Wiesbaden 1990, 40.

[181] Leher, S., Dialog im Krankenhaus. 152f.

[182] Hoefert, H.-W., Der Mensch in der Organisation. 18.

[183] Ebd. 113.

Kalkül zu ziehen.[184] Hier wird die Kunst der Menschenkenntnis und Menschenführung angesprochen.

Einen besonders interessanten Beitrag aus der Kleingruppenforschung im Krankenhaus stellt Weidmanns ethnopsychoanalytische Studie dar.[185] Mit Hilfe von sechs Interviews – mit einer Krankenpflegeschülerin, einer Diplomkrankenschwester, zwei Assistenzärzten, einem Oberarzt und einem Chefarzt – will Weidmann wichtige Themen, Problematiken und Schlüsselinformationen zur Erfassung fremdseelischen unbewußten Geschehens sammeln und deuten.[186] Den Sinn von Verdrängung und Verdrängtem zu entschlüsseln, bringt zunächst Erkenntnisse über die Interviewten.

Von einer Krankenschwester z.B. wird der Streit mit der Pflegedienstleitung, die ihr bei sonstiger fristloser Kündigung untersagte, auf Station Mahlzeiten einzunehmen, als Trennungs- und Existenzdrohung erfahren. Auch der Streit um das Essen ist immer wieder an der Tagesordnung, da entweder zu wenig oder zu viel Essen bestellt oder geliefert worden ist. Aus diesen Beobachtungen alleine, die Weidmann als triebökonomische Abwehr von Versorgungswünschen interpretiert, kann aber nicht gefolgert werden, daß die ganze „Ethnie" des Krankenhauspersonals in ein Verdrängungssystem regrediert wäre.

Unbestritten geben die Themen der Reinigung und Asepsis und das Hygieneverhalten Gelegenheit, Machtkämpfe zu studieren. Beobachtung, Sachverhalt und Deutung sind jedoch wiederum von hypothetischen Verallgemeinerungen zu unterscheiden. Dem Professor, der z.B. bei der Visite das Zimmer eines immunsupprimierten Patienten – das ist ein Patient, der infolge einer Krankheit oder als vorübergehende Therapiefolge an einer Schwäche seines Immunsystems und daher an einem erhöhten Infektionsrisiko leidet – ohne die übliche Händedesinfektion und ohne Mundschutz betritt, wird von der Schwester kopfschüttelnd und aggressiv die Mundbinde in die Hand gegeben. Ob die Aggression der Schwester aus der Sorge um das Wohl des Patienten entsteht oder ob sie mit der vom Professor unterbrochenen Distanzierung zum Leid des Patienten in Zusammenhang steht, die durch die Hygienevorschriften ermöglicht wird und der Schwester Erleichterung verschafft, bleibt zu untersuchen.

---

[184] Ebd. 156.

[185] Weidmann, R., Rituale im Krankenhaus. Eine ethnopsychoanalytische Studie zum Leben in einer Institution. Wiesbaden 1990.

[186] Ebd. 17ff.

Auch das Urteil, daß der Kontakt mit den PatientInnen, der sowohl sexuelle als auch aggressive Phantasien auslösen kann, zu schwer kontrollierbaren libidinösen und erotischen Wünschen und Impulsen führt[187], läßt wiederum die Methodenfrage stellen, wie die Ergebnisse aus der triebökonomischen Kleingruppenforschung Tatsachenaussagen über ganze Berufsgruppen ermöglichen sollen. Kommt es einerseits immer wieder vor, daß junge Mädchen und Frauen nackt vom Bett auf den Operationstisch umgebettet werden und auch bei kleinen Eingriffen an den Extremitäten völlig nackt abgedeckt werden, so ist es andererseits gleichfalls eine Tatsache, daß die Schwester oder der Arzt die Abdeckung nicht zulassen und auf die Würde der PatientInnen achten.

Es ist Kathan in diesem Zusammenhang beizupflichten, wenn er fordert, daß die Krankenschwestern und Pfleger auf die psychosoziale Arbeit mit den PatientInnen intensiv vorbereitet werden müssen, daß es darum geht, eigene Schwierigkeiten und Ängste im Umgang mit kranken Menschen wahrzunehmen und zu artikulieren, und daß es äußerst wichtig ist, die eigene Berufsmotivation zu reflektieren. Sich in Ausbildungsfragen am Spitalsalltag zu orientieren, ist gefragt, und soziale Kompetenzen sollten neben den pflegerischen gefördert werden; erworbene Kompetenzen müssen abgegolten und anerkannt werden. Kathan ist auch rechtzugeben, daß eine Änderung des Ausbildungssystemes nicht nur für das Pflegepersonal notwendig ist, sondern in bestimmten Bereichen ebenso die ÄrztInnen und andere Berufsgruppen betrifft.[188]

Ein Arzt, dem aus persönlicher Erfahrung in Forschung und Lehre die Ausbildung der jungen MedizinstudentInnen zu ÄrztInnen und nicht zu „GesundheitsmechanikerInnen" ein großes Anliegen war und der aufgrund seiner Menschlichkeit den StudentInnen auch Schritte zur Persönlichkeitsentwicklung mit auf den Lebensweg geben konnte, war Erwin Ringel. Wenn er die Schwierigkeiten eines Medizinstudenten erlebt, der mit einem sterbenden Menschen konfrontiert ist, so versucht Ringel, dies aus der Erziehung zur Versachlichung, wie sie am Beginn des Medizinstudiums anhand von Physik, Chemie und Anatomiekurs gelehrt wird, zu verstehen. Ringel hilft StudentInnen, die in der Betreuung Schwerstkranker die rein menschlichen Erfahrungen mit dem Leid der PatientInnen sammeln, mit diesen schwierigen Erfahrungen umgehen

---

[187] Ebd. 114.

[188] Kathan, B., Mein sozialer Tick ist geheilt. 163.

zu lernen indem er eine flankierende Gruppenbetreuung anbietet.[189]

Die „Binsenweisheit", „daß jeder körperlich kranke Mensch von einer Fülle von seelischen Empfindungen bewegt wird, von seinen Schmerzen, seiner Verunsicherung, seinen Ängsten, seinen Befürchtungen, wie die Umwelt auf seine Krankheit reagieren wird"; die Feststellung, daß von „der Art dieser psychischen Verarbeitung ... der Verlauf der Erkrankung ganz wesentlich abhängt", und die Forderung, für die Not der PatientInnen Verständnis aufzubringen „und all seine Kunst aufzuwenden, um eine positive Reaktion auf die Erkrankung zuwege zu bringen", machen die Kenntnis der verschiedenen Verarbeitungsformen von Krankheit notwendig.[190] Die ÄrztInnen werden aufgefordert, Regressionen von PatientInnen zuzulassen, zu erkennen, wenn die Flucht in die Krankheit eine Regression in kindliches Verhalten fixiert hat, wahrzunehmen, daß viele Menschen an ihrer Krankheit zerbrechen, andere wiederum ihre Krankheit nicht zur Kenntnis nehmen und ausgliedern, und sie stehen vor der Herausforderung, dasjenige Verhalten zu unterstützen, „welches die Krankheit in ihrem gesamten Umfang und in allen ihren Konsequenzen wissend zur Kenntnis nimmt und bemüht ist, aus den Gegebenheiten das Bestmögliche zu machen".[191]

Im Zusammenhang mit der Aufklärung der PatientInnen – einem klassischen Thema der Ethik in der Medizin – versucht Ringel die verschiedensten Kriterien zu berücksichtigen und warnt vor allgemeinen Prinzipien, die die psychische Belastbarkeit der PatientInnen unter- oder überschätzen, und die die Art der Mitteilung, die Einstellung der nächsten Umgebung und Familienangehörigen außer Betracht lassen, da die persönliche Begegnung, in der eine belastbare Arzt-Patienten-Beziehung wachsen kann, nicht aufgebaut wurde.[192]

Ringel verlangt nach den ÄrztInnen, die mit echter Autorität durch Beispiel und Vorbild überzeugen können. Er kritisiert Autoritätsanmaßung ebenso wie Autoritätsverlust, die beide nicht mit

---

[189] Ringel, E., Von der Krankheit zum kranken Menschen, in: Ringel, E., Die Österreichische Seele. 10 Reden über Medizin, Politik, Kunst und Religion. Wien 1984, 171–198, 174f.

[190] Ebd. 177.

[191] Ebd. 177ff.

[192] Ebd. 183ff.

Partnerschaft vereinbar sind, und verweist auf die falschen gesellschaftlichen Autoritätsstrukturen, „die der Student und später der junge Arzt erlebt und erleidet," und die „einen wesentlichen Beitrag dazu leisten, daß er sich selber nicht zu einer echten Autorität entwickeln kann".[193] Die Frage „Wie sollen wir hoffen können, daß unsere Studenten dereinst den Patienten als Subjekt annehmen werden, wenn sie selbst während des Unterrichts nicht als Subjekte behandelt worden sind?" verlangt nach einer evolutionären Veränderung unserer Kliniksysteme und des medizinischen Unterrichts.[194]

Für die StudentInnen ist es wesentlich, im medizinischen Unterricht wirklich lernen zu können, mit den PatientInnen zu sprechen. Daß die Kranken echte Gesprächspartner sind, mit dem Recht zu sagen, was ihnen am Herzen liegt, ist auch ein Kriterium der Partnerschaft. Ihre Grundlage bleibt die Bereitschaft, einander ernstzunehmen und anzuhören.[195] Die Frage nach der finanziellen Abgeltung der Gesprächsleistungen der ÄrztInnen führt zu gesellschafts- und gesundheitspolitischen Überlegungen und Forderungen.

Der medizinanthropologische Begriff des „medizinischen Systems" differenziert zwischen Krankheitstheoriesystemen, die den Gesundheits- und Krankheitsbegriff, Vorstellungen von Krankheitsursachen und die Theorien von Diagnostik und Therapie umfassen, und den Krankenversorgungssystemen als den sozialen Institutionen, in denen zahlreiche Personen interagieren. Diese mobilisieren die gesellschaftlichen Ressourcen, verteilen Aufgaben an PatientInnen, HeilerInnen und das sozioökonomische Umfeld und bestehen aus so unterschiedlichen Elementen wie PatientInnen, ÄrztInnen, Krankenhaus, Pharmaindustrie, Krankenversicherung, HeilpraktikerInnen, ambulanter Pflege, Familienpflege, Lohnfortzahlungsregelungen, Kur und Behindertenrente, etc. Krankheitstheoriesysteme und Krankenversorgungssysteme sind integrale Bestandteile einer Gesamtkultur und hängen in großem Maße von deren Vorgaben ab.[196]

---

193 Ebd.

194 Ebd.

195 Ebd. 195f.

196 Effelsberg, W., Unterschiedliche Kulturen: Was bedeutet das in der Medizin? in: Illhardt, F.J., Effelsberg, W. (Hrg.), Medizin in multikultureller Herausforderung. Workshop der Akademie der Wissenschaften und der Literatur, Mainz am 4./5. Dezember 1992. Stuttgart 1994, 29–34.

Zu den gesellschaftlichen Vorgaben in der Diskussion über die erforderlichen Leistungen des Krankenversorgungssystems gehören die Versuche, die „Kostenexplosion" im Gesundheitswesen in den Griff zu bekommen. Die Beschränkung öffentlicher Mittel führt zu neuen ethischen Dilemmata. Der amerikanische Bioethiker Childress hat 1970 das Problem folgendermaßen formuliert: „Wer darf leben, wenn nicht alle leben können?"[197] Wer entscheidet anhand welcher Kriterien, ob das zur Verfügung stehende Geld beispielsweise für 500 Herzoperationen ausgegeben wird oder ob um die gleichen Kosten fünf 200-Bettenkrankenhäuser gebaut werden sollen, in denen jährlich 25.000 PatientInnen behandelt werden können?[198] Das Interesse, durch Selbstbeschränkung bei den medizinisch-technischen Leistungen die medizinische Versorgung der Bevölkerung sicherzustellen, und die Interessen eines Inanspruchnahme-Verhaltens und Anspruchdenkens liegen miteinander im Konflikt. Unter diesen gesellschaftlichen Vorgaben ist es schwierig, zu einem Konsens zu finden, der Leistungsumfang und Qualitätssicherung der medizinischen Versorgung regelt.

Die Inhaltsanalyse von 243 Interviews an der Universitätsklinik Innsbruck stellt der Ethik in der Medizin Erkenntnisse über einen sehr kleinen Ausschnitt des medizinischen Systems zur Verfügung. In den ethischen Reflexionen über Sozialstrukturen und die Persönlichkeitsförderung steht das Bemühen um das Verständnis und die Bewältigung der Probleme in der Arbeitswelt Krankenhaus im Vordergrund. Es sind die sozialen Strukturen und Überzeugungen, Urteile, Vorstellungen, gültigen Denkmodelle und Leitideen, die das Handeln und Verhalten der ÄrztInnen, Diplomkrankenschwestern und -pfleger und Sanitätshilfsdienste maßgeblich bestimmen.

Die medizinanthropologische und soziologische Untersuchung hat daher selbstverständlich ihren Platz in der Ethik in der Medizin. Mit dieser Grundlage ist es möglich, auch die „klassischen" ethischen Probleme in der Medizin zu erörtern, ohne die Möglichkeiten des Arbeitsalltags für die konkreten Antworten und Werturteile der verantwortlich handelnden ÄrztInnen, Diplomschwestern und -pfleger und Sanitätshilfsdienste aus dem Blick zu verlieren.

---

[197] Eser, A., Lutterotti, von M., Sporken, P. (Hrg.), Lexikon. Medizin, Ethik, Recht. Freiburg 1989, 1036.

[198] Bruckenberger, E., Dauerpatient Krankenhaus. Diagnosen und Heilansätze. Freiburg 1989, 49.

Das Problem der ärztlichen Aufklärung, ihr Inhalt, Umfang und die Frage, ob es verbindliche Normen für die Aufklärung gibt, wurde als klassisches Problem der Ethik in der Medizin bereits angesprochen. Die Gestaltung einer partnerschaftlichen Arzt-Patienten-Beziehung als Grundlage zur Lösung dieses Problems zu machen, berücksichtigt die gesetzliche Grundlage, in der die Gesellschaft das Selbstbestimmungsrecht der Person institutionalisiert hat, und widersteht der Versuchung, die ethische Diskussion in einer weiteren Verrechtlichung zu einer Lösung zu führen. Daß die Regelungskompetenz des Rechtes – die die ärztliche Aufklärung als Möglichkeitsbedingung für freie selbstbestimmende Entscheidungen der PatientInnen erkennt[199] – im Konflikt mit individuellen Gewissensentscheidungen der ÄrztInnen über den Umfang der Aufklärungspflicht steht, verweist wiederum auf die Wichtigkeit, persönlich verantwortete Werturteile fällen und vertreten zu lernen. Im Zusammenhang mit der persönlichen Aufklärung steht auch die Schweigepflicht der ÄrztInnen. Haben die PatientInnen nicht die Gewißheit, daß das, was sie den ÄrztInnen im Rahmen der Behandlung anvertrauen, der Schweigepflicht unterliegt, ist das Vertrauensverhältnis zu den ÄrztInnen gestört. Wann das Selbstbestimmungsrecht der PatientInnen – z.B. eines Kindes – beginnt oder – im Falle der bewußtlosen PatientInnen – endet, sind Fragen, die im Alltag der ÄrztInnen nach Werturteilen und Antworten verlangen.

Rechtssicherheit ermöglicht Handlungssicherheit. Deshalb ist in den heutigen Problemen der Ethik in der Medizin in ganz besonderer Weise auch die Rechtsphilosophie gefordert, gesetzliche Normen im Hinblick auf die konkrete Problemlösungskompetenz zu reflektieren. Gesetzliche Regelungen zu erarbeiten, ist in einer Demokratie Aufgabe des Parlamentes. Daß der Problemkreis der Sterbehilfe sowie des „letalen" Behandlungsabbruchs bislang weder in Deutschland noch in Österreich und der Schweiz eine ausdrückliche gesetzliche Regelung erfahren hatten und es damit bislang der Rechtsprechung überlassen blieb, die einschlägigen Rechtssätze aus allgemeinen Bestimmungen abzuleiten,[200] wirft auch ein Licht auf die Verdrängung dieser Fragen durch unsere Gesellschaft.

Aufgabe der Ethik ist es in diesem Zusammenhang auch, auf die Verlassenheit der ÄrztInnen in ihren schwierigen und wider-

---

[199] Eser, A., Lutterotti, von M., Sproken, P. (Hrg.), Lexikon. Medizin, Ethik, Recht. 139f.

[200] Ebd. 187.

spruchsvollen Entscheidungen hinzuweisen. Die gegenwärtigen Strukturen des deutschen und österreichischen Gesundheitsversorgungssystems lassen es nicht als sehr wahrscheinlich erscheinen, daß auf das Krankenhaus in der letzten Phase des Lebens von Kranken verzichtet werden kann; ganz im Gegenteil. Notwendig scheint eine organisierte Verzahnung und Vernetzung verschiedener Einrichtungen und Versorgungssysteme und keine einseitige Ausrichtung auf ein Modell allein, das zwangsläufig wieder eine Hospizialisierung der Sterbenden zur Folge haben würde. Um die Systematisierung solcher Lernprozesse zwischen stationären Akutkrankenhäusern, Alten- und Pflegeheimen, ambulanten, intermediären Versorgungseinrichtungen (Sozialstationen, Sozial- und Gesundheitssprengel, etc.) und Hospizeinrichtungen wird es vermehrt gehen müssen. Auf ein Lernen zwischen den Organisationen – das niemand gelernt hat – wird es in Zukunft zugunsten der Betroffenen verstärkt ankommen.[201]

Zu der Frage, was „gutes Sterben" in unserer Gesellschaft bedeuten soll, und über Werturteile und -maßstäbe, die ein „gutes Sterben" leben helfen, gibt es wenig öffentliches Gespräch. Menschen, die es nicht gelernt haben, sich eigene Werturteile zu bilden, und überfordert sind, das eigene Weltbild mit einer Lebensform zu verbinden, können auch zur Frage nach der Art, wie sie ihr Leben beenden wollen, schwer Stellung beziehen.

Klarheit über die eigenen Werte zu erhalten, ist in einer pluralistischen Gesellschaft mit vielen – sich zum Teil widersprechenden – Wertesystemen keine leichte Aufgabe. Anliegen dieser Seiten über Sachverhalte, Hypothesen und ethische Werturteile ist es, einige Sachverhalte zu den Fragen zu untersuchen, die persönliche Antworten nach der Gestaltung von Arbeitswelt und Lebenssinn fordern. Es wird auch versucht, eigene und fremde Werturteile als freie Antworten und persönliche Vorstellungen zur Veränderung der Sachverhalte als solche zu kennzeichnen.

Nach der wissenschaftstheoretischen Klärung des Unterschiedes zwischen Sachverhalten, Hypothesen und ethischen Werturteilen wird im folgenden Abschnitt die Rationalität von lebenstragenden Überzeugungen, d.h. von „Glaube", geklärt. Anschließend

[201] Heller, A., Ambivalenzen des Sterbens – Einschätzungen zum gegenwärtigen Umgang mit dem Sterben und den Sterbenden, in: Heller, A. (Hrg.), Kultur des Sterbens. Bedingungen für das Lebensende gestalten. Freiburg im Breisgau 1994, 13–32, 25.

wird das Zentrum des christlichen Glaubens – der Glaube an Jesus den „Christus“, der von den Toten auferstanden ist – dargelegt und gefragt, wie sich Gott den ChristInnen mitteilt und dadurch für sie erfahrbar wird.

V. Theologie der Gotteserfahrung

Die theoretische Reflexion und Selbstinterpretation des menschlichen Daseins, die die Aufgabe der Philosophie ist, ist auch Voraussetzung und Inhalt der Theologie. Auch der Theologie bleibt es ein grundsätzliches Anliegen, daß das unentrinnbare und immer auf Geschichte selbst verwiesene Wesen dem Menschen nicht verdeckt bleibt.[1] „Die Theologie impliziert also selber eine philosophische Anthropologie", die ihre Aussagen „der eigenen Verantwortung des Menschen überantwortet".[2]

Als Beispiel eines Philosophen, der sich mit der Frage auseinandersetzt, was unter religiösem Glauben zu verstehen ist, wird L. Wittgenstein angeführt. Den Drang des Menschen, etwas über den letzten Sinn des Lebens, das absolut Gute, das absolut Wertvolle zu sagen, führt Wittgenstein auf persönliche Erlebnisse der absoluten Sicherheit, des Staunens über die Existenz der Welt, die Existenz der Sprache oder des Schuldgefühles zurück.[3] Die angegebenen Gründe, warum es sinnvoll ist zu glauben, leiten sich aus ihrer Bedeutung innerhalb einer Lebensform her und verweisen auf ein Bekenntnis des Subjektes. Diese Überzeugungen führen zu Konsequenzen in der Lebensführung.

Wir stellen den christologischen Überlegungen der Theologie Wittgensteins Überlegungen zum Thema „Glauben" ganz im Sinne Rahners voran, der die Frage nach dem Wesen des Menschen, wie sie die Philosophie stellt, als Voraussetzung der theologischen Arbeit sieht. Diese Frage des Menschen, der sich „als sorgend und be-

---

[1] Rahner, K., Grundkurs des Glaubens. Einführung in den Begriff des Christentums. Freiburg 1984, 36.

[2] Ebd.

[3] Wittgenstein, L., Vortrag über Ethik, in: Schulte, J. (Hrg.), Wittgenstein. Vortrag über Ethik und andere kleine Schriften. Frankfurt 1989, 9–19, 16ff.

sorgend, fürchtend und hoffend der Vielfalt seiner Alltagswelt ausgesetzt erfährt",[4] nach sich selbst und seiner Geschichte fragt, erhält im Christentum eine spezifische Antwort und Deutung. Diese soll anhand der Christologie, wie sie K. Rahner im „Grundkurs des Glaubens" darlegt, vorgestellt werden.

Es geht im folgenden um die Darstellung von Grundaussagen der christlichen Theologie, um die Darstellung des Selbstverständnisses der ChristInnen. Jesus ist nach christlicher Glaubensüberzeugung derjenige, der ebenso wie wir Empfänger der Selbstmitteilung Gottes ist, die er frei angenommen hat. Es wird deshalb nicht nur darzulegen sein, was eigentlich gemeint ist, wenn das Christentum von einer „Menschwerdung" Gottes spricht, es muß auch nach der Gotteserfahrung der ChristInnen gefragt werden. Rahners Interpretation der Exerzitien des Ignatius von Loyola geht dabei von der Grundfrage aus, ob und wie das unmittelbare Wirken Gottes in der Einzelperson, d.h. eine authentische, freie Begegnung des einzelnen mit Gott, möglich ist.

Die Bedeutung existentieller geistlicher Erfahrungen im Zusammenhang des individuellen Glaubensvollzuges, der Lebensform und Lebensgestaltung hält am subjektiven Ausgangspunkt dieser Erfahrung fest. Es ist der konkrete Mensch mit seiner Freiheit, seiner Eigenart und seiner Geschichte, es handelt sich um ein konkretes Ich in seinem innersten Grund als einmaliges, verantwortliches und freies Subjekt, das Träger der Gotteserfahrung ist. Die theologische Reflexion der Gotteserfahrung steht im Mittelpunkt dieses Kapitels. Dabei bleibt immer zu berücksichtigen, daß die ursprüngliche Transzendenzerfahrung in der Reflexion nie eingeholt oder als gegenständliche vermittelt werden könne.[5]

1. Die Grundlagen des religiösen Glaubens in der Philosophie Wittgensteins

Die Untersuchung des Begriffes „Glauben" steht bei Wittgenstein im Zusammenhang mit den Ausführungen zu den Begriffen „Seele", „Einstellung" und „Meinung". Bei der Kritik von Meinungen, wenn z.B. zwei Physiker ihre Meinungsverschiedenheiten bzgl. eines physikalischen Problems diskutieren, geht es um das

[4] Rahner, K., Grundkurs des Glaubens. 45.
[5] Ebd. 45.

Aufzeigen von Widersprüchen. Anders verhält es sich im Falle der „Einstellung".

Bei Einstellungen geht es um das Darlegen von Gründen. Wittgenstein bringt das – heute brennend aktuelle – Beispiel des Orakels. Wenn jemand sein Handeln und Verhalten lieber am Spruch eines Orakels ausrichtet als z.B. an den Antworten des Physikers, so gilt es, diese Einstellung zu respektieren. Mit Physik und Orakel treffen sich „zwei Prinzipien, die sich nicht miteinander aussöhnen können",[6] sagt Wittgenstein und lädt zur Toleranz ein: „Sie befragen statt des Physikers etwa ein Orakel. (Und wir halten sie darum für primitiv.) Ist es falsch, daß sie ein Orakel befragen und sich nach ihm richten? – Wenn wir dies „falsch" nennen, gehen wir nicht schon von unserem Sprachspiel aus und bekämpfen das ihre?"[7]

Die Untersuchung läuft darauf hinaus, daß Einstellungen zwar kritisiert werden können – und sollen – es sich dabei aber nicht um Behauptungen handelt, die nur wahr oder falsch sein können. Für Einstellungen kann ich Gründe angeben. Es hat aber keinen Sinn, den anderen zu bekämpfen oder ihn für einen „Narren und Ketzer" zu erklären:[8] „Am Ende der Gründe steht die Überredung."[9] Wir behandeln mit Wittgenstein den Begriff des „Glaubens" im folgenden so wie den Begriff der „Einstellung". Es geht dabei nicht um die Überredung zu einem bestimmten Glauben. Es geht um die Darlegung der Gründe, warum es überhaupt sinnvoll ist zu glauben, d.h. es geht um die Bedeutung des Glaubens innerhalb einer Lebensform.

Die Untersuchung der Fragen, was „Glauben" heißt und wie wir das Wort „Glauben" verwenden, hat zum Ziel, eine Übersicht zu gewinnen, aus der Klarheit entspringt. Für diese fundamentaltheologische Untersuchung gilt wie für die Philosophie der psychologischen Begriffe, daß sie keine neuen Antworten mit sich bringt, die gegeben werden sollen, sondern vielmehr eine geordnete Darstellung dessen, was wir schon wissen.

Den Gebrauch des Begriffes „Glauben" erarbeitet Wittgenstein in der Auseinandersetzung mit dem 1922 in London erschienenen Buch „The Golden Bough" von J. G. Frazer. Frazer behandelt die Erzählung vom Priesterkönig von Nemi als Darstellung von irrigen,

---

[6] Wittgenstein, L., Über Gewißheit. Werkausgabe Band 8. Frankfurt 1984, 611.

[7] Ebd. 609.

[8] Ebd. 611.

[9] Ebd. 612.

d.h. auch primitiven, Meinungen, die falsch sind. Wittgenstein geht es darum, die religiösen und magischen Anschauungen als solche gelten und nicht als Irrtümer erscheinen zu lassen: „So war also Augustinus im Irrtum, wenn er Gott auf jeder Seite der Confessionen anruft? Aber – kann man sagen – wenn er nicht im Irrtum war, so war es doch der Buddhistische Heilige – oder welcher immer – dessen Religion ganz andere Anschauungen zum Ausdruck bringt. Aber keiner von ihnen war im Irrtum, außer wo er eine Theorie aufstellte."[10]

Wenn die „Wilden" glauben, ihren König in der Morgenröte töten zu müssen, weil seine Seele sonst nicht frisch bleiben würde, so ist der strittige Punkt nicht so sehr eine Meinung, die geradewegs wahr oder falsch sein kann, sondern vielmehr eine besondere Weltsicht oder Art, die Welt zu verstehen. Der Glaube ist nicht der Ausdruck einer bestimmten empirischen Behauptung, die geradewegs in Berufung auf Tatsachen entschieden werden könnte. Die Grundlagen dieses Glaubens sind das menschliche Leben und die Erfahrungen des Individuums. Deshalb ist es absurd, solches Glauben von seinen Kontexten zu abstrahieren.[11] Menschliches Leben kann nur beschrieben werden; es erklären zu wollen, führt zu Hypothesen. Diese befriedigen Wittgenstein im philosophischen Zusammenhang jedoch wenig: „Wer aber, etwa, von der Liebe beunruhigt ist, dem wird eine hypothetische Erklärung wenig helfen. – Sie wird ihn nicht beruhigen."[12]

Frazer versucht, den Gebrauch der Rituale der Menschen von Nemi als Folge falscher Anschauungen zu erklären. Wittgenstein will menschliches Handeln nicht allein anhand von Kausalitätsbeziehungen erklären, er will es verstehen lernen. Ursachen werden im Experiment ermittelt, durch Statistiken oder z.B. im Aufzeichnen eines mechanischen Modelles. Der Grund für die Handlung eines Individuums wird typischerweise ermittelt, indem der Handelnde gefragt wird.[13] Die Behauptung, daß dies-und-dies die Ursache war, ist eine induktiv gerechtfertigte Hypothese. „Wenn man aber den Grund für eine bestimmte Aussage, für eine bestimmte Art zu handeln usw. wissen will, dann ist keine Anzahl

---

[10] Wittgenstein, L., Bemerkungen über Frazers Golden Bough, in: Schulte, J. (Hrg.), Wittgenstein. Vortrag über Ethik und andere kleine Schriften. Frankfurt 1989, 29–46, 29.

[11] Johnston, P., Wittgenstein and Moral Philosophy. London 1991, 36.

[12] Wittgenstein, L., Bemerkungen über Frazers Golden Bough. 31.

[13] Johnston, P., Wittgenstein and Moral Philosophy. 37.

übereinstimmender Erfahrungen notwendig, und deine Begründung ist keine Hypothese."[14]

Einen Weg zum Verstehen der Erzählung vom Priesterkönig von Nemi findet Wittgenstein mit Hilfe der Semiotik. In der Erzählung des Priesterkönigs von Nemi wird von diesem ausgesagt, daß er „die Majestät des Todes" ist: „Das Leben des Priesterkönigs stellt das dar, was mit jenem Wort gemeint ist. Wer von der Majestät des Todes ergriffen ist, kann dies durch so ein Leben zum Ausdruck bringen."[15] Wird der Priesterkönig getötet, will Wittgenstein dieses Ritual nicht erklären, sondern er versteht es als „Symbol" für ein anderes „Symbol": Die Tötung des Königs ist Symbol für die Ergriffenheit vor der „Majestät des Todes", die die Menschen tötet.[16] Wittgensteins Einladung zur Toleranz mit den Symbolen fremder Kulturen wird mit dem Hinweis auf den zwiespältigen Umgang mit dem Tod in unserer eigenen Kultur erleichtert: „Austreiben des Todes oder Umbringen des Todes; aber andererseits wird er als Gerippe dargestellt, als selbst in gewissem Sinne tot. „As dead as death". Nichts ist so tot wie der Tod; nichts ist so schön wie die Schönheit selbst."[17]

„Einem religiösen Symbol" – fährt Wittgenstein fort – „liegt keine Meinung zu Grunde. Und nur der Meinung entspricht der Irrtum".[18] Religiöse Symbole verweisen auf eine Lebensform und auf die in ihr geltenden Vorstellungen, die es zu begreifen gilt. Wittgenstein wirft Frazer vor, kein anderes Leben zu begreifen, als das englische seiner Zeit.[19] Darüber hinaus übersieht Frazer, „und es wird viel zu wenig Aufhebens davon gemacht, daß wir das Wort „Seele", „Geist" zu unserem eigenen gebildeten Vokabular zählen. Dagegen ist es eine Kleinigkeit, daß wir nicht glauben, daß unsere Seele ißt und trinkt".[20] Der selbstverständliche Wortgebrauch der Begriffe „Seele" und „Geist" in unseren Sprachen weist auf die Fähigkeit des Menschen hin, auf eindrucksvolle Erlebnisse, Lebenswirklichkeiten, -gefahren und -herausforderungen zu reagieren. Und diese Reaktion umfaßt mehr als den Versuch der Erklärung von Zusammenhängen: „Daß der Schatten des Menschen, der wie

---

[14] Wittgenstein, L., Das Blaue Buch. 34.

[15] Wittgenstein, L., Bemerkungen über Frazers Golden Bough. 31.

[16] Ebd.

[17] Ebd. 38.

[18] Ebd. 32

[19] Ebd. 33.

[20] Ebd. 38.

ein Mensch ausschaut oder sein Spiegelbild, daß Regen, Gewitter, die Mondphasen, der Jahreszeitenwechsel, die Ähnlichkeit und Verschiedenheit der Tiere unter einander und zum Menschen, die Erscheinungen des Todes, der Geburt und des Geschlechtslebens, kurz alles, was der Mensch jahraus jahrein um sich wahrnimmt, in mannigfaltigster Weise miteinander verknüpft, in seinem Denken (seiner Philosophie) und seinen Gebräuchen eine Rolle spielen wird, ist selbstverständlich, oder ist eben das, was wir wirklich wissen und interessant ist. Wie hätte das Feuer oder die Ähnlichkeit des Feuers mit der Sonne verfehlen können, auf den erwachenden Menschengeist einen Eindruck zu machen. Aber nicht vielleicht „weil er sich's nicht erklären kann" (der dumme Aberglaube unserer Zeit) – denn wird es durch eine „Erklärung" weniger eindrucksvoll?"[21]

Die Auseinandersetzung mit den religiösen Symbolen anderer Kulturen, deren Gebräuchen und Vorstellungen bringt Wittgenstein nicht zu einer schnellen Verurteilung der Grausamkeit von Menschenopfern bei „primitiven" Völkern, er stellt auch nicht die Frage nach den Grausamkeiten, die die eigene Kultur hervorgebracht hat. In den Erzählungen religiöser Rituale hört er eine Verbundenheit mit dem Tiefen und Finsteren im eigenen Inneren. Woher kommt das Tiefe und Finstere im Menschenopfer, fragt er, denn die Leiden des Opfers alleine machen uns diesen Eindruck nicht: „Krankheiten aller Art, die mit ebensoviel Leiden verbunden sind, rufen diesen Eindruck doch nicht hervor. Nein, dies Tiefe und Finstere versteht sich nicht von selbst, wenn wir nur die Geschichte der äußeren Handlung erfahren, sondern wir tragen es wieder hinein aus einer Erfahrung in unserem Innern."[22] Das Furchtbare, das durch die Erzählungen von Opferritualen wachgerufen wird, wird für mich furchtbar „durch den Gedanken an den Menschen und seine Vergangenheit, durch all das Seltsame, das ich in mir und in den andern sehe, gesehen und gehört habe"[23].

Die Erfahrungen, die zu Wittgensteins eigener ethischer Reaktion auf den Drang „etwas über den letzten Sinn des Lebens, das absolut Gute, das absolut Wertvolle zu sagen", beitragen, beschreibt er als das Erlebnis der absoluten Sicherheit, des Staunens über die Existenz der Welt, die Existenz der Sprache oder des Schuldgefühles.[24] Bei diesen Erfahrungen handelt es sich um Augenblicke in

---

[21] Ebd. 34f.

[22] Ebd. 43.

[23] Ebd. 46.

[24] Wittgenstein, L., Vortrag über Ethik. 16ff.

der Lebensgeschichte eines Individuums, die für das Individuum selbst viel größere Bedeutung erlangen, als es deren kontingente Beschränktheit eigentlich erlauben würde. Wittgenstein formuliert daher das Paradoxon: „Das Paradoxe ist, daß ein Erlebnis – ein Faktum – übernatürlichen Wert zu haben scheint."[25] Die eigenen Überzeugungen fühlt man in sich, man schließt nicht auf sie. Man schließt auch nicht auf die Handlungen, sondern diese entspringen jenen Überzeugungen.[26] Für die eigenen Überzeugungen Gründe angeben zu können, wird daher einmal aufhören und an ein Ende kommen.

Den Hintergrund des Sprachspieles mit „den Gründen" sieht Wittgenstein darin gelegen, daß Glaubenssätze Ausdruck eines Bekenntnisses des Individuums sind und nicht Berichte über innere Prozesse, die wahr oder falsch sein können. Glaubensaussagen spielen als Ausdrücke des Innenlebens eines Individuums eine bestimmte Rolle: „Für die Wahrheit des Geständnisses, ich hätte das und das gedacht, sind die Kriterien nicht in der wahrheitsgemäßen Beschreibung eines Vorganges gegeben. Und die Wichtigkeit des wahren Geständnisses liegt nicht darin, daß es irgendeinen Vorgang mit Sicherheit richtig wiedergibt. Sie liegt vielmehr in den besonderen Konsequenzen, die sich aus einem Geständnis ziehen lassen, dessen Wahrheit durch die besonderen Kriterien der Wahrhaftigkeit verbürgt ist."[27] Wenn wir jemanden fragen, warum er schlecht gelaunt ist, bitten wir nicht um eine Hypothese, und wenn jemand sagt, er hätte sich auf der Party gut unterhalten, erwarten wir nicht, daß er diese Antwort auf Grund einer Theorie gegeben hat. Die grammatischen Beziehungen, die dabei im Spiel sind, werden am besten veranschaulicht, wenn wir Ausdrücke des Gernhabens und Vorziehens untersuchen. Denn es ist ein Teil unseres Begriffes „gernhaben", daß das Individuum autorisiert ist zu sagen, was es mag. Die Gründe für das Gernehaben hängen mit der Rolle zusammen, die die Gründe in unserem Leben spielen und nicht mit bestimmten Experimenten. Der springende Punkt kommt im Wechsel von Wahrheit zu Wahrhaftigkeit zum Ausdruck. Beim Wahrheitskriterium der Wahrhaftigkeit geht es um die Handlungsfolgen der Äußerungen.[28]

---

[25] Ebd.
[26] Wittgenstein, L., Philosophische Untersuchungen. II x.
[27] Ebd. II xi.
[28] Johnston, P., Wittgenstein and Moral Philosophy. 40ff.

Die Wahrheit empirischer Urteile wird deshalb in einem Kontext aus vereinbarten Verifikationsprozeduren, d.h. in einer Situation, in der wir ein kompliziertes Beweisspiel bei der Anwendung des Begriffes „wahr“ gebrauchen, ermittelt. Aus diesem Grund gibt es keine Verbindung zwischen dem Fällen des Urteils und dem Handeln in einer bestimmten Art und Weise aufgrund eines Glaubens. Zu glauben, daß eine bestimmte Handlung falsch – unnobel, ungerecht, oder was auch immer – ist, schließt jedoch auch ein Handeln in einer bestimmten Weise ein: Man kann z.B. versuchen, die Handlung zu tun, oder versuchen, andere abzuhalten, sie zu tun, bedauern, wenn jemand sie tut, etc. Auch kann jemand Gründe dafür angeben, warum eine bestimmte Handlung falsch ist, z.B., weil sie unnötiges Leid verursache. Andere können diese Gründe verwerfen und das ursprüngliche Urteil verneinen. In diesem Fall kann die Meinungsverschiedenheit nicht individuell gelöst werden, auch kann niemand an vereinbarte Prozeduren appellieren. Nichtsdestoweniger ist die Meinungsverschiedenheit nicht nur verbal, sie ist wirklich – sie spiegelt den Konflikt wider, auf zwei Weisen die Welt zu verstehen, wieder und dementsprechend zwei verschiedene Weisen zu handeln.[29]

Der religiöse Glaube spiegelt in diesem Sinne eine bestimmte Art wider, die Welt zu verstehen, und die Art des Handelns, die so ein Weltverständnis mit sich bringt. Die Annahme ethischer Überzeugungen ist in dieser Hinsicht der Annahme einer religiösen Perspektive sehr ähnlich.[30] Wittgenstein schreibt hierzu: „Es kommt mir vor, als könne ein religiöser Glaube nur etwas wie das leidenschaftliche Sich-Entscheiden für ein Bezugssystem sein. Also obgleich es Glaube ist, doch eine Art des Lebens, oder eine Art, das Leben zu beurteilen. Ein leidenschaftliches Ergreifen dieser Auffassung.“[31]

Die Darstellung des Glaubens wäre in der Darstellung und Beschreibung des jeweiligen Bezugsystems zu erreichen, was dann ein Bild des entsprechenden Glaubens abgeben würde. Werden im folgenden zentrale Punkte des christlichen Glaubens beschreibend ausgeführt, so geschieht dies im Bewußtsein des Bekenntnisses dieses Glaubens, denn: „Welches bessere Bild des Glaubens könnte es geben, als den Menschen, der mit dem Ausdruck des Glaubens sagt ‚Ich glaube …‘?“[32]

---

[29] Ebd. 96.

[30] Ebd. 106.

[31] Wittgenstein, L., Culture and Value. 64.

[32] Wittgenstein, L., Bemerkungen über die Philosophie der Psychologie. I 280.

2. Jesus Christus im „Grundkurs des Glaubens“ von Karl Rahner

Nach dem Urteil von Gustavo Gutiérrez ist im Gegensatz zur Theologie in Lateinamerika für den Großteil der zeitgenössischen westeuropäschen Theologie die Frage von Dietrich Bonhoeffer zentral: „Wie kann ich Gott in einer mündig gewordenen Welt verkünden?“[33] In Lateinamerika – und in der Dritten Welt ganz allgemein – steht die Theologie der Herausforderung gegenüber, den unschuldig unmenschlich Leidenden Gott als mit ihnen solidarisch zu verkünden. Das Urteil von Gustavo Gutiérrez trifft in besonderem Maße auf Karl Rahner zu. Er fordert ausdrücklich eine intellektuelle Rechtfertigung der Glaubensgründe[34] und versucht, dieser Forderung in seinen theologischen Reflexionen auch gerecht zu werden.

Er untersucht die intellektuelle Berechtigung seiner Theologie, indem er vom Menschen aussagt, daß er sich als Subjekt endlos in Frage stellt, bezeichnet die Erfahrung, daß sich der Mensch „als sorgend und besorgend, fürchtend und hoffend der Vielfalt seiner Alltagswelt ausgesetzt erfährt“, als die Transzendenzerfahrung des Menschen und macht deutlich, daß diese in der Reflexion nie eingeholt oder als gegenständliche vermittelt werden könne.[35]

Die Sätze „Der Mensch ist Subjekt der Transzendenzerfahrung“ und „Der Mensch stellt sich endlos in Frage“ spiegeln Rahners Art wieder, die Welt und den Menschen zu verstehen und sind Ausdruck seiner Art, das Leben und den Menschen zu beurteilen. Dieses Weltverständnis bringt eine bestimmte Art des Handelns mit sich und kann mit Wittgenstein schon als die Annahme einer religiösen Perspektive bezeichnet werden, die einen Bestandteil des Glaubens von Rahner darstellt. Um die intellektuelle Berechtigung dieser Glaubenssätze aufzuzeigen, kann die Theologie die Gründe angeben, warum dieses bestimmte Weltverständnis gerechtfertigt ist. Die Theologie kann z.B. in der Beschreibung des Bezugssytems, das in ihrem Weltverständnis zum Ausdruck kommt, ihren Glauben darstellen.

Verwirft eine Gesprächspartnerin oder ein Gesprächspartner einen der angegebenen Gründe, verneinen sie ein bestimmtes Urteil oder entdecken sie in der Darstellung des Glaubens Wider-

---

[33] Gutiérrez, G., Lyon: Debate de la tesis de Gustavo Gutiérrez. 20f.
[34] Rahner, K., Grundkurs des Glaubens. 21.
[35] Ebd. 45.

sprüchlichkeiten, dann können die TheologInnen z.B. durch Hinzufügung von bisher nicht gemachten Unterscheidungen zeigen, daß der behauptete Widerspruch nicht folgt. Die Theologin oder der Theologe kann auch versuchen, falls jemand zwar bereit ist, z.B. die Behauptung „Der Mensch stellt sich endlos in Frage" gelten zu lassen, aber dem Satz „Der Mensch ist Subjekt der Transzendenzerfahrung" seine Zustimmung verweigert, durch die Hinzufügung, der Mensch erfährt sich als sorgend und besorgend, fürchtend und hoffend der Vielfalt seiner Alltagswelt ausgesetzt, seine Gesprächspartnerin oder seinen Gesprächspartner zu überzeugen.

Bezüglich der intellektuellen Rechtfertigung der Satzsysteme der Theologie ist aber noch grundsätzlicher zu fragen, ob es nicht auch möglich ist, die Widersruchsfreiheit einer geeigneten Formalisierung ihres Satzsystems zu beweisen? Diese Anfrage an die Theologie wird von Naturwissenschaftlern und naturwissenschaftlich denkenden Philosophen gestellt. Vladimir Richter hat theologische Aussagen Karl Rahners auf die Möglichkeit einer Formalisierung ihrer Logik hin untersucht und einen Versuch vorgelegt, in dem er die Ähnlichkeit zwischen der Logik der theologischen Erkenntnis und den sogenannten unlösbaren Problemen der Mathematik festhält. Richters Vorschlag soll kurz ausgeführt und im Zusammenhang mit der philosophischen Entwicklung Wittgensteins dargestellt werden.

Die Logik der theologischen Erkenntnis: Um 1930 gab Wittgenstein sein Auffassung der einen Logik von „wahr" oder „falsch", die auf dem Zweiwertigkeitsprinzip, das nur die Wahrheitswerte „wahr" und „falsch" aber keine dritte Wahrheitsmöglichkeit anerkennt, auf. In den Vorträgen, die E. Brouwer im März 1928 in Wien hielt, begegnet Wittgenstein der Kritik an diesem Zweiwertigkeitsprinzip, dem Prinzip des „Tertium non datur". Sie hatte auf ihn einen großen Einfluß und trug nach den Jahren des Schweigens zu seiner Rückkehr zur Philosophie bei.

Bouwer hatte erkannt, daß das um die Jahrhundertwende allgemein von der Mathematik anerkannte Axiom, daß jedes mathematische Problem lösbar sei, mit dem logischen Satz vom ausgeschlossenen Dritten äquivalent ist. Der Irrtum besteht nach Brouwer darin, daß die Logik der endlichen Menge auf die Logik der unendlichen Menge übertragen wurde. Entsprechend der operativen Auffassung der Mathematik, die Wittgenstein immer – auch schon im „Tractatus" – vertreten hat, werden die „Objekte" der potentiell unendlichen Mengen in der Ausführung der einzelnen Operationen des Konstruktionsverfahrens aufgebaut.

Die Zahlenreihe der natürlichen Zahlen entsteht z.B., indem ein erstes Element „0" (Null) der Reihe angegeben wird. Anschließend wird eine Regel angegeben, die zu jeder bereits definierten Zahl x die Zahl x + 1 als Nachfolger von x definiert. Die Frage, ob z.B. eine unendliche Folge von Zahlen, die durch ein bestimmtes Verfahren erzeugt wurde, die Eigenschaft E hat, macht aber nur dann Sinn, wenn es für die Eigenschaft E ein Entscheidungsverfahren gibt. Liegt für den Satz: „Für alle n gilt: n hat nicht die Eigenschaft E oder für ein n gilt: n hat die Eigenschaft E" – dieser Satz ist als eine spezielle Form des „Tertium non datur" aufzufassen – kein Entscheidungsverfahren vor, können zwar Einzelfragen – z.B. ob die Zahl 1 die Eigenschaft E hat – mit Ja oder Nein beantwortet werden, nicht aber die generelle Frage. Die Anwendung des „Tertium non datur" auf Probleme, für die es kein Entscheidungsverfahren gibt, ist sinnlos.[36]

Diese Kritik des Prinzips des „Tertium non datur" öffnet zwischen den Wahrheitsmöglichkeiten „Ja" und „Nein" Raum für eine dritte Möglichkeit des Gegensatzes. Diese deutet die Negation eines Satzes A in dem Sinne von „A führt zum Widerspruch", „A ist widerlegbar". Anstelle der „Beweisbarkeit" wird die „Widerlegung der Widerlegung" zum Ausgangspunkt der Logik der theologischen Erkenntnis.

In dem Satz „Der Mensch stellt sich endlos in Frage" können wir für den Ausdruck „endlos" kein Entscheidungsverfahren angeben. Es kann zwar auf eine Reihe gestellter Fragen verwiesen und gezeigt werden, daß nach jeder Antwort wieder eine Frage möglich ist. Ich kann jedoch nicht positiv beweisen, daß ich endlich frage. Und in diesem Sachverhalt liegt die logische Ähnlichkeit der Sätze der Theologie zu den unentscheidbaren Problemen der Mathematik begründet. Die Bedeutung dieser Ähnlichkeit für die Logik der theologischen Erkenntnis ist nun darin zu sehen, daß aus der Widerlegung der allgemein Beweisbarkeit einer theologischen Aussagen, z.B. der Aussage „Der Mensch stellt sich unendlich in Frage", keinesfalls die positive Beweisbarkeit der Negation dieser Aussage, d.h. die Aussage „Der Mensch stellt sich nicht unendlich in Frage", folgt. Würde jemand die positive Beweisbarkeit des Satzes „Der Mensch stellt sich nicht unendlich in Frage" behaupten,

---

36 Vgl. Richter, V., Untersuchungen zur operativen Logik der Gegenwart. München 1965, 39–52.

kann er ebenso wiederlegt werden, wie jemand, der die positive Beweisbarkeit des Satzes „Der Mensch stellt sich unendlich in Frage“ behaupten würde. Sollen nach Richter diese Überlegungen zur Logik der theologischen Erkenntnis in ihrem Wert auch nicht überschätzt werden, so zeigen sie doch einen geeigneten Weg auf, auch die Widerspruchsfreiheit eines theologischen Satzsystems darzustellen. Für die theologische Arbeit folgt daraus jedoch die Erkenntnis, daß theologische Aussagen nicht positive bewiesen, wohl aber die Negationen des Wahrheitswertes „wahr“ von theologischen Aussagen widerlegt werden können.[37]

Dem heutigen Selbstverständnis der Theologie als Darlegung von Glaubenssätzen steht es nicht mehr entgegen, wenn die Theologie auf die positive Beweisbarkeit ihrer Satzsysteme verzichtet. Jede Theologie wird sich aber über ihre Art, die intellektuelle Berechtigung ihrer Aussagen zu verantworten, Gedanken machen müssen. Karl Rahner hat dies immer wieder anhand von Aussagen getan, die auf allgemeine menschliche Existenzbedingungen und -gegebenheiten zurückgreifen. Ein Beispiel dieser anthropologisch vermittelnden Argumentation ist der Satz, daß die Reflexion des Menschen seine Erfahrung nie einholt oder als gegenständliche vermitteln kann.[38]

Das Anliegen um die intellektuelle Rechtfertigung von Glaubensaussagen wird von Karl Rahner mit einem zweiten zentralen Anliegen verbunden. Rahner ist auch der Theologe der Mystik, d.h. der Begegnung mit dem Geheimnis Gott und der Gotteserfahrung. Sagt Rahner: „Man reflektiert immer auf die Bedingungen der Möglichkeit einer Wirklichkeit, die einem schon begegnet ist“,[39] so stellt er doch letztlich auch die Gotteserfahrung vor die Theorie über diese.

Bevor Rahner auf die Möglichkeiten der Beziehung des Menschen zu Jesus Christus als dem Gottmenschen zu sprechen kommt, bekennt er den grundsätzlichen Glauben der ChristInnen an das Werk der Schöpfung des einen und selben Gottes. Schöpfung bedeutet in diesem Glauben nicht nur, daß alles, was ist – die Welt, der Mensch und der Kosmos – von Gott herkünftig ist, „sondern es ist auch gesagt, daß dieses Verschiedene eine innere Ähnlichkeit und Gemeinsamkeit aufweist und daß dieses Vielfältige

---

[37] Richter, V., Logik und Geheimnis, in: Metz, J. B. u.a. (Hrg.), Gott in Welt. Fs. K. Rahner. Bd. 1. Freiburg 1964, 188–206.

[38] Rahner, K., Grundkurs des Glaubens. 45.

[39] Ebd. 179.

und Verschiedene eine Einheit in Ursprung, Selbstvollzug und Bestimmung bildet ...".[40] Erst nachdem Rahner dieses Weltbild vorlegt, das den Glauben an Gott als Ziel der Welt – und damit natürlich auch den Glauben an Gott, der auf die Selbstmitteilung Gottes und ihre Annahme durch die Welt ausgerichtet ist – bekannt hat, fragt er nach der Möglichkeit einer solchen Selbstmitteilung Gottes.[41] Ist sie möglich, so nur als Selbstmitteilung an eine freie Geschichte der Menschheit, d.h. an den Menschen, der in seiner Lebensgeschichte die Freiheit hat, eine Selbstmitteilung Gottes als Grund seines Wesens anzunehmen oder abzulehnen.[42]

Dem Bekenntnis zur Schöpfung folgt der Glaube an die Geschichte als eine, die in ihrer Offenheit auf die Zukunft schon von dieser Zukunft getragen ist. Das Ziel der Geschichte wird nicht einfach als das gesehen, was noch nicht vorhanden ist und erst hergestellt werden muß, sondern es ist auch schon Ursache und bewegende Kraft der Geschichte.[43] Von dieser Überlegung und Hoffnung ausgehend, hinterfragt Rahner den Glauben an einen absoluten Heilbringer, d.h. an eine geschichtliche Persönlichkeit, die den Anfang der ins Ziel kommenden, absoluten göttlichen Selbstmitteilung an die Welt bedeutet.[44]

Dieser Heilbringer ist nicht nur Zusage Gottes an den Menschen, er muß auch ein Stück dieser Geschichte des Kosmos selbst sein, ein Moment seiner Geschichte. Der Glaube an Jesus heißt daher: „Jesus ist wahrhaft Mensch, wahrhaft ein Stück der Erde, wahrhaft ein Moment an dem biologischen Werden dieser Welt, ein Moment an der menschlichen Naturgeschichte ..."[45] Jesus ist also nach christlicher Glaubensüberzeugung derjenige, der ebenso wie wir Empfänger der Selbstmitteilung Gottes ist, die er frei angenommen hat.

Die Fleischwerdung Gottes ist eine Grundaussage der Christologie, d.h. der Lehre von Jesus dem Christus. Der Glaube an Christus und das faktisch bestehende Verhältnis des gläubigen Christen zu Jesus Christus gehen der Theologie voraus. Diese Einsicht unterstreicht Rahner mit der Beobachtung, daß „nirgends in der Existenz des Menschen die theoretische Reflexion die ursprüngliche

[40] Ebd.
[41] Ebd. 193.
[42] Ebd.
[43] Ebd. 195.
[44] Ebd. 195.
[45] Ebd. 196.

Tat des Lebens einholt".[46] Dennoch ist auch darzulegen, was eigentlich gemeint sei, wenn das Christentum von einer Menschwerdung Gottes spricht.

Im Glauben an die Menschwerdung Gottes ist für Rahner der problematische Punkt nicht zuerst die Überzeugung davon, daß sich Gott in Unmittelbarkeit und geschichtlich als Mensch den Menschen zusagt, „daß Gott der unumfaßbare Urgrund wirklich einen Logos, d.h. die geschichtliche Zusagbarkeit seiner selbst an sich für uns hat, daß dieser Gott die geschichtliche Treue und in diesem Sinne der Logos ist".[47] Für Rahner liegt eine große Schwierigkeit darin, auszusagen und zu verstehen, was der Mensch eigentlich ist, was wir selber sind, täglich leben, was in der Geschichte milliardenmal ausgelebt wurde und wir kennen.[48] Rahner geht es dabei nicht um eine naturwissenschaftliche Definition des Menschen: „Denn was der Mensch ist, kann man nur sagen, wenn man jenes aussagt, was er angeht und was ihn angeht. Dieses aber ist beim Menschen als transzendentalem Subjekt das uferlose, das namenlose und letztlich eben das absolute Geheimnis, das wir „Gott" nennen. Der Mensch ist daher in seinem Wesen, seiner Natur selbst das Geheimnis, nicht weil er die unendliche Fülle des angehenden Geheimnisses in sich wäre, die unerschöpflich ist, sondern weil er in seinem eigentlichen Wesen, in seinem ursprünglichen Grund, in seiner Natur die arme, aber zu sich selbst gekommene Verwiesenheit auf diese Fülle ist."[49] Ohne die Schwierigkeiten einer logisch kohärenten Darstellung des Glaubens an Jesus Christus und die Unveränderlichkeit Gottes zu übersehen, gelingt es Rahner, ein Gottesbild zu zeichnen, in dem Gott der Not der Menschen nahe gekommen ist, sie zu seiner eigenen Not gemacht hat und sich dabei in seiner Größe und Unveränderlichkeit nichts zu vergeben braucht, wenn er sich selber zum Ausgang und zur Tür für alles Endliche macht, indem er selbst zur Wirklichkeit des Nichtigen geworden ist.[50]

Unter „Geheimnis" versteht Rahner nicht etwas noch nicht Gewußtes, das erst enthüllt werden müßte, um den Schleier des Geheimnisses zu lüften. „Geheimnis" im Sinne Rahners ist das Undurchschaubare, das „da ist, gegeben ist, gar nicht hergeschafft

[46] Ebd. 204.
[47] Ebd. 214.
[48] Ebd.
[49] Ebd. 215.
[50] Ebd. 224.

werden muß, nicht ein zweites, bloß vorläufiges Unbezwungenes, sondern der unbeherrschbar herrschende Horizont alles Begreifens, der anderes begreifen läßt, indem er selbst als der Unbegreifliche daseiend sich verschweigt". Geheimnis ist ein Begriff, um die Wirklichkeit Gottes auszusagen.[51] Mit Hilfe dieser Beschreibung des Geheimnisses kommt Rahner der Bedeutung der Glaubensaussage näher, daß Gott eine menschliche Natur als die seine annimmt. Ist es Kennzeichen der menschlichen Natur, die arme, fragende, gleichsam von sich aus leere Verwiesenheit auf das bleibende Geheimnis, das wir Gott nennen, zu sein, so bedeutet „Menschwerdung Gottes", daß diese Natur – „die grenzenlose Verwiesenheit auf das unendliche Geheimnis der Fülle" – als seine eigene Wirklichkeit angenommen wird.[52]

Menschwerdung Gottes heißt dann auch Hingabe des Menschen in das Geheimnis Gottes. Diese Begegnung Gottes und seine Selbstmitteilung sind im christlichen Glauben jedem Menschen zugesagt, darf aber mit der Geschichtlichkeit und Personalität der Menschwerdung Gottes in Jesus Christus nicht verwechselt werden, gerade um die einmalige Lebensgeschichte Jesu und jedes Menschen nicht zu unterdrücken.[53] Wird Jesus in diesem Sinne Mensch und ist Gott in Jesus der Gottmensch geworden, so will Rahner nicht leugnen, daß er an diesem Punkt erklären muß, wie er Gott noch als den „Unveränderlichen, der ist, was er ist, ohne es erst werden zu müssen, und die bedürfnislose Fülle immer schon besitzt", bekennen will.[54]

Rahner behilft sich mit einer „verteilenden Auskunft": „Der an sich selbst Unveränderliche kann selber am anderen veränderlich sein."[55] Mit dieser Formulierung will Rahner keine „positive Lösung dieser Doppelheit christlicher Grundaussagen" vorlegen, er will den offensichtlich logischen Widerspruch der beiden Aussagen nicht wegdefinieren, sondern an dieser Widersprüchlichkeit der Aussagen über das Geheimnis Gottes festhalten, daß Werden, Anfang, Zeit, Tod und Vollendung in Jesus von Nazaret die Geschichte Gottes selber ist. Der an sich selbst unveränderliche Gott kann sich am anderen ändern, er kann Mensch werden, ohne in der Endlichkeit aufzuhören, unendliches Geheimnis zu sein. Wenn Rahner

[51] Ebd. 216.
[52] Ebd.
[53] Ebd. 217.
[54] Ebd. 218.
[55] Ebd. 219.

so weit geht zu sagen, Gott kann etwas werden, ist es sein Anliegen, beide Aussagen immer zusammen zu denken, um nicht einseitig nur eine Aussage zum allein Gott auszeichnenden Prädikat zu machen.[56]

Der Mensch Jesus ist als Mensch – nicht allein durch seine Worte, die ja auch von irgendeinem anderen Propheten gesagt werden könnten – die Selbstoffenbarung Gottes, gerade diese seine Menschheit ist die Aussage Gottes, und „die Möglichkeit, daß es den Menschen gibt, gründet in der größeren, umfassenderen, radikaleren Möglichkeit Gottes, sich selber im Logos, der Kreatur wird, auszusagen".[57] Ist der Mensch die radikale Frage nach Gott, so erhält diese Frage in Gott, der Mensch geworden ist, ihre Antwort. Für die Theologie heißt dies, daß sie nicht vorbei am Menschen Christus und somit am Menschen überhaupt Theologie betreiben kann – „Theologie … bleibt … darum in Ewigkeit Anthropologie".[58] Und für die gläubigen ChristInnen, die ihren Glauben nicht reflektieren können, ebenso wie für die nicht ausdrücklich an Jesus den Christus Glaubenden drückt Rahner seine Überzeugung folgendermaßen aus: „Wer sein Menschsein (erst recht natürlich das des anderen) ganz annimmt, der hat den Menschensohn angenommen, weil in ihm Gott den Menschen angenommen hat. Und wenn es in der Schrift heißt, es habe das Gesetz erfüllt, wer den Nächsten liebt, dann ist dies darum die letzte Wahrheit, weil Gott dieser Nächste selber geworden ist und so in jedem Nächsten immer dieser eine Nächste und Fernste zugleich angenommen und geliebt wird".[59]

Diese Aussage Rahners kann als Anerkennung der Gläubigen und Respekt vor den Andersgläubigen oder Atheisten und als Bezeugung der Toleranz verstanden werden. Rahner geht jedoch weiter. Christsein ist für Rahner nicht nur nichts anderes als ausdrückliches Menschsein, sondern es gilt auch die Umkehrbeziehung: Wahres Menschsein ist immer schon „anonymes" Christsein, der Mensch, der zu seinem Wesen und seinem wahren Wesensvollzug kommt, ist Christ, ob er es weiß oder nicht.[60] Mit diesen Aussagen versucht Rahner, die universale Bedeutung des partikularen Christseins klarzumachen und wird damit einem bestimmten Anspruch im Selbstverständnis des Christentums gerecht. Rahner fragt aber

---

[56] Ebd. 220.
[57] Ebd. 221f.
[58] Ebd. 223.
[59] Ebd. 226.
[60] Ebd. 298.

nicht mehr nach der Freiheit des Andersgläubigen, ob ihm diese „anonyme“ Zuordnung zum Christsein auch recht ist. Daher ist mit Moltmann zu fragen, ob Rahner den Pluralismus der Religionen und die Religionsfreiheit der modernen Welt wirklich ernst nimmt?[61] Moltmann lädt an diesem Punkt zu einem differenzierteren Reden von „Christsein und Menschsein“, von „Kirche und Welt“ ein: Die Kirche – gemeint ist hier vor allem die Katholische Kirche – ist noch nicht das Reich Gottes selbst, sondern erst Vermittlung, Wegbereitung und Zeugin des kommenden Reiches. Neben diesem Weg gibt es andere geschichtliche Vermittlungen, die es anzuerkennen gilt. Moltmann lehnt es deshalb konsequent ab, z.B. und vor allem die heilsgeschichtliche Erfahrung des Volkes Israels in der Welt als Erfahrung „anonymer Christen“ zu bezeichnen, der gläubige und gerechte Jude darf nicht als „anonymer Christ“ vereinnahmt werden.[62]

Es soll Rahner hier nicht unterstellt werden, die Anders- oder Nichtgläubigen vereinnahmen zu wollen. Rahners berechtigtes Anliegen ist die Offenheit und Toleranz gegenüber dem anderen. Seine Theologie der Freiheit der Glaubensentscheidungen ist und bleibt dabei die Voraussetzung zum Dialog mit anderen Religionen und Glaubensbekenntnissen. Rahner soll auch nicht vorgeworfen werden, daß der Ausdruck seiner Vermittlung christlichen Selbstverständnisses an die Denktradition des Deutschen Idealismus erinnert. Die Idee des „Anderen“ wird von Rahner nicht auf ihre Verwendung in der Theologie hin und als Begriff reflektiert. Es stellt sich z.B. die Frage, welche Rolle der „Person des anderen“ in einem Dialog zugestanden wird? Kann der andere den Dialog verweigern oder kann er Rahners Kennzeichnung „anonymer Christ“ ablehnen und dennoch weiterhin als „anonymer Christ“ bezeichnet werden ohne dabei seine Freiheit zu verletzen? Metz weist auf den hegelschen Ideenzusammenhang hin, wenn Rahner vom „Anderen“ gerade nicht als personhaftes Anderssein spricht.[63] Dies würde bedeuten, daß Rahner den möglichen Dialog mit dem anderen nicht reflektiert und es Aufgabe einer dialogischen Theologie ist, diese Reflexion mit zu berücksichtigen.

Auch wenn es in Wirklichkeit nur allzu menschlich ist, wenn die TheologInnen Begriffe eines philosophischen Systems verwen-

---

61 Moltmann, J., Was ist Theologie? Freiburg 1988, 80.

62 Ebd. 83.

63 Metz, J. B., Glaube in Geschichte und Gesellschaft. Studien zu einer praktischen Fundamentaltheologie. Mainz 1992, 10f.

den und systemeigene Definitionen übernehmen, ohne sogleich und bei jedem Gedanken auf diese philosophischen Voraussetzungen aufmerksam zu machen, so bleibt die kritische Reflexion dieser Voraussetzungen doch die ständige Aufgabe der Theologie. In der Tat ist Rahner der Theologe, der den anthropologischen Ausgangspunkt des modernen Intellektes wie kaum ein zweiter Theologe seiner Zeit ernstnimmt. Deshalb kann das Verdienst seiner Theologie, in Konzentration auf die Innerlichkeit der Selbst- und Gotteserfahrung die Anstößigkeiten des dogmatischen Glaubens und des Glaubens an sogenannte „Heilstatsachen“ zu überwinden, nur gewürdigt werden.[64] Für die Theologie Karl Rahners wie für die moderne christliche Theologie überhaupt geht es um reines, persönliches und freies Vertrauen auf den ungegenständlichen Gott. Gott und das eigene Selbst, die eigene Existenz oder die Seele sind die zwei Brennpunkte der Aufgabe, christlichen Glauben heute darzulegen.[65] Rahner führt damit – ähnlich wie R. Bultmann – das alte Thema augustinischer Theologie „Gott und die Seele“ weiter und überträgt es auf den modernen Menschen, der sich selbst zur unbeantworteten Frage geworden ist.[66] Die Theologie Rahners ist dann genau dort am glaubwürdigsten, wo er die Glaubensgründe seiner Antworten derart reflektiert, daß die existentielle Betroffenheit des fragenden und um Antwort ringenden Menschen, der Rahner auch ist, selbst spürbar bleibt. Gott ist – mit den Worten von Schillebeeckx – nicht „Erklärung“ sondern Gabe, er wird ohne Warum, frei als grundloses Geschenk und in unserem Lebenskontext erfahren.[67]

Ganz in diesem Sinne erörtert Rahner anschließend an die Darlegung, wie die Aussage von der Menschwerdung Gottes überhaupt zu verstehen sei, seine Gründe für diesen Glauben an den historischen Jesus als den Christus des Glaubens. Einerseits ist es Aussage des Christentums, daß die Lebensgeschichte und der Tod des Jesus von Nazaret heute immer noch für das Leben der ChristInnen von Bedeutung sind, obwohl sie lange zurückliegen. Andererseits ist sich Rahner darüber im klaren, daß diese geschichtlichen Ereignisse „in ihrem genaueren geschichtlichen Ablauf einen bestimmten Faktor von Unsicherheit, Fraglichkeit,

---

64 Moltmann, J., Was ist Theologie? Freiburg 1988, 68.

65 Ebd.

66 Ebd. 76.

67 Schillebeeckx, E., Weil Politik nicht alles ist. Von Gott reden in einer gefährdeten Welt. Freiburg 1987, 16.

Anzweifelbarkeit usw. unvermeidlich und unüberwindlich an sich tragen".[68]

Auch dieses Problem versteht Rahner wiederum im natürlichen anthropologischen Zusammenhang, daß der Mensch in seinem Leben immer der Unsicherheit ausgesetzt ist, einerseits mit einer absoluten Sicherheit und Überzeugung und dem ganzen Einsatz seiner Existenz handeln zu müssen, er aber andererseits genau um die Beschränktheit seiner geschichtlichen Erfahrungen weiß. Rahner lädt ein, diese Unsicherheit „gelassen als unvermeidbar anzunehmen und in seiner Existenz durchzutragen".[69] Dies ist wiederum in einem Verständnis des Begriffes „Geschichte" zu sehen, das die Wirklichkeit und Umwelt des Menschen zusammen mit und „innerhalb einer existenziell sich engagierenden Glaubenszustimmung" zu erfassen sucht und sich von dem Gebrauch des Begriffes der Historie als Geschichtswissenschaft unterscheidet.[70]

Daher gilt wiederum, daß für uns wie für die Menschen, die eine unmittelbare geschichtliche Erfahrung Jesu hatten, es der Glaube in der Geschichte ist, d.h. es ist die glaubende Lebenseinstellung der Menschen, die dem glaubensbegründenden geschichtlichen Ereignis Bedeutung zuteilt.[71] Dementsprechend ist bzgl. der Schriften des Neuen Testaments – wenn wir ihnen eine geschichtliche Erkenntnis von Jesus von Nazaret zu entnehmen versuchen – zu beachten, daß es sich bei diesen Berichten samt und sonders um Glaubensaussagen handelt.[72]

Als Gründe für den Glauben an Jesus Christus als absoluten Heilsbringer gibt Rahner geschichtliche Minimalvoraussetzungen an, die das Selbstverständnis Jesu betreffen, sowie die Beschreibung seiner Glaubenserfahrung der Selbstmitteilung Gottes im Hinblick auf die Auferstehung Jesu, die „den Heilbringer in seiner ganzen Wirklichkeit vermittelt".[73] Die Berichte über das geschichtliche Leben Jesu bis zu seinem Tod sind schon immer durch das von der österlichen Auferstehungserfahrung her gefaßte Glaubensurteil über Jesus mitgestaltet.[74] Rahners christologische Überlegungen sind von der historisch-kritischen Exegese inspiriert, er beruft

[68] Ebd. 231.
[69] Ebd. 232.
[70] Ebd. 238.
[71] Ebd.
[72] Ebd. 241.
[73] Ebd. 243.
[74] Ebd.

sich auf die Ergebnisse der historischen Wissenschaft der Exegese und faßt als historisches Wissen von Jesus zusammen:

Jesus lebte in der kulturellen, sozioökonomischen, politischen und religiösen Umwelt seines Volkes, die er, als von Gott gewollt, annahm und radikal reformieren wollte. Als radikaler Reformator durchbricht er die Herrschaft des Gesetzes, weiß sich in radikaler Nähe zu Gott, weiß sich radikal mit den sozial und religiös Deklassierten solidarisch und wird in seiner Hoffnung auf die Umkehr seines Volkes – obwohl sich ihm Männer und Frauen anschließen – bitter enttäuscht. Immer mehr bringt ihn seine Sendung in einen tödlichen Konflikt mit den Machthabern und er geht seinem Tod entschlossen entgegen, den er als ihm von Gott auferlegt annimmt. Die historische Darstellung muß viele Fragen offenlassen, auch bzgl. des Selbstverständnisses Jesu: Ob er sich selbst den Messiastitel – oder einen anderen der 50 Namen, die ihm im Neuen Testament gegeben werden – zuschrieb, ob er in seinem Tod eine für die ganze Welt heilsbedeutende Tat sah, „ob und in welchem Sinn er vor Ostern bei seiner Naherwartung des Reiches Gottes seine Jünger als neue, zu stiftende und gestiftete Gemeinschaft, als neues Israel der an ihn Glaubenden voraussah, dies wollte und institutionalisierte“.[75]

Grundanliegen Rahners ist es noch immer, die Gründe für seinen Glauben an Jesus Christus als den absoluten Heilbringer weiter zu entfalten. Es ist Rahner bewußt, daß in der Tradition des Christentums die Wunder Jesu als besonderer Grund der Glaubwürdigkeit dieses Glaubens galten und weiter gelten. Deshalb stellt Rahner – bevor er auf das besondere Wunder der Auferstehung Jesu zu sprechen kommt – Überlegungen zum christlichen Verständnis des Wunders an. Das Wunder wird im Neuen Testament als ein Zeichen – ein semeion – für die Erscheinung des Heilshandelns Gottes beschrieben.[76] Das Zeichen steht in der Einheit von Bezeichnendem und Bezeichnetem in der jeweiligen geschichtlichen Gestalt im Zusammenhang und in Abhängigkeit von dem, was es anzeigen will.[77] „Wunder“ ist in einem theologischen und nicht mirakulösen Sinn dort gegeben, wo die konkreten geschichtlichen Ereignisse – d.h. das Wunderbare – für den konkrekten Menschen jene göttliche Selbstmitteilung in Erscheinung treten und

---

[75] Ebd. 245f.
[76] Ebd. 254.
[77] Ebd.

glaubend bezeugen lassen, die schon immer zu einem Erfahrungselement des für das Geheimnis Gottes offenen Menschen gehört hat und gehört.[78]

In diesem Sinne versteht Rahner die Auferstehung auch als das Angenommensein und das Gerettetsein der menschlichen Existenz durch Gott und nicht als „Wiederkehr in ein vitales, raumzeitliches Dasein, so wie wir es erfahren".[79] Unter Auferstehung versteht das Christentum immer das Heil, „das unter der unbegreiflichen, nur erhofften Verfügung Gottes steht".[80] Auferstehung Jesu bedeutet also die „Sieghaftigkeit seines Anspruchs ..., der absolute Heilsmittler zu sein", d.h. die letzte Radikalität und die unwiderrufliche Bestätigung als absoluter Heilsbringer oder letzter Prophet, der im Tod gänzlich zu scheitern scheint, aber in seinem Sterben, von Gott gerettet, in die Endgültigkeit seines Lebens stirbt.[81] Soll die Auferstehung dies sein, „kann sie gar nicht ohne den faktisch erreichten (wenn auch freien) Glauben an sie selbst gedacht werden, in dem ihr eigenes Wesen erst zur Vollendung kommt", d.h. der Glaube an die Auferstehung Jesu Christi ist „ein inneres Moment dieser Auferstehung selbst und nicht die Kenntnisnahme einer Tatsache, die von ihrem Wesen her ebensogut ohne diese Kenntnisnahme bestehen könnte".[82]

Jesus steht also sozusagen „in den Glauben seiner Jünger hinein auf", in jenen Glauben, „der sich als göttlich gewirkte Befreitheit über alle Mächte der Endlichkeit, der Schuld und des Todes weiß und sich hierfür dadurch ermächtigt weiß, daß diese Freiheit sich in Jesus selbst ereignet hat und für uns offenbar geworden ist".[83] Der christliche Glaube ist also unsere Hoffnung auf unsere Auferstehung, die Hoffnung des Menschen, der seinem Tod entgegengeht und dies weiß. Die Frage nach der Auferstehung ist die Frage, „was uns der Tod, der uns ständig anblickt, über uns sagt, was es eigentlich ist mit der Existenz in den Tod hinein".[84]

Obwohl sich Rahner bewußt ist, daß „dieser Tod und dieses Auf-den-Tod-hin-Leben" verdrängt werden kann, bilden sie als mögliche Erwartungserfahrung doch den Verständnishorizont der

---

78 Ebd. 257.
79 Ebd. 262.
80 Ebd. 263.
81 Ebd.
82 Ebd.
83 Ebd.
84 Ebd. 265.

eigenen Auferstehung.[85] Natürlich können wir mit der christlichen Lehrtradition sagen, daß wir von den Zeugen des Neuen Testamentes, die den Auferstandenen „gesehen“ haben, abhängig sind und bleiben, unser Glaube also an das apostolische Zeugnis gebunden bleibt. Dennoch bleibt wichtig, daß wir unseren hoffenden Mut, über dem Tod zu stehen, als geistgewirkte Auferstehungshoffnung in der Geisterfahrung des unüberwindlichen Lebens selbst erfahren können: „Im „Geist“ erfahren wir selbst die Auferstehung Jesu, weil wir ihn und seine Sache als lebendig und siegreich erfahren.“[86] Die persönliche Beziehung zu Jesus Christus, deren Möglichkeit in dieser Auferstehungserfahrung des Auferstandenen angesprochen ist, versteht das Christentum als „einen existentiellen Vorgang in seinem eigensten Wesen“.[87] Von daher wird das zweite zentrale Anliegen des Theologen Rahners voll verständlich, wenn er nach einer Theologie der authentischen Gotteserfahrung des einzelnen Menschen verlangt.

Kann Rahners Theologie unbestritten als Apologetik gegenüber der modernen, anthropozentrisch gewordenen Welt verstanden werden, so ist in diesem Zusammenhang auch auf die nötige soziale Dimension der theologischen Reflexionen hinzuweisen.[88] Es ist nicht genug, allein die freigesetzte bürgerliche Subjektivität des modernen Menschen anzusprechen. Moltmann unterstreicht deshalb das Anliegen der mehr politisch orientierten Theologie, der nicht so sehr die Vermittlung und Vergegenwärtigung des christlichen Glaubens das Problem ist, sondern vielmehr die Befreiung des armen und sterbenden Volkes in der Dritten Welt und in den verdrängten Schichten der modernen Gesellschaft in der Ersten Welt.[89] In diesem Sinne wird K. Rahner von J. B. Metz vorgeworfen, kein Intersubjektivitäts- oder gar Alteritätstheorem zu kennen und daher die Freiheit der anderen und damit die Frage der Gerechtigkeit ungenügend in den Blick zu bekommen.[90]

Unbestritten bleibt, daß die ChristInnen, wollen sie heute an der Weltgestaltung verändernd teilnehmen und zu mehr Menschlichkeit – d.h. Friede und Gerechtigkeit – in ihrer Geschichte beitragen, vom Ursprung und der Grundlage ihres Glaubenszieles,

---

[85] Ebd. 269.
[86] Ebd. 270f.
[87] Ebd. 298.
[88] Moltmann, J., Was ist Theologie? 77ff.
[89] Ebd. 85ff.
[90] Metz, J. B., Glaube in Geschichte und Gesellschaft. 10.

d.h. von ihrer Gotteserfahrung, auszugehen haben. Die Theologie der Gotteserfahrung stellt die zweite große Dimension der Theologie Karl Rahners dar, sie ist mit Recht eine moderne Übersetzung mystischer Erfahrung genannt worden.[91] Diese soll im folgenden anhand der Mystik der Exerzitien des Ignatius von Loyola aufgegriffen werden.

3. Gotteserfahrung mit Hilfe der Exerzitien des Ignatius von Loyola

„Die Geistlichen Übungen" – „Ejercicios Espirituales" oder kurz „Die Exerzitien" – gehören zu jenen Büchern der Weltliteratur, die am wenigsten gelesen und verstanden werden.[92] Sie entstanden in der Zeit von 1522 bis 1541 aus persönlichen Erfahrungen des Ignatius von Loyola und sind als Hilfe für die Übung in Meditation und Gebet gedacht. Das Buch ist zuerst eine Sammlung von Materialien, Direktiven und Vorschlägen für einen Exerzitienmeister, d.h. für eine Person, die eine andere Person anleitet, die Übungen zu machen, und diesen Prozeß begleitet. So ist es nicht verwunderlich, daß „Die Geistlichen Übungen" nicht in der Weise lesbar sind, wie z.B. Luthers Schrift „Von der Freiheit eines Christenmenschen" oder Erasmus' „Handbuch des christlichen Soldaten".

Das Exerzitienbuch besteht aus zusammengewürftelten Einzelstücken – 370 numerierten Abschnitten – Anweisungen, Meditationen, Gebeten, Erklärungen, Prozeduren, Anmerkungen und Regeln. „Die Geistlichen Übungen" sind eine Hilfe, aufgrund von Gotteserfahrungen Entscheidungen, die im Leben anstehen, zu treffen, einfach die innere Ruhe und den Frieden oder eine neue und glücklichere Orientierung der Existenz zu finden. Dabei können die Übungen den verschiedensten Personen und ihren Lebensumständen angepaßt werden. Die 370 Nummern des Exerzitienbuches sind zeitlich und inhaltlich auf vier Wochen aufgeteilt und für diejenigen, die sich nicht einen Monat oder eine Woche ausschließlich für die Übungen freimachen können, sieht der Text auch einfach eineinhalb Stunden vor, die man sich für einige Tage reservieren kann.

---

[91] Moltmann, J., Was ist Theologie? 77.

[92] O'Malley, J. W., Die ersten Jesuiten. Würzburg 1995, 37–68. Die folgenden Ausführungen folgen diesen Seiten.

Es ist nicht die Absicht „Der Geistlichen Übungen", einen bestimmten Glaubensstandpunkt zu vermitteln, und sie haben auch nichts mit theologisch-philosophischer Diskussion zu tun. Das Buch ist keine Stellungnahme gegen Luther, Erasmus oder die Alumbrados; diese „Erleuchteten" waren Anhänger einer Bewegung, die im 16. Jahrhundert in Kastilien weit verbreitet war und geistliche Vollkommenheit durch innere Erleuchtung zu erreichen suchte. „Die Geistlichen Übungen" stammen aus der religiösen Erfahrung des Autors und anderer nach ihm und gehen davon aus, daß die ausgedrückte Grundbotschaft mit dem gemeinsamen christlichen Erbe vereinbar ist. In diesem Sinne wurden sie vom Papst approbiert und bestätigt und 1548 gedruckt. Grundannahme ist dabei das unmittelbare Wirken Gottes in der Einzelperson, d.h. eine authentische, freie Begegnung des einzelnen mit Gott.

Autor der „Exerzitien" ist Ignatius von Loyola (1491–1556). Er wurde als Inigo López de Loyola auf Schloß Loyola im Baskenland geboren, entsprechend seines Ritterstandes erzogen, mit 13 Jahren als Höfling nach Arévalo geschickt und 1517 trat er beim Herzog von Nájera in den Militärdienst. Am 20. Mai 1521 wurde er als einer der Verteidiger auf der Festung Pamplona schwer verwundet. Eine Kanonenkugel der in Spanien eingebrochenen französischen Truppen zertrümmerte sein rechtes Bein und verwundete sein linkes schwer. Trotz einiger sehr schmerzhafter Operationen blieben die Beine unterschiedlich lang, und er mußte ein Leben lang hinken. Der Ritter von Loyola dachte auf dem Krankenbett über seine weitere Karriere nach, entdeckte in diesen Überlegungen unterschiedliche Gefühle und Stimmungen in seinem Inneren, Traurigkeit und Mißstimmungen, Freude und Trost, Trostlosigkeit und geistliche Unruhe, Fröhlichkeit und Frieden.

Er begann auf diese Gefühle Rücksicht zu nehmen und sie als Entscheidungshilfen für sein weiteres Leben zu verstehen. Nachdem er wieder einigermaßen gehen konnte, wanderte er nach Katalonien zum Benediktinerkloster auf dem Montserrat, legte sein Schwert und seinen Degen nieder und zog sich ein einfaches Pilgerkleid an. Er reiste weiter in die kleine Stadt Manresa nahe Barcelona. Hier meditierte Ignatius das Leben Christi, wurde bzgl. seines Lebens von Zweifeln heimgesucht, die ihn sehr bedrückten und in die Nähe des Selbstmordes brachten. Einen Priester, der ihm in dieser Umbrucherfahrung helfen könnte, fand er nicht. Er richtete seine Aufmerksamkeit auf seine inneren Erfahrungen, erlebte schrittweise eine Rückkehr der Fröhlichkeit und des Trostes, die er dem Wirken Gottes zuschrieb. „Gott hat mich in dieser Zeit behandelt, wie ein Schullehrer beim Unterricht ein Kind behandelt",[93] berichtet Ignatius später über diese Zeit. Der Prozeß der Unterscheidung von Trost und Trostlosigkeit im eigenen Selbst beeinflußte die Interpretation und Sinnrichtung des eigenen Lebens. Nun begann er auch, sich schriftliche Aufzeichnungen über seine religiösen Erfahrungen zu machen, um auch anderen Menschen helfen zu können. In vereinfachter und verdichteter Form gibt er seine Erfahrungen wieder und bringt sie in die Ordnung eines Buches. Obwohl Inigo während der nächsten 20 Jahre fortfuhr, dieses zu überarbeiten, hatte er es in seinem fast einjährigen Aufenthalt in Manresa in seinen tragenden Teilen bereits fertiggestellt. Das Wort „Trost" übersetzt den Begriff „consolación", der in der humanistischen Literatur der Zeit des Ignatius Verwendung fand, ebenso wie in der scholastischen Theologie des Spätmittelalters. War es das Ziel „Der Geistlichen Übungen", in Trost zu leben und anderen dazu zu verhelfen, so umfaßt die Bedeutung dieses Begriffes in den Worten Nadals – eines späteren Weggefährten des Ignatsius – „eine innere Freude, eine Klarheit des Urteils, ein Verkosten, ein Licht, einen ermutigenden Schritt nach vorne, eine klare Erkenntnis",[94] und Trostlosigkeit war das Gegenteil davon.[95]

Über das weitere Leben des Ignatius von Loyola soll nicht mehr viel gesagt werden. Er wollte studieren und lernte 1524 in Barcelona die Universitätssprache Latein, und zwei Jahre später, mit 34 Jahren, begann er an der Universität in Alcalá, einem Zentrum der Begeisterung der humanistischen Bewegung, die Schriften des Erasmus zu studieren. Am 2. Februar 1528 kam er über Salamanca an die Universität nach Paris und erwarb den Titel „Magister Artium". Hier schloß er auch Freundschaft mit jenen Männern, die seinen Weg nach Rom – er traf dort 1537 ein – zur Gründung eines neuen Ordens begleiten würden.

Die Suche nach literarischen Quellen für „Die geistlichen Übungen" ist aufgrund des Alltäglichen und Gewöhnlichen ihres Gedankengutes eher entmutigend. Die Praxis, sich einige Zeit zurückzuziehen und alleine zu meditieren, zu betrachten und zu beten, ist älter als das Christentum. Das Besondere der Exerzitien ist daher in der bis dahin nicht gekannten klaren Darlegung einer kodifizierten

---

[93] Loyola, Ignatius von, Bericht des Pilgers. Knauer, P. (Hrg.), Leipzig 1990. 27.

[94] Nadal, J., Pláticas espirituales del P. Jerónimo Nadal, S.I., en Coimbra 1561. Nicolau, M. (Hrg.), Granada 1945, 191.

[95] O'Malley, J. W., Die ersten Jesuiten. 104.

Methode und ihrer Dynamik zu sehen. Dennoch steht Ignatius in Verbindung mit den alten geistlichen Traditionen der vergangenen Jahrhunderte. Von den identifizierbaren Quellen, die „Die Geistlichen Übungen" beeinflußten, ist die „Vita Jesu Christi" – eine Darstellung des Lebens Jesu – von Ludolph von Sachsen zu nennen. Ludolph selbst war wiederum stark abhängig von den „Meditationes vitae Christi", die von einem italienischen Franziskaner im späten 13. oder frühen 14. Jahrhundert verfaßt wurden.

Die Grundbewegung des Meditationsprozesses der Exerzitien – Erkennen und Ablegen von sündigen Verhaltensweisen in der ersten Woche, Kontemplation von Leben, Tod und Auferstehung Christi bis zur abschließenden Betrachtung, um Liebe zu erlangen – wurde aber auch mit den „drei Wegen" oder Stufen im geistlichen Wachstum – Reinigung, Erleuchtung und Vereinigung – in Zusammenhang gebracht, die in der christlichen Tradition Ende des 6. Jahrhunderts durch Dionysios Areopagites eingeführt worden waren.

Wenn viele Autoren auf die große Ähnlichkeit der Aussagen des vierten Kanons im Enchiridion des Erasmus von Rotterdam mit der Nummer 23 der Exerzitien des Ignatius von Loyola hinweisen, so soll dies hier nicht wegen der möglichen Abhängigkeit erwähnt werden. Die Zielvorstellungen für ein gutes und richtiges Leben, wie sie Erasmus und Ignatius vorlegen, sind einander sehr ähnlich: Die Güter dieser Welt, wie z.B. Gesundheit, Krankheit, Armut, Reichtum, Ehre, Schande, langes Leben oder kurzes Leben sind nicht um ihrer selbst Willen anzustreben oder abzulehnen, sondern sind im Hinblick darauf zu betrachten, inwieweit sie das rechte Maß im Leben, das höchste Gut und das Lebensziel zu erreichen und zu verwirklichen helfen. Auf sehr ähnlichen Überlegungen gründet schon die lebensphilosophische Bewegung der Stoa, die in den drei Jahrhunderten vor Jesu Christi und in den ersten Jahrhunderten nach ihm das Glück der inneren Freiheit und des persönlichen Selbstgenügens suchte. Der Einfluß der Stoa und ähnlicher Schulen auf das Christentum wird immer wieder untersucht.[96]

Diese Hinweise auf die geistlichen Traditionen, die sich im Christentum treffen, und die Tatsache, daß die Exerzitien des Ignatius von Loyola erst in der Mitte unseres Jahrhunderts in ihrer Bedeutung für die Lebensgestaltung und -bewältigung des einzelnen wiederentdeckt wurden, führt zu der Erkenntnis, daß die Theologie in den letzten 200 Jahren die Darstellung ihres Glaubens an den

---

96 Crossan, J. D., Der historische Jesus. München 1994, 121ff.

Idealen von Rationalität und Heilstatsachen ausrichtete und die geistlichen Quellen der existentiellen Lebensbewältigung, wie sie in Meditation und Gebet zu finden sind, aus ihren Reflexionen verdrängt hatten.

Die Bedeutung existentieller geistlicher Erfahrungen im Zusammenhang des individuellen Glaubensvollzuges, der Lebensform und Lebensgestaltung zu reflektieren, ist nicht nur selbstverständliches Anliegen der zeitgenössischen Theologie geworden. Die Beschäftigung mit Weisheitsmaximen, wie sie z.B. die „drei Wege" oder Stufen im geistlichen Wachstum – Reinigung, Erleuchtung und Vereinigung – darstellen, und die Überzeugung, daß Meditation aktiv zur Bewältigung der eigenen Lebensumstände befähigt, sind auch Gegenstand des Interesses der kulturvergleichenden medizinischen Anthropologie geworden. Aufgabe der kulturvergleichenden medizinischen Anthropologie ist es, die Probleme, denen sich die „moderne" Medizin in der multikulturellen Herausforderung der Gegenwart gegenübersieht, zu beschreiben.[97]

Es ist Anliegen dieser Arbeit, ausgehend von einer medizinischen Anthropologie, die es versteht, kognitiv naturwissenschaftliche Elemente, die Welt der Emotionen und die ethische Fähigkeit des Menschen auf die Fragen, wie er gut und richtig leben möchte, miteinander in einer Theorie der Humanmedizin zu verbinden und derart den Menschen zu Gesundheit und Bewältigung von krankmachenden Situationen zu verhelfen. Andere Systeme von Heilkunde – etwa die tibetanische Heilkunde oder die chinesische Medizin – treten zwar mit demselben Ziel, aber dem Anspruch auf, ohne die naturwissenschaftliche Anstrengung der modernen Medizin auszukommen.[98]

Aus zwei Gründen soll hier im explizit theologischen Zusammenhang eine kurze Darstellung von Vorstellungen der tibetanischen Heilkunde wiedergegeben werden. Einmal verweist die erstaunliche Ähnlichkeit in den Meditationshilfen des tibetanischen Mandala mit den Methoden der wiederentdeckten abendländischen Meditationsmethoden auf den gegenseitigen Einfluß griechischer, chinesischer und indischer Medizin im Altertum und Mittel-

---

[97] Sich, D., Überlegungen zu Aufgaben einer Kulturvergleichenden Medizinischen Anthropologie. 119.

[98] Jork, K., Medizin in Tibet und Deutschland – Erfahrungen mit der Beratung eines medizinischen Projekts in einer fremden Kultur, in: Illhardt, F. J., Effelsberg, W. (Hrg.), Medizin in multikultureller Herausforderung. Stuttgart 1994, 87–108, 88f.

alter.[99] Zum anderen hilft die Beschreibung dieser Ähnlichkeiten, das Selbstverständnis einer christlichen Lebensform im Kontext einer modernen Universitätsklinik zu klären.

Die tibetanische Medizin unterscheidet, entsprechend frühbuddhistischer Philosophie fünf Bildekräfte oder skandhas, d.h. fünf Grundbausteine, die sich immer wieder neu gruppieren und die sinnlich erfahrbare Wirklichkeit hervorbringen. Diese sind nicht kausal, sondern als Voraussetzungen für das Entstehen unseres Weltbildes, als Möglichkeitsbedingungen, uns ein Bild von uns selbst und damit von unserem Ich zu machen, zu verstehen. Diese fünf Grundbausteine sind erstens die Formen, die sinnlich wahrgenommen werden, zweitens die Empfindungen und Gefühle von lustvollem, schmerzhaftem oder neutralem Charakter, drittens das Erkennen von Personen, Gegenständen und Ereignissen durch Wahrnehmungen und Vorstellungen aufgrund von Erinnerungen und Erfahrung, was gleichzeitig auch das Bewerten und Zuordnen einschließt, viertens Geistesregungen, wie z.B. das Wollen, die sowohl das Denken und Reden wie das Handeln und Verhalten beeinflussen und schließlich fünftens das Bewußtsein, das alle diese Bereiche koordiniert, sinnvolle Zusammenhänge herstellt und das Verständnis vom eigenen Selbst und das Bild des Ichs ermöglicht.[100]

Die Meditationshilfe des Mandala besteht in den Visualisierungsübungen der vier Tore, durch die der Übende geht, wobei er die Fragen des Torhüters nach dem Sinn von Geburt und Tod, von Unsterblichkeit und dem Erlöschen des Lebens, von Sein und Nichtsein und vom Sinn und der Leere des Lebens aufnimmt und in der Meditation zu den Zuständen Güte, Mitgefühl, Mitfreude und Gleichmut, die durch die Partnerinnen der Torhüter symbolisiert werden, findet. Meditation wird derart Anleitung zur Selbsthilfe zur Problemlösung von Krisensituationen und zur Beratung über die Sinn- und Zielorientierung des Lebens. Darüber hinaus berät sie über Lebensweisen und Wege, um zu mitfühlender Zuwendung und einfühlendem Verständnis gegenüber den Mitmenschen zu finden.[101]

Die theologische Reflexion der Bedeutung eigener Meditationserfahrungen will auch als Reflexion auf Verständnis und Empathie ausgerichtet sein. Dazu gehört auch die grundlegende Fähigkeit,

---

[99] Ebd. 99.
[100] Ebd. 92.
[101] Ebd. 97ff.

kulturelle Unterschiede zu spüren, auch wenn die Lebensformen fremd und dunkel bleiben. Dasselbe gilt auch für eine Theorie der Humanmedizin, die versucht, die Beziehungen zwischen Organismus und Umgebung sowie zwischen physikalischen, physiologischen, psychologischen und sozialen Vorgängen in einem Situationskreismodell des diagnostisch-therapeutischen Zirkels zu integrieren. In der Begegnung mit Menschen aus anderen Kulturen erweitert sich der Situationskreis um die Problematik der Begegnung zweier Kulturkreise.

Wenn im folgenden anhand der Exerzitien des Ignatius von Loyola eine christliche Lebensform von Meditation, Gebet und Gotteserfahrung theologisch reflekiert und dargestellt wird, so geschieht dies im Hinblick auf einen im modernen europäischen Krankenhaus arbeitenden Christen, der aus dieser Gotteserfahrung Kraft zur Problem- und Lebensbewältigung schöpfen will, der sich aber gleichzeitig bewußt ist, daß er mit Menschen völlig unterschiedlicher zum Teil einander widersprechender Glaubensüberzeugungen, Wertsysteme und Lebensvorstellungen in der gleichen Aufgabe zusammenarbeitet, und dies gut und gerne tut.

Exerzitien sind – sagt Ignatius in der Nummer [1] seines Exerzitienbuches[102] – jede Weise der Gewissenserforschung, des Meditieren und Betrachtens, jede Form mündlich und geistig zu beten, und andere geistliche Tätigkeiten, um das eigene Leben zu ordnen und den Willen Gottes zu suchen und zu finden. Die Suche des Willens Gottes entspricht dem neutestamentlichen Ausdruck Jesu: „Gott ist der, der kommt", und man muß Gott sein Leben lang suchen, weil er – auch in den mystischen Erfahrungen – kein Besitztum ist, und man muß Gott sein lassen, was er ist – nämlich das immer Größere. Dieser Aussage geht die Grundannahme voraus, daß es dem Menschen möglich sei, in seinem Bewußtsein einen Vorgang als persönliche Selbstmitteilung Gottes zu erfahren und als solche zu erkennen.[103]

Rahner nähert sich der Grundannahme, daß es im christlichen Daseinsvollzug im einzelnen Menschen Individualgestalten an Er-

[102] Loyola, I. de, Ejercicios espirituales. Introducción, texto, notas y vocabulario por Candido de Dalmases, S.I. Santander 1987. Im folgenden bezeichnet die eckige Klammer die Nummer im Exerzitienbuch. In Deutsch vgl.: Loyola, I. von, Geistliche Übungen. Übersetzt und erläutert von Peter Knauer, Graz 1978.

[103] Sobrino, J., El Cristo de los Ejercicios de San Ignacio. Santander 1990, 26.

kenntnis gibt, die zur Wesensverwirklichung des Christentums gehören, mit dem Vorsatz, die Exerzitien so zum Gegenstand der Theologie zu machen, daß man von ihnen lernt.[104] Rahners Vorgehen in der Untersuchung der Frage, ob eine derartige Selbstmitteilung Gottes überhaupt möglich sei, folgt – wie seine intellektuelle Rechtfertigung existentieller Möglichkeiten von Glaubenserfahrungen auch – der Erfahrung dieser Selbstmitteilung selbst, um dann erst nach den Bedingungen der Möglichkeit ihrer Erkenntnis zu fragen.[105] Ignatius entwirft klare Kriterien, diese Selbstmitteilung zu prüfen. In den Worten Rahners lautet die Frage: „Was heißt es theologisch, wenn man ernst nimmt, daß in den Exerzitien der Schöpfer und Herr selber (im Unterschied zu Vermittlungen durch menschliches Zutun) sich der frommen Seele ‚mitteilt' und ‚der Schöpfer unmittelbar mit seinem Geschöpf handelt und das Geschöpf mit seinem Schöpfer und Herrn' [15]?"[106]

Wenn der Mensch mit einer praktisch erfahrbaren Möglichkeit zu rechnen hat, in Meditation und Gebet Gott als dem zu begegnen, der ihm in der Selbstmitteilung tragender Grund und im konkreten Leben Lebenssinn und Lebensweg bedeuten kann, so verlangt die Reflexion über dieses Erleben die Prüfung, ob „der Wissende und das Gewußte sich in der Weise entgegengesetzt wären, wie dies hinsichtlich jener Objekte der Fall ist, die durch die Hinwendung zu einem sinnlichen Vorstellungsmodell gewußt werden", oder ob der Betende und Meditierende meditierend und betend erkennen kann, daß er eine besondere Erfahrung des unendlichen Geheimnisses erlebt?[107]

Dem Problem der Erkennbarkeit „göttlicher Antriebe" begegnet Rahner mit dem klassischen logischen Hinweis, man müßte Unterschiede angeben können, die die individuelle Gotteserfahrung von anderen individuellen Erlebnissen charakteristisch unterscheiden lasse. „Ignatius rechnet", schreibt Rahner, „mit seelischen Erlebnissen, die ins Bewußtsein fallen und auf Gott zurückgehen und zwar so, daß diese göttlichen Bewegungen von anderen unterschieden sind und unterschieden werden können".[108]

---

[104] Rahner, K., Das Dynamische in der Kirche, Freiburg 1958, 77.

[105] Maier, M., La théologie des Exercices de Karl Rahner, in: Recherches de Sience Religieuse 79/4 [1991] 535–560, 540.

[106] Rahner, K., Das Dynamische in der Kirche. 79.

[107] Ebd. 83.

[108] Ebd. 102.

Das gesuchte Unterscheidungskriterium hat bestimmte Anforderungen zu erfüllen: Es darf sich nicht bloß um eine nur allgemeine Erfahrung handeln, daß „schließlich alles, was ist und sich im Menschen geltend macht, von Gottes Erhaltung und Mitwirkung getragen ist".[109] Dazu hat es sich um ein Kriterium zu handeln, das dem Erlebnisbereich der individuellen Antriebe überhaupt entsprechen kann. Dieses Kriterium kann also die kognitiven Überlegungen der Erkennbarkeit von Handlungsalternativen – die an sich sämtlich gute Handlungsweisen darstellen mögen – zusammen mit der affektiven Wirklichkeit des individuellen Erlebens zur Gestaltung des Lebenssinnes erfassen. Lebenssinn meint die ethische Frage, wie lebe ich gut und richtig und wie will ich leben. Das Kriterium muß – unabhängig von der sittlichen Beurteilung des Gegenstandes von Handlungsalternativen – innerhalb des Bereiches gefunden werden, in dem auch andere gute Antriebe vorkommen können, die es von den „göttlichen Antrieben" unterscheiden kann. Das Unterscheidungskriterium muß sich auf die Art des Antriebes selbst richten, d.h. auf die Erkenntnis seiner Herkunft, die die Grundlage der Unterscheidung ist.[110]

Ignatius spricht in den Nummern [330] und [336] von einer göttlichen Bewegung, bei der es zweifellos sei, daß sie von Gott komme. Diese Erfahrung wird zum Kriterium für alle weiteren Erfahrungen, und es ist nicht leicht zu sagen, was Ignatius mit dieser ersten Art göttlicher Erfahrung meint.[111] Die Erfahrung, die das Unterscheidungskriterium darstellt, wird von Ignatius als Trosterlebnis beschrieben und näher als „Tröstung ohne vorhergehende Ursache" [330] bzw. als „Tröstung ohne Ursache" [336] gekennzeichnet. „Ursache" entspricht im Zusammenhang der Nummer [331] dem gegenständlichen Grund des Trostes, der bewußt für die Tröstung vorliegt. Die „Tröstung ohne Ursache" ist von einer „Tröstung mit Ursache" in der Weise zu unterscheiden, wie eine Werterfahrung „ohne jedes vorherige Verspüren oder Erkennen irgendeines Gegenstandes, durch den diese Tröstung käme mittels der eigenen Akte von Verstand und Willen" [330], von einem bestimmten Wert unterschieden ist.[112] Im Trosterlebnis ist nicht irgendein Objekt gegeben, es ist eine Gegenstandslosigkeit. Die Erfahrung ist eine

---

[109] Ebd.
[110] Ebd. 103f.
[111] Ebd. 114.
[112] Ebd. 116.

Erfahrung des Friedens, der Ruhe und der Stille, es handelt sich dabei um Gott und ihn allein, insofern er gerade von jedem Einzelobjekt verschieden ist.[113] Erst in der nachfolgenden Zeit steht der Mensch wieder unter den Antrieben der eigenen Gedanken, Begriffe und Urteile und denen der anderen geschaffenen Geister, der Vorsätze und Meinungen, „die nicht unmittelbar von Gott gegeben sind“ [336].

Das Kriterium der Gottgewirktheit solcher Trosterlebnisse ohne Ursache liegt in einer sich selber gründenden Evidenz. Gibt es eine Erfahrung, die eine innere Evidenz ihres rein göttlichen Ursprungs mit sich selbst bringt, „dann kann sie nicht in einer partikulärgegenständlichen Erkenntnis Gottes gelegen sein, in der Gott begrifflich gegeben ist, in dem ein Gedanke über ihn gemacht wird“.[114] Der subjektive Ausgangspunkt bei dieser Erfahrung ist eindeutig. Es handelt sich wesentlich um ein konkretes Ich in seinem innersten Grund als einmaliges, verantwortliches und freies Subjekt. Es ist der konkrete Mensch mit seiner Freiheit, seiner Eigenart und seiner Geschichte, der seine „unbegrenzte Bejahung“ erlebt. Dieses Thematisieren der Erfahrung des unbedingten Angenommenseins darf nicht verwechselt werden mit einer sich begrifflich aussprechenden Reflexion darüber, wie sie jetzt z.B. vorgelegt wird.[115]

Die „erste Erfahrung“ der Tröstungen und der Trostlosigkeit ist das Mittel zur Deutung der „zweiten Erfahrung“, der nachfolgenden Zeit, in der die verschiedenen, jetzt auftretenden Stimmungen, Gedanken, Vorstellungen und „Geister“ im Hinblick auf die Grundstimmung der Tröstungserfahrung unterschieden werden. Diese „zweite Wahlzeit“ wird im Fall von zu treffenden Entscheidungen „viel Klarheit und Erkenntnis“ bringen [176]. In dieser „Unterscheidung der Geister“, wie sie Ignatius nennt, geht es um „eine häufige Konfrontierung des Wahlgegenstandes und der Urtröstung“ – der eigentlich und ursprünglich und sicher gottgewirkten Tröstung – und der Erfahrung, „ob diese beiden Phänomene innerlich zusammenklingen, sich gegenseitig finden, ob der Wille zum fraglichen Wahlgegenstand jene reine Offenheit auf Gott“ … in der Erfahrung des unbedingten Angenommenseins … „unangetastet läßt, ja sogar stützt und vermehrt, oder sie abschwächt, verdunkelt, ob sich …

[113] Ebd. 117f.
[114] Ebd. 125.
[115] Ebd. 128ff.

eine Synthese … in ‚Frieden', ‚Ruhe' und ‚Stille' ergibt und so wahre „Fröhlichkeit" und geistige „Freude" entsteht, oder ob statt der Sanftheit, Linde und Milde Schärfe, Lärm und Geräusch entsteht" [335].[116] Friede, Freude, Ruhe, Stille, Fröhlichkeit, innere Wonne, innere Wärme und Beglücktheit sind die eigentlichen Indizien für die Kongruenz zwischen Trosterfahrung und gesuchter Handlungsalternative.[117]

In der Trosterfahrung, die der Exerzitand in den Exerzitien sucht, versteht er seine menschliche Existenz auf dem Grund des unbedingten Angenommenseins von Gott, von dem, der von ihm grundhaft verschieden ist. Die Praxis der Gottessuche und des Gottesfindens, das Verhältnis von Gott und Mensch, von Schöpfer und Geschöpf ist für Ignatius untrennbar mit dem Leben Jesu verbunden, dessen Nachfolge uns zu Gott führt.[118] Ein Großteil der Meditationen in den Exerzitien ist auf das Leben Jesu gerichtet, nicht auf christologische Hymnen, theologische Reflexionen, liturgische Dienste oder Sakramente; das Modell zur Gestaltung eines Lebens der Gottessuche und des Gottesfindens ist der geschichtliche Jesus.[119]

Ist es richtig, daß sich Ignatius an einer Christologie des historischen Jesus und seiner Nachfolge ausrichtet, so ist auch richtig, daß ihm die Evangelien das tatsächliche Leben erzählen. Ignatius kannte die kritische Methode der Exegese noch nicht.[120] In den Betrachtungen und Meditationen ist aber die sinnliche Vergegenwärtigung ein wichtiges Strukturelement. Sie stellt mit Hilfe der Vorstellungskraft den Raum zusammen und die Personen, die sich darin befinden, und das, was sie tun, und sie sieht und hört, was sie einander sagen. Diese „Hinführung", wie sie von Ignatius genannt wird, ist meist nach dem Vorbereitungsgebet, das um die Offenheit für das göttliche Geheimnis bittet, der zweite Punkt der Übungen, bevor der Übende Gott um das bittet, was er will und sich für die Übung wünscht. Für die Praxis der Betrachtungen wie für die Praxis des christlichen Lebens allgemein ist es daher wichtig, nicht nur wie in den christologischen Reflexionen ein historisches Minimalwissen von Jesus vorauszusetzen, sondern genauere

---

116 Ebd. 138.

117 Siehe Exerzitienbuch die Nummern [329], [333], [334], [335] und [336].

118 Sobrino, J., El Cristo de los Ejercicios de San Ignacio. 25f.

119 Ebd. 12.

120 Ebd. 7.

Vorstellungen vom Leben Jesu und seiner Botschaft zu entwickeln. Wir werden im sechsten Teil dieser Arbeit über die Ergebnisse der Leben-Jesu-Forschung berichten, um uns ein Bild von diesem Jesus von Nazareth zu machen, das Eingang in die Betrachtungen finden kann.

Die Theologie der Exerzitien des Ignatius von Loyola wurde mit Hilfe der Überlegungen von Karl Rahner als Praxis der Grundüberzeugung dargelegt, daß es Individualgestalten an Erkenntnis und eine authentische Gotteserfahrung im christlichen Daseinsvollzug gibt, die zur Wesensverwirklichung des Christentums gehören.[121]

An diesem Punkt soll aber auch ausdrücklich darauf hingewiesen werden, daß der Glaube an den Vater, an den einen Gott, Schöpfer, Bewahrer und Vollender von Welt und Mensch, Judentum, Christentum und Islam gemeinsam ist. Wenn an Gottes wirksame Macht und Kraft in Mensch und Welt an den Heiligen Geist glauben heißt, so kann dieser Glaube an Gottes Geist auch Juden, Christen und Muslimen gemeinsam sein. Darüber und über die entscheidende Differenz – an den Sohn Gottes glauben als die Offenbarung des einen Gottes im Menschen Jesus von Nazareth, der so Gottes Wort, Bild und Sohn ist – müßte gerade unter den drei prophetischen Religionen weiter gesprochen werden.[122]

Grundlage dieses Gespräches ist gerade im Zusammenhang der authentischen Gotteserfahrung der ChristInnen die Anerkennung der authentischen Gotteserfahrungen der nichtchristlichen Religionen, wie sie am Zweiten Vatikanischen Konzil von der Katholischen Kirche endlich ausgesprochen wurde. Am 28. Oktober 1965 verkündete das Konzil „Die Erklärung über das Verhältnis der Kirche zu den nichtchristlichen Religionen" „Nostra Aetate". Im Artikel 2 werden die religiösen Erfahrungen einer verborgenen Macht, eines höchsten Gottes, der sogar ein Vater ist, als authentisch angesehen und ausdrücklich im Hinduismus und Buddhismus gewürdigt. Artikel 3 spricht voller Hochachtung – und wohl zum erstem Mal in der Kirchengeschichte – vom Islam und Artikel 4 von dem Juden und Christen gemeinsamen „Alten Testament", das von dem Alten Bund erzählt, den Gott mit dem Volk Israel geschlossen hat. In Artikel 16 der sogenannten „Dogmatischen Konstitution über die Kirche" „Lumen Gentium", die am 21. November 1964 am

---

121 Rahner, K., Das Dynamische in der Kirche, Freiburg 1958, 77f.

122 Küng, H., Credo. Das Apostolische Glaubensbekenntnis – Zeitgenossen erklärt. München 1992, 204.

Konzil verkündet wurde, sagt die Katholische Kirche, daß sie das „Gute und Wahre“ auch bei den Menschen anerkennt, die nicht an Gott glauben bzw. keinen Gott kennen. Gottes Gnade ist allen Menschen zugesagt. Artikel 22 der „Pastoralen Konstitution über die Kirche in der Welt von heute“ „Gaudium et spes“, die am 7. Dezember 1965 verkündet wurde, spricht von der Möglichkeit auch der Atheisten, auf einem nur Gott bekannten Weg durch seine Gnade mit dem österlichen Geheimnis, d.h. der Auferstehung, verbunden zu werden. Im Artikel 2 der „Erklärung über die Religionsfreiheit“ „Dignitatis humanae“ stellt das Konzil endlich klar, daß in religiösen Dingen niemand gezwungen werden darf, gegen sein Gewissen und seine eigenen Entscheidungen zu handeln.

Diese Erklärungen des Konzils beenden mit der Aufforderung der KatholikInnen zu Toleranz und Zusammenarbeit an der gemeinsamen Zukunft einer Welt in Frieden eine jahrhundertelange, oft leidvolle, gewalttätige und kriegerische Geschichte der Intoleranz, der Mißverständnisse und Ausgrenzungen. An diesem Frieden mitzuarbeiten, sind alle Menschen aufgerufen. Die Herausforderung, diesen Frieden zu leben, ist zu groß, als daß religiöse Bekenntnisse den allen Menschen gemeinsamen Grund ihrer Gotteserfahrungen und damit auch einen gemeinsamen Grund ihres Menschseins verschütten dürfen.

In der Darlegung der Gründe für den Glauben an Jesus Christus als absoluten Heilbringer beschränkt sich Rahner auf wenige geschichtliche Voraussetzungen. Es ist ihm aber wichtig, immer zu betonen, daß es die österliche Auferstehungserfahrung ist, die das Zentrum des christlichen Glaubens begründet. Die ChristInnen glauben an Jesus den Auferstandenen. Dieses Glaubensurteil gestaltet auch die Berichte mit, die im „Neuen Testament“ über das geschichtliche Leben Jesu bis zu seinem Tod vorliegen. Christus – sein Leben, Sterben und seine Auferstehung – steht auch im Zentrum der Meditationen, Betrachtungen und des Gebetes der ChristInnen.

Um diesem Jesus von Nazareth, seinem Wirken und Selbstverständnis etwas näher zu kommen, wird im folgenden mit Hilfe der Leben-Jesu-Forschung die kulturelle, sozioökonomische, politische und religiöse Umwelt, in der Jesus lebte und die er reformieren wollte, dargestellt.

4. Der historische Jesus

Für die TheologInnen ist die Auseinandersetzung mit den Versuchen, das Leben Jesu zu rekonstruieren, unverzichtbar. Die TheologInnen müssen sich Rechenschaft darüber ablegen, was vom Leben Jesu in Erfahrung gebracht werden kann und wo die Grenzen der historischen Forschung liegen. In dieser Auseinandersetzung wird bald deutlich, daß es die historischen Quellen nicht erlauben, eine Biographie des Lebens Jesu zu erstellen. Die Erforschung der gesellschaftlichen und politischen Gegebenheiten, die zur Zeit Jesu in Palästina herrschten, ist eine Hilfe zur Interpretation des Wirkens Jesu, wie es die Evangelien als Glaubenszeugnisse überliefert haben. Traditionell war es das Anliegen der Leben-Jesu-Forschung, zu historischen Aussagen über Jesus von Nazaret zu kommen. Die Ergebnisse dieser Forschung sollen im folgenden zusammengefaßt dargelegt werden.

4.1 Die Leben-Jesu-Forschung[123]

Die Leben-Jesu-Forschung ist ein Kind der Aufklärung. Der bedeutendste Versuch der Leben-Jesu-Forschung im 19. Jh. wurde mit D. F. Strauß erreicht. Für ihn ist der Jesus der Evangelien mythologisch. Es handelt sich dabei um die Idee von Jesus, dem Gottmenschen, in der sich die Einheit von göttlichem und menschlichem Bewußtsein darstellt. Ist diese höchste Idee der Einheit von Selbstbewußtsein mit dem absoluten Wesen Allgemeingut des menschlichen Denkens und Tuns, kann von Jesus als konkreter geschichtlicher Gestalt abgesehen werden. Ein möglicher historischer Kern in den einzelnen evangeliaren Erzählungen war für D. F. Strauß dann nicht mehr von Interesse.

Im Anschluß an D. F. Strauß gab es neben der Bestreitung der Existenz Jesu auch das Bemühen, eine Art Jesus-Roman zusammenzustellen. In diesem Sinne erschienen z.B. von K. H. Venturini von 1800 bis 1892 vier Bände einer Jesus-Geschichte. Liebesbeziehungen Jesu mit Frauen – bei K. H. Venturini zwischen Jesus und Maria von Bethanien – werden in Romanen und Verfilmungen bis heute phantasievoll dargestellt. In Folge der Jesus-Romane – vor

[123] Gnilka, J., Jesus von Nazaret. Botschaft und Geschichte. Freiburg 1995, 7–29.

allem aufgrund des 1863 erschienenen Buches von E. Renan – verbreitete sich aber auch die heute selbstverständlich gewordene Einsicht, daß das Reich Gottes eine Idee ist, für die Jesus bereit war, in den Tod zu gehen, daß das Reich Gottes aber nicht mit einer institutionellen Kirche gleichgesetzt werden könne. Zu dieser umstürzenden Erkenntnis in einer Zeit eines europäisch verbürgerlichten Christentums trug maßgeblich J. Weiss bei. Sein Buch „Die Predigt Jesu vom Reiche Gottes" erschien 1892.

A. Schweitzer nahm die Idee auf und sprach in seinem berühmten Buch „Leben-Jesu-Forschung" 1909 von einer Zäsur im Leben Jesu. Diese bildete sich, nachdem Jesus – im Bewußtsein, der Messias zu sein – die Ablehnung seiner Mitmenschen erfahren hatte. In dieser Enttäuschung gab Jesus sein Werk nicht auf. Er war bereit, nach Jerusalem zu ziehen, um dort zu sterben, damit das Reich Gottes endgültig kommen könne.

In der Folge gab es und gibt es bis heute ein Vielzahl von Jesusinterpretationen. Es wurde von einem liberalen Jesus geschrieben, von einem jüdischen Jesus, von einem sozialistischen Jesus, von einem germanischen Jesus, von Jesus als einem psychopathologischen Fall, von Jesus als Psychotherapeuten oder von Jesus als androgynem Mann, der gegen patriarchalische Gesellschaftsstrukturen protestierte. Jesus als Juden zu betrachten, führte zu dem wichtigen Ergebnis, daß er den galiläischen Dialekt des Aramäischen gesprochen haben müsse.

Die Entdeckung der erzählerischen Gesetze, die im Prozeß der Entstehung, Ausbildung und Fixierung der Evangelien in literarischen Formen und Gattungen Ausdruck fanden, führte nach dem Zweiten Weltkrieg zu einer neuen Epoche mit einem neuen Zugang zu Jesus. Der subjektive Zugang wird durch die Darlegung der angewandten Methoden, die im wissenschaftlichen Diskurs zur Diskussion gestellt werden, ersetzt. Obwohl die Ergebnisse der Frage nach dem historischen Jesus, nach den Anliegen und Verhaltensweisen in seinem Wirken und die gewonnenen Antworten nun begründet werden, bleiben sie aber letztlich hypothetisch.

Das Neue Testament ist ein Glaubenszeugnis. Die Evangelisten schreiben keine historischen Berichte, sondern bezeugen ihren Glauben an Jesus, und sie berichten von Menschen, die Jesus als seine ZeugInnen für sich gewonnen hat. Ziel einer historischen Arbeit ist es lediglich, mögliche Zusammenhänge zwischen Jesus und diesem Glaubenszeugnis darzustellen. Das Leben Jesu zu schreiben, ist von den Quellen her nicht möglich. Es ist aber offensichtlich, daß die Kenntnis der kulturgeschichtlichen und sozio-politischen Lage und Entwicklungen Israels, der Heimat Jesu, im Versuch, seine Anliegen und Verhaltensweisen zu verstehen, eine unentbehrliche Voraussetzung darstellt.

4.2 Israel unter dem kulturellen und politischen Einfluß des Hellenismus[124]

Palästina wurde 332 v. Chr. von Alexander dem Großen besetzt. Nach seinem Tode rangen seine Generäle und die von ihnen begründeten Herrscherdynastien um die Herrschaft über Israel. Zunächst eroberte Ptolemäus I. 320 v. Chr. Jerusalem. Die Herrschaft der Ptolemäer in Palästina scheint milde gewesen zu sein. Ihr Interesse lag im Erhalt der öffentlichen Ordnung und in der pünktlichen Abgabe der Steuerzahlungen. Die engen politischen und wirtschaftlichen Verbindungen mit Ägypten führten schnell zur Entwicklung jüdischer Siedlungen im Reich der Ptolemäer. In Alexandrien entstand eine ansehnliche jüdische Diasporagemeinde. Diese Entwicklung förderte das Entstehen eines hellenistisch geprägten Judaismus. In Alexandrien entstand die griechische Übersetzung der hebräischen Bibel, die Septuaginta. Der ständig wiederkehrende Konflikt um die Kontrolle Palästinas zwischen den Ptolemäern und den in Syrien herrschenden Seleukiden stärkte zunächst die Autorität des Hohenpriesters in Jerusalem. 202 v. Chr. übernahmen aber die Seleukiden von den Ptolemäern die Herrschaft in Palästina. Antiochus IV., der König von Syrien, war ein begeisterter bis fanatischer Anhänger der griechischen Kultur. Aus diesem Grund und aus machtpolitischem Argwohn gegenüber Israel als der Brücke zum Reich der Ptolemäer in Ägypten wollte Antiochus IV. das Judentum hellenisieren. Als er 168 v. Chr. versuchte, den jüdischen Tempelkult in Israel zu zerstören und von den Juden verlangte, jetzt Zeus Opfer darzubringen, kam es zur Revolte. Mattathias, ein alter Priester, begann den Aufstand und mußte mit seinen 5 Söhnen in die Berge fliehen. Vor seinem Tod im Jahre 166 v. Chr. übertrug er die Führung der Aufständischen seinem Sohn Judas. Diesem gelang es, den syrischen Generälen militärische Niederlagen zuzufügen und den jüdischen Tempelkult in Jerusalem wiederherzustellen. Simon, sein Bruder, begründete

---

[124] Encyclopaedia Britannica 13. Chicago. London. Toronto. Genf. 1962, 50ff.

143 v. Chr. die Dynastie der Hasmonäer, die 37 v. Chr. von Markus Antonius ausgelöscht wurde. Die Hasmonäer hatten es gewagt, das Königtum und das Amt des Hohenpriesters in einer Person zu vereinigen. Die Ablehnung dieser Identität von königlichem und hohenpriesterlichem Amt führte zu Spaltungen in Israel. Die Bewegung der Chassidim, der Frommen, entwickelte apokalyptische Vorstellungen, wonach allein das Eingreifen Gottes Israels Unabhängigkeit bewirken und erhalten werde, nicht aber die realpolitischen Maßnahmen der hasmonäischen Usurpation.[125]

4.3 Die politische, religiöse und soziale Lage in Israel zur Zeit Jesu[126]

Von 27 v. bis 14 n. Christus regierte in Rom Octavian Augustus, von 14 n. Chr. bis 37 n. Chr. der Kaiser Tiberius. Die Macht des römischen Kaisers wurde in Palästina durch König Herodes, danach durch dessen Söhne und die römischen Statthalter in Judäa vertreten. Herodes der Große war kein Jude sondern ein landfremder Idumäer. Deshalb konnte er das Königtum nicht, wie vor ihm die Hasmonäer zusammen mit dem Amt des Hohenpriesters innehaben. Der Hohepriester war vom Willen des Herodes abhängig und in seiner Würde auf die Stufe eines kultischen Beamten beschränkt. Auch die Befugnisse des Synhedrions, der obersten jüdischen Gerichtsbehörde, waren sehr eingeschränkt. Es hatte sicher nicht die Vollmacht, einen Menschen hinzurichten. Herodes herrschte von 40 v. Chr. bis 4 v. Chr. als König der Juden über ein Gebiet, das in seiner Größe an das Königreich Davids erinnerte. Für die Römer war Herodes der geeignete Mann, den Frieden und die Unterordnung des unruhigen Volkes der Juden, das am Rand des römischen Imperiums angesiedelt war, zu garantieren. Innenpolitisch war Herodes frei, die öffentliche und private Zivil- und Strafrechtspflege, die öffentliche und finanzielle Verwaltung, entsprechend seinem Willen, zu ordnen, und er hatte das Recht, ein Heer zu unterhalten. Seine Außenpolitik wurde jedoch von Rom vorgegeben.

Nach dem Tod des Herodes kam es in verschiedenen Landesteilen zu Aufständen. Sie wurden von römischen Soldaten oder den

[125] Gnilka, J., Jesus von Nazaret. 54.
[126] Ebd. 35–74.

Söhnen des Herodes, die sein Erbe antraten, niedergeschlagen. Um 6 n. Chr. wurde Judäa mit der Hauptstadt Jerusalem durch einen Statthalter unmittelbar unter römische Verwaltung genommen. In der Zeit Jesu amtierten 5 römische Statthalter, die auch die Hohenpriester bestellten.

Politisch hatte Israel zur Zeit Jesu seine Einheit verloren. Auch geistig und religiös war das Volk gespalten. Gruppierungen trennten sich von der Masse des Volkes und verfolgten ihre eigenen religiösen und politischen Vorstellungen. Jerusalem war nicht nur der einzige Ort der Welt, an dem Jahve, dem Gott Israels, im Tempel die gültigen Opfer dargebracht wurden, es war auch das geistige und religiöse Zentrum des Weltjudentums der Diaspora. Auf das Bewußtsein und die Mentalität des jüdischen Volkes hatten auch die in den Synagogen auftretenden Prediger großen Einfluß. Die jüdische Religiosität war auch im Haus und in der Familie, wo die häuslichen Feste und der Sabbat gefeiert wurden, fest verankert.

Die Gesamtbevölkerung Palästinas betrug etwa eine Million Menschen. Ackerbau, Viehzucht und Fischfang am See Genesareth prägten vor allem Galiläa im Norden und Samaria. Judäa im Süden hatte zwar auch Weideland, und es gab Feld- und Gartenbau, es traten jedoch Handwerk und Handel in den Vordergrund. Es ist damit zu rechnen, daß es eine große Zahl Arbeitsloser gab, und die soziale Schichtung der Bevölkerung wies im allgemeinen krasse Unterschiede auf. Eine dünne Schicht von Großgrundbesitzern lebte von der Arbeit der vielen Kleinbauern und Tagelöhner. Eine soziale Mittelschicht aus Handwerkern, Kleinhändlern und den etwa 7000 einfachen Priestern milderte diese Gegensätze etwas. Der jüdische Sklave war unter den Schutz des mosaischen Gesetzes gestellt und lebte wie ein Tagelöhner, der seine Arbeitskraft verkaufen mußte. Im Sabbatjahr war er in die Freiheit zu entlassen. Die Situation des Sklaven war in einem jüdischen Haus daher etwas weniger hart als die der Sklaven in einem griechischen oder römischen Haus. Die Großgrundbesitzer konnten Öl, Wein, Oliven und Getreide exportieren, das Straßennetz wurde von den Römern gefördert. Mit Hilfe einer Boden- und Kopfsteuer ließen sich die Römer die Kosten ihrer Besetzung des Landes, das sie als ihr Eigentum betrachteten, bezahlen. Zur großen steuerlichen Belastung der Bevölkerung trugen auch die Tempelsteuer und die vielfältigen Zölle bei, die als Marktzoll oder Wegegeld eingezogen wurden. Das Haus der Kleinbauern bestand oft nur aus einem einzigen Raum. Auch Vieh konnte in diesem Haus untergebracht werden, der Wohnraum der Menschen war dann etwas erhöht angebracht.

Die Häuser in Jerusalem waren einstöckig, und im ersten Stock befand sich ein weites Obergemach, das über eine Außentreppe erreichbar war. In der patriarchalischen Gesellschaft war die Frau das Eigentum des Mannes. Frauen waren nicht erbfähig, wurden bei Gericht nicht als Zeugen zugelassen und durften an den Gastmählern nicht teilnehmen. Nur zum Sabbat- und Paschamahl hatten sie Zugang. Auch in der Erziehung waren sie benachteiligt und durften die Thora nicht lernen.

Von den religiösen Gruppierungen ist die monastische Gemeinschaft von Qumran am Toten Meer durch den Fund ihrer Handschriften (1947) bekannt geworden. Diese Essener lehnten den Tempelkult in Jerusalem ab, setzten an seine Stelle einen geistlichen Gottesdienst, beachteten die genau vorgeschriebenen Riten der täglichen Waschungen und eine Unzahl von Vorschriften, die die Absonderung vom übrigen Volk gewährleisten sollten. Die Essener erwarteten die Ankunft des Messias und rechneten für das Ende der Tage mit einer erneuten Sammlung der ganzen Gemeinde Israels.

Im Unterschied zu den Essenern werden die Pharisäer in den Evangelien erwähnt. Auch sie waren mit der hasmonäischen Usurpation von König- und Priestertum nicht einverstanden. Doch blieben sie im Unterschied zu den Essenern im Tempel, in den Städten und Dörfern. Ihr Hauptkennzeichen war die Beobachtung von kultisch rituellen Reinheitsgesetzen. Anstelle der Tempelpraxis rückte das Gesetz in den Mittelpunkt. Was die Gesetzesauslegung betraf, gab es verschiedene Schulen, die sich untereinander bekämpften. In der Bevölkerung waren die Pharisäer geachtet. Sie sonderten sich vom Volk nicht ab und waren als Laienbewegung für alle offen. Unter den Pharisäern gab es auch viele Schriftgelehrte, d.h. meistens Handwerker, die „zweitberuflich" am Sabbat als Weisheitslehrer und Prediger auftraten.

Diese Schriftgelehrten gab es auch unter den Sadduzäern, die in den Evangelien oft zusammen mit den Pharisäern genannt werden, sich jedoch in ihren Zielen von diesen stark unterscheiden. Im Gegensatz zu Essenern und Pharisäern, die sich aus der gegen die hasmonäische Usurpation gerichteten Bewegung der Chassidim, der Frommen, entwickelt hatten, erwarteten die Sadduzäer einen nationalen Tempelstaat in den Grenzen des Reiches, wie ihn einst König David besaß. Der Gruppierung der Sadduzäer gehörten die Reichen an, die Angehörigen der hohenpriesterlichen Familien und der Aristokratie. Sie kooperierten mit den römischen Statthaltern und gewannen dadurch wieder an politischem Einfluß und Macht. Sie leugneten ein Fortleben nach dem Tod sowie eine Auferstehung der Toten, machten das Geschick des Menschen allein von seinem Willen und nicht von der Bestimmung Gottes abhängig, waren in ihrem theologischen Denken konservativ und sahen die Heiligkeit Israels durch den Tempel in Jerusalem gewährleistet, in dem die gültigen Opfer dargebracht wurden. Mit den Pharisäern, deren Einfluß im Volk groß war, waren sie im politischen Mächtespiel gezwungen, Kompromisse zu schließen.

Anläßlich des von den Römern in Judäa erhobenen Zensus spaltete sich von den Pharisäern eine selbständige Partei ab, nämlich die der Zeloten. Sie anerkannten allein Gott als ihren Herrn und König und riefen, da sie Israel nicht von einer heidnischen Macht geknechtet sehen wollten, zum Widerstand gegen die Römer auf. Mit Gewalt meinten sie, dem Reich Gottes den Weg zu bahnen. In diesem Reich würden die Armen und Unterdrückten wieder ihr Recht bekommen, und die Zeloten waren auch bereit, für ihre Ziele ihr Leben einzusetzen. Besonders in der sozial ausgebeuteten Landbevölkerung hatten sie Sympathien. Es ist zu fragen, inwieweit sie ihr Volk in den Krieg mit Rom steuerten, der im Jahre 70 n. Chr. zur Zerstörung des Tempels in Jerusalem führte und für Israel endgültig die Katastrophe bedeutete.

Dieses Urteil Gnilkas soll durch Überlegungen ergänzt werden, die nach dem sozialen Hintergrund der Zeloten, d.h. nach den sozio-ökonomischen Lebensbedingungen der Masse der Bevölkerung, d.h. der Bauern, und nach deren Beitrag zum Ausbruch des jüdisch-römischen Krieges fragen. In diese Überlegungen sollen auch Gedanken aus der vergleichenden Kulturanthropologie aufgenommen werden.

4.4 Crossans Versuch einer gesellschaftliche Rekonstruktion des Mittelmeerraumes

Es ist die Quellenlage, die es nicht gestattet, die Lebensgeschichte Jesu zu schreiben, sagt Gnilka. Dennoch können auch die Bibelwissenschaftler nicht der Faszination widerstehen, sich nach dem biographischen Leben Jesu zu fragen. Neue Jesusbilder werden erstellt, und die Geschichte der Leben-Jesu-Forschung gibt davon Zeugnis. Aber auch die Menschen in der pluralistischen Konsum-, Informations- und Technologiegesellschaft, die sich nicht für Theologie interessieren, kaufen, lesen und diskutieren immer wieder Bücher, die ein plötzlich ansprechendes Jesusbild liefern. So wurde das 1991 in Englisch und 1994 in deutscher Übersetzung erschienene Buch „Der historische Jesus“ von J. D. Crossan ein Bestseller. Der Verfasser zeigt als Professor für Bibelwissenschaften über die fachspezifische exegetische und textkritische Arbeit hinaus Interesse an den Fragen der Sozialanthropologie und soziologischen Erforschung des gesamten Mittelmeerraumes. Mit Hilfe dieses erweiterten Denkhorizontes gelingt ihm „eine hochinteressante Schilderung der Welt, in der Jesus lebte“.[127] Über die Verwendung der literarischen Quellen der Evangelien und das daraus rekonstruierte Jesusbild wird noch kritisch zu sprechen sein. Die Betrachtung Israels als Sonderfall sozial-anthropologischer Zusammenhänge ermöglicht vor allem ein Verständnis der Lebenssituation der Landbevölkerung, d.h. der Masse der Bevölkerung.

4.4.1 Ehre und Schande als Ur-Werte im Mittelmeerraum[128]

Crossan macht zunächst auf die grundlegende Schwierigkeit aufmerksam, daß uns aus der Vergangenheit fast ausschließlich die Stimmen von Männern erreichen, die die Gesichtspunkte der Reichen und Mächtigen überliefern. Diese Elite oder Oberschicht machte weniger als zwei Prozent der Stadtbevölkerung aus. Die vorindustrielle Stadt hatte ihrerseits nur zehn Prozent der Gesamtbevölkerung unter unmittelbarer Kontrolle. Unter diesen Umständen ist es sehr schwierig, für das erste Jahrhundert der christlichen Ära sozial- und kulturanthropologische Äußerungen zum Mittelmeerraum zu treffen.

An den Ufern des Mittelmeers bestehen die landschaftlichen Gegensätze zwischen schroffen Gebirgen und fruchtbaren Flußtälern. Dieser Gegensatz spiegelt sich im mediterranen Ökosystem in der Weise wider, daß man in den Randgebirgen unabhängige, egalitäre Gemeinschaften von Bauern und Hirten, in den angrenzenden Ebene aber das große Gut, die für den Markt produzierende Landwirtschaft, findet.

Crossan ist sich der Problematik bewußt, wenn er versucht, die Forschungsergebnisse der modernen Anthropologie über den Mittelmeerraum auf die antiken Zeugnisse, die er in den Bibliotheken findet, zu übertragen. Die ethnographischen Feldforschungen bei seßhaften Bauern, Hirten und Wüstennomaden der nördlichen Mittelmeerküste entlang von Andalusien bis nach Griechenland und

---

[127] Schweizer, E., Jesus, das Gleichnis Gottes. Was wissen wir wirklich vom Leben Jesu? Göttingen 1995, 17.

[128] Crossan, J. D., Der historische Jesus. München 1994, 38–70.

Zypern und an der südlichen Küste von Algerien bis Ägypten zeigte bei Christen wie Muslimen, die Bedeutung von Ehre und Schande als grundlegende Werte ihrer Gesellschaften.

Als Ur-Werte und zutiefst verbunden mit Macht und Sexualität, mit Beziehungen nur unter Männern oder nur unter Frauen, aber auch zwischen den Geschlechtern, bestimmen sie das menschliche Verhalten und sollen zur kulturellen Einheit des Mittelmeerraumes entscheidend beigetragen haben. Die anthropologische Funktion, die der Ehre in diesen Überlegungen zukommt, besteht in der Sicherung der Identität des Individuums, welches sich im persönlichen Verkehr von Angesicht zu Angesicht in kleinen Gesellschaften beweisen und durchsetzen muß. Dieses Individuum sieht sich selbst immer mit den Augen anderer und ist sich bewußt, wie sehr es dieser anderen zu seiner eigenen Existenz bedarf. Achtung, das Gegenteil von Schande, ist für ein Individuum dann von existentiellem Interesse, wenn sie in der Gesellschaft den Wert seiner Person begründet, wenn der Anspruch, von der Gesellschaft in Würde anerkannt zu werden, von der Achtung der Person abhängig ist.

Warum soll bei den Mittelmeervölkern neben der Kontrolle von Gütern und Dienstleistungen auch das soziale Gesetz von Ehre und Schande eine bedeutende Rolle in der gesellschaftlichen Organisation gespielt haben? Kann dies aus der Konkurrenz der Weidewirtschaft zum Ackerbau um die gleichen Ressourcen, d.h. Weidefläche bzw. Ackerland erklärt werden? Ehre und Schande wären die Mittel der sozialen Kontrolle gewesen, um diesen Konflikt zu bewältigen.

Das Problem der Ehre wird dringlich, wenn die Gruppe durch die Konkurrenz äquivalenter Gruppen bedroht ist. Und die kleinen, abgesonderten und unstabilen Gruppen der Hirtengesellschaften, die schwer eine über den Familienverband hinausgehende Organisation aufrecht erhalten konnten, Weideland und ausreichende Wasserversorgung finden mußten und kaum wußten, wo sie sich in Zukunft aufhalten würden, hatten mit harten ökologischen Voraussetzungen zu kämpfen. Extreme Temperaturen, Stürme, Dürre, Unsicherheit der Wanderwege und Bedrohung durch Räuber und Banditen sind weitere Beispiele hierfür.

4.4.2 Sklave und Patron[129]

Um in der Agrargesellschaft des römischen Reiches die Produktion eines Überschusses zu besorgen, der den Eliten ihre Stadtexistenz

---

[129] Ebd. 85–118.

sicherte, mußte irgend jemand auf eigenes Familienleben, materielles Auskommen, die einfachste Menschenwürde und Lebensraum verzichten. Die Existenz Roms, der Hauptstadt des Imperiums selbst, war parasitär. Rom lebte von Geschenken, Renten, Steuern und Tribut. Der Patron war auf den Sklaven angewiesen, auf das Recht, einen anderen als menschliches Werkzeug oder Lustobjekt zu behandeln. Die Institution der Sklaverei ergänzt das Patronat, die Individuen beider Institutionen werden durch ihr Abhängigkeitsverhältnis entmenschlicht. Das Zusammenwirken beider Institutionen erklärt viel des autoritären Charakters der Gesellschaften des Altertums mit ihren hierarchischen Standesordnungen.

Das Wertesystem der konservativen Oberschicht von Gutsbesitzern beharrte auf den Tugenden der Vorfahren; Kaufleute und Handwerker erfreuten sich keiner sehr hohen Wertschätzung. Crossan legt auch auf die Feststellung wert, daß es im Altertum keine Mittelklasse gab, die politische Macht besessen hätte. Da der Klient jedes Machthabers selber wieder mächtig war und seinerseits Klienten anzog, ist die Patronatsgesellschaft als ein Nebeneinander vieler kleiner Pyramiden zu sehen, an deren Spitze je eine einflußreiche Familie herrschte. Land war das Kapital der Römer, ihre Investition das Patronat.

4.4.3 Eine sozialanthropologische Interpretation des „Jüdischen Krieges“[130]

Flavius Josephus verdanken wir die wichtigste Einzelquelle für die Geschichte des jüdischen Volkes während des ersten Jahrhunderts. Obwohl er an dem ersten römisch-jüdischen Krieg teilgenommen hatte und Zeuge der Ereignisse sowohl auf jüdischer als auch auf römischer Seite war, ist die Objektivität seines Urteiles unter den Gelehrten umstritten. Josephus kommt aus dem jüdischen Priesteradel und wurde 37 n. Chr. in Jerusalem geboren, spielte bei dem jüdischen Aufstand gegen die Römer in Galiläa eine führende Rolle und lebte nach der Eroberung Jerusalems in Rom wurde aber dennoch von den Flaviern begünstigt. Hier schrieb er als Klient des Kaisers sein erstes Werk „Der jüdische Krieg“, in dem er die Zerstörung des Tempels und die Verwüstung von Jerusalem während des Krieges der Jahre 66 bis 74 aus der Sicht Roms verteidigte. In seinem späteren Werk „Vom Altertum der Juden“ schrieb er dann als religiöser Jude. Sein letztes Werk „Gegen Apion“, der in

---

[130] Ebd. 141–310.

Alexandrien das Judentum und die Juden verleumdete, ist eine Apologie für das Judentum.

Auf die unterschiedlichen Zielsetzungen in seinen Werken – er begann in dem Bemühen, die Römer vor den Juden zu rechtfertigen und endete in dem Bestreben, die Juden vor den Römern zu rechtfertigen – und auf widersprüchliche Darstellungen derselben Ereignisse, die sich in den drei Büchern finden, ist es zurückzuführen, daß die Historiker seinen Darstellungen mehr oder weniger Vertrauen entgegenbringen. Für Crossan erscheint es aber trotz der Parteinahme des Josephus möglich, die in seinen Werken verschleierten sozioökonomischen Prozesse auszumachen. Schrieb Josephus im „Jüdischen Krieg" prorömisch und rechtfertigte die jüdische Elite, so wird aus den Schilderungen dennoch deutlich, daß der große Aufstand, der 66 n. Chr. begann, zum Großteil ein Bürgerkrieg zwischen den reichen und den armen Juden war, zwischen den Städtern und den Landbewohnern, Unterdrückten und Enterbten, mit denen Josephus – ebensowenig wie die Oberschicht anderer Gesellschaften – keinerlei Gefühl der Identifikation empfand. Gerade vor diesem Hintergrund der sozialen Unruhen in der bäuerlichen Bevölkerung Palästinas, die schon in den hundert Jahren vor dem Jahre 66 n. Chr. nachzuweisen sind, ist nach Crossan das Wirken Jesu zu würdigen.

Crossan wendet das Ergebnis der vergleichenden Sozialanthropologie auf die Volksbewegungen im römischen Palästina des 1. Jahrhundertes n. Chr. an. Danach begründen die strukturelle Gewalt des Kolonialismus und die institutionelle Gewalt des Imperialismus eine Situation der Ungerechtigkeit, die mit dem folgenden Protest und Widerstand der ansässigen Bevölkerung und der darauf einsetzenden Repression eine Spirale der Gewalt bilden, die vor allem die Unterschichten betrifft. Dabei schreibt Crossan der dynamischen Kraft der jüdischen Bauernschaft zu, die ursprüngliche Quelle des historischen Wandels zu sein. Die Bauernschaft wird nicht nur in bezug auf den ländlichen Wohnsitz und den Ackerbau, sondern auch im Hinblick auf die Struktur der größeren Gesellschaft, der sie angehört, definiert. Die niedrige Stellung der Bauernschaft ist rechtlich durch die Abhängigkeit der Bauern von den Landbesitzern legitimiert und gewährleistet. Die Beziehung zwischen Dorf und Stadt ist dergestalt, daß die Bauern sehr wenig Kontrolle über die Bedingungen haben, die ihr Leben beherrschen.

Aber wenn die Bauern auch relativ machtlos waren, so heißt dies nicht, daß sie sich nicht dem täglichen Kampf gegen jene stellten, die versuchten, Arbeitsleistung, Nahrung, Steuern, Pacht und

Zins aus dem Bauernstand zu ziehen; auch wenn dieser Kampf keine – oder nur in den seltensten Fällen – kollektive Strukturen erreichte und immer mit Niederwerfung endete. Zwischen 4 v. Chr. bis 65 n. Chr. haben wir von 7 Fällen von Bauernunruhen im römischen Palästina Kenntnis. Waren nur der erste – gegen Archelaus, einen Erben des Herodes – und der letzte – gegen den Statthalter Florus – durch sozioökonomische Interessen bestimmt und die anderen sämtlich religiös-politisch motiviert, so sieht Crossan im religiösen Protest des einfachen Volkes dessen einzige Möglichkeit, sich gegen soziale, ökonomische und politische Unterdrückung zur Wehr zu setzen. Die Protestkundgebungen verliefen zunächst friedlich und erfolgreich, bis im letzten Aufstand der römische Legat Gallus der Revolte mit militärischer Gewalt begegnete.

Die sozial-anthropologische Beobachtung, daß bei kolonialisierten Völkern magische, chiliastische und revolutionäre PropheтInnen auftreten, wobei sich die MagierInnen nur bemühten, unmittelbar den elenden Zustand von Individuen, aber nicht die Verhältnisse zu ändern, läßt Crossan die jüdische Apokalyptik Palästinas als Reaktion auf den Angriff auf die eigene kulturelle Integrität verstehen. Die Apokalyptik ist der Ausdruck Israels – als Sonderfall des Widerstands der Völker Vorderasiens – gegen den Kulturimperialismus des Hellenismus und später gegenüber der militärischen Übermacht Roms. In der apokalyptischen Vorstellung eines kommenden von Gott gesandten Führers, eines Messias, der ein gereinigtes Israel wiederherstellen wird, sieht Crossan ein Abwehrverhalten gegenüber der zugleich religiös-politischen und sozioökonomischen Bedrohung.

Josephus berichtet von fünf messianischen Gestalten. Von Judas in Galiläa mit bäuerlicher Herkunft, von Simon, einem Sklaven des Herodes in Peräa östlich des Jordans, und von Athronges in Judäa, einem einfachen Schafhirten. Die beiden jüdische Anführer des Krieges gegen Rom Menachem, Sohn oder Enkel des Judas des Galiläers, und Simon, Sohn des Gioras, traten ebenfalls mit messianischem Anspruch auf. Schon 47 v. Chr. hört man nach Josephus von Banditen, die insgesamt elfmal erwähnt werden, Protestierer und Messiasse machen seit 4 v. Chr. von sich reden, Propheten – zehn werden genannt – erst in den dreißiger Jahren des ersten Jahrhunderts.

Crossan korrigiert Josephus, der den Eindruck erweckt, als hätte es vom Jahre 6 n. Chr. bis zum Ausbruch des Krieges sechzig Jahre später eine einheitliche jüdische Widerstandsbewegung gegen Rom gegeben, die sich an der Praxis der Gruppe der Zeloten orientierte. Die Zeloten werden in Zusammenhang mit den ländlichen Banditen gesehen, von denen sie sich herleiten und sind sorgfältig von den städtischen Sikariern zu unterscheiden. Als Vespasian im Winter 67/68 nach Judäa vorrückte und im Frühjahr 68 tief in Judäa und Idumäa stand, blieb den Bauern die Wahl zwischen Tod, Sklaverei, Flucht oder Banditentum. Der römische Vormarsch vertrieb immer mehr Bauern von ihrem Land. Sie taten sich in Räuberbanden zusammen und mußten schließlich in Jerusalem ihre Zuflucht suchen. So entstand die Koalition der Zeloten. Sie griffen zuerst die Vornehmsten der Stadt an, bemächtigten sich dann des Tempels und wählten zum Hohenpriester einen Landmann der ihren. Innerhalb der politischen Revolution entwickelte sich eine soziale. Die politische scheiterte, nicht sicher ist es nach Crossan, ob die soziale nicht doch ihre Ziele erreichte.

Was waren die Ursachen der Revolte der Bauern gegen die Machthaber? Den palästinensischen Bauern wurde, wie vielen Bauern vor und nach ihnen, nur das absolut zum Überleben Notwendige zugestanden. Mit diesem Existenzminimum hatten sie sich bereits unter den Persern, den Ptolemäern und den Seleukiden und nun auch unter den Römern begnügen müssen. Was drückte nun die jüdischen Bauern ausgerechnet in der Römerzeit unter die Armutsgrenze ins äußerste Elend, das ihnen auch noch das Existenzminimum nahm? Waren es die hohen Abgaben für die Römer und den Tempel? Die Steuerlasten in Palästina waren nicht drückender als in anderen Gebieten des Römischen Reiches. War es die hohe Verschuldung der freien Kleinbauern, der Handwerker und des niederen Volkes der Stadt Jerusalem? Crossan neigt der Antwort zu, daß die ungleiche Verteilung eines maßlos in Jerusalem aufgehäuften Reichtums zu Störungen des Wirtschaftslebens und zu den sozialen Spannungen führte, die in der Revolte aufbrachen und im Krieg endeten.

4.4.4 Crossans Jesusbild

Aufgrund der Zeugnisse des Flavius Josephus und des Tacitus besteht für Crossan kein Zweifel an der Tatsache der Kreuzigung Jesu unter Pontius Pilatus. Bzgl. der Rekonstruktion eines Lebens Jesu betrachtet Crossan die Texte des Neuen Testamentes und der apokryphen Evangelien als literarische Überlieferungen. Mit Hilfe des Kriteriums der mehrfachen Bezeugung, d.h. nur Worte oder Geschichten, die in mindestens zwei voneinander unabhängigen Quellen überliefert sind, will Crossan die speziellen Sprüche und

Taten, Geschichten und Anekdoten, Bekenntnisse und Deutungen, die Jesus unmittelbar betreffen, rekonstruieren.[131]

Mit dieser Methode der mehrfachen Bezeugung erstellt Crossan ein Bild von Jesus als Magier und Wundertäter, für den das Mahl und die Tischgemeinschaft mit seinen Aposteln wesentlich sind. Der Austausch von Speisen ist eine grundlegende Form menschlicher Interaktion von Geben und Nehmen, Empfangen und Vergelten. Im Austausch für die Anteilnahme an seinen Wundern und seinem Reich gibt Jesus seinen Aposteln einen Platz in seiner Mahlgemeinschaft.[132] Sozialanthropologische Überlegungen zu den Gesellschaften des Mittelmeerraumes haben an Crossans Rekonstruktion großen Anteil.

Das Reich, von dem Jesus sprach, war nicht Traum eines Individuums, sondern Programm und Plan für die Gemeinschaft. Magie und Mahl, Wunder und Tisch richten sich unmittelbar und absichtlich gegen die Verbindung von Patronat und Klientenwesen, gegen Ehre und Schande und damit gegen das Herz der antiken mediterranen Gesellschaft. Magie verhält sich zu Religion wie Banditentum zu Politik. Das Banditentum stellt die Legitimation der politischen Macht in Frage, die Magie die Legitimation der geistlichen Macht. Religion ist offizielle und gutgeheißene Magie. Magie ist nicht offizielle und nicht gutgeheißene Religion.[133]

Der Tempel und der Magier waren eine der charakteristischen Antinomien des religiösen Lebens der Spätantike. Indem Jesus herumwanderte und zu den Leuten ging, forderte er Autorität des Tempels in Jerusalem heraus. Es handelt sich um die egalitäre Herausforderung des Wanderers, der an der Institutionalisierung seines Protestes kein Interesse zeigt.[134]

Jesus sei bei Crossan ein charismatischer Bauernführer, der wegen seines Kampfes gegen die politischen und religiösen Herrschafts- und Unterdrückungsstrukturen ohne Gerichtsverfahren gekreuzigt worden sei; so lautet E. Schweizers Beschreibung der Rekonstruktion von Crossan.[135] Crossan ist bewußt, daß die ältesten überlieferten Handschriften des Neuen Testamentes erst aus dem 2. Jahrhundert stammen und daß diese Kopien von den mutmaßlichen Autographen um Jahrzehnte und mehr getrennt sind.[136] Auf-

131 Ebd. 28ff.
132 Ebd. 450f.
133 Ebd. 405.
134 Ebd. 470.
135 Schweizer, E., Jesus, das Gleichnis Gottes. 18.
136 Crossan, J. D., Der historische Jesus. 558.

grund dieser Tatsache ist Crossan auch damit einverstanden, seine Rekonstruktion des historischen Jesus als Rekonstruktion in Frage zu stellen.[137] Da bei den Exegeten Übereinstimmung herrscht, daß es die fehlenden historischen Quellen sind, die es nicht ermöglichen, eine Biographie des Lebens Jesu zu schreiben, ist gegen den Versuch einer Rekonstruktion nichts einzuwenden. Kritisiert werden soll hier vielmehr die Überzeugung Crossans, daß außer diesen Rekonstruktionen nichts anderes zu haben sei.[138]

Die Evangelien sind Erzählungen von Menschen, die ihren Glauben an Jesus Christus bezeugen und verkünden.[139] Diesen Bekenntnis- und Vertrauensglauben zu Jesus Christus zu beschreiben, d.h. mit Hilfe der Bibelwissenschaften zu untersuchen, wie das Zeugnis der Evangelien aussieht und was sie sagen, ist eine andere Aufgabenstellung, als sie in der Rekonstruktion des historischen Jesus aufgegeben ist. Das Glaubenszeugnis der Autoren des Neuen Testamentes ist gleichfalls ein geschichtliches. Es ist eine Auseinandersetzung mit dem geschichtlichen Wirken Jesu und seiner geschichtlichen Auswirkung auf die Zeugen. Diese brachten die Botschaft ihres Glaubens zu Gehör, damit sie andere Menschen hören, aufnehmen und sich damit auseinandersetzen.

5. Jesus in den Glaubenszeugnissen: Jesus Christus

Es ist die wissenschaftliche Exegese, die sich mit der Interpretation der Evangelien als Glaubenszeugnisse auseinandersetzt. Ihre Methode soll im folgenden an dem Text des Markusevangeliums, der von Tod, Begräbnis und Auferstehung Jesu handelt, Anwendung finden. Die Textkritik ist die Basis der exegetischen Untersuchung und bibeltheologischen Interpretation. Im Zentrum des Glaubensbekenntnisses der ChristInnen steht Jesus als der Christus. Der Auferstehungsglaube ist die Voraussetzung dieses Bekenntnisses. Dies erklärt die Auswahl der Verse des Markusevangeliums, in denen Tod, Begräbnis und Auferstehung Jesu bezeugt werden. Das Evangelium nach Markus wurde gewählt, da es das älteste vorliegende evangeliare Zeugnis des Glaubens an Jesus den Christus darstellt.

---

[137] Ebd. 559.

[138] Ebd.

[139] Schweizer, E., Jesus, das Gleichnis Gottes. 23.

5.1 Das Markusevangelium[140]

Nur der Name ist uns vom Verfasser dieses Evangeliums bekannt. Er schreibt in einem Griechisch, das frei von semitischem Spracheinfluß ist. Vielleicht beherrschte er auch die aramäische Sprache. Zahlreiche aramäische bzw. hebräische Worte werden in seinem Text richtig verwendet. War Markus Jude, war er ein Heide, der Christ wurde? Die Vermutung liegt nahe, daß er Heidenchrist war und aus Syrien stammte. Für wen schrieb er? Markus übersetzt in seinem Text regelmäßig die hebräischen bzw. aramäischen Ausdrücke ins Griechische und erklärt die beschriebenen jüdischen Ritualvorschriften. Deshalb wird vermutet, daß er nicht an Juden schrieb. Da er zahlreiche Latinismen gebraucht – z.B. flagellare, praetorium, centurio – wird oft Rom als Abfassungsort des Markusevangeliums angesehen. Die Abfassungszeit wird mit kurz nach der Zerstörung des Tempels Anfang 70 n. Chr. vermutet. Das Evangelium wird in drei Teile gegliedert: Jesu Wirken innerhalb und außerhalb Galiläas, Jesu Weg nach Jerusalem und Jesus in Jerusalem.

Redaktionsgeschichtlich sind sich die Fachleute einig, daß Markus zur Abfassungszeit seines Evangeliums bereits ältere – und vielleicht gleichfalls schon bearbeitete – Traditionen vorlagen. Als derartige Vorlage wird der Bericht der Leidensgeschichte Jesu (Mk 14,1 – 16,8) gesehen. Markus scheint aber auch eine Vielzahl kleinerer Erzählungen in sein Evangelium aufgenommen zu haben. Aus diesen vielen einzelnen Stücken, Erzählungen und einzelnen schriftlichen Zeugnissen über Jesus setzt Markus die Geschichte Jesu von der Taufe bis zur Kreuzigung als „Evangelium von Jesus Christus, dem Sohn Gottes“ (Mk 1,1), zusammen.

Markus ist also das älteste Evangelium und Matthäus und Lukas nehmen es für ihre eigene Darstellung als Rahmen. Das Verhältnis der drei Synoptiker wird am besten mit der Zwei-Quellen-Theorie erklärt. Danach lagen Matthäus und Lukas neben leicht variierenden Exemplaren des Markusevangeliums eine ebenfalls leicht unterschiedliche Fassung einer Sammlung von Worten Jesu vor, nämlich die Logienquelle (Q), und außerdem Sondergut ihrer Gemeinden.[141]

---

140 Schnelle, U., Einleitung in das Neue Testament. Göttingen 1994, 234 – 256.

141 Becker, J., Jesus von Nazaret. Berlin 1995, 12f.

5.2 Der Text des Neuen Testamentes[142]

Als Material, auf dem in der Antike geschrieben werden konnte, wurden Tontafeln, Stein, Knochen, Holz, Leder, Metalle, Papyrus und Pergament verwendet. Die Handschriften des Neuen Testamentes sind uns fast ausschließlich in Papyri und auf Pergament überliefert. Das Schreibmaterial Papyrus wurde aus der bis zu 5 Meter hohen Papyruspflanze, wie sie im Nildelta im Übermaß wuchs, gewonnen. Dazu wurden die faustdicken Stämme der Papyrusstaude in etwa 30 bis 40 Zentimeter lange Stücke geschnitten, gespalten, und aus dem Mark wurden wiederum dünne Streifen geschnitten. Dann wurden 2 Lagen dieser Streifen rechtwinkelig übereinander gelegt und gepreßt. Das Ergebnis war ein Schreibmaterial, das fast die Stärke des heutigen Papiers erreichte.

Pergament wurde aus der Haut junger Rinder, Schafe, Ziegen und Antilopen erzeugt. Nachdem die Haare von den Häuten geschabt waren, wurden sie gewaschen, mit Bimsstein geglättet und in Kalkmilch gelegt. Auf Pergament wurde bis ins Mittelalter geschrieben. Erst als arabische Händler aus China das Papier nach Europa brachten, löste es das Pergament als Schreibmaterial ab. Der beschriebene Papyrus und das Pergament wurden in Rollen aufbewahrt. Da das Lesen von Papyrus- und Pergamentrollen sehr umständlich war, denn sie mußten ständig auf- und zugerollt werden, kamen besonders unter den ChristInnen seit dem 2. Jahrhundert Codices aus Papyrus- oder Pergamentblättern in Verwendung.

Der Schreiber, der in der Antike am Boden saß und auf seinen Knien schrieb, konnte sich zweier Schriftstile bedienen. Texte für den Alltag, wie Briefe, Rechnungen, Bestätigungen, etc., wurden in einer Kursivschrift geschrieben. Literarische Werke schrieb man in Unzialen, d.h. in ungefähr zollgroßen Buchstaben. Handschriften vom 3. bis 6. Jahrhundert bezeugen die klare Schönheit dieser Schrift. Der Schreibstil der Unzialenbuchstaben verfiel, wurde schwerfällig, plump und dick. Eine Schriftreform im 9. Jahrhundert führte dann im Rückgriff auf die kleinen Buchstaben der Kursivschrift die Minuskeln ein, die bald große Verbreitung fanden.

Bis 1989 konnten 96 Papyri, 299 Unzialhandschriften, 2812 Minuskelhandschriften und 2281 Lektionare erfaßt werden, die griechische Kopien des Neuen Testamentes enthalten. Die Tatsache,

---

[142] Metzger, B., M., The Text of the New Testament. Its Transmission, Corruption and Restoration. Oxford 31992, 3–92.

daß nur 58 griechische Minuskelhandschriften den gesamten Text des Neuen Testamentes enthalten, verdeutlicht, daß vor der Erfindung des Buchdruckes nur sehr wenige Christen das gesamte Neue Testament einsehen oder gar besitzen konnten.

Der Codex Sinaiticus ist die bislang einzige Gesamtkopie des Neuen Testamentes in Unzialhandschrift. Zusammen mit dem Codex Vaticanus, bei dem es sich ebenfalls um eine Unzialhandschrift handelt, ist er etwa in der Mitte des 4. Jahrhunderts entstanden. Beide Codices sind Zeugen für einen Text, der in der Schule von Alexandrien erstellt wurde. Zu dieser alexandrinischen Textgruppe gehören auch die Papyri 66 und 75, die auf das Ende des 2. oder den Beginn des 3. Jahrhunderts zurückgehen. Der alexandrinische Text des Neuen Testamentes ist kürzer als die Texte anderer Textgruppen.

Der „westliche" Text ist das Ergebnis einer verzweigten Handschriftentradition und Übersetzertätigkeit. Er wurde in Nordafrika gelesen, in Italien, Gallien, aber auch in Ägypten und, etwas verändert, auch im Osten. Die bedeutendsten Zeugnisse des „westlichen" Textes sind der Codex Bezae aus dem 5. Jahrhundert und die Altlateinischen Handschriften. Letztere waren im 3. Jahrhundert in Nordafrika und Europa verbreitet. Ein bedeutender Zeuge einer afrikanischen Altlateinischen Handschrift ist der Codex Bubbiensis, der um etwa 400 n. Chr. in Afrika kopiert wurde.

Der Caesarea-Text ist eine Mischung aus „westlichem" und alexandrinischem Text. Dieser könnte in Alexandrien entstanden sein. Einen Vorläufer dieses Textes, der z.B. im Papyrus 45 aus dem 3. Jahrhundert bewahrt ist, soll Origenes von Alexandrien nach Caesarea gebracht haben. Von dort gelangte er weiter nach Jerusalem, Armenien und Georgien.

Die byzantinische Textgruppe ist jünger als die bisher genannten. Zu dieser Textgruppe gehören z.B. der Codex Alexandrinus aus dem 5. Jahrhundert, die Codices Basilensis (6. Jh.), Seidelianus I (9. Jh.) und II (6. Jh.) und Mutinensis (6. Jh.).

Mit den frühen Papyri haben wir den Text des Neuen Testamentes um 200 n. Chr. in breitem Umfang im griechischen Wortlaut zur Verfügung.

5.3 Der Tod Jesu, sein Begräbnis und die Auferstehung nach Markus

Im folgenden werden zwei Übersetzungen der Verse 33 bis 47 im 15. Kapitel des Markusevangeliums und der Verse 1 bis 8 des

16. Kapitels in deutscher Sprache wiedergegeben. Die Zahlen im Text geben die Verse in den Kapiteln an, die Zahl in Großschrift das Kapitel selbst. Zuerst geben wir den Textabschnitt in der Einheitsübersetzung der Heiligen Schrift wieder, die im Auftrag der Katholischen Bischöfe Deutschlands, Österreichs, der Schweiz, der Bischöfe von Luxemburg, von Lüttich, von Bozen-Brixen sowie des Rates der Evangelischen Kirche in Deutschland und des Evangelischen Bibelwerkes in der Bundesrepublik Deutschland 1979 herausgegeben worden ist. Im Anschluß findet sich der Text der revidierten Fassung der Lutherbibel von 1984.

Diese Wiedergabe der Doppelübersetzung folgt dem Anliegen von Barbara und Kurt Aland, dem Benützer einen Vergleich und dadurch ein besseres Verständnis des Textes, aber auch ein besseres Verständnis der Gemeinsamkeiten der Konfessionen zu ermöglichen.[143]

Der Tod Jesu

15 33 Als die sechste Stunde kam, brach über das ganze Land eine Finsternis herein. Sie dauerte bis zur neunten Stunde. 34 Und in der neunten
Stunde rief Jesus mit lauter Stimme: Eloi, Eloi, lema sabachtani?, das heißt
übersetzt: Mein Gott, mein Gott, warum hast du mich verlassen? 35 Einige
von denen, die dabeistanden und es hörten, sagten: Hört, er ruft nach Elija!
36 Einer lief hin, tauchte einen Schwamm in Essig, steckte ihn auf einen
Stock und gab Jesus zu trinken. Dabei sagte er: Laßt uns doch sehen, ob
Elija kommt und ihn herabnimmt. 37 Jesus aber schrie laut auf. Dann
hauchte er den Geist aus.

38 Da riß der Vorhang im Tempel von oben bis unten entzwei. 39 Als
der Hauptmann, der Jesus gegenüberstand, ihn auf diese Weise sterben
sah, sagte er: Wahrhaft, dieser Mensch war Gottes Sohn.

40 Auch einige Frauen sahen von weitem zu, darunter Maria aus Magdala, Maria, die Mutter von Jakobus dem Kleinen und Joses, sowie Salome;
41 sie waren Jesus schon in Galiläa nachgefolgt und hatten ihm gedient.
Noch viele andere Frauen waren dabei, die mit ihm nach Jerusalem hin-
aufgezogen waren.

15 33 Und zur sechsten Stunde kam eine Finsternis über das ganze Land
bis zur neunten Stunde. 34 Und zu der neunten Stunde rief Jesus laut: Eli,
Eli, lama asabtani? das heißt übersetzt: Mein Gott, mein Gott, warum hast
du mich verlassen? 35 Und einige, die dabeistanden, als sie das hörten,
sprachen sie: Siehe, er ruft den Elia. 36 Da lief einer und füllte einen

[143] Aland, K., Aland, B. (Hrg.), Das Neue Testament. Griechisch und Deutsch. Stuttgart 1984. Vorwort zur Griechisch-Deutschen Ausgabe.

Schwamm mit Essig, steckte ihn auf ein Rohr, gab ihm zu trinken und sprach: Halt, laßt sehen, ob Elia komme und ihn herabnehme! 37 Aber Jesus schrie laut und verschied.

38 Und der Vorhang im Tempel zerriß in zwei Stücke von oben an bis unten aus. 39 Der Hauptmann aber, der dabeistand, ihm gegenüber, und sah, daß er so verschied, sprach: Wahrlich, dieser Mensch ist Gottes Sohn gewesen!

40 Und es waren auch Frauen da, die von ferne zuschauten, unter ihnen Maria von Magdala und Maria, die Mutter Jakobus' des Kleinen und des Joses, und Salome, 41 die ihm nachgefolgt waren, als er in Galiläa war, und ihm gedient hatten, und viele andere Frauen, die mit ihm hinauf nach Jerusalem gegangen waren.

Das Begräbnis Jesu

15 42 Da es Rüsttag war, der Tag vor dem Sabbat, und es schon Abend wurde, 43 ging Josef von Arimathäa, ein vornehmer Ratsherr, der auch auf das Reich Gottes wartete, zu Pilatus und wagte es, um den Leichnam Jesu zu bitten. 44 Pilatus war überrascht, als er hörte, daß Jesus schon tot sei. Er ließ den Haptmann kommen und fragte ihn, ob Jesus bereits gestorben sei. 45 Als der Hauptmann ihm das bestätigte, überließ er Josef den Leichnam. 46 Josef kaufte ein Leinentuch, nahm Jesus vom Kreuz, wickelte ihn in das Tuch und legte ihn in ein Grab, das in einen Felsen gehauen war. Dann wälzte er einen Stein vor den Eingang des Grabes. 47 Maria aus Magdala aber und Maria, die Mutter des Joses, beobachteten, wohin der Leichnam gelegt wurde.

15 42 Und als es schon Abend wurde, und weil Rüsttag war, das ist der Tag vor dem Sabbat, 43 kam Josef von Arimathäa, ein angesehener Ratsherr, der auch auf das Reich Gottes wartete, der wagte es und ging hinein zu Pilatus und bat um den Leichnam Jesu. 44 Pilatus aber wunderte sich, daß er schon tot sei, und rief den Hauptmann und fragte ihn, ob er schon lange gestorben sei. 45 Und als er's erkundet hatte von dem Hauptmann, gab er Josef den Leichnam. 46 Und der kaufte ein Leinentuch und nahm ihn ab und wickelte ihn in das Tuch und legte ihn in ein Grab, das war in einen Felsen gehauen, und wälzte einen Stein vor des Grabes Tür. 47 Aber Maria von Magdala und Maria, die Mutter des Joses, sahen, wo er hingelegt wurde.

Die Osterbotschaft im leeren Grab

16 1 Als der Sabbat vorüber war, kauften Maria aus Magdala, Maria, die Mutter des Jakobus, und Salome wohlriechende Öle, um damit zum Grab zu gehen und Jesus zu salben. 2 Am ersten Tag der Woche kamen sie in aller Frühe zum Grab, als eben die Sonne aufging. 3 Sie sagten zueinander: Wer könnte uns den Stein vom Eingang des Grabes wegwälzen? 4 Doch als sie hinblickten, sahen sie, daß der Stein schon weggewälzt war; er war sehr groß.

5 Sie gingen in das Grab hinein und sahen auf der rechten Seite einen
jungen Mann sitzen, der mit einem weißen Gewand bekleidet war; da er-
schraken sie sehr. 6 Er aber sagte zu ihnen: Erschreckt nicht! Ihr sucht
Jesus von Nazaret, den Gekreuzigten. Er ist auferstanden; er ist nicht hier.
Seht, da ist die Stelle, wo man ihn hingelegt hatte. 7 Nun aber geht und
sagt seinen Jüngern, vor allem Petrus: Er geht euch voraus nach Galiläa;
dort werdet ihr ihn sehen, wie er es euch gesagt hat.

8 Da verließen sie das Grab und flohen; denn Schrecken und Entsetzen hatte sie gepackt. Und sie sagten niemand etwas davon; denn sie
fürchteten sich.

16 1 Und als der Sabbat vergangen war, kauften Maria von Magdala und
Maria, die Mutter des Jakobus, und Salome wohlriechende Öle, um hinzu-
gehen und ihn zu salben. 2 Und sie kamen zum Grab am ersten Tag der
Woche, sehr früh, als die Sonne aufging. 3 Und sie sprachen untereinander: Wer wälzt uns den Stein von des Grabes Tür? 4 Und sie sahen hin und
wurden gewahr, daß der Stein weggewälzt war; denn er war sehr groß.

5 Und sie gingen hinein in das Grab und sahen einen Jüngling zur
rechten Hand sitzen, der hatte ein langes weißes Gewand an, und sie ent-
setzten sich. 6 Er aber sprach zu ihnen: Entsetzt euch nicht! Ihr sucht Jesus
von Nazareth, den Gekreuzigten. Er ist auferstanden, er ist nicht hier. Siehe
da die Stätte, wo sie ihn hinlegten. 7 Geht aber hin und sagt seinen Jüngern und Petrus, daß er vor euch hingehen wird nach Galiläa; dort werdet
ihr ihn sehen, wie er euch gesagt hat.

8 Und sie gingen hinaus und flohen von dem Grab; denn Zittern und
Entsetzen hatte sie ergriffen. Und sie sagten niemandem etwas; denn sie
fürchteten sich.

5.4 Textkritische Anmerkungen zu Markus 15, 33 bis 16, 8

Ausgangspunkt dieser Anmerkungen ist „The Greek New Testament" in der Ausgabe von 1994. Das Komitee der Herausgeber berücksichtigte bei der Erstellung dieses griechischen Textes des Neuen Testamentes möglichst alle bekannten Textvarianten, die die Handschriften aufweisen, um Ursprung und Überlieferung des Textes möglichst vollständig aufzeigen zu können. Grundlage dafür ist die Erforschung der gesamten griechischen Handschriftentradition des Institutes für neutestamentliche Textforschung in Münster. Da die Handschriftenlage an verschiedenen Stellen auch verschiedene Lösungen als möglich erscheinen läßt, kennzeichnete das Komitee diese Stellen und bewertete die Sicherheitswahrscheinlichkeit, daß es sich dabei um den Originaltext handelt, mit den Großbuchstaben A, B, C und D. „A" bewertet den Text als sicher, „B" als fast sicher, „C" deutet auf eine Schwierigkeit, eine bestimmte Textvariante als die richtige zu bewerten und „D" verweist auf eine sehr große Schwierigkeit des Komitees bei dieser Aufgabe.[144]

Die textkritischen Anmerkungen folgen den Überlegungen von Bruce M. Metzger.[145] In der oben erwähnten Ausgabe von 1994 wie in der Ausgabe von 1975 nahm das Komitee 5 Wertungen innerhalb der Verse Mk 15,33 bis 16,8 vor. Von den 5 Wertungen blieben 3 identisch, eine wurde verändert, eine weggelassen und eine neue hinzugenommen.

Die Anmerkung zu Vers 15,34 ist in beiden Ausgaben mit der Wertung B versehen wodern, die Ausgabe von 1994 führt jedoch neue Textzeugen an. Das Textproblem liegt in der Wortstellung. Den Kodizes Sinaiticus und Vaticanus folgend, wird *egkatélipés me* – du hast verlassen mich – in den Text aufgenommen, wie es dem Text von Psalm 22,2 in der Septuaginta entspricht. D.h., der Wortstellung des Kodex Ephraimi Rescriptus und anderen Zeugen wird nicht gefolgt. Diese lesen *me egkatélipés* – mich hast du verlassen – und haben anscheinend den Text an Matthäus 27,46 angeglichen.

In der Ausgabe von 1975 war in Vers 15,39 die Lesart *ex enantías autoû* – „gegenüber seiner" – noch mit der Wertung B der Variante *ex enantías autô* – „gegenüber ihm" – vorgezogen worden. Im Text von 1994 steht ohne Anmerkung *ex enantías autoû*. Im selben Vers 15,39 wird mit der Wertung C die kürzere Lesart *hótí hoútos exépneusen* – „daß so er ausgehaucht hat" – des alexandrinischen Textes angegeben und nicht *hótí kráxas exépneusen* – „daß geschrien er ausgehaucht hat" – eine Lesart, die wiederum an Matthäus 27,50 erinnert.

Im Vers 15,44 erhält die Lesart *ei pálai* – „ob schon lange" – nun vor der Lesart *ei ædæ* – als er hörte – die Wertung B und nicht mehr C, wie das in der Ausgabe von 1975 der Fall war.

Im Vers 16,1 werden die Namen der 3 Frauen, die in den meisten Handschriften genannt werden, mit der Wertung A genannt. In nur einigen wenigen Altlateinischen Handschriften werden sie ausgelassen. Ebenfalls mit der Wertung A hat das Komitee die Anmerkung zu Vers 16,2 in die Ausgabe von 1994 aufgenommen, wonach die Lesart *anateílantos* – Genetivus absolutus des Aorists-Partizip von *anatéllo,* „aufgehen" – beibehalten wird.

---

144 Aland, K., Black, M., Martini, C., M., Metzger, B., M., Wikgren, A. (Hrg.), The Greek New Testament. Stuttgart 1994, 3*ff.

145 Metzger, B., M., A Textual Commentary of The Greek New Testament. Stuttgart 1994, 99-106.

Diese Anmerkungen zur Textkritik einiger weniger Verse aus dem Neuen Testament zeigen schon die große Bedeutung dieser Arbeit für die Erstellung des Textes. Daß bei aller Mühe und aller wissenschaftlichen Anstrengung der erstellte Textapparat schon innerhalb weniger Jahre Verbesserungen unterliegt, weist auf die Lebendigkeit des Forschungsprozesses. In den Handschriften finden sich vier verschiedene Endungen des Markusevangeliums. Die letzten 12 Verse, d.h. Mk 16, 9–20 fehlen im Codex Sinaiticus und im Codex Vaticanus. Ebenso fehlen sie im altlateinischen Codex Bubbiensis, der aus der Wende vom 4. zum 5. Jh. stammt, im altsyrischen Codex Sinaiticus aus der Wende vom 3. zum 4. Jh., in über 100 armenischen Handschriften und in den zwei ältesten georgischen Handschriften. Diese wurden 897 n. Chr. und 913 n. Chr. kopiert.

Der traditionell überlieferte Schluß, Mk 16,9–20, findet sich schon in den Codizes Alexandrinus und Ephraemi Rescriptus und war schon im 4. Jh. bekannt. Dieser sogenannte lange Schluß des Markusevangeliums wird aufgrund äußerer und innerer Kriterien sicher als der ursprüngliche ausgeschlossen. Die Handschriftenlage – das äußere Kriterium – ist sehr dürftig. Ausdrücke, die Markus fremd sind oder im ganzen Neuen Testament nicht vorkommen, sowie der innere Bruch im Übergang von Vers 8, wo die Frauen Subjekt sind, zu Vers 9, wo plötzlich Jesus das Subjekt ist, und Maria von Magdala, die schon in 15,47 und 16,1 vorkam, wiederum vorgestellt wird – innere Kriterien – zeigen, daß dieser Schluß später dem Markusevangelium hinzugefügt worden ist.

Darüber hinaus gibt es noch einen kurzen Schluß des Markusevangeliums:

> *Und sie berichteten alles, was ihnen aufgetragen worden war, dem Kreis um Petrus. Danach sandte Jesus selbst durch sie vom Osten bis in den Westen die heilige und unvergängliche Botschaft vom ewigen Heil. Amen.*

Dieser Schluß ist in einigen Handschriften aus dem 7., 8. und 9. Jh. bezeugt. Das ist wenig äußere Evidenz, um ihn als original ansehen zu können. Auch die inneren Kriterien des Vokabulars, wie der Überlegung, daß es wenig Sinn macht, diesen kurzen Schluß noch vor den langen einzuschieben, rechtfertigen es, den frühesten gesicherten Text des Markusevangeliums mit dem Vers 16,8 zu beenden.

Dies heißt nun wiederum nicht, daß wir damit den ursprünglichen Schluß des Markusevangeliums vor uns liegen haben. Schon in der Frühkirche machte man sich darüber Gedanken, und es ist auch heute schwer vorstellbar, daß Markus sein Evangelium mit dem Satz *„Denn sie fürchteten sich"* beendet. Was ist geschehen? Wurde Markus während des Schreibens unterbrochen und dann abgehalten, vielleicht durch seinen Tod, den Text zu vollenden? Oder ging das letzte Blatt der Handschrift verloren, bevor Kopien angefertigt werden konnten? Wir wissen es nicht.[146]

5.5 Exegetische Überlegungen zu Markus 15,33 bis 16,8

Die Erarbeitung des griechischen Textes der Evangelien ist die Voraussetzung für die weitere Arbeit des Exegeten. Dabei bleibt der Text Ausgangspunkt und Grundlage seiner Überlegungen. Ob er daraus zu einem rechten Verständnis Jesu und seines Wirkens oder zu Mißverständnissen findet, kann nicht historisch entschieden werden.[147] Herauszufinden, ob z.B. tatsächlich Frauen das Leiden, Sterben und Begräbnis Jesu begleiteten und sie dann die ersten Zeuginnen seiner Auferstehung waren, ist nicht Aufgabe des Exegeten. Er hat das Glaubenszeugnis der Evangelien zu untersuchen und kann es interpretieren. Dabei hat er sich an den Text, seine Strukturen, Sprach- und Bildformen zu halten.

Es geht auch nicht darum, den griechischen Text der Antike aus dem jüdisch-hellenistischen Weltverständnis seiner Zeit in den rationalen oder existentiellen Diskurs des 20. Jahrhunderts der europäischen Gegenwart zu übersetzen. Der Exeget kann z.B. feststellen, daß in allen drei Abschnitten des Textes – Tod, Begräbnis und Auferstehung Jesu – Frauen erwähnt werden. Aufgrund der Tatsachen, daß diese Frauen die einzigen Personen sind, die in allen drei Textabschnitten vorkommen, kann der Exeget sagen, daß die Erwähnung der Frauen ein verbindendes Strukturelement dieser Abschnitte darstellt. Weiters kann der Exeget argumentieren, daß die Anwesenheit der Frauen bei Tod und Begräbnis erst die Voraussetzung ihrer Auferstehungserfahrung darstellt, da erst die Bezeugung des Todes das Zeugnis der Auferstehung glaubwürdig macht.

Derartige Überlegungen können dann zu weiteren bibeltheologischen Überlegungen führen, die nach den theologischen Ab-

[146] Metzger, B., M., The Text of the New Testament. 227.
[147] Schweizer, E., Jesus, das Gleichnis Gottes. 79.

sichten des Autors fragen, die ihn bei der Abfassung seines Textes geleitet haben. Diese Überlegungen berücksichtigen wiederum die Verwendung bestimmter Strukturelemente in der Textgestaltung. Um die Eigenart des jeweiligen Autors beschreiben und erfassen zu können, ist es auch wichtig, nach dem Zusammenhang des untersuchten Textes innerhalb des ganzen Evangeliums, der Evangelien untereinander und mit eventuellen Zitaten aus anderen Quellen zu fragen.

Im folgenden soll eine kurze exegetische Untersuchung der drei letzten Abschnitte des Markusevangeliums vorgelegt werden. Dabei werden Strukturelemente des Textes und mögliche Aussageintentionen des Textautors zur Sprache gebracht.

Mk 15, 33–41: Der Tod Jesu:[148] Vor dem Tod Jesu berichten die drei Synoptiker von einer Finsternis, die über die Erde kam. Markus sagt, daß sie drei Stunden dauerte (Vers 33). Dann schildert er die zwei Schreie Jesu und die Reaktion der Umstehenden darauf. Im ersten Schrei wendet sich Jesus an Gott (Vers 34). Die Umstehenden interpretieren dies als Schrei Jesu nach einem Erlöser vom Kreuz (Vers 35). Sie geben Jesus Essig zu trinken und spotten ein letztes Mal (Vers 36). Dann stirbt Jesus (Vers 37). Markus berichtet vom Zerreißen des Vorhanges im Tempel, ein Zeichen, daß die Herrschaft der Priester zu Ende gegangen ist (Vers 38). Es ist der heidnische Hauptmann, der als erster die Gottessohnschaft Jesu bezeugt (Vers 39). In den Versen 40 und 41 berichtet der Evangelist von den Frauen, die Jesus begleitet hatten.

Finsternis ist im Alten Testament Zeichen für das Handeln Gottes. Bis zu Vers 33 handelten die Menschen, und Jesu Verhalten wird seit seiner Verhaftung als ein passives dargestellt. Im Schreien drückt das Alte Testament oft eine äußerste Not und Bedürftigkeit an. Der Schrei ist das letzte Mittel eines Schwachen, sich bemerkbar zu machen. Jesus wird in die endlose Reihe der Menschen eingereiht, die ihr Elend aus sich herausschreien und die Zuwendung Gottes beschwören.

Der Schrei Jesu ist der Anfang von Psalm 22, den Markus in der aramäischen Form zitiert. Jesus richtet seinen Schrei an Gott, dieser hat aber den, der ihn „mein Gott, mein Gott“ nennt, verlassen. Der Psalm 22 hat zwei Teile. Die Verse 2 bis 22 sprechen vom großen

---

[148] Stock, K., Il Racconto della Passione nei Vangeli Sinottici. II. Rom 1995, 104–120.

gegenwärtigen Elend eines unschuldig Verfolgten, in den Versen 23 bis 26 sagt der Beter des Psalms, was er nach seiner Errettung durch Gott tun wird. Die Gottesverlassenheit kommt zu Beginn des Psalms dadurch zum Ausdruck, daß Gott nicht mehr gegenwärtig ist. Er ist ferne, antwortet auf die Hilferufe nicht und legt den Bitter *„in den Staub des Todes"*[149] (Psalm 22, 2–16). Die Worte und Taten der anwesenden Spötter verstärken noch die Abwesenheit Gottes (Psalm 22, 17–19).

Der Tod Jesu ist mit dem zweiten Schrei verbunden. Dieser wird von allen drei Synoptikern derart in Verbindung mit dem Tod Jesu gesetzt, daß er nicht einfachhin stirbt, sondern aktiv aushaucht. Das Verb *ekpneô* – „aushauchen" – ist mit dem Substantiv *pneûma* – „Hauch, Atem" – verbunden. Pneuma bezeichnet im Alten Testament das Prinzip des Lebens, das den Menschen lebendig hält. Jesus haucht sein Leben aus, das, was ihn belebt hat, was ihn ausgemacht und unverwechselbar gekennzeichnet hat, ist nun zu Ende, er haucht es aus.

Die Art und Weise dieses Aushauchens macht den römischen Hauptmann derart betroffen, daß er dies mit dem Urteil bezeugt, dieser Mensch sei wirklich Gottes Sohn. Kündigt Markus am Beginn seines Evangeliums an, daß es ihm mit seiner Botschaft darum geht, die Identität Jesu als Sohn Gottes und Christus zu verkünden, so wird sie jetzt vom römischen Hauptmann ausgedrückt.

Dann berichtet der Evangelist von den Frauen, die Jesu Tod miterlebt haben. Namentlich genannt werden nur Maria aus Magdala, Maria und Salome (Vers 40). Von den Aposteln ist nicht die Rede. Hatten die Männer nicht den Mut, Jesus auf seinem schwersten Weg zu begleiten, so ließen ihn die Frauen in der Geschichte von Markus nicht alleine.[150] Vers 41 gibt von der langen Geschichte dieser Frauen mit Jesus, die ihm schon in Galiläa nachgefolgt waren, Zeugnis.

Mk 15, 42–47: Das Begräbnis Jesu: Vers 42 gibt den Zeitpunkt der Beerdigung Jesu mit dem Abend des Tages der Hinrichtung an. Entsprach es römischer Rechtspflege, die Leichname von Gekreuzigten nicht zu bestatten, sondern am Kreuz verwesen zu lassen, so war die Bestattung der Toten – Hingerichtete bildeten keine Ausnahme – in Israel eine heilige religiöse Handlung. Hingerichtete

[149] Zitiert, wie sämtliche Zitate aus dem Alten Testament, nach der Einheitsübersetzung der Heiligen Schrift. Stuttgart 1980.

[150] Gnilka, J., Jesus von Nazaret. 313.

mußten am Tage der Hinrichtung begraben werden, um keinen Schaden über das Land zu bringen (Deuteronomium Kapitel 21, Vers 23). Josef von Arimatäa handelt also als frommer Jude, wenn er um die Freigabe des Leichnams Jesu bittet.[151] Markus beschreibt die Person, die es wagte, zu Pilatus zu gehen, um den Leichnam Jesu zu erbitten, darüber hinaus als einen Mann, der sich mit der Botschaft Jesu – der Ankunft des Reiches Gottes – identifizierte.[152]

Wiederum ist es der Hauptmann, der verantwortlich für die Ausführung des Todesurteils war, der den Tod Jesu bezeugt. Pilatus überläßt Josef den Leichnam, das ptóma, d.h. den toten Körper (Verse 44 und 45). Die Beschreibung des Begräbnisses Jesu (Vers 46) erinnert an ein anderes Begräbnis im Markusevangelium: Nachdem Johannes der Täufer hingerichtet wurde, kamen seine Jünger, um ihn zu begraben und ihm den letzten Dienst zu tun (Mk 6,29). Beim Begräbnis Jesu bleiben seine Jünger verschwunden. Sie werden von einem Mann ersetzt, der weder vorher noch nachher im Evangelium erwähnt wird.

Im Vers 47 nennt Markus wiederum die Namen der Frauen, die das Begräbnis Jesu beobachten. Es ist wie im Vers 40 Maria von Magdala und Maria, die Mutter des Joses, die jetzt nicht mehr auch als Mutter von Jakobus dem Kleinen vorgestellt wird. Salome wird im Vers 47 nicht mehr erwähnt.[153]

Mk 16, 1–8: Die Auferstehung Jesu: Sind die Wiedervorstellung der Frauen, die schon in 15,40 und 15,47 erwähnt wurden, und die Tatsache, daß im Vers 16,1 die zweite Frau nur mehr als Mutter des Jakobus vorgestellt wird, dahingehend zu deuten, daß die Verse 16, 1–8 eine ursprünglich unabhängige Textüberlieferung darstellen, die erst von Markus in sein Evangelium aufgenommen wurde? D. E. Nineham ist mit vielen Exegeten dieser Meinung.[154]

War es in Palästina üblich, daß die Angehörigen und Freunde ihre Toten drei Tage lang nach dem Begräbnis besuchen kamen, so erscheint die Salbung des Toten als Motiv des Besuches der Frauen (Vers 1) als eher unwahrscheinlich. Aber auch hier erlaubt die heutige Kenntnis damaliger jüdischer Begräbnisrituale kein historisches Urteil.[155] K. Berger interpretiert die Absicht der Erzählung, daß die

---

151 Ebd. 314f.

152 Stock, K., Il Racconto della Passione nei Vangeli Sinottici. 133.

153 Ebd. 134.

154 Nineham, D., E., Saint Mark. New York 1992, 443.

155 Ebd.

Frauen „den Jahreslohn eines Arbeiters in Gestalt duftender Salben einfach schenken", als erzählerische Vorbereitung auf die Auferstehungsbotschaft. Der Liebesdienst der Frauen durchbricht die Regeln der Normalität gesellschaftlichen Handelns, ebenso wie Gottes Handeln in der Auferweckungsbotschaft den „Normalzustand, daß Tote tot zu sein haben" durchbricht.[156] An dieser Stelle ist darauf hinzuweisen, daß es mit den TheologInnen heute wichtig ist, das Zeugnis von den Frauen und ihren Beziehungen zu Jesus, wie sie in den Evangelien erzählt werden, nicht unter der patriarchalen Perspektive der dienenden Rolle der Frau zu sehen, sondern nach dem Beziehungsmodell der gleichberechtigten Gegenseitigkeit zu deuten.[157]

Der erste Tag der jüdischen Woche war der Sonntag (Vers 2). Die Frage in Vers 3, wer den Stein entfernen könne, überrascht. In Vers 15,47 wurde berichtet, daß die Frauen das Begräbnis Jesu beobachtet hatten. Also mußten sie auch gesehen haben, daß es mit einem Stein verschlossen wurde.[158]

Die Beschreibung des jungen Mannes, der mit einem weißen Gewand bekleidet war, drückt aus, daß es sich um einen Engel als göttlichen Boten der Auferstehung handelt. Jesus ist nicht mehr da, die Stelle, wo man ihn hingelegt hat, ist leer (Verse 5 und 6). Im Vers 7 sagt der Engel den Frauen, daß die Jünger Jesus in Galiläa sehen werden.

Die Interpretation des Verses 8 hängt sehr davon ab, ob man diesen Vers als das Ende des Markusevangeliums betrachtet oder nicht. Aber warum sollen die tiefen Gefühle der Angst und des Schreckens der Frauen nicht in einer sehr menschlichen Art zum Ausdruck bringen wollen, daß die Botschaft der Auferstehung eben einen unerhörten Schock auslöst, daß sie unglaublich und unfaßbar ist und daher einfach Angst macht? Und warum soll ein derartiger Schluß nicht auch den LeserInnen der letzten Verse zu Bewußtsein bringen wollen, daß sie selbst verwirrt und durcheinander kommen werden, wenn sie sich selbst mit dem Gelesenen auseinanderzusetzen beginnen?[159]

Mit der Feststellung, „die Auferstehung Jesu ist im Neuen Testament überall bezeugt, aber nirgends beschrieben"[160], macht

---

[156] Berger, Klaus, Wer war Jesus wirklich? 217.

[157] Taube, R., Tietz-Buck, C., Klinge, Ch., Frauen und Jesus Christus. Stuttgart 1995, 178.

[158] Nineham, D., E., Saint Mark. 444.

[159] Ebd. 447f.

[160] Schweizer, E., Jesus, das Gleichnis Gottes. 77.

E. Schweizer noch einmal klar, daß die Evangelien Glaubenszeugnisse ausdrücken und keine historischen Informations- oder Tatsachenberichte sind. Mit der Geschichte von der Auferstehung des Gekreuzigten beginnt die in Vers 7 angesprochene Geschichte der sich neu versammelnden JüngerInnenschaft. Die Flucht der Jünger wurde laut Mk 14,50 durch die Verhaftung Jesu ausgelöst. Wir wissen nicht, was dann in ihnen vorgegangen ist. Wir können die Panik, die die Verhaftung Jesu in ihnen ausgelöst hat, und ihre Verzweiflung nach dem Tod ihres Meisters vermuten, wir können uns vorstellen, daß es nicht leicht für sie war, damit fertig zu werden, aber wissen tun wir darüber nichts.[161]

Wir wissen auch nichts über ihre Hoffnungen. Tatsache ist jedoch, daß sie mit einem Mal anfangen, sich zu versammeln und zu predigen, daß Gott Jesus von den Toten auferweckt hat.[162] Wenn es um die Auferstehung Jesu geht, geht es nicht um Beweise. Es kann nichts bewiesen werden. Es kann jedoch auf die ZeugInnen verwiesen werden, „in deren Leben die Erfahrung der Visionen und des leeren Grabes vieles … bewirkt hat".[163] Dadurch, daß sie den Auferstandenen in Galiläa sehen, wird die Gemeinde der an seine Auferstehung Glaubenden begründet.[164]

Maria von Magdala und Maria sind bei Matthäus die ersten Zeuginnen der Auferstehung, bei Markus sind es Maria von Magdala, Maria, die Mutter des Jakobus und Salome, bei Lukas werden mit Namen Maria von Magdala, Johanna und Maria, die Mutter des Jakobus genannt, und auf andere Frauen wird hingewiesen, und bei Johannes ist es Maria von Magdala, der Jesus der Auferstandene als erste erschien. Die Erwähnung dieser Frauen in den Evangelien und die Tatsache, daß das Zeugnis der Auferstehung zuerst ihnen zugeschrieben wurde, macht deutlich, daß Frauen in der Urkirche eine grundlegende und tragende Bedeutung zugekommen ist. Es ist in diesem Zusammenhang jedoch darauf hinzuweisen, daß die Frauen als Zeuginnen von Tod, Begräbnis und Auferstehung Jesu dargestellt werden. Nach Texten und Bildern zu suchen, „die Frauenbeziehungen in ihrem Einsatz für Selbstachtung und gleichrangige Beziehungen als Vorboten des Reiches

161 Ebd. 70f.

162 Gnilka, J., Jesus von Nazaret. 319.

163 Berger, K., Wer war Jesus wirklich? 217.

164 Schnackenburg, R., Die sittliche Botschaft des Neuen Testaments. Bd. 2. Freiburg i. Br., 117.

Gottes feiern", ist deshalb das besondere Anliegen zeitgenössischer TheologInnen.[165]

5.6 Mk 15, 34: Christologische Exegese eines Psalmenzitates im Markusevangelium[166]

Markus verwendet in seiner Erzählung der Passion Jesu mehrmals Zitate aus den Psalmen des Alten Testamentes, dem heiligen Buch der Juden. Mehrmals beobachten die Exegeten auch Anspielungen auf diese Psalmen, ohne daß sie von Markus ausdrücklich zitiert werden. Dabei wird aus einer Psalmengruppe zitiert, in der der Beter des Psalms seine Verfolgung, die er von seinen Feinden zu ertragen hat, beklagt, seine Unschuld einklagt und nach Gott um Befreiung aus seiner Not ruft.

Im Text von Mk 15,33 bis 16,8 erinnert der Vers 15,36 an den Vers 22 in Psalm 69: *„Sie gaben mir Gift zu essen, für den Durst reichten sie mir Essig."* Die Ortsbezeichnung *makróten* – „von weitem" – in Vers 40 erinnert an Vers 11 in Psalm 38: *„Freunde und Gefährten bleiben mir fern in meinem Unglück, und meine Nächsten meiden mich."* Das Detail der Ortsbezeichnung in Beziehung zu Psalm 38 zu bringen, rechtfertigen die Exegesen damit, daß es im Text von Markus keinen Sinn macht, warum die Frauen nicht – wie bei Johannes – nahe beim Kreuz stehen, sondern Jesus „von weitem" begleiten.

Das Zitat von Psalm 22, Vers 2 in Vers 34 des 15. Kapitels im Markusevangelium wurde schon erwähnt. Die Exegeten gehen heute davon aus, daß diese Anspielungen auf Psalmen schon in den Texten standen, die Markus als Quelle für sein Evangelium benutzt hatte. War sich Markus bewußt, daß er Zitate und Anspielungen aus dem Alten Testament in seinen Text aufnahm? Wenn ja, stellt sich die Frage, wie Markus und die LeserInnen seines Evangeliums diese Zitate interpretieren?

Psalm 22 gehört zu der Gruppe von Psalmen – sie machen fast ein Viertel des Psalters aus – die Gebete des Hilferufens, des Vertrauens und der Dankbarkeit sind. Sie weisen einen typischen Aufbau auf: Zuerst wird der Name Gottes angerufen, dann folgen ein

---

165 Taube, R., Tietz-Buck, C., Klinge, Ch., Frauen und Jesus Christus. 153.

166 Marcus, J., The Way of the Lord. 172–182.

Hilferuf, die Darlegung der Situation des Beters, eine Bitte und die Gewißheit, erhört zu werden. Die Situation des Beters wird als die von Büßern, Kranken, Verfolgten, Angeklagten, Flüchtlingen, Exilanten oder Deportierten gegenüber einer Schar von Feinden und gegenüber dem Tod, dem Feind schlechthin, dargestellt.[167]

J. Marcus argumentiert, daß Markus die Psalmen mit dem Thema des unschuldig Leidenden eschatologisch interpretierte, d.h. daß der unschuldig Verfolgte und Leidende in der neuen und letzten Zeit, der Endzeit, die bald anbrechen wird, zu einem Leben in Herrlichkeit kommt. Markus würde mit dieser Interpretation in seinem Evangelium aber nur die apokalyptische Umformung der Psalmen übernehmen, wie sie in der zeitgenössischen, jüdischen apokalyptischen Literatur – z.B. in den Texten von Qumran aber auch in der apokalyptisch geprägten Septuaginta – schon Ausdruck gefunden haben.

Ist es tatsächlich möglich, das Zitat von Psalm 22,2, das in dem Ruf „mein, Gott, mein Gott" die enge Beziehung Jesu zu Gott und die anschließende Gottesverlassenheit, nicht aber den späteren Triumph des unschuldig Getöteten zitiert, überhaupt eschatologisch zu interpretieren? Da der Vers 34 im 15. Kapitel des Markusevangeliums dies nicht erkennen läßt, ist im größeren Textzusammenhang des Evangeliums zu fragen, ob eine derartige Interpretation gerechtfertigt ist?

Wird der Vers 2 des Psalms 22 von Markus verwendet, um auf die im Vers 29 angesprochene Endzeit – *„Denn der Herr regiert als König; er herrscht über die Völker."* – und die im Vers 30 anklingende Auferstehung von den Toten – *„Vor ihm allein sollen niederfallen die Mächtigen der Erde, vor ihm sich alle niederwerfen, die in der Erde ruhen."* – hinzuweisen? Es ist die Frage, ob der triumphierende Endteil des Psalms 22 tatsächlich von der Auferstehung der Toten spricht? Tatsache ist, daß Markus diesen Teil des Psalms, der vom Sieg des unschuldig Verfolgten über seine Feinde spricht, nicht mehr zitiert.

Vergleicht der Exeget die Themen, die Markus von Vers 34 des 15. Kapitels seines Evangeliums bis Vers 7 im 16. Kapitel anspricht, mit dem Ende von Psalm 22, kann er eine interessante Parallelität der Themen beobachten: Vers 28 von Psalm 22 spricht, wie Vers 39 von Kapitel 15 bei Markus, von dem Bekenntnis der Heiden bzw. des Heiden zum Herrn. Vers 29 des Psalms 22 spricht, wie der Vers

---

[167] Ancien Testament. Traduction Oecuménique de la Bible. Paris 1980, 1263f.

43 im 15. Kapitel bei Markus, vom Reich Gottes. Im Vers 30 des Psalms 22 ist die Auferstehung Thema, ebenso wie in Vers 6 des 16. Kapitels von Markus. Schließlich wird in Vers 7 dieses letzten Kapitels von Markus, wie in den letzten zwei Versen 31 und 32 des Psalms 22, von der Verkündigung des Herrn gesprochen.

Diese Beobachtungen des Exegeten ändern jedoch nichts an der Tatsache, daß Markus im Vers 34 des 15. Kapitels nur das Zitat von Vers 2 aus Psalm 22 übernimmt. Die Heilige Schrift der Juden, das Alte Testament, kündigt das Leiden, den Tod und die Auferstehung des unschuldig Verfolgten und Leidenden und seines Volkes in der eschatologischen Interpretation der Psalmen an. Die Erfüllung dieser alttestamentalen Hoffnung in Jesus Christus ist zur Glaubensgewißheit der ChristInnen geworden, die sich auf ihrem Weg durch die Zeit mit Jesus Christus verbunden und von ihm mitgetragen fühlen.

5.7 Christologische Deutung von Tod und Auferstehung Jesu

Die Lehre von Jesus dem Christus, die Menschwerdung Gottes, ist eine Grundaussage der Christologie. Der Glaube an Jesus den Christus ist ein Bekenntnis- und Vertrauensglaube, d.h. es geht um das faktisch bestehende Verhältnis der gläubigen ChristInnenen zu Jesus Christus. Dieses Verhältnis ist im Gebet und in der Meditation erfahrbar und geht den theologischen Reflexionen voraus. Aufgabe der Theologie ist es, darzulegen, was mit diesem Glauben einer Menschwerdung Gottes gemeint ist, und Gründe für diesen Glauben anzugeben.

K. Rahner wählte als Ausgangspunkt in seiner Interpretation der Menschwerdung Gottes die Schwierigkeit, erst einmal auszusagen und zu verstehen, was der Mensch eigentlich sei.[168] Ist der Mensch in seinem Grund jenes Wesen, das sich in seiner Not, Begrenztheit und Endlichkeit bewußt als Verwiesenheit auf die Fülle jenes Schöpfers versteht, der die menschliche Natur begreifen läßt, indem er sich selbst dem Menschen als der Unbegreifliche mitteilt, so wird die Hoffnung, das eigene begrenzte Leben in dieser Fülle geborgen sein zu lassen, der anthropologische Beziehungspunkt des glaubenden Menschen.[169]

---

168 Rahner, K., Grundkurs des Glaubens. 214.
169 Ebd. 221f.

Der Mensch als Frage nach Gott, als Hoffnung auf Fülle und Geborgenheit seines Lebens, erhält in Gott, der Mensch geworden ist, seine Antwort.[170] In der Theologie der Gotteserfahrung, hält die Gottesbegegnung des einzelnen ein Moment im christlichen Daseinsvollzug fest. Dies gehört zur Wesensverwirklichung des Christentums, wobei die innere Tröstung ohne Ursache Kriterium der Gottgewirktheit ist. Jesus bleibt in seiner Gottessuche und Gottesbeziehung Modell der Gottessuche und Gottesbeziehung der ChristInnen.[171]

Die Anteilnahme an der Gottesbeziehung Jesu als authentische Gotteserfahrung des einzelnen Menschen ist Auferstehungserfahrung, indem sie dem Menschen die existentielle Hoffnung, das eigene Leben als für den Tod unüberwindlich zu erfahren, begründet. Auferstehungshoffnung ist Erfahrung der Auferstehung Jesu, indem wir ihn und seine Sache als lebendig erfahren. Die Möglichkeit der Auferstehungserfahrung des Auferstandenen ist innerhalb der persönlichen Beziehung der ChristInnen zu Jesus Christus angesprochen und kann – wie jede menschliche Erfahrung – in der Reflexion nie eingeholt noch als gegenständliche vermittelt werden.[172]

Die Interpretation und Meditation der Erzählung von Tod, Begräbnis und Auferstehung Jesu sieht an der Grausamkeit des Kreuzestodes nicht vorbei. Der Glaube, daß Jesus der absoluter Heilsbringer ist, der im Tod gänzlich zu scheitern scheint, aber in seinem Sterben, von Gott gerettet, in die Endgültigkeit seines Lebens stirbt, ist inneres Moment dieser Auferstehung selbst und bleibt an der Erfüllung der eigenen Lebenshoffnung ausgerichtet.[173]

Diese Reflexionen über Tod und Auferstehung Jesu sollen die Selbstverantwortung der Glaubenden stärken, das Selbstverständnis der ChristInnen in ihrer Lebensbewältigung verdeutlichen und das gegenwärtige Leben in den Mittelpunkt stellen. Die einseitige Betonung der gehorsamen Selbstaufopferung Christi am Kreuz führt unter dem Druck, eigenes Leid unkritisch ertragen zu müssen, oft zur Last der Überforderung und zu Schuldgefühlen. Vor allem Frauen litten und leiden unter einem derartigen Modell der Selbstaufopferung, das nicht zur Aufforderung und Bestärkung, eigenes Leiden anzunehmen und umzuwandeln, führt und auch nicht hilft,

---

[170] Ebd. 223.

[171] Rahner, K., Das Dynamische in der Kirche. 79–138.

[172] Rahner, K., Grundkurs des Glaubens. 270ff.

[173] Ebd. 263.

sich mit Schmerz, Vergänglichkeit und Tod im Hinblick auf einen selbständigen Lebensentwurf offen auseinanderzusetzen.[174]

Es geht nicht darum, sich mit dem leidenden Christus zu identifizieren, sondern mit dem handelnden. Nicht um handlungsorientierten Druck geht es in der Vorbildfunktion von Jesu Leben und Sterben. Die Erzählung der Leidensgeschichte in den Evangelien gibt ausdrücklich Zeugnis von der menschlichen Begrenztheit und Unzulänglichkeit der Jünger Jesu, die in ihrer Flucht bei seiner Verhaftung besonders deutlich wird. Die Evangelien erzählen von einem Jesus, der diese Schwäche seiner Apostel zu Kenntnis nimmt, sie aber dafür nirgends verurteilt. Erst nach der Auferstehungserfahrung werden die Jünger, die Jesus von Anfang an davongelaufen sind, fähig, nicht mehr davonzulaufen. Wenn es heute im Zeitalter der modernen naturwissenschaftlichen Medizin für den Menschen so schwer geworden ist, sich mit seinem eigenen Sterben auseinanderzusetzen, so geben die Evangelien beredtes Zeugnis von der nur allzumenschlichen Todesverdrängung und Flucht vor dem Menschen, der zu Tode gebracht wird und so Alleingelassensein aber nicht menschliche Solidarität erfährt.

Die Theologie des Abendlandes hat das Kreuz vor allem als Ausdruck der Leistung Jesu interpretiert, für die Schuld der Menschen sein Leben zu opfern.[175] Es ist verständlich, daß derartige Theologien den Menschen nicht Mut machen, Verantwortung für die eigene Selbstwerdung zu übernehmen. Wenn heute die Menschwerdung Christi als Hoffnung des Menschen, das Schicksal seiner Vergänglichkeit überwinden zu können, im Mittelpunkt vieler TheologInnen steht, so richtet sich der Blick auf die befreiende Macht Jesu in seinem Lebensvollzug, auf seine Vision einer neuen, von Hierarchien befreiten Gesellschaft, auf die heilenden Kräfte, die er in den Menschen freisetzt und auf die Konsequenz, mit der er seine Lebenspraxis bis in den Tod hinein nicht verleugnete.[176] Diese Vision erwartet Heilwerden im Vollzug gerechter Gemeinschaft, die auf gegenseitige Achtung und auf die Entwicklung verantwortlicher Beziehungen, die die Freundschaft von Mann und Frau, und nicht die Unterdrückung der Frau zum Ziel haben, gegründet ist.[177]

---

174 Taube, R., Tietz-Buck, C., Klinge, Ch., Frauen und Jesus Christus. 20.
175 Ebd. 91.
176 Ebd. 95.
177 Ebd. 118.

Es ist nicht nur Aufgabe der Theologie, den christlichen Glauben allgemein zu reflektieren. Sie muß auch den christlichen Daseinsvollzug hinterfragen und die Praxis des gelebten Glaubens in konkreten geschichtlichen Bedingungen reflektieren. Im folgenden Abschnitt sollen einige Herausforderungen an die christliche Praxis im Krankenhaus aufgezeigt werden. Anschließend wird dargelegt, wie der Beitrag der ChristInnen zu den Problemlösungen aussehen könnte.

VI. ChristInnen im Krankenhaus

Die Theorie der Humanmedizin definiert Autonomie als die Fähigkeit des Individuums, selbst- und nicht fremdbestimmte Antworten zu geben.[1] Diese Fähigkeit wird in einem Prozeß eingeübt und erhalten, in dem – wie in jedem Erkenntnisprozeß – Wahrnehmung, Interpretation und Realitätskontrolle wichtige Schritte darstellen. Die Wahrnehmung stellt Ausschnitte aus der Mannigfaltigkeit der Umgebungsfaktoren mit dem Ziel her, diese vom Individuum interpretieren zu lassen. Um die Integration, d.h. den Systemzusammenhalt des Menschen als bio-psycho-soziale Einheit, sicherzustellen und dadurch sein Gesund- und Heilsein zu gewährleisten, muß er auch an der Realität überprüfen, ob die Problemlösung zu einem befriedigenden Ergebnis geführt hat.

Die Fähigkeit zur Autonomie steht in enger Verbindung zur Freiheit der Person. Diese erlangt sie in der Unabhängigkeit von kausal von außen einwirkenden Vorgängen, indem sie die äußeren Einwirkungen nach eigenen Kriterien zu interpretieren lernt. Dergestalt wird die Umgebung nicht als Umwelt interpretiert, in der einer Bedeutungserteilung zwangsläufig die Bedeutungsverwertung folgt und unreflektiert zu bestimmten Verhaltensweisen zwingt. Umgebung ist zunächst Interpretation eines Wirklichkeitsabschnittes als Problemsituation, die verschiedene Lösungen offenhält. Erst dasjenige Programm, das eine Lösung der Problemsituation verspricht, führt zu aktivem Handeln, d.h. zur Bedeutungsverwertung.

Auch die Integrationsebene ethischer Entscheidungen leistet einen funktionellen Beitrag zum Erhalt von Heilsein und Gesundheit. Der autonom bestimmte Lebenssinn gehört zum Gesundsein. Wo autonome Sinnbestimmung fehlt oder verweigert wird, kann

[1] Uexküll, Th. von, Wesiack, W., Theorie der Humanmedizin. 187.

das Individuum keine selbstverantworteten Entscheidungen treffen und Antworten geben, die im Sinnzusammenhang des eigenen Lebens die Integration des sittlichen Handelns in die Gesamtpersönlichkeit sicherstellen. Nicht getroffene Entscheidungen führen zu unzureichenden und inadäquaten sittlichen Antworten, die die Integration der gesamten bio-psycho-sozialen Einheit, die der Mensch darstellt, beeinträchtigt, schwächt und letztlich unmöglich macht.

Auch die Ethik mußte, wie die positivistische Medizin, lernen, die Entpersönlichung in den ethischen Reflexionen zurückzunehmen und neben der rationalen Perspektive auch die empathische Seite der Probleme wahrzunehmen. Eine Philosophie, die die Sprache in Ordnung findet, so wie sie ist, hilft, Problemlösungen im Hinblick auf die Bewältigung der Lebenswelt zu deuten. Das Verstehen der Probleme im Beziehungszusammenhang des Alltages wird wichtig. Die ethische Verpflichtung kann nicht mehr von Tatsachen abgeleitet werden, sondern stellt eine besondere und entschiedene Antwort der Person dar. Die Antwort des Individuums, die Zustimmung oder Nichtzustimmung zu bestimmten Handlungen oder Vorgehensweisen im Hinblick auf die Lebensform als Sinnentwurf, begründen die ethische Verpflichtung des selbstverantwortlichen Subjektes.

Aufgabe der Theologie ist es, den christlichen Daseinsvollzug – seine theologische Grundlage und praktische Lebensform – zu reflektieren. Im Rahmen dieser Arbeit kommt der christliche Glaube dabei in seiner Bedeutung als Hilfe in der Arbeitsgestaltung der Christinnen und Christen und bei der Arbeitsbewältigung in der Arbeitswelt Krankenhaus zur Sprache. Von Anfang an ist aber festzustellen, daß die EthikerInnen, ÄrztInnen, SeelsorgerInnen oder TheologInnen ihre Weltsicht in der Arbeitswelt des modernen Krankenhauses im Gespräch mit MitarbeiterInnen oder PatientInnen, die von einem zum Teil völlig verschiedenen persönlichen Wertesystem ausgehen, relativieren.

Das eigene Glaubensbekenntnis wird in der Zusammenarbeit mit Menschen unterschiedlicher Glaubensvorstellungen geprüft. In den konkreten Herausforderungen des täglichen Umganges miteinander sind die Gültigkeitsbedingungen anzutreffen, mit deren Hilfe die jeweiligen Geltungsansprüche zu diskutieren sind. Dabei bleibt die Grundfrage, ob das Verhalten und Handeln der Christinnen und Christen, ihre christliche Praxis und Art, das Evangelium Jesu zu leben, die Arbeitswelt Krankenhaus in Richtung mehr Menschlichkeit verändern kann oder nicht?

Ausgangspunkt jeder angezielten Veränderung ist eine Beschreibung und Wertung der sozialen Wirklichkeit, die verändert werden soll. In der vorliegenden Arbeit geht es um die Arbeitswelt des Landeskrankenhauses/Universitätskliniken Innsbruck. Der Bestandsaufnahme von Handlungsweisen kann die Diskussion ihrer Problematiken, die Bedeutungserteilung und Bedeutungsverwertung folgen. Einem Verständnis von Ethik in der Medizin folgend, das von der selbstverantworteten Antwort autonom entscheidender Personen ausgeht, ist es für die Diskussion in der Ethik von großem Interesse, daß die Analyse der sozial-empirischen Untersuchung auf die in der Klinik handelnden Personen bezogen ist. Die EthikerInnen in der Medizin sind in der Klinik GesprächspartnerInnen von Personen, mit denen sie in den ethischen Diskurs treten.

Ein erster Schritt war, die Interviews der Untersuchung in Sequenzen – d.h. inhaltlich zusammenhängende Textpassagen – zu gliedern, jeder Sequenz eine Form des Kontrollbewußtseins zuzuschreiben und ihren Inhalt zu analysieren. Es ist aber auch wichtig, mit Hilfe der sozial-empirischen Methode nach einem möglichen Modell zu fragen, das aufgrund bestimmter Handlungsweisen charakteristische Typen von Persönlichkeiten erstellen kann. Mit Hilfe der Clusteranalyse ist es möglich, 6 derartige Typen empirisch zu identifizieren. Es ist klar, daß die vorgestellten 6 Typen ein empirisches Modell darstellen. Ob es die soziale Wirklichkeit so wiedergibt, wie sie ist, werden weitere Untersuchungen belegen oder bestreiten können. Bis dahin können die vorgelegten Untersuchungsergebnisse bestätigen, daß der Paradigmenwechsel von der naturwissenschaftlich-positivistischen Medizin zur naturwissenschaftlichen Humanmedizin im Augenblick stattfindet. Dieser Paradigmenwechsel verlangt auch nach der ethischen Interpretation der implizierten Zielvorstellungen.

Im folgenden werden die 6 Persönlichkeitstypen der Clusteranalyse vorgestellt und deren Verhalten und Handeln in die ethisch-theologische Diskussion eingebracht.

1. Die Persönlichkeitstypen der Clusteranalyse und ihre Charakterisierung

Die Clusteranalyse geht davon aus, daß jede befragte Person in ihren Interviewsequenzen grundsätzlich zwar jede Form des Kontrollbewußtseins haben kann, empirisch jedoch nicht alle möglichen Kombinationen vorkommen. Daraus ergibt sich für jede befragte Person eine bestimmte Verteilung von Kontrollbewußtsein. Die Untersuchung, welche Verteilung kommt in wievielen Prozent der Sequenzen vor, ergibt bestimmte typische Konstellationen, die die Clusteranalyse als Typen identifiziert. Es gibt kaum „reine" Typen, aber es gibt auch nicht alle möglichen Kombinationen, sondern einige „typische".

Die folgende Tabelle gibt die Anzahl der Interviews der 6 Typen in ihrer Verteilung auf ÄrztInnen (ÄI), Ärzte (Ä), Diplomschwestern (DS), Diplompfleger (DPf), Sanitätshilfsdienste weiblich (SHDw) und Sanitätshilfsdienste männlich (SHDm) wieder.

Persönlichkeitstyp	ÄI	Ä	DS	DPf	SHDw	SHDm	Total	%
1 = internal	2	4	3	0	3	6	18	7
2 = determ.-add. + int.	4	12	14	1	10	8	49	20
3 = determ.-additiv	5	12	25	3	5	17	67	28
4 = int. + interakt.	5	9	9	0	8	10	41	17
5 = interakt. + det.add.	5	12	17	0	5	5	44	18
6 = interaktionistisch	2	9	7	2	1	3	24	10
Total	23	58	75	6	32	49	243	100

Typ 1 ist rein internal und für 7 % der Interviews charakteristisch. Typ 2 ist internal und deterministisch-additiv. Er macht 20 % der Interviews aus. Typ 3 ist nicht interaktionistisch, nicht internal aber deterministisch-additiv und umfaßt 28 % der Interviews.

Typ 4 kann als internaler, aber nicht als deterministisch-additiver Typ bezeichnet werden. Er besitzt auch geringe interaktionistische Anteile und kommt in 17 % der Interviews vor. Der Typ 5 kommt in 18 % der Interviews vor und ist durch interaktionistische und deterministisch-additive Anteile gekennzeichnet. Typ 6 ist der interaktionistische, und er liegt in 10 % der Interviews vor.

1.1 Die Personen des internalen Typs

7 % der ÄrztInnen, 4 % der Diplomschwestern und 11 % der Sanitätshilfsdienste gehören zu diesem Cluster, das somit zahlenmäßig das kleinste ist. Bei den ÄrztInnen handelt es sich um 5 AssistenzärztInnen in Ausbildung mit durchschnittlich 6 Berufsjahren, bei einem Mitglied dieses Clusters handelt es sich um einen habilitierten Abteilungsleiter und typischen Vertreter einer rein positivistischen Medizinauffassung, für den der Patient „Objekt ohne Subjekt" ist. Neben den Sequenzen mit internaler Form des Kontrollbewußtseins finden sich etwa gleichviele Sequenzen mit deterministisch-additiver Form. In 5 der 6 Interviews kommt eine Sequenz mit interaktionistischer Form des Kontrollbewußtseins vor.

ÄrztInnen: Nur 2 Assistenzärzte geben Gedanken zur Gerechtigkeit – in internaler Form des Kontrollbewußtseins – von sich. Demnach wird Erfolg als medizinischer und Karrierreerfolg gesehen. Das medizinische Wissen, gut behandeln können, und das Beherrschen der Therapieverfahren stehen im Mittelpunkt des Interesses. Als Erfolgsursachen werden eigene Fähigkeiten, Anstrengungen und persönliches Engagement angegeben; das Unbehindertsein von Außeneinflüssen – wie z.B. Bürokratie, Chef und Wartelisten – ist auch wichtig für den Erfolg. Gedanken über Teamarbeit, Mißerfolg, persönlichen Erfolg im Team, über die Schwestern und das Pflegepersonal, deren Arbeit und Probleme, Gedanken über die Zusammenarbeit mit ihnen und anderen Gesundheitsberufen – PhysiotherapeutInnen, PsychologInnen, SozialarbeiterInnen, etc. – und über Gespräche mit PatientInnen werden nicht geäußert.

Die Themen „Aufklärung", „eigene Handlungsmaximen" und „Eigenbeurteilung" werden stark von den Vorstellungen des Chefs und der Oberärzte, von technischen, sachlichen und organisatorischen Notwendigkeiten und dem Bemühen, das gesundheitliche Funktionieren der Organe der PatientInnen sicherzustellen, bestimmt. Als Karrieremuster dienen die habilitierten Oberärzte, die sich durchgesetzt haben. Gerechtigkeit wird als Gedanke geschätzt, niemandem etwas wegzunehmen. Daß zum eigenen Karriereerfolg Mitarbeiter „gebraucht" und „in Anspruch genommen" werden, wird thematisiert, aber nicht im Zusammenhang mit der Gerechtigkeit gesehen.

Diplomschwestern: Nur 3 Diplomschwestern fallen in das Cluster des internalen Typs. Dabei überwiegen die internalen Sequenzen sehr stark. Der Durchschnitt an Berufsjahren beträgt 19 Jahre, d.h. es handelt sich um bereits sehr lange arbeitende Schwestern.

Erfolg wird als rein pflegerischer Erfolg definiert, Gespräche mit den PatientInnen werden beschrieben, allgemeine Handlungs- und Verhaltensmaximen werden nicht thematisiert, das eigene pflegerische Handeln und Verhalten und das der ÄrztInnen wird nur kurz beurteilt. Eigene Fähigkeiten, Anstrengungen und das persönliche Engagement stellen wiederum den Erfolg sicher. Sich mehr oder weniger zurecht zu finden, die Arbeit zu machen und dann einen Strich zu ziehen, Streß, Technik und Maschinen, mit denen gerne gearbeitet wird und die eine gewisse Faszination ausstrahlen, sowie die PatientInnen stellen die wenigen Themen dieser Interviews dar.

Die Beziehung zu den PatientInnen wird als „Umgang" beschrieben, der manchmal Schwierigkeiten bereitet, je nachdem ob die PatientInnen gut oder weniger gut „kollaborieren". Zeit- und Personalmangel verhindern es, mit den PatientInnen in Ruhe reden zu können. Die Arbeitsbeziehungen zu den KollegInnen und ÄrztInnen, eventuell auftretende Probleme oder beobachtete Zusammenhänge und Erfahrungen werden nicht angesprochen. Selbständiges Arbeiten und das Gefühl, nicht „von oben" kontrolliert zu werden, sind wichtig. Gedanken über Gerechtigkeit werden als Forderung an die Vorgesetzten oder Verantwortlichen formuliert, in deren Hände delegiert wird, etwas zu ändern.

Sanitätshilfsdienste: Von den 9 Sanitätshilfsdiensten des internalen Typs sind 3 weiblich und 6 männlich, der Durchschnitt an Berufsjahren beträgt 7 Jahre. Wiederum stehen die Sequenzen mit internaler Form des Kontrollbewußtseins im Vordergrund, dazu gibt es deutlich weniger Sequenzen mit deterministisch-additiver Form und einzelne Sequenzen mit interaktionistischer Form des Kontrollbewußtseins. Die allgemeine Beschreibung des eigenen Handelns und Verhaltens wird nur von 3 Sanitätshilfsdiensten im Zusammenhang mit einem PatientInnengespräch beschrieben. Beschreibungen oder Beurteilungen des Handelns und Verhaltens der Diplomschwestern und -pfleger sowie der ÄrztInnen kommen überhaupt nicht vor. Diese unkritische Haltung gegenüber den Vorgesetzten trifft – wie bei den ÄrztInnen und Diplomschwestern dieses Typs – auf Erfolgsursachen, die die eigenen Fähigkeiten, Anstrengungen und das persönliche Engagement in den Vordergrund stellen.

An Einflußfaktoren werden die PatientInnen genannt, persönliche Erfahrung, Schwestern, Pfleger, ÄrztInnen, Technik und

Maschinen. Das eigene Verhalten gegenüber diesen Einflüssen wird nicht thematisiert, und über das Verhalten der KollegInnen gegenüber den Einflüssen wird keine Auskunft gegeben – ebensowenig wie es die ÄrztInnen und Diplomschwestern dieses Typs getan haben. Bei der Beschreibung des eigenen Handelns und Verhaltens wird zwar auf einen guten PatientInnenkontakt Wert gelegt, es wird auch versucht, die Lebensgeschichte der PatientInnen zu erkunden, und ihnen Mitgefühl entgegengebracht, die Wünsche, Einwände und Meinungen der PatientInnen kommen aber nicht zu Wort. Es fällt erst bei genauerer Analyse auf, daß den PatientInnen mit einer vorgefaßten Auffassung von freundlichem Verhalten begegnet wird, nicht aber auf deren Äußerungen eingegangen wird. Vordergründig ist dieser Typ sehr freundlich, offen und folgsam. Es handelt sich dabei jedoch um ein ausgesprochen angepaßtes Verhalten.

Gerechtigkeit ist auch hier etwas, worum sich die Vorgesetzten zu kümmern haben, die auf das Wohl der MitarbeiterInnen achten sollen. Daß diese besser behandelt werden, ist allgemeiner Wunsch, vor eigener Initiative oder Vorschlägen zur Verbesserung der Arbeitssituation hat man jedoch eine große Scheu. Die Eintönigkeit der Arbeit wird zwar beklagt, Aber man ergibt sich aufgrund der verschiedensten Lebensumstände – der Mangel an offenen Stellen und die Angst vor Arbeitslosigkeit werden hier genannt – in das Geschick. Der pflegerische Erfolg und die Zufriedenheit damit werden in nur 3 Interviews erwähnt.

Ganz im Gegensatz zu dem vom Untersucher beschriebenen sehr angepaßten Verhalten und Handeln dieses internalen Typs steht dessen Selbsteinschätzung als aktiver und selbstverantwortlicher Gestalter seiner Arbeit mit den PatientInnen. Eigene Fähigkeiten, Eigenschaften, Anlagen und Begabungen, eigene Kraft, Anstrengungen und Bemühungen bestimmen seine Arbeit. Diese Eigensicht des internalen Typs macht es ihm unendlich schwierig, das fremdgeleitete und angepaßte eigene Verhalten wahrzunehmen. Entsprechende Hinweise durch Gesprächspartner treffen konsequenterweise auf einen harten Widerstand und Ablehnung. Dieser Typ folgt den offiziellen und inoffiziellen Erwartungshaltungen der Vorgesetzten und merkt nur selten, daß sein eigenes Ich und Selbst nicht gefragt, gefordert oder gefördert werden. Gegenüber den PatientInnen tritt dieser Typ in charakteristischen „ich mache“-, „ich tue“- und „ich weiß“-Sätzen auf, und er begreift sein Handeln und Verhalten auch als rein monokausal selbstbestimmtes.

1.2 Die Personen des deterministisch-additiven und internalen Typs

ÄrztInnen: In diesem Cluster befinden sich 4 Ärztinnen und 12 Ärzte, d.h. um ein Drittel mehr Ärzte, als es der Geschlechterverteilung in der Klinik – 30 % Ärztinnen und 70 % Ärzte – entsprechen würde. Diesem zweitgrößten der sechs Cluster gehören 20 % der ÄrztInnen, 10 % der Diplomschwestern und -pfleger und 22 % der Sanitätshilfsdienste an.

Bei den ÄrztInnen handelt es sich um 2 Assistenzärztinnen und 7 Assistenzärzte (Berufsdurchschnitt 5 Jahre), um 2 Fachärztinnen und 2 Fachärzte ohne Habilitation (Berufsdurchschnitt 12 Jahre) und um 3 Fachärzte mit Habilitation und einem Durchschnitt von 20 Berufsjahren. Zwei Drittel der Sequenzen der ÄrztInnen dieses Clusters bestehen aus deterministisch-additiven Formen des Kontrollbewußtseins, d.h. aus einem unvermittelten Nebeneinander von externalen und internalen Einflußfaktoren und einem jeweils monokausal verstandenen Einfluß auf das eigene Verhalten und Handeln. Etwa ein Drittel der Sequenzen besteht aus der internalen Form des Kontrollbewußtseins. In 8 der 16 Interviews kommt auch eine Sequenz mit interaktionistischer Form vor.

Nur die Hälfte der 16 ÄrztInnen macht sich Gedanken zur Gerechtigkeit. Die Assistenzärztinnen sprechen vom „Verändern der Welt", „des Systems" und „der Gesellschaft" im Zusammenhang mit besseren Bedingungen in der Gesundheitsversorgung für die PatientInnen und davon, daß eine umfassende PatientInnenversorgung zeitlich nicht vereinbar ist mit der wissenschaftlichen Arbeit. Das eigene Ankämpfen gegen „gesellschaftliche Zustände" und „schicksalhaft herrschende Sach- und Geldzwänge" wird als wichtig erachtet, der Großteil an den gewünschten Veränderungen wird aber von den PolitikerInnen erwartet. Die FachärztInnen ohne Habilitation sprechen nicht über Gerechtigkeit.

Die 6 Assistenzärzte, die das Thema Gerechtigkeit ansprechen, akzeptieren die „Ellbogenarbeit" und daß „man zum Teil über Leichen gehen muß" und finden das System im großen und ganzen gerecht. Sie hoffen, daß ihr Einsatz belohnt wird und glauben, Wissenschaft und PatientInnenbetreuung miteinander vereinbaren zu können. Die Ärztehierarchie wird konkret nicht in Frage gestellt oder kritisiert, und der Respekt vor den Oberärzten ist relativ ungebrochen. Urteile über die Chefs traut man sich gar nicht zu. Persönliche Beziehungen zu einflußreichen Personen werden gesucht.

Auch der Facharzt ohne Habilitation ist prinzipiell mit dem Leistungssystem, das ihm viel Freizeit wegnimmt und wissenschaftliche Arbeit abverlangt, einverstanden und sagt, daß er damit gut zurecht kommt. Bei den 3 Fachärzten mit Habilitation handelt es sich um chirurgisch bestimmte Fächer. Gerechtigkeit wird nur von einem und im Zusammenhang mit der zu großen Macht des Ordinarius thematisiert. Die Verantwortung des eigenen Handelns gegenüber den PatientInnen wird betont, Kritik am eigenen Verhalten wird nicht laut. Erfolg wird als medizinischer Erfolg definiert, d.h. es geht um die richtige Diagnose und Therapie. Den PatientInnen soll geholfen werden, ihre Krankheit zu beherrschen. Von einer anderen Art der Beziehung zu seinem Körper als sie der Begriff „beherrschen" ausdrückt, wird nicht gesprochen. Die PatientInnen sollen sich wohlfühlen und mit der Behandlung zufrieden sein können. Für die FachärztInnen ohne Habilitation ist auch der Karriereerfolg in der Wissenschaft wichtig. Die medizinische Handlungssicherheit durch die richtige Behandlung steht für die AssistenzärztInnen verständlicherweise im Vordergrund. Der Assistenzarzt erlebt natürlich sehr leicht alles, was er „noch nicht machen kann", bzw. „was er richtig macht, dem Patient aber nicht hilft", als Mißerfolg.

Als Erfolgsursachen stehen wiederum die eigenen Fähigkeiten, Anstrengungen und das persönliche Engagement im Zentrum. Ehrgeiz und eigener Arbeitseinsatz werden genannt, Qualität und sorgfältiges Arbeiten sowie das Absichern der eigenen Entscheidungen bei den Vorgesetzten. Von diesen erwartet man sich eine gewisse Förderung und allgemein die Vermittlung des Gefühls, daß man gebraucht wird. Diese Eigenschaften werden nicht nur von den AssistenzärztInnen, sondern auch von den FachärztInnen ohne Habilitation genannt, dazu großes Wissen und Organisationstalent, die Bereitschaft, sich unterzuordnen und in den Konkurrenzkampf mit den KollegInnen einzutreten.

Als allgemeine Handlungs- und Verhaltensmaxime wird großer Wert darauf gelegt, daß die innere persönliche Seite des Arztes keinen Einfluß in der Arbeit darstellt. Die AssistenzärztInnen beschreiben noch ein relativ starkes Gefühl der Unsicherheit bzgl. der Beurteilung des eigenen Handelns und Verhaltens. Handlungssicherheit und das Vertrauen, richtig und fehlerlos zu handeln, werden noch gesucht. Eigene Vorstellungen zu Behandlung und Therapie müssen denen der Chefs und Oberärzte untergeordnet werden. Auch für die FachärztInnen steht im Vordergrund, daß die PatientInnen wieder gesund werden und nach Hause gehen kann. Die FachärztInnen besitzten Selbstvertrauen in die eigene Handlungskompetenz, sie wissen sich zu behaupten und kennen ihre Grenzen. Aufgrund der langjährigen Erfahrung haben sie schon „90 % bis 95 %" der möglichen Krankheitsfälle „durchgemacht". Er ist auch zuversichtlich, mit unerwarteten neuen Herausforderungen aufgrund seiner Erfahrung und seines Wissens gut fertig zu werden.

Konflikte mit den Chefs und daraus resultierende persönliche Probleme werden angesprochen. Auf die große Verantwortung, für eigene Entscheidungen dann auch „den Kopf hinhalten zu müssen, wenn etwas schiefgeht", wird hingewiesen.

Gespräche mit den PatientInnen, wo es etwa um das Problem der Aufklärung bzgl. Diagnose und Therapie geht, werden von diesem Cluster nicht beschrieben. Ebensowenig werden die Schwestern oder Pfleger erwähnt oder die Zusammenarbeit mit den anderen Gesundheitsberufen wie PhysiotherapeutInnen, PsychologInnen, LaborantInnen, RöntgenassistentInnen oder den Sanitätshilfsdiensten. Auch die Kommunikation mit den eigenen FachkollegInnen hält sich im Rahmen der Fragen und Bitten um Hilfe im diagnostischen und therapeutischen Handeln bzw. im Empfangen und Ausführen entsprechender Anweisungen.

Diplomschwestern und -pfleger: Der Anteil von Sequenzen mit deterministisch-additiver Form des Kontrollbewußtseins beträgt bei den Diplomschwestern und -pflegern dieses Clusters schon 80 %, die internale Form kommt in etwa 15 % der Sequenzen vor. In 9 der 14 Interviews kommt eine Sequenz mit interaktionistischer Form des Kontrollbewußtseins vor. Der Durchschnitt an Berufsjahren der Diplomschwestern beträgt 15 Jahre, der Diplompfleger arbeitet erst 3 Jahre in diesem Beruf.

8 Interviews dieses Clusters thematisieren Gedanken zur Gerechtigkeit. Dabei geht es um die Überzeugung, daß jede Schwester selbst für ihren Erfolg verantwortlich ist. Die Schwestern finden sich damit ab, daß die Arbeit getan werden muß und wurden auch erzogen, viel zu arbeiten. Die Starrheit der Hierarchie wird beklagt, die Schuld an diesen Verhältnissen wird der Politik zugeschoben. Man findet sich mit der „mauernden Hierarchie" jedoch ab und akzeptiert, von den ÄrztInnen wie von einer höheren Kaste abgegrenzt zu sein. Das Konkurrenzdenken der ÄrztInnen wird als störend empfunden, der Neid um die Beliebtheit bei den ÄrztInnen auch unter den Schwestern wahrgenommen. Auf Wissen, gewissenhafte Arbeit und Pflichterfüllung wird viel Wert gelegt, persönliche Interessen und Probleme muß man zurückstecken, und daran ist nichts zu ändern.

Erfolg wird vor allem als pflegerischer Erfolg definiert. Es ist wichtig, seine Arbeit richtig zu machen und von den PatientInnen ein „positives Feedback“ zu bekommen. Erfolg ist, „wenn die Operation gut gelingt und die Leute zufrieden sind“, d.h. der Erfolg wird großteils an den ÄrztInnen und den PatientInnen festgemacht, weniger an sich selber und dem KollegInnenteam. Selber ist man sehr glücklich, „wenn das System so läuft, wie ich mir das vorstelle“.

Als Erfolgsursachen stehen wiederum die eigenen Fähigkeiten, Anstrengungen und das persönliche Engagement im Vordergrund: „Wer will, kann alles schaffen oder kann lernen, und jeder kann gut arbeiten. Und wer schlampig ist, muß von der Klinik weggehen.“ „Geduld und Liebe zu Leuten“ ist das erste, was wichtig ist. Ruhe erreicht man durch Kämpfen, präzises Arbeiten und Freundlichsein, und „viel Reden nützt nichts“. Persönliches Reifen und Weiterentwickeln sind in der Arbeit nicht möglich. Manchmal kommen Zweifel auf, ob es wirklich gerecht ist, wenn man dadurch erfolgreich ist, „wenn man es so macht, wie es eben gefordert wird“, „wie die Vorgesetzten meinen, daß es richtig ist“. Diese Kritik, daß nur die Arbeit zählt und nicht der Mensch, daß man das Arbeitspensum „erfüllen“ muß, damit alles funktioniert, wird nur vorsichtig und äußerst unsicher geäußert. Gleichzeitig werden Befürchtungen laut, daß „man“ ausgenutzt wird, wenn „man“ zu sozial ist und immer wieder Nachtdienste und Überstunden macht. Die Kommunikation mit den KollegInnen ist nicht sehr ausgeprägt, und „man“ kann sich auch gar nicht auf das verlassen, was die anderen sagen, „man soll schon selber schauen, was richtig ist und was nicht richtig ist“. Auffallend in diesem Cluster ist, daß die Schwestern in der unpersönlichen „Man“-Form, und nicht in der „Ich“-Form erzählen.

Das eigene Handeln und Verhalten wird allgemein und im Gespräch mit PatientInnen und Angehörigen beschrieben. Das eigene pflegerische Handeln und Verhalten wird im Hinblick auf die eigene Überforderung und den übersteigerten Leistungsanspruch auch kritisch gesehen. Schwierige Gespräche mit Angehörigen – z.B. nach dem Tod einer Patientin oder eines Patienten – werden als sehr unbefriedigend beurteilt. Eigene Fähigkeiten und eigenes Wissen werden eher zurückgehalten, und dieses Verhalten wird an sich selber kritisiert. Großer Streß, viel Arbeit und persönliche Stimmungen werden hinuntergeschluckt, die eigene Meinung von sich wird nicht sehr hoch angesetzt, und „man“ weiß, obwohl „ich“ immer mein Bestes gebe, könnte „man noch immer alles besser machen". Nicht genug Zeit zu haben, um mit den PatientInnen reden zu können, wird beklagt und ist sehr unbefriedigend.

5 Schwestern geben allgemeine Handlungs- und Verhaltensmaximen an. Dabei sind das Gespräch mit den PatientInnen wichtig und die Informationen, die die ÄrztInnen über Anamnese, Diagnose und Therapie der PatientInnen mitteilen oder dokumentiert haben. Daß es für die PatientInnen wichtig wäre, mit ihnen z.B. über den Tod zu reden, wenn sie dem Sterben nahe sind, wird als persönlicher Gedanke geäußert. Diese Überzeugung wird aber alleine und ohne Gespräch und Hilfe von den KollegInnen und ÄrztInnen ausgeführt. Mehr Kommunikation unter den Krankenstationen bzgl. Pflegestand, d.h. gerechte und rücksichtsvolle Aufteilung z.B. sehr alter und pflegeintensiver PatientInnen, wird gefordert.

4 Schwestern äußern auch Beurteilungen zum Handeln und Verhalten der ÄrztInnen. Die Schwestern kritisieren und wehren sich erfolgreich, wenn sie eigentliche ärztliche Tätigkeiten – wie z.B. das Verabreichen von Infusionen – ausführen sollen. Sie beklagen, von den ÄrztInnen nie gelobt, sondern nur getadelt zu werden, wenn etwas schiefgeht oder wenn sie etwas übersehen haben. Die mangelnde Zusammenarbeit der ÄrztInnen und Schwestern, deren Ursache eine unterschiedliche Arbeitsauffassung von Medizin und Krankenpflege ist, wird beklagt. Die Schwestern fordern von den ÄrztInnen in den Aufklärungsgesprächen mehr Einfühlungsvermögen gegenüber den PatientInnen und Angehörigen.

Sanitätshilfsdienste: Der Durchschnitt an Klinikberufsjahren beträgt bei den weiblichen Sanitätshilfsdiensten dieses Clusters 15 Jahre, bei den männlichen 10 Jahre. Die Verteilung von deterministisch-additiven und internalen Sequenzen entspricht derjenigen der Diplomschwestern dieses Clusters. 8 der 18 Interviews zeigen eine Sequenz mit interaktionistischer Form des Kontrollbewußtseins.

11 Interviews drücken Gedanken zur Gerechtigkeit aus. Es ist gerecht, daß man selbst zu seinem Erfolg viel beitragen muß. Um entsprechende Gerechtigkeit zu finden, sind der Chef, d.h. die Stationsschwester, und die anderen Schwestern verantwortlich. Der geringe Einfluß der Sanitätshilfsdienste – daß sie nichts zu sagen haben – wird kritisiert, und die „Freunderlwirtschaft" beklagt. Durchsetzen kann sich, wer sich am besten ausdrückt und ein selbstbewußtes Auftreten hat. Daran kann „man" nichts ändern. Es gibt einige kleine Ungerechtigkeiten in der Klinik, wie z.B. die bevorzugte Verteilung von Ganztagseinfahrtsgenehmigungen an die

ÄrztInnen, im großen und ganzen geht es aber an der Klinik gerecht zu.

Die Bedeutung der eigenen Arbeitsdisziplin wird betont, und mehr Anerkennung für die eigene Mühe gefordert. Die Familienfeindlichkeit der Arbeitszeiten und häufige Krankenstände von MitarbeiterInnen werden kritisiert. Änderungen werden von oben erwartet, und von den Schwestern wird vermehrtes Verständnis und bessere Zusammenarbeit verlangt. Persönliche Beziehungen, eigene Fähigkeiten, Anstrengungen und Engagement werden als die Erfolgsursachen genannt, mehr Teamarbeit wird gefordert.

Erfolg wird in einem einzigen Interview definiert und zwar als persönlicher Erfolg und Zufriedenheit mit der im Team bewältigten Arbeit. Das eigene Handeln und Verhalten wird allgemein beschrieben und nur dreimal im Zusammenhang mit einem PatientInnengespräch. Ratschläge wagt man sich nur jungen und unerfahrenen ÄrztInnen zu geben. Daß die Sanitätshilfsdienste oft mehr persönlichen Kontakt zu den PatientInnen haben als die ÄrztInnen, wird von ihnen selbst beobachtet. Der Einsatz und das Können der ÄrztInnen werden anerkannt, und auch für deren Probleme mit Streß und Beanspruchung wird Verständnis aufgebracht. Die chaotische Arbeitsorganisation der ÄrztInnen wird hingegen kritisiert. Gegenüber der Stationsschwester ist Unterordnung angebracht, und es kommt sehr darauf an, ob sie einen mag oder nicht. Mehr Rücksichtnahme aufeinander und ein menschlicherer Umgangston werden gewünscht.

1.3 Die Personen des deterministisch-additiven Typs

ÄrztInnen: Von den 17 ÄrztInnen dieses Cluster haben 7 Interviews ausschließlich Sequenzen mit deterministisch-additiven Formen des Kontrollbewußtseins, 10 Interviews weisen zu den deterministisch-additiven Sequenzen noch je eine Sequenz mit internaler und interaktionistischer Form auf. Bei den 5 Ärztinnen dieses Clusters handelt es sich um 3 Fachärztinnen ohne Habilitation, eine Fachärztin mit Habilitation und eine Assistenzärztin in Ausbildung. Der Durchschnitt an Berufsjahren der Ärztinnen beträgt 10 Jahre. Von den 12 Ärzten dieses Clusters sind 7 Assistenzärzte in Ausbildung, 4 Fachärzte ohne Habilitation und 1 Facharzt mit Habilitation. Der Durchschnitt an Berufsjahren beträgt 7 Jahre.

In nur 10 der 17 Interviews werden Gedanken zur Gerechtigkeit geäußert. Die ÄrztInnen sprechen die „Kollision“ der „Zweiseitenmedizin" an: Das Landeskrankenhaus soll einerseits die PatientInnen versorgen, als Universitätsklinik ist es andererseits aber auch der Wissenschaft und Lehre verpflichtet. Beide Seiten sind aufgrund fehlender Zeit nicht unter einen Hut zu bringen. Das System „Klinik" wird aber nicht hinterfragt. Will „man" im System arbeiten, dann wird verlangt, daß „man" sich den Regeln anpaßt, das System ist nur einmal als ein unpersönliches hinzunehmen. Anpassung wird ja auch in der Familie und im Staat verlangt. Ob das System gerecht ist, darüber kann nicht geurteilt werden. Gerechtigkeit wird stark als die erwartete Belohnung für erbrachte Leistungen verstanden. Die Karriere ist der gerechte Lohn für den persönlichen Einsatz. „System" ist ein Schlüsselwort in diesem Cluster.

Der Konkurrenzdruck und die Beziehungen zu den KollegInnen werden eher problematisch erlebt, und Hilfe und Schutz werden wiederum vom Chef erwartet. Werden „Leute" ungerechterweise vom Chef vorgezogen, weil sie eben bessere Beziehungen zu ihm haben, wird das System ungerecht. Im Vordergrund stehen die sachlichen Probleme der medizinischen Versorgung. Autoritätsprobleme gibt es nicht. Die Krankenhausverwaltung wird zwar angesprochen, ihre Problemlösungskompetenz aber großteils bestritten, und man setzt sich darüber nicht weiter mit ihr auseinander. Den kommunikativen Fähigkeiten wird eher mit Mißtrauen begegnet, es sind die medizintechnischen Fähigkeiten, die Handlungssicherheit gewährleisten.

Erfolg wird vorwiegend als medizinischer Erfolg definiert. Es wird aber auch der persönliche Erfolg im Team angesprochen und mit ersterem zusammen gesehen. Der Karriereerfolg kommt zu Wort, steht aber nicht im Vordergrund. Erfolgsursachen sind wiederum vorwiegend die eigenen Fähigkeiten, Anstrengungen und das persönliche Engagement. Es werden jedoch auch die Teamarbeit, die Förderung durch Vorgesetzte und die PatientInnen als Erfolgsursache angesprochen.

Man will die PatientInnen begleiten und sie heilen. Man will, daß sie keine Angst vor dem Tod haben, aber wie das zu bewerkstelligen sei, kann nicht weiter ausgeführt werden. Man ist froh, wenn die PatientInnen zufrieden und schmerzfrei sind. Auch was die Einflüsse betrifft, nimmt das deterministisch-additive Cluster deutlich mehr Themen wahr, als die Cluster zuvor. Eigene Gefühle jedoch werden in nur 4 Interviews – von einer Ärztin und 3 Ärzten – angesprochen. Der Arzt ärgert sich z.B., daß es so schwer ist, die Fürsorge für bedürftige PatientInnen zu organisieren. Er tut sich aber sehr schwer, seinen Ärger gegenüber den verantwortlichen

Stellen auszudrücken. Der Arzt sieht seine Gefühle und sein medizinisches Handeln getrennt als „zwei Paar Schuhe", er verlangt Verständnis für die PatientInnen, und dazu gehören schon auch die Gefühle des Arztes. Bei der „Ratiofindung" – d.h. bei Diagnose- und Therapieerstellung – „müssen die Gefühle aber weg". Das Gefühl des Arztes sagt ihm bei der Indikationserstellung zu schweren Operationen von schwerverletzten Patienten schon etwas anderes als der tatsächliche „usus" der in der Klinik durchgeführten Vorgehensweise festlegt. Auch die 3 Ärztinnen ärgern sich, daß sie und ihre KollegInnen sich nicht besser durchsetzen können.

Die ÄrztInnen dieses Clusters thematisieren regelmäßig die Beurteilung des eigenen ärztlichen Handelns und Verhaltens. Es wird auf neue Situationen hingewiesen, die einem noch nie untergekommen sind, obwohl „man" sie theoretisch schon durchdacht hat. Auch hier ist wichtig, daß KollegInnen zur Verfügung stehen, mit denen „man" sich beraten und die „man" fragen kann. Selbstverpflichtend ist „man" bereit, die anspruchsvolle Arbeit gerne zu leisten und dafür viel Freizeit zu opfern. In der Beziehung zu den PatientInnen ist Vertrauen wichtig, leider ist zu wenig Zeit zum Gespräch vorhanden.

In der Analyse ist an dieser Stelle zu fragen, ob wirklich zu wenig Zeit vorhanden ist, oder ist der Zeitmangel nur eine vorgeschobene Ausflucht ist? Letzteres wäre durchaus auch deshalb verständlich, da die ÄrztInnen ja keine Ausbildung zur Gesprächsführung erhalten haben. Unbestritten ist der Arbeitsalltag jedoch auch derart kraftraubend und voll von Verpflichtungen, daß tatsächlich wenig Zeit und Energie zum Gespräch übrig bleiben.

Wenn etwas passiert, wird das System für den Fehler verantwortlich gemacht, nicht der einzelne. Immerhin wird die nur allzu menschliche Möglichkeit, daß auch den ÄrztInnen Fehler passieren können, schon in den Blick genommen und angesprochen. Situationen, in denen man überfordert ist, gibt es hin und wieder, aber nicht sehr oft. Eine Ärztin legt Wert darauf, eine gewisse Distanz zu den PatientInnen aufrechtzuerhalten. Dies aus Angst, vor lauter Mitleid handlungsunfähig zu werden und für die PatientInnen dann gar nichts mehr tun zu können. Sie beschreibt, daß es ihr manchmal besser, manchmal schlechter gelingt, diese Distanz zu halten.

Die Sorgen und Fragen der Angehörigen werden auch vermehrt wahrgenommen und respektiert. Im Kontakt mit den PatientInnen wird über das Medizinische hinaus etwas Entscheidendes vermißt, ohne dieses aber genau artikulieren zu können. Es wird gefragt, wie sagt „man" einer Patientin, daß sie an Brustkrebs erkrankt ist?

Wie bringt „man“ ihr bei, wie spricht „man“ mit der Patientin und sagt ihr, daß sie unheilbar erkrankt ist? Das sind Probleme, mit denen die ÄrztInnen ohne Hilfe von Modellen und Personen, die modellhaft nachgeahmt werden könnten, alleine zurecht kommen müssen. Diese Situation belastet sie sehr. Es wird auch beklagt, sich mit den PatientInnen nach dem stationären Aufenthalt in der Nachbetreuung nicht mehr darüber unterhalten zu können, wie es ihnen gehe und gegangen sei, wie sie sich während des Krankenhausaufenthaltes gefühlt haben und was „man“ hätte besser machen können, da die Nachbetreuung nicht mehr im Krankenhaus durchgeführt wird.

Diplomschwestern und -pfleger: Bei den 28 Diplomschwestern und -pflegern des deterministisch-additiven Clusters kommen außer deterministisch-additiven Formen des Kontrollbewußtseins in 16 Interviews je eine Sequenz mit internaler und in 13 Interviews eine Sequenz mit interaktionistischer Form vor. D.h. die Verteilung ist denen der ÄrztInnen sehr ähnlich. Der Durchschnitt an Berufsjahren beträgt bei den 25 Diplomschwestern 14 Jahre, bei den 3 Diplompflegern 24 Jahre. Bei den Diplomschwestern fallen jedoch 2 sehr unterschiedliche Gruppen auf: Einmal eine Gruppe von 13 Schwestern mit einem Durchschnitt von 5 Berufsjahren und eine Gruppe von 12 Diplomschwestern mit dem Durchschnitt von 23 Berufsjahren.

In der Gruppe der 13 jungen Schwestern dieses Clusters wird das Thema Gerechtigkeit achtmal angesprochen, von den 12 älteren Schwestern jedoch nur dreimal und von 2 der 3 Diplompfleger. Von den jüngeren Schwestern wird der Personalmangel beklagt, die vielen Überstunden und die fehlende Zeit, um mit den PatientInnen sprechen zu können. Der Informationsmangel bzgl. Klinikorganisation und Pflegebereich wird beklagt, und Mitsprache bei Entscheidungen, die die Schwestern auf der Station betreffen, eingeklagt. Die Verwaltung wird wegen mangelndem Verständnis der PatientInnennöte und falschen Einsparmaßnahmen kritisiert.

Es wird auch verlangt, daß die Ärzte sich mit positiven Anregungen der Schwestern offener auseinandersetzen und es mehr Zusammenreden und -arbeit über die Schranken der Hierarchie hinweg gibt. Die jungen Schwestern treten selbstbewußt auf und wollen selber im und als Team Verbesserungen erreichen und durchsetzen. Sie erwarten von der Obrigkeit dabei wenig Unterstützung und zählen auf die eigene Kraft. Dem gegenüber sind die älteren Schwestern dieses Clusters viel weniger öffentlichkeitsorientiert. Sie würden sich außerhalb ihrer Station für nichts einsetzen, wollen in einem guten Schwesternteam arbeiten und für die PatientInnen da sein. Bzgl. der Hierarchie erwarten sie, daß sie auf ihrer Station nicht sehr stark ist. Bzgl. Veränderungen wird wieder mehr von der „Führung“ erwartet und überhaupt nicht auf Eigeninitiative gesetzt. Man unterscheidet sehr klar die ÄrztInnen, die menschlich in Ordnung sind von jenen, die mit den Ellenbogen Karriere machen und verlangt nach einer Änderung des Systems, kann sich diese aber auch nicht wirklich vorstellen.

Die Diplompfleger sprechen sehr differenziert über das Thema Gerechtigkeit, thematisieren den Zusammenhang von weniger Geld für weniger Arbeit bei den ÄrztInnen, weisen auf die Verobjektivierung der PatientInnen, wie sie schon in der Krankenpflegeschule gelehrt wird, und die Verfunktionalisierung der KrankenpflegeschülerInnen hin, denen derart ihre gute Einstellung zur Krankenpflege zerstört wird.

Für die jungen Schwestern ist die Teamarbeit wichtig. Der medizinische, pflegerische und persönliche Erfolg im Team werden zusammen gesehen. Für die älteren Schwestern steht der pflegerische Erfolg im Vordergrund. Für beide Gruppen dieses Clusters sind eigene Fähigkeiten, Anstrengungen und persönliches Engagement die Haupterfolgsursachen. Die jungen Schwestern beschreiben ihre Arbeit, alles zu koordinieren und zusammenzubringen und das „Chaos“ zu vermeiden, als große Anstrengung. Auf die schwierige Lage wird hingewiesen, AnsprechpartnerInnen für die TurnusärztInnen zu sein, die sich noch nicht so gut auskennen, selber aber in den Assistenz- und OberärztInnen wenig AnsprechpartnerInnen zu haben, da diese zu selten auf Station sind.

Von den PatientInnen muß man sich den Schwestern zufolge auch abgrenzen, da einem niemand mit den Problemen, die durch das Zuhören entstehen, hilft. Die Pflegehandlungen kann man noch gut ausführen, Gespräche wären schon zuviel an Belastung. Und diese Situation wird als bedrückend empfunden, man fühlt sich auch gegenüber dem Sterben der PatientInnen, das man viel zuwenig begleiten kann, hilflos. Ältere Schwestern hätten da mehr Erfahrung. Herrscht ein ruhiges Arbeitsklima und überwiegt die Routine, sind die Schwestern mit ihrer Arbeit zufrieden. Von den ÄrztInnen wird erwartet, daß sie mehr Gefühl in die Arbeit mitbringen und mehr Gespür für die PatientInnen und die Zusammenarbeit aufbringen. Die älteren Schwestern sind selbstsicherer bzgl. der Pflege und vertrauen auf ihre langjährige Erfahrung. Sie haben ein eigenes Geschick entwickelt, den ÄrztInnen ihr Wissen und ihre Vorschläge zu vermitteln, ohne deren Selbstwertgefühl zu verletzen. Das gilt auch in bezug auf Wünsche und Fragen von PatientInnen, die den ÄrztInnen vermittelt werden, da die PatientInnen sich nicht trauen, selber zu den ÄrztInnen zu sprechen. Den PatientInnen wird gut zugeredet, sie werden beruhigt und getröstet. Die älteren Schwestern kennen den Stationsbetrieb und arbeiten mit einem reichen Erfahrungsschatz, der ihnen große Sicherheit gibt. Den Charakter von ÄrztInnen, mit denen man nicht zurecht kommt, ändern zu können, wird realistisch als unmöglich beurteilt. Anstelle offener Konflikte, die die jungen Schwestern schon ab und zu riskieren, wählen die älteren den Weg der Vermeidung des Kontaktes mit diesen Ärzten.

Sanitätshilfsdienste: Der Durchschnitt an Berufsjahren der 5 weiblichen Sanitätshilfsdienste beträgt 12 Jahre, der Durchschnitt der 17 männlichen Sanitätshilfsdienste dieses Clusters beträgt ebenfalls 12 Jahre. Der männliche Anteil dieses Clusters ist um 17 % größer als der tatsächliche Männeranteil der Sanitätshilfsdienste an der Klinik. Bei den männlichen Sanitätshilfsdiensten gibt es – ähnlich wie bei den Diplomschwestern – eine Gruppe von 9 jungen Sanitätshilfsdiensten mit einem Berufsdurchschnitt von 4 Jahren und 8 ältere Sanitätshilfsdienste mit einem Durchschnitt von 21 Berufsjahren. Sieben Interviews zeigen zusätzlich zu deterministisch-additiven Sequenzen je eine Sequenz mit internaler und interaktionistischer Form des Kontrollbewußtseins, ein Interview zeigt deterministisch-additive Sequenzen und eine Sequenz mit interaktionistischer Form, 12 Interviews zeigen ausschließlich die deterministisch-additive Form.

In 12 Interviews dieses Clusters wird das Thema Gerechtigkeit angesprochen. Gerechtigkeit wird bzgl. der Anstellungskriterien thematisiert, die nicht durch persönliche Beziehungen stattfinden, sondern durch einen „unparteiischen und gerechten Menschen" sichergestellt werden sollen. Die Sanitätshilfsdienste halten sich mit Urteilen bzgl. Klinikorganisation jedoch sehr zurück, gleichwohl sind sie der Meinung, daß „viel geändert gehört". Von den Vorgesetzten wird mehr Menschenkenntnis und Fingerspitzengefühl gefordert. Vom hohen Arbeits- und Leistungsdruck wird erzählt und den vielen Überstunden. Die Jungen probieren, in Eigeninitiative die Zusammenarbeit zu verbessern, erleben aber wenig Änderung. Änderungen werden dann von „oben" erwartet, gleichzeitig wird pessimistisch auf die Trägheit des „großen Apparates" hingewiesen.

Die Älteren verlangen, daß prinzipiell mehr auf das Personal gehört wird. Es wird wahrgenommen, daß die jungen KollegInnen sich nicht mehr so stark einspannen lassen. Sie nehmen auf die Freizeit und Familie Rücksicht und nicht auf die vorgegebenen Erwartungen der Klinik, viele Überstunden zu machen. Die Älteren sind noch sehr von dem sozialen Gegensatz von AkademikerInnen und NichtakademikerInnen geprägt. Die NichtakademikerInnen haben gegenüber den AkademikerInnen immer aufzupassen, was sie sagt. Es wird verlangt, daß Pfleger, ÄrztInnen, Schwestern und Sanitätshilfsdienste sich einmal auch die Meinung sagen dürfen, und miteinander reden. Man ist aber skeptisch, daß diese Zusammenarbeit und der menschliche Umgang veränderbar seien.

Die Sanitätshilfsdienste beschreiben ihr Handeln und Verhalten und die Beurteilung ihrer Arbeit aufgrund der Sorgen und des Bemühens um die PatientInnen und eine gute Zusammenarbeit. Nur 5 der 17 Sanitätshilfsdienste dieses Clusters beschreiben auch PatientInnengespräche, 7 Sanitätshilfsdienste äußern Beurteilungen über die Schwestern, nur 3 getrauen sich, über das Verhalten der ÄrztInnen ein Urteil abzugeben. Von den Schwestern wird mehr Verständnis für die eigene Arbeitssituation erwartet, und es bedarf großer Energie und Kraft, ihnen „immer wieder klarzumachen“, wieviel gleichzeitig zu erledigen wäre in ihrer Aufgabe, die Schwestern zu unterstützen. Und der Sanitätshilfsdienst fühlt sich dann überfordert, selbst entscheiden zu müssen, welche der zu erledigenden Aufgaben jetzt die wichtigste ist. Dieser Streß macht gereizt und aggressiv gegenüber den PatientInnen. Das wird genau wahrgenommen und bedauert. Da die Arbeitsorganisation sich aber nicht ändert, kann sich auch das Verhalten des Pflegepersonals nicht ändern, was wiederum viel Ärger erzeugt.

Auch von den ÄrztInnen wird immer sofortige Erledigung und ständiges Zur-Verfügung-Stehen verlangt. Die Gespräche mit den PatientInnen drehen sich um die Pflegearbeit und die Weitergabe von Informationen, „was man mit ihnen vorhat“, womit „man“ ihnen hilft, ihre Situation zu „verkraften“; oder man fragt den Patienten, „wie man ihn anfassen soll, damit er am wenigsten Schmerzen hat“. Sterben und Tod belasten verständlicherweise die eigenen Gedanken, und „man fühlt sich in seiner Hilflosigkeit solidarisch mit den ÄrztInnen, die ihr Bestes gegeben haben, um ein Leben – wenn auch vergeblich – zu retten.

Um über „Lebensgewohnheiten“ der PatientInnen zu sprechen, ist nicht viel Zeit. Wenn es am Abend ruhig ist, gibt es dazu vielleicht Gelegenheit. Der Sanitätshilfsdienst ist zufrieden, wenn es den PatientInnen wieder gut geht. Der eigene Beitrag zur Genesung wird als ein sehr bescheidener gesehen, „da ich mehr der letzte Mann in dem ganzen Spiel bin".

1.4 Die Personen des internalen und interaktionistischen Typs

ÄrztInnen: Diesem Cluster gehören um 30 % weniger Ärzte an, als es der Verteilung von Ärztinnen (30 %) und Ärzten (70 %) in der Klinik entsprechen würde. Von den 5 Ärztinnen dieses Clusters sind 3 Fachärztinnen ohne Habilitation, eine ist Assistenzärztin und eine Turnusärztin. Eine Ärztin hat 25 Berufsjahre, die anderen 4 zeigen einen Durchschnitt von 7 Berufsjahren. Etwa 50 % der Sequenzen zeigen eine deterministisch-additive Form des Kontrollbewußtseins, ähnlich dem vorhergehenden Typ 3. Je 25 % der Sequenzen fallen auf internale und interaktionistische Formen, wodurch das Spezifikum dieses Clusters erklärt wird.

Die Zunahme an interaktionistischen Formen des Kontrollbewußtseins deutet auf ein vermehrtes kommunikatives Verhalten hin. Dies drückt sich in Themen aus, die die PatientInnen, Angehörigen und MitarbeiterInnen betreffen. Vermitteln zwischen verschiedenen Einflüssen und Personen wird ein Thema, ebenso die Aufklärung und die eigenen Überlegungen und Entscheidungen. Auch die Eigenbeurteilung wird im Austauch und mit gegenseitiger Rücksichtnahme gegenüber den GesprächspartnerInnen beschrieben. Auf regelmäßige Gespräche mit den PatientInnen wird Wert gelegt, ebenso auf den persönlichen Kontakt, besonders vor schwierigen Operationsentscheidungen und vor Therapieentscheidungen bzgl. medikamentöser Therapien, die das subjektive Wohlbefinden der PatientInnen mehr oder weniger stark beeinträchtigen können. Dabei wird auf die PatientInnenwünsche, z.B. zu Hause sterben zu können, mit großer Rücksicht eingegangen.

Die ÄrztInnen kommunizieren auch partnerschaftlich mit den Schwestern und den Sanitätshilfsdiensten und nehmen auch deren Probleme, z.B. den Personalmangel, wahr. Die Beurteilung des eigenen Handelns erfolgt aufgrund der Realitätskontrolle mit KollegInnen. Neben dem fachlichen Wissen ist das „Menschliche" wichtig. Dies sowohl in den Beziehungen zu den PatientInnen wie zu den KollegInnen. Der Einfluß des Privaten auf die eigene Arbeit wird wahrgenommen und kontrolliert.

Die Frage des Behandlungsabbruches oder der Triage werden

gestellt und die persönliche Betroffenheit in diesen Entscheidungsdilemmata artikuliert. Daß die ärztliche Tätigkeit mehr verlangt, als Medikation und Operationen, wird festgehalten. Worin dieses „Mehr" besteht, kann noch nicht weiter ausgeführt werden. Erfolg wird noch vorwiegend als medizinischer Erfolg definiert und eigene Anstrengungen, Fähigkeiten und persönliches Engagement werden als Erfolgsursachen angegeben.

In 6 der 15 Interviews kommt Gerechtigkeit in der internalen Form des Kontrollbewußtseins zur Sprache, in 6 Interviews in deterministisch-additiver Form. Jetzt wird gefragt, ob sich die MedizinstudentInnen oder jungen ÄrztInnen die Frage überhaupt noch stellen können, ob sie sich selber gerecht werden können im Arztberuf, ob sie sich ethische Fragen überlegen können oder einfach „flott weiterschwimmen", da ihnen in der Ausbildung keine Reflexionshilfen für diese Fragen zur Hand gegeben werden.

Änderungen werden weiterhin von den „oberen Herren" erwartet. Die Erwartungen selbst werden jedoch differenzierter vorgebracht, als es in den vorhergehenden Typen der Fall war: Sich mehr Menschlichkeit zu bewahren, heißt z.B., nicht immer für sich und andere das Beste zu entscheiden, sondern die Erfahrungen der KollegInnen auch mit zu berücksichtigen. Gegenüber dem persönlichen Engagement, die Arbeitsorganisation zu verändern und zu Problemen in der Klinik Stellung zu nehmen, besteht weiterhin große Zurückhaltung. Die Klinik, das Gesundheitssystem und der Nutzen für die Öffentlichkeit werden nur im privaten Kreis diskutiert, nicht aber in den kollektiven Organen der KollegInnenschaft oder der ÄrztInnenvertretung.

Die Stellung gegenüber der Hierarchie ist ambivalent. Einerseits wird kritisiert, daß die Karrieren der feinfühligen KollegInnen flacher verlaufen als die der „Ellenbogenmenschen", andererseits wird die Hierarchie als Institution, die die Interessenskonflikte ausgleichen soll, als notwendig erachtet. Daß es KollegInnen auch nicht gelingt, eine Arbeitsstelle zu erhalten, die ihre Persönlichkeitsentwicklung fördert, wird wahrgenommen, ebenso wie der herrschende Pluralismus in den Wertehaltungen der KollegInnen.

Diplomschwestern: Der Durchschnitt an Berufsjahren der 9 Diplomschwestern beträgt 13 Jahre. Wie bei den ÄrztInnen dieses Clusters bestehen etwa 50 % der Sequenzen aus der deterministisch-additiven Form des Kontrollbewußtseins. Mit 20 % der internalen Form und 30 % der Sequenzen mit interaktionistischer Form liegt letztere etwas höher als bei den ÄrztInnen dieses Clusters. Die

Beschreibungen des eigenen Handelns und Verhaltens, die Beurteilung der eigenen Arbeit, die Beurteilung der Teamarbeit und das Sprechen über Tod und Sterben werden mit viel kommunikativer Kompetenz vorgetragen.

Die Schwestern bemühen sich, daß sich die PatientInnen wohlfühlen, und suchen auch nach ÄrztInnen, die sich um die Sorgen der PatientInnen annehmen, auch über die rein medizinische Versorgung hinaus. ÄrztInnen, die nur auf ihre KlassepatientInnen schauen, werden kritisiert. Bei den Dienstübergaben wird auf vollständige Information Wert gelegt. Das Problem, todkranke PatientInnen in Ruhe sterben lassen zu können und nicht noch allen möglichen Untersuchungen und Therapieversuchen zu unterziehen, wird angesprochen, auch die persönliche Belastung der Sterbebegleitung und Trauer. Die Arbeit der Sanitätshilfsdienste wird geschätzt und deren Beitrag in der Krankenpflege gewürdigt.

Kommunikation und das Gespräch mit den PatientInnen werden gesucht, es besteht aber auch Unsicherheit, ob es gelingt, offen zu sprechen, ob genügend Mut vorhanden ist, die Fragen der PatientInnen zu beantworten. Gelingt es nicht im ersten Anlauf, wird ein zweiter unternommen. Die Pflege der PatientInnen wird von den Schwestern gerne gemacht, auf das, was die PatientInnen erzählen, wird eingegangen, und das Reden mit den PatientInnen gehört selbstverständlich zur Arbeit. Auch die Begleitung von PatientInnen, die auf den Tod zugehen, wird gerne getan, und die Schwestern versuchen, ihnen beizustehen und zu helfen.

Die Arbeitsaufgaben werden untereinander besprochen und die Schwestern versuchen, eigene Grenzen auch zu berücksichtigen. Es fällt den Schwestern aber schwer, sich abzugrenzen und auch tatsächlich auf die eigenen Energien Rücksicht zu nehmen und sich dem Anspruch, vor allem eine aufopfernde Schwester zu sein, auch wirksam entgegenzustellen.

Die kommunikativen Themen des PatientInnenkontaktes, der Zusammenarbeit untereinander und mit den ÄrztInnen kommen besonders in den interaktionistischen Formen vor. Die Tatsache, daß genau diese Themen auch in den 20 % der internalen Form des Kontrollbewußtseins behandelt werden, verweist deutlich auf die Schwierigkeiten der Schwestern dieses Clusters. So werden z.B. die eigenen Gefühle im Umgang mit den PatientInnen gegenüber den bisherigen Typen vermehrt wahrgenommen, es wird aber auch klar, daß das Mitleid und die Betroffenheit als rein persönliche Einflüsse gedeutet werden, mit denen die Schwestern nicht weiter umgehen können, und leiden passiv daran.

Obwohl die Schwestern sich über die Probleme und ihre Bewältigung im Zusammenhang mit der Pflege austauschen und gut zusammenarbeiten, haben sie doch große Scheu, sich gegenseitig über ihre Gefühle in der Arbeit auszusprechen. Die Schwestern machen sich Vorwürfe, wenn sie es nicht allen recht machen können. Sind ihnen die PatientInnen unterschiedlich sympathisch, haben sie auch ein schlechtes Gewissen. Der Anspruch an sich selbst, ja niemanden zu benachteiligen, ist sehr groß. Der pflegerische Erfolg steht im Vordergrund, die eigene Karriere wird erwähnt und auch der persönliche Erfolg im Team gesucht. Die Teamarbeit wird als Erfolgsursache genannt, am häufigsten werden jedoch wiederum die eigene Ausdauer, Anstrengung und das persönliche Engagement erwähnt.

Typisch ist die Verteilung des Kontrollbewußtseins auch in der Behandlung des Themas Gerechtigkeit. Es kommt in 6 der 9 Interviews vor, einmal in der internalen, dreimal in der deterministisch-additiven und zweimal in der interaktionistischen Form des Kontrollbewußtseins. Auch bei den Schwestern selbst werden die menschlichen Eigenschaften und gemachten Erfahrungen genau wahrgenommen. Auf Weiterbildung in medizinischen und psychologischen Kursen wird Wert gelegt, die Schwestern treffen sich auch in Gruppen außerhalb der Klinik, um über ihre Probleme in der Arbeit miteinander zu sprechen.

Sanitätshilfsdienste: Der Durchschnitt an Berufsjahren der 8 weiblichen Sanitätshilfsdienste beträgt 8 Jahre, derjenige der 10 männlichen 18 Jahre. Die Frauen arbeiten auf den Krankenstationen und in den Ambulanzen, die Männer sind für Botengänge und PatientInnentransporte in der Klinik unterwegs. Die Sequenzverteilung mit 55 % deterministisch-additiven Formen, 20 % internalen und 25 % interaktionistischen Formen bei den weiblichen Sanitätshilfsdiensten zeigt mehr kommunikative Elemente als die der männlichen, die eine Verteilung von 25 % internalen, 52 % deterministisch-additiven und 23 % interaktionistischen Formen des Kontrollbewußtseins aufweisen.

Die Themen, die mit der interaktionistischen Form des Kontrollbewußtseins beschrieben werden, sind bei den Frauen wie bei den Männern die Beschreibung des eigenen Handelns und Verhaltens, das Gespräch mit den PatientInnen, das Vermitteln zwischen den Wünschen der PatientInnen, den Schwestern und ÄrztInnen.

Als Erfolgsursachen dominieren weiterhin die eigenen Fähigkeiten, Anstrengungen und das persönliche Engagement. Die Teamarbeit wird nur in einem Interview thematisiert. Das Thema Gerechtigkeit wird von den Männern doppelt so oft – aber in gleicher Weise – wie von den Frauen angesprochen. Die Frauen fordern mehr Mitbestimmung und Rücksicht auf ihre Erfahrungen, erwarten konkrete Veränderungen jedoch „von oben herab". Die Frauen sind sich ihrer geringen Ausbildung bewußt, verweisen jedoch selbstbewußt auf den wichtigen Beitrag, den sie in der Krankenpflege leisten. Der Glaube, die „Zustände" – d.h. vor allem den Streß und Personalmangel – ändern zu können, ist gering. Die Frauen wünschen sich mehr Zusammenarbeit und nehmen die Gefahr wahr, „daß man aufgrund des zunehmenden Alters abstumpft" und verlangen „Gegenmaßnahmen", ohne diese genauer auszuführen. Die Frauen versuchen auch, „den Charakter von MitarbeiterInnen zu verstehen". Auch wenn sie diese nicht mögen, sind sie auf Ausgleich und Zusammenspiel in der Arbeit bedacht.

Die männlichen Sanitätshilfsdienste verlangen mehr Zusammenarbeit und bessere Koordination der Arbeit und betonen die Abhängigkeit der Berufsgruppen voneinander: Der Kleine braucht den Großen, genauso wie der Große den Kleinen braucht. Mehr Personal wird gefordert, da man dann den PatientInnen besser gerecht wird, der „nur mehr Produkt, aber nicht mehr Mensch ist, weil man keine Zeit mehr für ihn hat". Werden die PatientInnen derart zum Produkt, leiden auch die Sanitätshilfsdienste darunter, und der Umgang „tut ihnen selber weh". Vom Chef wird viel Autorität erwartet ebenso wie gute und gerechte Personalentscheidungen. Daß sich der Charakter der MitarbeiterInnen ändern würde, wird realistischerweise nicht erwartet. Jedoch verlangt man nach mehr Personal, um sich in der dann größeren Freizeit selber besser regenerieren zu können.

1.5 Personen des interaktionistischen und deterministisch-additiven Typs

Bei den 17 ÄrztInnen dieses Clusters fallen schon 40 % der Sequenzen auf die interaktionistische Form des Kontrollbewußtseins, 53 % auf die deterministisch-additive und nur noch 7 % auf die internale. Bei den 17 Diplomschwestern verteilen sich die Sequenzen zu 36 % auf die interaktionistische Form, zu 60 % auf die deterministisch-additive und zu 6 % auf die internalen Formen, bei den 10 Sanitätshilfsdiensten sind 39 % interaktionistische, 52 % deterministisch-additive und 9 % internale Formen des Kontrollbewußtseins.

Bei den 5 ÄrztInnen handelt es sich um 2 Turnusärztinnen, 2 Assistenzärztinnen in Ausbildung und 1 Fachärztin ohne Habilitation. Der Durchschnitt an Berufsjahren beträgt 6 Jahre. Von den 12 Ärzten sind 3 Assistenzärzte in Ausbildung, 4 Fachärzte ohne Habilitation und 5 Fachärzte mit Habilitation. Der Berufsdurchschnitt beträgt 12 Jahre. Die 17 Diplomschwestern zeigen einen Durchschnitt von 10 Berufsjahren, wobei es wiederum eine Gruppe von 11 jüngeren Schwestern mit 4 Berufsjahren und eine Gruppe von 6 älteren Schwestern mit einem Durchschnitt von 21 Berufsjahren gibt. Die 5 weiblichen Sanitätshilfsdienste haben einen Berufsdurchschnitt von 13 Jahren, die 4 männlichen Sanitätshilfsdienste arbeiten schon 6 Jahre, und einer hat 31 Berufsjahre aufzuweisen.

Das Charakteristikum dieses Clusters liegt in der Zunahme der interaktionistischen Sequenzen bis zu 40 %, einer Abnahme der internalen auf bis zu 6 % und einem Kern von über 50 % deterministisch-additiven Sequenzen. Entsprechend dem hohen interaktionistischen Anteil nehmen die entsprechenden kommunikativen Themen im Zusammenhang mit den PatientInnen, KollegInnen und MitarbeiterInnen in den Gesundheitsberufen zu, und zwar in einer Weise, wie es beim vorhergehenden Cluster schon beschrieben wurde. Bei den ÄrztInnen wird viel über Aufklärungsgespräche mit PatientInnen und Angehörigen berichtet, über den Erfolg im Team, das Gespräch mit den KollegInnen und die Eigenbeurteilung und Erfolgskontrolle zusammen mit den Vorgesetzten.

Die ÄrztInnen zeichnen sich in ihrem Handeln und Verhalten dadurch aus, daß sie die Befundmitteilung, Aufklärung und Abklärung weiterer therapeutischer Maßnahmen im Gespräch mit den PatientInnen zu verwirklichen trachten und ihnen Bedeutung im Hinblick auf deren Lebenssituation zumessen. Auch ethische Dilemmata werden von ihnen formuliert. Bei den Schwestern steht das Gespräch mit den PatientInnen in der Pflegearbeit sehr im Vordergrund, dazu sind das Vermitteln zwischen PatientInnen und ÄrztInnen und die Teamarbeit als Erfolgsursachen von Bedeutung.

Daß die Selbstkontrolle bei den ÄrztInnen und Diplomschwestern und -pflegern derart im Mittelpunkt des eigenen Verhaltens und Handelns steht, weist auf die Art und Weise hin, wie dieses Cluster mit den Schwierigkeiten, denen es in der Arbeit begegnet, aus Mangel an positiven Problemlösungsstrategien und Lösungsmodellen umgehen muß. Diese Schwierigkeiten und Probleme werden in den deterministisch-additiven Sequenzen deutlich benannt.

Die Schwierigkeiten im Umgang mit den PatientInnen werden im Zusammenhang mit deren Sorgen, Ängsten und Leiden besonders aber während der Zeit, wo der Tod vor der Tür steht, beschrieben und beklagt. Auf eigene Erfahrungen als PatientIn wird verwiesen, auf die mangelnde Ausbildung hingewiesen. D.h. daß die ÄrztInnen die affektive Seite der PatientInnen besonders dann wahrnehmen, wenn die kognitiven Diagnose- und Therapieverfahren – z.B. in Zusammenhang mit Tod oder gesetzlichen Vorschriften – an ihre Grenze gekommen sind. Wurde bis zu diesem Zeitpunkt die Subjekt-Objekt-Einheit, die die PatientInnen wie die ÄrztInnen verkörpern, zerbrochen und anstelle der Einheit ein wissenschaftlich versachlichtes Artefakt aus physikalisch-physiologischen und biomedizinischen Vorgängen Deutungsgegenstand, so kann diese Einheit in der Sterbebegleitung nicht plötzlich wiederhergestellt werden. Die ÄrztInnen leiden darunter, in diesem Augenblick von der Effektivität ihrer diagnostisch-therapeutischen Methoden im Stich gelassen zu werden und alleine mit sich selbst die Konflikte austragen zu müssen, die sie in ihrem Inneren belasten und quälend begleiten. An den ÄrztInnen kann derart beobachtet werden, daß die Vergegenständlichung der PatientInnen auch das eigene Erleben zunehmend versachlicht, daß die Verobjektivierung der anderen in das Gefängnis der Selbstversachlichung führt. Die ÄrztInnen, Diplomschwestern und -pfleger und Sanitätshilfsdienste beklagen ihre Hilflosigkeit, ihr Alleinsein und ihre Überforderung, die affektive Bedeutungserteilung nicht verarbeiten und verwerten zu können.

Eine Ärztin beschreibt Gefühle im Zusammenhang mit dem Umgang mit PatientInnen, ein Arzt spricht mehr von Gefühlen im Zusammenhang mit seiner beruflichen Zufriedenheit. Die ÄrztInnen begegnen in ihrem medizinischen Handeln der Sinnfrage, die Diplomschwestern und -pfleger den Erwartungshaltungen der PatientInnen und deren Angehörigen, die Sanitätshilfsdienste behaupten sich im Arbeitsalltag.

Für die ÄrztInnen dieses Clusters bedeutet Gerechtigkeit die angemessene Belohnung für die erbrachte persönliche Leistung in der Funktionserhaltung des medizinischen Betriebes. Mehr Unterstützung und Hilfe von den Vorgesetzten in der Arbeit zu erhalten, ist eine Forderung ihrer Gerechtigkeit.

Im Zusammenhang mit dem Thema „Gerechtigkeit" muß auch auf die Ungleichverteilung von den habilitierten ÄrztInnen aufmerksam gemacht werden. Zu Anfang des Jahres 1991 wies das Landeskrankenhaus/Universitätskliniken Innsbruck eine Verteilung von 70 % Ärzten und 30 % Ärztinnen auf. Bis zum Jahre 1996 ist der Anteil der Ärztinnen um einige Prozentpunkte gestiegen, bezüglich der Karrierechancen besteht eine erschreckende Ungleichverteilung unvermindert weiter: Von den am Landeskrankenhaus/Universitätskliniken Innsbruck arbeitenden Ärzten sind 20 % habilitiert. Der Prozentsatz habilitierter Ärztinnen erreicht knappe 2 %!

Für die Diplomschwestern und -pfleger steht bei der Frage nach der Gerechtigkeit die Fähigkeit, mit den Menschen gut umgehen zu können, im Vordergrund. Mit dem Hinweis auf die soziale Isolierung der alten Menschen in unserer Gesellschaft wird auf ein Problem, das über die Arbeitswelt Klinik ins Gesellschaftliche hinausgeht, aufmerksam gemacht.

Die Sanitätshilfsdienste verlangen nach gerechter Bezahlung im Vergleich zur Arbeitsleistung der anderen Gesundheitsberufe und fordern die Einbindung in Entscheidungen, die sie betreffen, die jedoch über ihre Köpfe hinweg gefällt werden.

1.6 Personen des interaktionistischen Typs

Zu diesem Cluster gehören 2 Assistenzärztinnen in Ausbildung und 9 Ärzte, die sich aus 2 Assistenzärzten in Ausbildung, 5 Fachärzten ohne Habilitation und 2 Fachärzten mit Habilitation zusammensetzen. Der Anteil der Sequenzen mit interaktionistischer Form des Kontrollbewußtseins beträgt 68 %, 28 % machen die deterministisch-additiven Formen aus und die internalen 4 %.

Der Durchschnitt an Berufsjahren der 7 Diplomschwestern dieses Clusters beträgt 13 Jahre. Zwei Diplomschwestern haben 2,5 Berufsjahre und 5 Diplomschwestern einen Durchschnitt von 17 Arbeitsjahren. Die zwei Diplompfleger arbeiten 2 bzw. 27 Jahre in diesem Beruf. Die Diplomschwestern und -pfleger zeigen einen Anteil von 64 % an interaktionistischen Sequenzen, von 23 % mit der deterministisch-additiven Form und 13 % mit der internalen Form des Kontrollbewußtseins.

Von den 4 Sanitätshilfsdiensten dieses Clusters hat die Pflegehelferin 7 Jahre in der Klinik gearbeitet, ein Operationssaalpfleger 27 Jahre und die 2 Lernpfleger 5 Jahre. Der Anteil der interaktionistischen Formen des Kontrollbewußtseins beträgt 67 % der Sequenzen, 17 % machen die deterministisch-additiven Formen aus und 16 % die internalen.

Daß es sich bei den von den ÄrztInnen, Diplomschwestern und -pflegern und Sanitätshilfsdiensten des interaktionistischen Typs angegebenen Beispielen um wunderbare Schilderungen verwirklichter Humanmedizin und Menschlichkeit im Krankenhaus handelt, unterstreicht die Notwendigkeit, durch eine Ausbildung anhand humanmedizinischer Konzepte und struktureller Veränderungen diese Art des Handelns und Verhaltens im Krankenhaus zu fördern und institutionell – d.h. in Forschung, Lehre und PatientInnenbetreuung – entwickeln zu können. Auf diese Art und Weise können auch die Schwierigkeiten der ÄrztInnen, Diplomschwestern und -pfleger und Sanitätshilfsdienste mit deterministisch-additiver Form des Kontrollbewußtseins – nicht genügend Vorbereitung und Gelegenheit zum Gespräch mit den PatientInnen zu haben, dem Leid der PatientInnen hilfslos gegenüber zu stehen und mit den Fehlern in der Arbeit menschlich umgehen zu lernen – positiven Lösungen zugeführt werden.

Es kann nämlich bei den Diplomschwestern – zum Unterschied von den Diplompflegern – von einem interaktionistisch-gehemmten Typ gesprochen werden. Das kommt daher, daß diese Schwestern viele Problemsituationen wahrnehmen, aber meinen, die Lösungen „mit sich selber abmachen zu müssen", und ausschließlich auf die eigene Persönlichkeit, die eigenen Anstrengungen und den Kampf gegen das eigene schlechte Gewissen zurückgreifen. Strukturelles Denken ist diesen Schwestern verwehrt. Das gilt auch im Kontakt mit den PatientInnen. Wenn die Schwester zu einer Patientin geht, die die anderen Schwestern nicht so gerne haben, sie selber aber einen guten Kontakt zu ihr findet, so tut sie dies, um das eigene schlechte Gewissen zu beruhigen. Der „gute Vorsatz", die PatientInnen zu besuchen und auch etwas mit den Angehörigen zu sprechen, wird durch „zu wenig Zeit" zunichte gemacht. Es ist der „Massenbetrieb", der es verhindert, „wirklich ernsthaft helfen zu können". Das System verändern, kann „man" aber nicht, es ist wieder nur möglich, „persönliche Konsequenzen zu ziehen", d.h., wiederum mehr persönlichen Einsatz bringen. Es bleibt eine Schwierigkeit, die Grenzen im Kontakt mit den PatientInnen zu ziehen, es bleibt auch die Unzufriedenheit, „weil ich mich zu sehr eingelassen habe und weil mich das zu sehr in Anspruch genommen hat". Und es ist nichts daran zu ändern, daß die Schwester die Anweisungen der ÄrztInnen auch dann ausführen muß, wenn sie nicht auf ihre Ratschläge gehört haben und etwas anordnen, was die Schwester für überhaupt nicht sinnvoll oder gerechtfertigt hält.

Auch bei den Sanitätshilfsdiensten betrifft der Wermutstropfen an internalen Sequenzen wiederum die Beurteilung der eigenen Arbeit, wo man nur durch viel persönliches Engagement, Einsatz und Ausdauer zu einem Erfolg kommen kann. Dieser bezieht sich auf den bescheidenen Beitrag, daß sich die PatientInnen wohl fühlen können.

Die ÄrztInnen, Diplomschwestern und -pfleger und Sanitätshilfsdienste des interaktionistischen Typs beschreiben das Feststellen der Beziehungen zwischen physiologisch-biomedizinischen und psychosozialen Vorgängen als ständige Tätigkeit in der ärztlichen und pflegerischen Arbeit. Die PatientInnen werden als Subjekt-Objekt-Einheit wahrgenommen, ihre Äußerungen werden ernst genommen und erhalten im diagnostisch-therapeutischen Prozeß Bedeutung. Freilich steht auch den ÄrztInnen mit interaktionistischer Form des Kontrollbewußtseins – dies gilt für sämtliche in der Inhaltsanalyse behandelten Themen – keine systematische Ausbildung – etwa im Sinne eines Situationskreismodelles – zur Verfügung, um heilende Wege in der Bedeutungsverwertung gehen zu können.

Die Subjekt-Objekt-Einheit der PatientInnen wird innerhalb des institutionellen Rahmens der offiziell rein positivistischen Medizintheorie zu wahren gesucht – was unweigerlich des öfteren zu Konflikten mit einzelnen Systemträgern führt – und einen Gutteil an Menschlichkeit im Umgang mit den PatientInnen und untereinander im Krankenhaus erlebbar werden läßt.

Vor allem ist darauf hinzuweisen, daß sich die ÄrztInnen, Diplomschwestern und -pfleger und Sanitätshilfsdienste mit interaktionistischer Form des Kontrollbewußtseins im diagnostisch-therapeutischen Prozeß gegenseitig stützen und helfen und ein partnerschaftliches Miteinander innerhalb und zwischen den Schichten vorgelebt wird.

2. Die theologisch-ethische Interpretation und das christliche Selbstverständnis

Typ 1: Im internalen Typ folgen die ÄrztInnen den Leitvorstellungen der positivistischen Medizinauffassung und sehen die PatientInnen typischerweise als Objekte ohne Subjekt. Die eigene medizinische Handlungssicherheit steht im Vordergrund. Die Tatsache, daß diese ÄrztInnen mit den KollegInnen und anderen Personen der Gesundheitsberufe wenig über die gemeinsamen Aufgaben im diagnostisch-therapeutischen Prozeß sprechen, verweist auf die geringe kommunikative Kompetenz der Personen dieses Clusters.

Auch das Gespräch mit den PatientInnen, vor allem ihre Aufklärung über die erstellte Diagnose und die Besprechung der Therapiemöglichkeiten werden in diesem Cluster viel zu wenig beschrieben.

Auch die Diplomschwestern dieses internalen Clusters sprechen nur von einem „Umgang" mit den PatientInnen, deren Aufgabe vornehmlich darin besteht, mit der Krankenpflege zu „kollaborieren". Die personale Beziehung zu den PatientInnen, ebenso wie das Gespräch mit den KollegInnen und Vorgesetzten, wird nicht gesucht. Selbstverantwortliches Handeln im Umgang mit der Arbeit und Wünsche an Veränderungen in der Arbeitsorganisation werden an die Vorgesetzten delegiert.

Die Sanitätshilfsdienste dieses Clusters berichten ebenso nicht über ihre Beziehungen zu den ÄrztInnen und Diplomschwestern. Nur ein Drittel dieser Personen beschreibt Gespräche mit den PatientInnen. Diese kommen dabei jedoch nicht selber zu Wort. Angepaßtes und folgsames Verhalten, die Angst, eigene Vorschläge zur Arbeitsgestaltung einzubringen und die Delegation der Problemlösungen an die Vorgesetzten sind typisch für das Verhalten des internalen Typs.

Den ÄrztInnen, Diplomschwestern und Sanitätshilfsdiensten dieses Clusters ist innerhalb des jeweiligen Aufgabenbereiches ein Mangel an selbstverantwortlicher und in Freiheit entschiedener Handlungskompetenz zueigen. Dem steht eine Selbsteinschätzung als aktiv und äußerst verantwortlich gegenüber. Es ist sehr schwer, mit diesen Personen über ihre tatsächliche Fremdbestimmtheit im eigenen Handeln zu sprechen. Der große Widerstand in der Reflexionsbereitschaft weist auch auf den geringen Entfaltungsgrad der Selbstverantwortlichkeit dieser Personen hin. Die Förderung der Selbstverantwortung, die Forderung, eine Persönlichkeit zu entwickeln, die frei und autonom zu urteilen und zu handeln versteht, steht in der ethischen Interpretation hier an erster Stelle.

Dieses Cluster macht auch deutlich, wie wichtig es ist, den Selbststand und die selbstverantwortete Arbeitsgestaltung auch in der theologischen Anthropologie grundzulegen. Es geht um die Ausbildung und Einübung einer Haltungsethik, und nicht um die unreflektierte Befolgung der Vorschriften einer Normenethik. Um die sittliche Motivation, das Richtige zu tun, im Subjekt ansprechen zu können, ist nach dessen Fähigkeit, in Freiheit und Selbstverantwortung zu reflektieren und zu handeln, gefragt. Diese Persönlichkeitsbildung ist die grundlegende Aufgabe der ethischen Bildung vor allem in der Ausbildung, Weiterbildung und Fortbildung der heilenden Berufe.[2]

Typ 2: Auch in der ethischen Interpretation des Handelns und Verhaltens der Personen des deterministisch-additiven und internalen Typs stehen die Forderung nach einer Persönlichkeit, die selbstverantwortlich Urteile und Handlungsalternativen entwickeln und diese in einen kommunikativen Prozeß der Konsensfindung und Entscheidung einbringen kann, im Vordergrund. Ethische Überlegungen zum Thema der Gerechtigkeit in der Arbeitswelt werden nur von etwas mehr als der Hälfte der Personen dieses Clusters angesprochen. Dabei handelt es sich bei den ÄrztInnen um Stellungnahmen zum Konkurrenzkampf. Es wird beklagt, daß man „mit den Ellenbogen kämpfen" muß, um sich behaupten zu können. Eine Änderung der Zustände wird aber von den Vorgesetzten verlangt. Ebenso werden der gerechte Lohn für die harte Arbeit und der Schutz der persönlichen Integrität von den mächtigen Personen, die in der Hierarchie über einem stehen, erwartet.

Der Beitrag der eigenen Person in der menschlichen Gestaltung der Arbeitssituation wird wenig angesprochen. Auch in der Beziehung zu den PatientInnen geht es um das „Beherrschen" der Krankheit und die Sorge, dies bewerkstelligen zu können. Die Angst vor den eigenen Gefühlen führt zum Ausschluß der affektiven Komponenten des Irrationalen und des die Handlungssicherheit ständig bedrohenden Emotionalen aus dem diagnostisch-therapeutischen Zirkel. Es verwundert nicht, daß dieser, kommen die medizin-technischen Therapiemöglichkeiten und naturwissenschaftlichen Behandlungsmethoden an ihre Ende, oft unterbrochen und auch abgebrochen wird.

Das Pflegepersonal klagt über die Tatsache, sich mit der Hierarchie, die von der Krankenschwester verlangt, mit ihrem Wissen gegenüber dem Arzt zurückstehen, abfinden zu müssen. Von den PatientInnen wird zwar ein positives Feedback erwartet, über die eigenen Leistungen wird aber nicht nachgedacht. Es zählt auch hier nur die Arbeit und die Leistung, selber muß man kämpfen, um die gestellten Anforderungen zu erfüllen. Man wird oft getadelt, aber nie gelobt. Die Diplomschwestern dieses Clusters beklagen schon, daß das Gespräch mit den PatientInnen oft sehr schwer ist und sie

---

[2] Virt, G., Die Bedeutung christlicher Moralvorstellungen im Rahmen der Medizinethik, in: Kampits, P. (Hrg.) Medizin, Ethik, Recht II. 1995. 37–47, 38.

die Probleme des Leidens und Sterbens der PatientInnen, mit denen die Schwestern alleine gelassen werden, sehr belasten. Auch die Sanitätshilfsdienste stellen fest, daß sie selber wenig zu sagen haben und fordern von den Vorgesetzten mehr Rücksicht und einen menschlicheren Umgangston. Sie finden es aber gerecht, daß der Erfolg an der eigenen Leistung festgemacht wird und urteilen, daß die Klinik im großen und ganzen ihre Angestellten gerecht behandelt.

Typ 3: Der deterministisch-additive Typ bringt zunächst eine Themenerweiterung mit sich. Gefühle werden etwas mehr zugelassen, der diagnostisch-therapeutische Prozeß wird aber noch von den objektiven Regeln der positivistischen Medizin handlungsgeleitet. In den Reflexionen der ÄrztInnen kommt daher eine innere Gespaltenheit zur Sprache. Die eigene Einsicht verlangt oft ein anderes Handeln und Verhalten als die Regeln des medizinischen Betriebes, denen Folge zu leisten ist. Die ÄrztInnen dieses Clusters problematisieren ihre mangelnde Gesprächsführungskompetenz und fragen, wie sie mit den PatientInnen über schwierige Probleme der Diagnose und Therapie sprechen sollen.

Neben der Themenerweiterung, die im deterministisch-additiven Typ sichtbar wird, werden auch erste Reflexionen über ethische Fragen vorgebracht. Die ÄrztInnen fragen, ob sie den verschiedenen Interessen der PatientInnenversorgung, der Wissenschaft und Lehre überhaupt gerecht werden können. Beim Thema „Gerechtigkeit“ wird vom Kliniksystem, der Familie und vom Staat gesprochen. Der Konkurrenzkampf wird problematisiert, die Autorität des Chefs, der für den Schutz der persönlichen Integrität einzustehen hat, jedoch nicht reflektiert und das System als Ganzes nicht kritisiert.

Die Diplomschwestern und -pfleger dieses Typs erwarten in den Augenblicken eines Handlungsnotstandes in psychischen wie körperlichen Belastungssituationen zunächst Entlastung durch die nun an die ÄrztInnen delegierte Aufgabe neuer Bedeutungserteilungen und -verwertungen. Die Enttäuschung folgt bald, denn von den selbst in diesen Problemsituationen überforderten ÄrztInnen erhalten die Diplomschwestern und -pfleger keine Entlastung. Allzu oft wird ihnen nicht einmal die zur Stärkung ihres Selbstwertgefühles notwendige Anerkennung für ihre Arbeit von den ÄrztInnen ausgesprochen.

Das Nicht-umgehen-Können mit Problemsituationen, die kommunikativer Lösungen bedürften, führt bei ÄrztInnen, Diplomschwestern und -pflegern und Sanitätshilfsdiensten des deterministisch-additiven Typs zum Rückzug in sich selbst und zur Vermeidung kommunikativer Arbeitssituationen überhaupt.

Die jungen Diplomschwestern und -pfleger dieses Typs verlangen nach mehr Mitsprache, eigene Anstrengungen, diese zu erreichen, werden aber nicht unternommen. Es wird beklagt, zu wenig Zeit zum Gespräch mit den PatientInnen zu haben, gleichzeitig wird auf die Notwendigkeit der Abgrenzung gegenüber den Problemen der PatientInnen hingewiesen, da man mit der Problembewältigung andernfalls alleingelassen und überfordert ist. Die Fähigkeit zur selbständigen Analyse von Themenbereichen bzw. die kritische Auseinandersetzung mit ihnen ist ebenso wie die kommunikative Kompetenz unter den Personen dieses Typs und mit den PatientInnen in Ansätzen vorhanden, jedoch noch nicht sehr entwickelt.

Es ist die Hierarchie der Weisungsgebundenheit durch die vorgesetzten ÄrztInnen, die die Stabilität des positivistischen, klinisch-chirurgischen Medizinmodelles garantiert. Die starre Hierarchie hat unter den ÄrztInnen und in den Beziehungen zu den Diplomschwestern auch ein verschlechtertes Kommunikationsverhalten zur Folge.

Die Diplomschwestern und -pfleger des deterministisch-additiven Typs sprechen mehr miteinander als die ÄrztInnen dieses Typs, ihre Hierarchie ist aber noch recht starr. Dies wird von den Sanitätshilfsdiensten beschrieben und beklagt.

Wiederum erst in den Grenzsituationen am Lebensende kommt die Sinnfrage des Lebens im Hinblick auf Gesundsein und Kranksein zur Sprache. Anworten darauf werden nicht mehr versucht. Trotz arbeitsorganisatorischer und psychischer Überforderung lassen die Diplomschwestern und -pfleger die Sterbenden nicht alleine, sondern begleiten sie bis zum Tode.

Die Schwierigkeiten, denen die Diplomschwestern und -pfleger und Sanitätshilfsdienste des deterministisch-additiven Typs in der Arbeitsorganisation begegnen, sowie der menschliche Respekt und die geschätzte Akzeptanz des Sanitätshilfsdienstes als MitarbeiterInnen könnten ebenfalls in einem partnerschaftlichen Miteinander von Arbeits- und Verantwortungsteilung bei gegenseitiger Anerkennung und Achtung der Berufsgruppen erheblich abgebaut werden. Die kognitive Präferenz und Unkenntnis bzw. Vernachlässigung der affektiven Problematik von Resonanz und Übertragung gegenüber den PatientInnen ist durch eine entsprechende Ausbildung der ÄrztInnen – ebenso wie der Diplomschwestern und -pfleger und Sanitätshilfsdienste – ins Gleichgewicht zu bringen.

Typ 4: Bei den Personen des internalen und interaktionistischen Typs ist ein qualitativer Sprung im kommunikativen Verhalten, der Problemwahrnehmung und Verarbeitung zu beobachten. Hier werden auch die Fragen des Leides, der Bedrohung durch Krankheit und Tod in einer Intensität gestellt, daß die Ethik Stellung beziehen und Problemlösungsangebote vorbringen kann und diskutieren muß. Auch steht im internalen und interaktionistischen Typ die Forderung nach kommunikativer Bewältigung der ethischen Fragen derart im Raum, daß die Frage nach der Konsenserstellung in den ethischen Werthaltungen und -urteilen nach einer Antwort verlangt.

Die ÄrztInnen des internalen und interaktionistischen Typs stellen ihr kommunikatives Verhalten in den Beziehungen zu den PatientInnen, Angehörigen und MitarbeiterInnen unter Beweis. Die Reflexionen über die Beurteilung des eigenen Handelns werden im Gespräch vermittelt und in das Arbeitsteam eingebracht. Die Aufklärung der PatientInnen und Angehörigen erhält einen hohen Stellenwert, und das „Menschliche" wird wichtig. Es wird auch die Frage angesprochen, ob und inwieweit die MedizinstudentInnen und angehende ÄrztInnen heute noch lernen können, sich überhaupt ethischen Fragen zu stellen. Die Erwartungen an die Vorgesetzten werden differenziert vorgebracht, auf Mitgestaltung und Selbstverantwortung im ärztlichen Handeln wird Wert gelegt. Die Lösung struktureller Probleme und kollektiver Konflikte wird prinzipiell von der Hierarchie erwartet und der eigene Beitrag zur Lösung nicht angesprochen. Von den ÄrztInnen wird immer wieder darauf hingewiesen, wie sehr die persönliche Opferbereitschaft, bei den Diplomschwestern und -pflegern und Sanitätshilfsdiensten das Hintanstellen der eigenen Meinung und Persönlichkeit, die Straße zum Erfolg pflastern. Der Mut, die Dinge offen darzulegen, und ein institutioneller Ort, dies auch tun zu können, werden von den ÄrztInnen und Diplomschwestern gefordert.

Für die Diplomschwestern dieses Typs wird die Wichtigkeit der Teamarbeit festgehalten. Das Sprechen über Tod und Sterben, die Abgrenzung gegenüber der Problemflut von Seiten der PatientInnen und der Umgang mit den eigenen Gefühlen werden aber weiterhin in den individuellen Bereich gelegt. Deshalb ist die Problemverarbeitung auch nur passiv und leidend möglich. Auch die Sanitätshilfsdienste dieses Typs verlangen nach mehr Mitbestimmung. Die Durchsetzung dieser Forderung wird jedoch weiterhin „von oben" erwartet. In der ethischen Reflexion wird die Einsicht vorgebracht, daß die Verobjektivierung der PatientInnen, die den Menschen zum

Produkt der Medizin stempelt, auch die Persönlichkeit der Sanitätshilfsdienste und ihren menschlichen Umgang mit den Mitmenschen beeinträchtigt. Die Sanitätshilfsdienste sind bzgl. der Vermittlerrolle besonders gefordert und beansprucht, da ihnen am untersten Ende der Hierarchie wenig konkrete Möglichkeiten dazu gegeben sind. Das Fehlen von handlungsleitenden Bedeutungserteilungs- und Bedeutungsverwertungsmodellen erklärt auch die Schwierigkeiten im Umgang mit diesem Thema.

Typ 5: Eine weitere Zunahme der kommunikative verantworteten Entscheidungen im ärztlichen Handeln ist bei den ÄrztInnen des interaktionistischen und deterministisch-additiven Typs zu beobachten. Nicht nur die Aufklärung der PatientInnen wird in ausführlichen Gesprächen gestaltet. Die PatientInnen werden jetzt während des ganzen diagnostisch-therapeutischen Prozesses begleitet, und die ethischen Dilemmata werden angesprochen. Die Diplomschwestern beteiligen sich aktiv an diesem Gesprächsprozeß und vermitteln zwischen den PatientInnen und ÄrztInnen. Die Schwierigkeiten im Umgang mit den eigenen Ängsten und dem Leiden und Sterben werden von den ÄrztInnen, Diplomschwestern und Sanitätshilfsdiensten angesprochen und diskutiert. Die Gedanken der ÄrztInnen zur Gerechtigkeit beschränken sich nicht nur auf wichtige innerklinische Probleme wie z.B. dem fehlenden Gleichgewicht zwischen Forschung und PatientInnenbetreuung und der Forderung nach Kontrolle der Ausbildung. Die Benachteiligung von Frauen in der Arbeitswelt, ihre Schwierigkeiten, in Spitzenpositionen zu kommen, sprechen gesellschaftliche Probleme an, die weit über den Klinikbereich hinaus Bedeutung haben.

Typ 6: Die ethischen Bemühungen der ÄrztInnen, Diplomschwestern und -pfleger und der Sanitätshilfsdienste des interaktionistischen Typs, im ärztlichen und pflegerischen Handeln zu richtigen Entscheidungen zu kommen und diese kommunikativ zu verantworten, können als beispielhaft für sittliches Handeln im Krankenhaus gelten. Freilich ist in diesem Zusammenhang auf die regelmäßigen Konflikte hinzuweisen, die durch eigenverantwortliches Handeln, entsprechend der sittlichen Urteile der Beteiligten im institutionellen Rahmen der Klinik entstehen. Trotz dieser Konflikte mit einzelnen sogenannten Systemträgern gelingt es den ÄrztInnen und dem Pflegepersonal dieses Typs, die Subjekt-Objekt-Einheit der PatientInnen dem offiziellen positivistischen Medizinmodell zum Trotz zu wahren und auf diese Weise eine besondere Qualität an Menschlichkeit im Umgang mit den PatientInnen und untereinander Wirklichkeit werden zu lassen. Daß vor allem viele Diplomschwestern meinen, dieses menschliche und nach ihrem Urteil ethisch richtige Verhalten, das den Interessen der beteiligten Menschen gerecht zu werden sucht, in der individuellen Auseinandersetzung mit sich selber erarbeiten zu müssen, unterstreicht die Forderung nach einem Modell der Humanmedizin und einer Organisation der Arbeitswelt Klinik, die die Bewältigung von Krankheit, Leid und Sterben zu einem Anliegen aller in der Klinik arbeitenden Menschen werden läßt.

Die ChristInnen sind heute angefragt, in die wertepluralistische Welt der modernen Klinik ihr Lebensmodell einzubringen und in ihrer Lebensform deutlich zu machen, daß ihr Glaube an Gott als die letzte Wirklichkeit Lebensbewältigung auch in Krankheit, Leiden und Sterben anzielt. Diese Lebensform lebt aus dem Vertrauen und der Gewißheit, daß die persönliche Gottesbeziehung und erlebte Gotteserfahrung auch in dem Augenblick, wenn alle übrigen Beziehungen zu Menschen abzubrechen drohen, den tragenden Grund der eigenen Existenzbewältigung ausmacht, auf den man sich als die allerletzte Wirklichkeit vertrauensvoll einlassen kann. Die ÄrztInnen, Schwestern und Pfleger oder ein anderes Mitglied der Gesundheitsberufe kann im Glauben an diese letzte Wirklichkeit seine eigene Hilflosigkeit gegenüber dem Ende eines Menschenlebens annehmen und den Sterbenden mitfühlend begleiten.

Der persönliche Glaube der ChristInnen ist an die Person Jesu als den Christus, den Menschen- und Gottessohn gebunden, und „aus diesem Glauben erwächst alles andere, was damals und heute christliche Erfahrung und christlichen Lebensvollzug ausmacht“.[3] Biblischer Glaube, der aus dem Feststehen zu Gottes Zusage und Verheißung, im Vertrauen, Hoffen und Harren auf Gott besteht, wie ihn z.B. die Propheten im Alten Testament und die Evangelisten im Neuen Testament bezeugen, ist den ChristInnen Vorbild, selbst Stand fassen und sich absolut auf Gott als den verlassen zu können, der sie am Leben erhält und zu aktiver Lebensgestaltung und -bewältigung herausfordert.[4]

---

[3] Schnackenburg, R., Die sittliche Botschaft des Neuen Testaments. Band 2. 115.

[4] Schnackenburg, R., Die sittliche Botschaft des Neuen Testaments. Band 1. 51.

Das Zweite Vatikanische Konzil brachte auch eine Rückbesinnung der Theologie auf das Studium der Heiligen Schrift. Für die Moraltheologie heißt dies, daß die Erkenntnisse der Bibelwissenschaften auch in ihrer Arbeit zur Geltung kommen. Die kritisch-exegetische Untersuchung der letzten Verse des Markusevangeliums und die bibeltheologische Deutung von Jesu Tod, Begräbnis und Auferstehung laden die ChristInnen auch ein, mit Jesus zu beten und am Modell seiner Gottesbeziehung das eigene Leben in eigener Gotteserfahrung zu bewältigen. Die Moraltheologie hat die Geschichte Gottes mit Jesus Christus als Lebensmodell zu entfalten.[5] Hat Jesus am Kreuz die Not seiner Gottverlassenheit herausgeschrien, so dürfen auch die Christin und der Christ mit Jesus die Gebete der Psalmen, die nach Erlösung aus Not, Leiden und Bedrängnis rufen, mitbeten. Mit den Propheten des Alten Testamentes und mit den Psalmen dürfen die ChristInnen Gott ihr Leid klagen, ihm ihre Verzweiflung und Enttäuschung vorwerfen und um das Heil und die Sinnerfahrung in diesen Lebensituationen bitten. Es ist christlicher Glaube und christliche Hoffnung, daß auch im Leiden, in Entbehrungen und sogar im Scheitern von Lebensprojekten die Erfahrung von Versöhnung zugesagt ist. Angesichts des Scheiterns menschlicher Pläne und menschlicher Existenz, angesichts der Lebensbedrohung des Todes und der Todesangst im Sterben kann es nicht Aufgabe der Moraltheologie sein, in stoischer Gelassenheit ohne Rücksicht auf die leidgefüllte Geschichte der Menschen vom Sieg über den Tod zu sprechen. Lebensgeschichte ist durch den Menschen gedeutet und gestaltet, und die Moraltheologie hat dies zu bedenken.[6]

Die Bedrohtheit des Lebens durch den Tod sowie alles Schöne des Lebens und alle Lebenshoffnung der ChristInnen muß sich aber durch das Erleben des Todes diesem stellen. Rahner bezeichnet den Glauben, „daß alles Positive, Schöne, Aufblühende hindurch muß durch das, was wir den Tod nennen", als den „Realismus der ChristInnen".[7] Es ist das Christentum, das einen an das Kreuz genagelten Menschen, der dort erbarmungslos hingerichtet worden ist, als „Siegeszeichen" der Auferstehung erkennt. Das Kreuz findet sich in vielen Lebensbereichen der ChristInnen und erinnert sie, daß der Tod das einzige Tor zu einem Leben ist, „das wirklich nicht

---

5 Demmer, Klaus, Moraltheologische Methodenlehre. 66.
6 Ebd.
7 Rahner, K., Grundkurs des Glaubens. 389f.

mehr untergeht".[8] Das Kreuz fordert die ChristInnen heraus, in der Unbegreiflichkeit des Todes, der alles Begreifen des Menschen zunichte macht, auch die Unbegreiflichkeit des „Daseins" überhaupt anzunehmen. Die Annahme dieser Härte des wirklichen Lebens ist auch die Voraussetzung, sich jene Hoffnung von Gott geben zu lassen, die wirklich befreit, d.h. das Ganze des erfahrenen Lebens in einer unendlichen Zukunft vom „Geheimnis ewiger Liebe" umfaßt.[9]

Die ChristInnen finden im Alten und Neuen Testament Gottes unwiderrufliches und unüberbietbares „Zusagewort" an die Menschen, das in der Menschheitsgeschichte selbst ergriffen wird. Diese Zusage kann für den Menschen nur in einer Annahme existieren, die die eine Geschichte eines ganzen Menschenlebens durch den Tod hindurch endgültig werden läßt. Das Angenommenwerden von Gott, das sich im Leben Jesu vollzogen und in seinem frei angenommenen Tod durch die Auferstehung vollendet hat, entspringt der freien Initiative Gottes, d.h. seinem Heilswillen. Die erlösende Bedeutung des Todes Jesu ist in der Erfahrung der Auferstehung Jesu deshalb schon mitgegeben, weil dieser Mensch Jesus Christus, „der zu uns gehört, durch Gott gerettet ist, und dadurch Gott seinen Heilswillen geschichtlich real und unwiderruflich in der Welt anwesend gemacht hat".[10] In den verschiedenen Modellen von Soteriologie kann diese Erfahrung der Auferstehung Jesu dann verschieden ausgelegt werden. Die Erfahrung der Heilsbedeutung der Auferstehung Jesu bleibt jedoch die ursprüngliche.[11]

In diesem Sinne ist die Auferstehung Jesu auch „das Wunder" im Leben Jesu schlechthin.[12] Diese Aussage soll die Bedeutung der Wunder, die Jesus in seinem irdischen Leben wirkte, nicht bestreiten. Gerade im Zusammenhang einer Ethik in der Medizin, wo es um die Heilung kranker Menschen geht, sind die Heilungswunder, die von Jesus überliefert werden, als ein wichtiger Bestandteil im Leben Jesu zu sehen. Jesus hat sich um die Kranken angenommen und sie von ihren Krankheiten geheilt. Die Frage nach der Auferstehung und die Hoffnung der ChristInnen auf sie machen jedoch das Zentrum christlichen Glaubens, d.h. die Sinnfrage christlicher Existenz, zum Angelpunkt der Theologie.

---

[8] Ebd. 390.
[9] Ebd. 391.
[10] Ebd. 278.
[11] Ebd. 279.
[12] Ebd. 260.

Der religiöse Glaube, als Sich-Entscheiden für ein Bezugssystem bestimmter Einstellungen, „errichtet einen Sinnzusammenhang, aus dem unverzichtbare Aussagen über das Selbst- und Weltverständnis des Menschen erfließen"[13] und drückt sich in einer Lebensform aus. Für das sittliche Handeln des Glaubenden gilt, daß die Erfahrung seiner Gottesbeziehung die personale Grundlage der einzelnen abgeleiteten Glaubenswahrheiten und Normen darstellt.[14] Die Inhalte sittlicher Wahrheiten, Werturteile und Überzeugungen wie die Inhalte von Glaubenseinstellungen, -sätzen und -bekenntnissen sind nur der Einsicht zugänglich, der Glaubende stehe der Selbstmitteilung Gottes als unendlichem Geheimnis gegenüber und nicht ursprünglichen Glaubenswahrheiten.[15]

Gerade in der Arbeitswelt einer modernen Klinik sind die Christin und der Christ auch ständig mit eigenem Scheitern und mit Fehlern konfrontiert, die das eigene Leben und das der MitarbeiterInnen und PatientInnen betreffen. Es ist christlicher Glaube, daß das Lebensbeispiel Jesu und seine Botschaft der Versöhnung den ChristInnen die Versöhnung mit Gott, mit sich selbst und dem Nächsten zusagen und schenken.[16] Im Geiste dieser Versöhnung hat sich das christliche Selbstverständnis auf personaler wie institutioneller Ebene an der Konsenssuche des sittlich richtigen Handelns zu beteiligen. Wenn miteinander konkurrierende Handlungsalternativen aufgrund unterschiedlicher Wertvorstellungen und Überzeugungsurteile zur Diskussion stehen, sind die Christin und der Christ angefragt, nach der Möglichkeitsbedingung und Zielgestalt gelungener Kommunikation im Glaubenshorizont jener Wirklichkeit zu suchen, die als das unendliche Geheimnis die Erfüllung der Hoffnung auf gelungenes Leben gründet und trägt.[17]

Auch im Umgang mit der strukturell einseitig hierarchischen Arbeitsorganisation sind die Christin und der Christ auf das Leben Jesu Christi verwiesen und die Überzeugung, daß die Würde der Person in der fundamentalen Gleichheit und Geschwisterlichkeit aller Menschen begründet liegt.[18]

---

[13] Demmer, K., Die Wahrheit leben. 111.
[14] Ebd. 113.
[15] Ebd.
[16] Demmer, K., Moraltheologische Methodenlehre. 85.
[17] Demmer, K., Die Wahrheit leben. 149.
[18] Demmer, K., Moraltheologische Methodenlehre, 83.

VII. Schlußbemerkung und Ausblick

Mit der sozial-empirischen Untersuchung des Verhaltens und Handelns der ÄrztInnen, Diplomschwestern und -pfleger und Sanitätshilfsdienste am Landeskrankenhaus/Universitätskliniken Innsbruck lieferte die vorliegende Arbeit Einsichten in die Struktur der Arbeitsorganisation sowie der Vorstellungen, die ärztliches und pflegerisches Handeln in diesem umgrenzten Wirklichkeitsbereich leiten und bestimmten. Die Bedeutung der die Persönlichkeit fordernden und fördernden Arbeitsstrukturen für die Persönlichkeitsentwicklung wurde in den umfassenden Sinnhorizont der lebenstragenden Überzeugung des christlichen Glaubens eingebracht. Am freien Subjekt der sittlichen Einsicht und Erfahrung wurde festgehalten und dessen Möglichkeitsbedingungen aufgezeigt.

Das christliche Selbstverständnis wurde unter Berücksichtigung des weltanschaulichen Pluralismus, der auch die Arbeitswelt Klinik kennzeichnet, im Geist der Zusammenarbeit und Toleranz gegenüber den andersdenkenden KollegInnen in die Ethik in der Medizin eingebracht. Das Selbstverständnis der Medizin als Humanwissenschaft sowie Grundsatzreflexionen zum Krankheits- und Gesundheitsverständnis wurden diskutiert, und die Ebene der interaktionellen Beziehungen zwischen den ÄrztInnen, den anderen heilenden Berufen und den PatientInnen in Diagnose und Therapie wurden dargelegt.

Viele Aufgaben, die der medizinischen Ethik gestellt sind, konnten jedoch nicht oder nur ansatzweise angesprochen werden. Die Ebene der strukturellen Probleme, die sich mit dem Fortschritt der Medizin, der medizinischen Forschung, der Erprobung neuer Behandlungsmethoden, Apparate und Arzneimittel sowie der Gesundheitspolitik ergeben, die Ebene der Verteilungsprobleme im Zusammenspiel von Ökonomie und praktischen Behandlungschancen und die Ebene der kulturellen Probleme, die die Gesundheitserwartung, das Gesundheitsverhalten, die Einstellung zu

Krankheit, Schmerz, Sterben und Tod in unserer Gesellschaft betreffen, sind Brennpunkte der theologisch-ethischen Reflexionen der Gegenwart.[1]

Die Analyse der Lebens- und Arbeitspraxis, ihre kritische Reflexion und die Darlegung eines Beitrages zur Bewältigung der aufgezeigten Probleme der Persönlichkeitsbildung sowie Strukturreformen anhand des christlichen Selbstverständnisses folgten im begrenzten Wirklichkeitsausschnitt eines modernen Großkrankenhauses dem Anliegen des Befreiungstheologen Gustavo Gutiérrez, daß die ChristInnen und die Theologie in einem bestimmten geschichtlichen Augenblick in einem bestimmten sozio-kulturellen Kontext einen verantwortlichen Beitrag zur Veränderung der Arbeitswelt leisten.

Gerade in dem begrenzten Rahmen einer mitteleuropäischen Klinik, in dem die Theologie vor der Frage steht, wie sie in einer mündig gewordenen Welt überhaupt noch von Gott sprechen kann, ist es wichtig, auf die Begrenztheit dieser Aufgabe hinzuweisen. Gutiérrez hält den europäischen TheologInnen deutlich vor Augen, daß in Lateinamerika – und damit in vielen Ländern der Dritten Welt – die Theologie einer ganz anderen Herausforderung gegenübersteht. Gutiérrez steht vor der Frage, wie er den Millionen unschuldig und unmenschlich Leidenden Gott überhaupt als Vater verkünden kann.[2]

In Lateinamerika wie in weiten Teilen der Dritten Welt ist nicht etwa der Atheismus das vorrangige theologische Problem sondern der Mensch, dem verweigert wird, Mensch zu sein. Die Armen, die Ausgebeuteten, denen systematisch und legal von den bestehenden Sozialordnungen das Personsein verweigert wird und die kaum wissen, was eine Person ist, stellen nicht unsere religiösen Weltdeutungen in Frage sondern die wirtschaftlichen, sozialen, politischen und kulturellen Strukturen unserer Welt.[3] In der Dritten Welt verlangen das ungerechte Leiden der Unschuldigen und die Hoffnungen der Armen dieser Kontinente, sich mit Menschenwürde „Söhne und Töchter Gottes“ nennen zu können, nach Antworten der ChristInnen auch in Europa. Dies geschieht ganz im Interesse der Erhaltung der eigenen Lebensmöglichkeiten.

---

[1] Virt, Günter, Gewissen des Arztes – eine Glaubensfrage? Wien 1991, 19f.

[2] Gutiérrez, G., Lyon: Debate de la tesis de Gustavo Gutiérrez. 20.

[3] Ebd. 20f.

Wenden die mitteleuropäischen MedizinethikerInnen und TheologInnen den Blick auf das Bedürfnis des industriellen Wachstums, durch wissenschaftlich-technologische Erneuerungen Produkte zu entwickeln, die neue Bedürfnisse und neue Märkte zu schaffen vermögen, wird ihnen klar, daß die biologisch-ökologischen Rahmenbedingungen menschlicher Existenz in globale medizinische, soziale und ökonomische Gefährdungen umzuschlagen drohen. Die Biotechnologie, Chemie und Pharmaindustrie, der Kraftfahrzeugbau und die Informationstechnologien gehören als die strategischen Industriezweige der Gegenwart und Zukunft zu den Akteuren des transnationalen Verdrängungswettbewerbes um Spitzentechnologien.[4]

Kommt es nicht zu einer weltweiten kooperativen Organisation der Verantwortung, dann überläßt die Menschheit den Weltprozeß seiner Eigendynamik. Ob diese Eigendynamik wie bisher durch die Konkurrenzgesellschaft eines technopathischen Expansionismus bestimmt bleibt oder die Orientierungs- und Handlungsnormen, die den Lebens- und Weltzusammenhang vorgeben, von vernünftigen und autonomen Subjekten, die ihr Miteinandersein auf der Basis von Freiheit und Gerechtigkeit zu ordnen bestrebt sind, erarbeitet werden, ist im Augenblick völlig ungewiß.[5]

Um Verantwortung für die unabsehbaren Folgen der technischen, wissenschaftlichen, ökonomischen und politischen Aktivitäten der modernen Weltgesellschaft übernehmen zu können, bedarf es einer Ethik der Institutionen und der sozialen Systeme. Vereinzelte Individuen und Gruppen können von sich selbst her diese Aufgabe nicht leisten. Es bedarf aber einzelner Menschen, die im Namen komplex organisierter Großsysteme Verantwortung übernehmen können. Die Botschaft Jesu von der Feindesliebe und der Gewaltfreiheit, vom Mut zur Vorleistung und zum Verzicht ist in diesem Prozeß des institutionellen Miteinanders auch ein zentrales Kriterium zur Unterscheidung zwischen dem Anspruch des Menschen auf Freiheit und Gerechtigkeit und der Machtbehauptung der Menschengruppen und Staaten.[6]

Die Arbeitsorganisationsstruktur einer modernen Klinik so zu verändern, daß der Verantwortung und den freien sittlichen Ent-

---

[4] Büchele, H., Eine Welt oder keine. Sozialethische Grundfragen angesichts einer ausbleibenden Weltordnungspolitik. Innsbruck Wien Mainz 1996, 15–36.

[5] Ebd. 38.

[6] Ebd. 88–96.

scheidungen aller Beteiligten Rechnung getragen wird, erscheint schon als eine schier unmögliche Aufgabe. Der Beitrag der Ethik und Theologie in der Medizin bleibt aber eine Herausforderung, gerade auch wenn er in Relation zum globalen Aufgabenkontext gerechter Gesundheitsorganisations- und verteilungssysteme gedacht wird.

Literaturverzeichnis

Quellen

Aland, Kurt, Aland, Barbara (Hrg.), Das Neue Testament Griechisch und Deutsch. Stuttgart 1984.

Aland, Kurt, Black, Maxwell, Martini, Carlo, M., Metzger, Bruce, M., Wikgren, A. (Hrg.), The Greek New Testament. Stuttgart 1994.

Ancien Testament. Traduction Oecuménique de la Bible. Paris 1980.

Einheitsübersetzung der Heiligen Schrift. Das Alte Testament. Stuttgart 1980.

Leher, Stephan, P., Dialog im Krankenhaus. 243 Interviews mit ÄrztInnen und Pflegpersonal. Wien New York 1995.

Loyola, Ignatius von, Geistliche Übungen. Übersetzt und erläutert von Knauer, P., Graz 1978.

Loyola, Ignatius von, Bericht des Pilgers. Übersetzt und erläutert von Knauer, P., Leipzig 1990.

Nadal, Jerónimo, Pláticas espirituales del P. Jerónimo Nadal, SI., en Coimbra 1561, Nicolaus, Miguel (Hrg.), Granada 1945.

Rahner, Karl, Das Dynamische in der Kirche, Freiburg i. Br. 1958.

Rahner, Karl, Grundkurs des Glaubens. Einführung in den Begriff des Christentums. Freiburg i. Br. 1984.

Rahner, Karl, Vorgrimler, Herbert, Kleines Konzilskompendium. Freiburg i. Br. 1986.

Ratzinger, Josef, Instruktion über einige Aspekte der „Theologie der Befreiung". Stein am Rhein 1984.

Ratzinger, Josef, Instruktion über die christliche Freiheit und die Befreiung, Vatikanstadt 1986.

Texte zur katholischen Soziallehre. Die sozialen Rundschreiben der Päpste und andere kirchliche Dokumente mit einer Einführung von Oswald von Nell-Breuning SJ. Herausgegeben vom Bundesverband der Katholischen Arbeiter-Bewegung (KAB) Deutschlands. Kevelaer 1982.

Uexküll, Thure von, Wesiack, Wolfgang, Theorie der Humanmedizin. Grundlagen ärztlichen Denkens und Handelns. München 1991.

Wittgenstein, Ludwig, Tractatus logico-philosophicus. Frankfurt am Main 1963.

Wittgenstein, Ludwig, Philosophische Untersuchungen. Frankfurt am Main 1971.

Wittgenstein, Ludwig, Das Blaue Buch. Frankfurt am Main 1984.

Wittgenstein, Ludwig, Philosophische Grammatik. Frankfurt am Main 1984.

Wittgenstein, Ludwig, Vortrag über Ethik, in: Schulte, J. (Hrg.), Wittgenstein. Vortrag über Ethik und andere kleine Schriften. Frankfurt 1989, 9 –19.

Wittgenstein, Ludwig, Bemerkungen über die Philosophie der Psychologie. Anscombe, G. E. M., Wright, G. H. von (Hrg.). Frankfurt am Main 1984.

Wittgenstein, Ludwig, Über Gewißheit. Frankfurt am Main 1984.

Wittgenstein, Ludwig, Culture and Value. Wright, G. H. von, (Hrg.), Oxford 1980.

Wissenschaftliche Hilfsmittel

Encyclopaedia Britannica 13. Chicago London Toronto Genf 1962.

Eser, Albin, Lutterotti, Markus von, Sproken, Paul (Hrg.), Lexikon. Medizin, Ethik, Recht. Freiburg 1989.

Meyers Kleines Lexikon. Philosophie. Mannheim Wien Zürich 1987.

Metzger, Bruce, M., A Textual Commentary of The Greek New Testament. Stuttgart 1994.

Sekunädärliteratur

Barrett, Cyril, Vorwort, in: Barrett, C., (Hrg.), Ludwig Wittgenstein. Lectures and Conversations on Aesthetics, Psychology and Religious Belief. Compiled from Notes taken by Yorick Smythies, Rush Rhees and James Taylor. Oxford, 1966.

Becker, Jürgen, Jesus von Nazaret. Berlin 1995.

Berger, Klaus, Wer war Jesus wirklich? Stuttgart 1995.

Berger, Peter, Ludwig, Luckmann, Thomas, Die gesellschaftliche Konstruktion der Wirklichkeit. Eine Theorie der Wissenssoziologie. Frankfurt 1969.

Bernard, Jean, De la biologie à l'Éthique. Paris 1990.

Bruckenberger, Ernst, Dauerpatient Krankenhaus. Diagnosen und Heilansätze. Freiburg 1989.

Bouveresse, Jacques, Poesie und Prosa. Wittgenstein über Wissenschaft, Ethik und Ästhetik. Düsseldorf und Bonn 1994.

Budd, Malcolm, Wittgenstein's Philosophy of Psychology. New York 1991.

Crossan, John, Dominic, Der historische Jesus. München 1994.

Danford, John, W., Wittgenstein and Political Philosophy. A reexamination of the Foundations of Social Science. London 1978.

Demmer, Klaus, Moraltheologische Methodenlehre. Freiburg 1989.

Demmer, Klaus, Die Wahrheit leben. Theorie des Handelns. Freiburg 1991.

Demmer, Klaus, Wahrheitsanspruch und Hermeneutik christlicher Praxis, in: Lesch, Walter, Bondolfi, Alberto (Hrg.), Theologische Ethik im Diskurs. Eine Einführung. Tübingen 1995, 144–162.

Effelsberg, Winfried, Unterschiedliche Kulturen: Was bedeutet das in der Medizin? in: Illhardt, F.J., Effelsberg, W. (Hrg.), Medizin in multikultureller Herausforderung. Workshop der Akademie der Wissenschaften und der Literatur, Mainz am 4./5. Dezember 1992. Stuttgart 1994, 29–34.

Emondts, Stefan, Menschwerdung in Beziehung. Eine religionsphilosophische Untersuchung der medizinischen Anthropologie Viktor von Weizsäckers. Stuttgart – Bad Cannstatt 1993.

Foucault, Michel, Les mots et les choses. Paris 1966.

Foucault, Michel, Die Geburt der Klinik. Eine Archäologie des ärztlichen Blicks. Frankfurt 1988.

Garcia, Diego, Fundamentos de Bioética. Madrid 1989.

Gnilka, Joachim, Jesus von Nazaret. Botschaft und Geschichte. Freiburg 1995.

Gutiérrez, Gustavo, Teologia y siencias sociales, in: Gutiérrez, G., La verdad os hara libres. Salamanca 1990, 69–101.

Gutiérrez, Gustavo, La verdad os hara libres, in: Gutiérrez, G., La verdad os hara libres. Salamanca 1990, 103–220.

Gutiérrez, Gustavo, Lyon: Debate de la tesis de Gustavo Gutiérrez, in: Gutiérrez, G., La verdad os hara libres. Salamanca 1990, 11–68.

Gutiérrez, Gustavo, Beber en su propio pozo en el itinerario espiritual de un pueblo. Lima 1983.

Habermas, Jürgen, Vorbereitende Bemerkungen zu einer Theorie der kommunikativen Kompetenz, in: Theorie der Gesellschaft oder Sozialtechnologie. Was leistet die Systemforschung? J. Habermas u.a. (Hrg.). Frankfurt 1971, 101–141.

Hacker, Peter, M., S., Einsicht und Täuschung. Wittgenstein über Philosophie und die Metaphysik der Erfahrung. Frankfurt 1978.

Hark, Michael ter, Wittgenstein und Russell über Psychologie und Fremdpsychisches, in: Savigny, Eike von, Scholz, O. R. (Hrg.), Wittgenstein über die Seele. Frankfurt 1995, 84–106.

Heimbach-Steins, M., Unterschiedung der Geister – Strukturmoment christlicher Sozialethik. Münster 1994.

Heller, Andreas, (Hrg.), Kultur des Sterbens. Bedingungen für das Lebensende gestalten. Freiburg 1994.

Hoefert, Hans-Wolfgang, Der Mensch in der Organisation. Gießen 1985.

Hoff, Ernst-Hartmut, Arbeit, Freizeit und Persönlichkeit. Wissenschaftliche und alltägliche Vorstellungsmuster. Heidelberg 21992.

Illhardt, Franz, Josef, Effelsberg, Winfried (Hrg.), Medizin in multikultureller Herausforderung. Workshop der Akademie der Wissenschaften und der Literatur, Mainz am 4./5. Dezember 1992. Stuttgart 1994.

Illhardt, Franz, Josef, „Lebenswelt" und „Biomedizin". Wie kann man Medizin verstehen? in: Illhardt, F.J., Effelsberg, W. (Hrg.), Medizin in multikultureller Herausforderung. Workshop der Akademie der Wissenschaften und der Literatur, Mainz am 4./5. Dezember 1992. Stuttgart 1994, 11–28.

Johnston, Paul, Wittgenstein and Moral Philosophy. London 1991

Jork, K., Medizin in Tibet und Deutschland – Erfahrungen mit der Beratung eines mediznischen Projekts in einer fremden Kultur, in: Illhardt, F. J., Effelsberg, W. (Hrg.), Medizin in multikultureller Herausforderung. Stuttgart 1994, 87–10.

Küng, Hans, Credo. Das Apostolische Glaubensbekenntnis – Zeitgenossen erklärt. München 1992.

Kaiser, Ernst, Paracelsus. Hamburg 1969.

Kathan, Bernhard, Mein sozialer Tick ist geheilt. Krankenschwestern sprechen über ihre Belastungen. Innsbruck 1991.

Kutschera, Franz von, Sprachphilosophie. München 1975.

Leher, Stephan, Begründung ethischer Normen bei Viktor Cathrein und Wahrheitstheorien der Sprachphilosophie. Innsbruck 1992.

Lütterfelds, Wilhelm, Das „Durcheinander" der Sprachspiele. Wittgensteins Auflösung der Mentalismus-Alternative, in: Savigny, Eike von, Scholz, O. R. (Hrg.), Wittgenstein über die Seele, Frankfurt 1995, 107–120.

Maier, Martin, La théologie des Exercices de Karl Rahner, in: Recherches de Sience Religieuse 79/4 [1991] 535–560.

Marcus, Joel, The Way of the Lord. Christological Exegesis of the Old Testament in the Gospel of Mark. Louisville, Kentucky 1992.

McGuinnes, Brian, F. (Hrg.), Ludwig Wittgenstein und der Wiener Kreis. Gespräche, aufgezeichnet von Friedrich Waismann. Frankfurt am Main 1987.

Melloni, Alberto, Ursprung und Entwicklung der geistigen und geistlichen Bildung Roncallis, in: Alberigo, Giuseppe, Wittstadt, Klaus, (Hrg.). Ein Blick zurück – nach vorn: Johannes XXIII. Würzburg 1992, 13–52.

Metz, Johann, Baptist, Glaube in Geschichte und Gesellschaft. Studien zu einer praktischen Fundamentaltheologie. Mainz 1992.

Metzger, Bruce, M., The Text of the New Testament. Its Transmission, Corruption, and Restoration. Oxford 31992.

Moltmann, Jürgen, Was ist Theologie? Freiburg 1988.

Muck, Otto, Der Beitrag der Wissenschaftstheorie zur Klärung der Rationalität von Glaube als lebenstragender Überzeugung, in: Religionsphilosophie. Akten des 8. Internationalen Wittgenstein Symposiums 15. bis 21. August, Kirchberg/Wechsel. Wien 1984, 53–56.

Nineham, Dennis, Eric, Saint Mark. New York 1992.

O'Malley, John, W., Die ersten Jesuiten, Würzburg 1995.

Richter, Vladimir, Logik und Geheimnis, in: J. B. Metz u. a. (Hrg.), Gott in Welt. Fs. K. Rahner. Bd. 1. Freiburg 1964, 188–206.

Richter, Vladimir, Untersuchungen zur operativen Logik der Gegenwart. München 1965.

Ringel, Erwin, Die Österreichische Seele. 10 Reden über Medizin, Politik, Kunst und Religion. Wien 1984.

Russell, Bertrand, Vorwort, in: Wittgenstein, L., Logisch-philosophische Abhandlung. Tractatus logico-philosophicus. McGuinnes, B., Schulte, J., (Hrg.). Frankfurt 1989, 258–287, 279.

Savigny, Eike von, Scholz, O. R. (Hrg.), Wittgenstein über die Seele. Frankfurt 1995.

Saussure, Ferdinand de, Cours de linguistique génerale. Paris 1971.

Schillebeeckx, Edward, Weil Politik nicht alles ist. Von Gott reden in einer gefährdeten Welt. Freiburg 1987.

Schnackenburg, Rudolf, Die sittliche Botschaft des Neuen Testaments. Band 1: Von Jesus zur Urkirche. Freiburg 1986.

Schnackenburg, Rudolf, Die sittliche Botschaft des Neuen Testaments. Band 2: Die urchristlichen Verkündiger. Freiburg 1986.

Schnelle, Udo, Einleitung in das Neue Testament. Göttingen 1994.

Schulte, Joachim, Vorwort, in: Schulte, J. (Hrg.), Wittgenstein. Vortrag über Ethik und andere kleine Schriften. Frankfurt 1989.

Schulte, Joachim, Wittgenstein. Eine Einführung. Stuttgart 1989.

Schweizer, Eduard, Jesus, das Gleichnis Gottes. Was wissen wir wirklich vom Leben Jesu? Göttingen 1995.

Sich, Dorothea, Überlegungen zu Aufgaben einer Kulturvergleichenden Medizinischen Anthropologie, in: Illhardt, F. J., Effelsberg, W. (Hrg.), Medizin in multikultureller Herausforderung. Stuttgart 1994, 119–140.

Siegrist, Johannes, Medizinische Soziologie, München 1988.

Sobrino, Jon, El Cristo de los Ejercicios de San Ignacio. Santander 1990.

Stock, Klemens, Il Racconto della Passione nei Vangeli Sinottici. Bd. II. Rom 1995.

Taube, Roselies, Tietz-Buck, Claudia, Klinge, Christiane, Frauen und Jesus Christus. Die Bedeutung von Christologie im Leben protestantischer Frauen. Stuttgart 1995.

Virt, Günter, Gewissen des Arztes – eine Glaubensfrage? in: Haslinger, Franz (Hrg.), Arztbild von morgen. Internationale Mediziner Arbeitsgemeinschaft Österreich. Wien 1991, 19–37.

Virt, Günter, Die Bedeutung christlicher Moralvorstellungen im Rahmen der Medizinethik, in: Kampits, P. (Hrg.) Medizin, Ethik, Recht. Bd. II. 1995. 37–47.

Weber, Max, Gesammelte Aufsätze zur Wissenschaftslehre. Tübingen 1968.

Weidmann, Reiner, Rituale im Krankenhaus. Eine ethnopsychoanalytische Studie zum Leben in einer Institution. Wiesbaden 1990.

Stichwortverzeichnis

SpringerMedizin

Stephan P. Leher

Dialog im Krankenhaus

243 Interviews mit Ärzten und Pflegepersonal

1995. 4 Abbildungen. XI, 181 Seiten.
Broschiert DM 39,–, öS 275,–
ISBN 3-211-82723-4

Der Autor beschreibt anhand von 243 Interviews mit ÄrztInnen, Schwestern, Pflegern und Sanitätshilfsdiensten, welche Umwelteinflüsse im Krankenhaus wahrgenommen, aufgrund welcher Vorstellungen, Wertungen und Überzeugungen sie verarbeitet werden und mit welcher Art von Handeln auf die Herausforderungen der Arbeitswelt reagiert wird. Er zeigt, daß zu zwei Drittel deterministische Verhaltensweisen die Arbeitswelt Krankenhaus bestimmen. Eigenverantwortung und Selbstbestimmung sind kaum erfahrbar. Die hierarchischen Kommunikationsstrukturen und der Personalmangel, vor allem aber der Mangel an Persönlichkeitsentwicklung und -förderung stehen selbstverantwortlichem freien Handeln im Wege.

SpringerWienNewYork

P.O.Box 89, A-1201 Wien • New York, NY 10010, 175 Fifth Avenue
Heidelberger Platz 3, D-14197 Berlin • Tokyo 113, 3-13, Hongo 3-chome, Bunkyo-ku

Springer-Verlag und Umwelt

Als internationaler wissenschaftlicher Verlag sind wir uns unserer besonderen Verpflichtung der Umwelt gegenüber bewußt und beziehen umweltorientierte Grundsätze in Unternehmensentscheidungen mit ein.

Von unseren Geschäftspartnern (Druckereien, Papierfabriken, Verpackungsherstellern usw.) verlangen wir, daß sie sowohl beim Herstellungsprozeß selbst als auch beim Einsatz der zur Verwendung kommenden Materialien ökologische Gesichtspunkte berücksichtigen.

Das für dieses Buch verwendete Papier ist aus chlorfrei hergestelltem Zellstoff gefertigt und im pH-Wert neutral.